本书获得以下项目资助：

中央本级重大增减支项目“名贵中药资源可持续利用能力建设”（2060302）

科技基础性工作专项项目“中药资源及相关基础数据的空间网格化融合及共享”（2013FY114500）

全国中药资源普查项目（2017267、GZY-KJS-2018-004、财社［2018］43号）

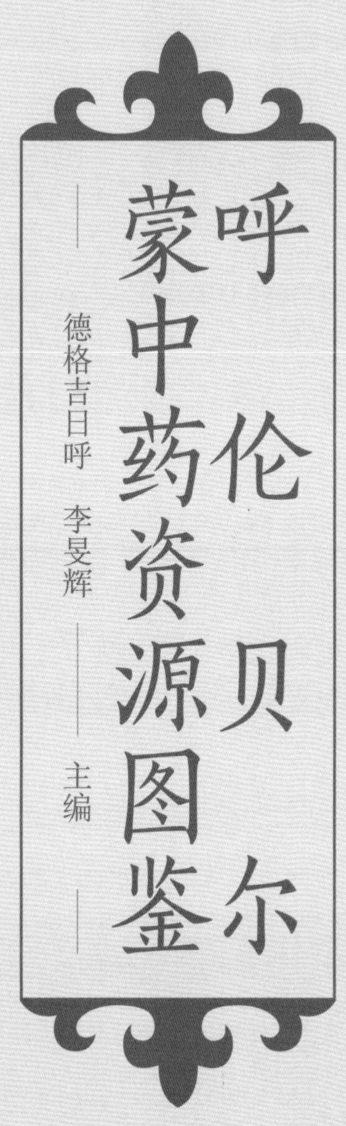

北京科学技术出版社

图书在版编目（CIP）数据

呼伦贝尔蒙中药资源图鉴 / 德格吉日呼，李旻辉主编. — 北京：北京科学技术出版社，2021.1
ISBN 978-7-5714-0589-2

Ⅰ. ①呼… Ⅱ. ①德… ②李… Ⅲ. ①蒙医—中药资源—呼伦贝尔市—图集 Ⅳ. ①R291.2-64

中国版本图书馆 CIP 数据核字 (2020) 第 003188 号

责任编辑： 侍　伟
文字编辑： 严　丹
责任校对： 贾　荣
责任印制： 李　茗
封面设计： 异一设计
出 版 人： 曾庆宇
出版发行： 北京科学技术出版社
社　　址： 北京西直门南大街16号
邮政编码： 100035
电　　话： 0086-10-66135495（总编室）　0086-10-66113227（发行部）
网　　址： www.bkydw.cn
印　　刷： 北京捷迅佳彩印刷有限公司
开　　本： 889mm × 1194mm　1/16
字　　数： 265千字
印　　张： 21.5
版　　次： 2021年1月第1版
印　　次： 2021年1月第1次印刷
ISBN 978-7-5714-0589-2

定　　价：498.00 元

编写委员会

主任委员 乌　兰

副主任委员 伏瑞峰　其其格　伊乐泰　何　涛　相林扎布

委　　员 张　勇（阿荣旗中蒙医院）
包青山（鄂温克族自治旗蒙医医院）
刘长寿（新巴尔虎左旗蒙医医院）
宝　成（陈巴尔虎旗蒙医医院）
阿　荣（新巴尔虎右旗蒙医医院）
马吉余（呼伦贝尔市食品药品检验所）
韩　伟（阿荣旗中蒙医院）
孙宝才（呼伦贝尔市蒙医医院）
郃呼日乐（呼伦贝尔市蒙医医院）
朝鲁门（呼伦贝尔市蒙医医院）
郭宁宁（呼伦贝尔市卫生健康委员会蒙中医药管理科）

主　　编 德格吉日呼　李旻辉

副 主 编 晓　花　吴双英

编　　委 （以姓氏笔画为序）
乌日嘎　乌兰格日乐　白雅静　包玉羡
达布喜拉图　毕雅琼　朱翔慧　那仁高娃
孙　汇　李旻辉　李彩峰　吴双英
张玉宝　胡金宝　晓　花　鲁　芳
德力格尔仓　德格吉日呼

摄　　影 张重岭　晓　花

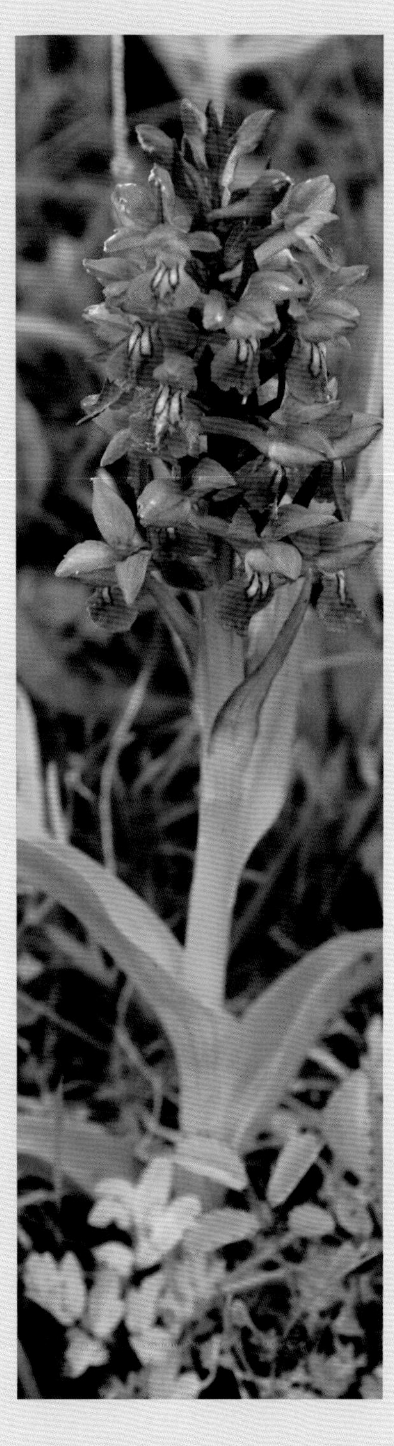

序　言

我国应用蒙中药药用植物的历史已有几千年。呼伦贝尔地域辽阔，有广袤的森林和草原，蒙中药药用植物资源丰富。

随着科学技术的进步、社会的发展和生活水平的提高，人们对健康的重视程度越来越高，对蒙中药的需求量越来越大。因此，蒙中药资源的开发利用前景十分广阔。

《呼伦贝尔蒙中药资源图鉴》详细介绍了呼伦贝尔的道地和常用药用植物的学名、科名、别名、药材名、蒙药名、采集地、标本编号、形态特征、生境分布、药用部位、采收加工、药材性状、性味归经、功能主治、用法用量、贮藏方法、注意事项等内容。该书内容丰富、图文并茂，具有重要的学术价值和应用价值，是一部较好的专业工具书。该书的出版必将对呼伦贝尔蒙中药资源的开发和利用起到积极的推动作用。希望该书对从事蒙中药相关研究与开发利用的学者有所裨益，为蒙中药事业的发展和人民健康水平的提高做出贡献。

呼伦贝尔市蒙医医院

2019 年 11 月

前　言

呼伦贝尔位于我国东北部，在内蒙古高原的东北边缘，因有呼伦湖和贝尔湖而得名。呼伦贝尔冬季寒冷干燥，夏季炎热多雨，年温差和日温差均较大。呼伦贝尔独特的地域环境可以满足蒙中药资源的生长需要，故这里孕育了丰富的蒙中药资源。

本书基于第四次全国中药资源普查过程中“名贵中药资源可持续利用能力建设”项目课题“中药资源区域质量特征和生产区划研究”的子课题“内蒙古呼伦贝尔道地药用植物图鉴及建数据库”研究的内容编写而成。

编者在参加第四次全国中药资源普查工作过程中，对大量的珍贵野生药用植物进行了调查并收集了第一手资料，拍摄了数万张野生药用植物个体形态特征图及生境图，完成了对106科371属673种野生植物资源的调查工作，其中包括常用蒙中药品种200余种、大宗道地药材110余种。这为本书的顺利编写奠定了坚实的基础。

本书对呼伦贝尔地区作为道地药材和常用药材基原的151种野生药用植物进行了分类整理，详细记载了每种药用植物的学名、科名、别名、药材名、蒙药名、采集地、标本编号、形态特征、生境分布、药用部位、采收加工、药材性状、性味归经、功能主治、用法用量、贮藏方法、注意事项等信息，并附有植物形态、腊叶标本和药材的图片。

本书是首部系统介绍呼伦贝尔道地药材和常用药材野生药用植物资源的专业书籍，为科学保护该地区野生植物资源、维护物种多样性、促进草原生态畜牧业发展和自然科学研究提供了翔实的数据支撑，也为从事蒙中医药、草原、林业、生态、环保、园林等行业的工作者和植物爱好者了解当地野生植物资源提供了参考资料。

在第四次全国中药资源普查过程中，呼伦贝尔地区的全体普查队队员为了详细调查每一种药用植物的生境及分布范围，付出了辛勤的汗水，在此对他们表示衷心的感谢与深深的敬意。

在编写过程中，编者有幸邀请到包头医学院张春红教授，内蒙古民族大学布和巴特尔教授，内蒙古大兴安岭森林调查规划院张重岭高级工程师，呼伦贝尔市食品药品检验所马吉余主任药师，呼伦贝尔市农牧局副局长、蒙草呼伦贝尔耐寒植物研究院副研究员刘英俊为本书审稿，并得到第四次全国中药资源普查办公室及内蒙古自治区蒙中药材资源普查和监测项目办公室的大力支持和帮助，在此一并表示衷心的感谢。

由于编者水平、经验有限，且受到条件限制，本书难免有不足与错谬之处，恳请广大读者给予指正，以期在以后的修订中进一步完善。

编　者

2019 年 3 月 28 日

编写说明

（1）本书收录呼伦贝尔野生药用植物 58 科 151 种。

（2）本书中的药用植物按照由低等到高等的顺序编排。蕨类植物的分类采用秦仁昌系统（1978），裸子植物的分类采用郑万钧系统（1978），被子植物的分类采用恩格勒系统（1964）。

（3）对于每种药用植物从以下方面进行介绍。

1）中文名、拉丁学名、科名、别名、药材名、蒙药名：主要参考《中国植物志》（1959—2004）、《内蒙古维管植物检索表》（2014）、《内蒙古植物志》（第二版，1989—1998）、《中华本草》（1999）、《中国大兴安岭蒙中药植物资源志》（2011）、《内蒙古植物药志》（2000）而编写。若未查到物种别名的相关文献记载，则"别名"项从略。

2）蒙文名、采集地、形态特征：主要参考《中国植物志》（1959—2004）、《内蒙古植物志》（第二版，1989—1998）、《中华本草》（1999）、《中国大兴安岭蒙中药植物资源志》（2011）、《内蒙古植物药志》（2000）而编写。对于部分物种，在普查过程中未记录其采集地信息，"采集地"项从略。

3）生境分布：介绍野生药用植物的生境，主要介绍其在呼伦贝尔的分布。

4）药用部位：介绍作为中药、蒙药入药的药用部位，无特殊说明的则指作为中药入药的药用部位。

5）采收加工：介绍药材的采收时间、初加工方法。

6）药材性状、性味归经、贮藏方法：主要参考《中华人民共和国药典》（2015）、《中华本草》（1999）、《内蒙古中药材标准》（1988）、《内蒙古蒙药材标准》（1987）、《全国中草药汇编》（1975）等而编写。未查到相关文献记载的项，该项内容从略或仅列出有文献记载的部分内容。

7）功能主治：介绍作为中药、蒙药入药时的功能主治，无特殊说明的则指作为中药入药时的功能主治。主要参考《中华人民共和国药典》（2015）、《中华本草》（1999）、《内蒙古中药材标准》（1988）、《内蒙古蒙药材标准》（1987）、《全国中草药汇编》（1975）、《中国大兴安岭蒙中药植物资源志》（2011）、《内蒙古植物药志》（2000）等而编写。

8）用法用量、注意事项：介绍作为中药、蒙药入药时的使用剂量、方法及注意事项，无特殊说明的则指作为中药入药时的使用剂量、方法及注意事项。作为中药入药时的使用剂量，若无特殊说明，则指内服煎汤的剂量。除另有说明外，用量指成人一日常用的干品剂量。用法用量、注意事项的内容主要参考《中华人民共和国药典》（2015）、《中华本草》（1999）、《内蒙古中药材标准》（1988）、《内蒙古蒙药材标准》（1987）、《全国中草药汇编》（1975）、《中国大兴安岭蒙中药植物资源志》（2011）、《内蒙古植物药志》（2000）等而编写。未查到相关文献记载的项，该项内容从略或仅列出有文献记载的部分内容。

9) 标本编号：使用第四次全国中药资源普查数据库内的腊叶标本编号，该编号由 6 位行政编码、6 位采集日期编码、3 位流水号和标本类型字母组成。对于部分物种，在普查过程中未制作其标本，“标本编号”项从略。

（4）图片：每种药用植物均配有植物形态、腊叶标本、药材等高清图片。

（5）索引：书末附有药用植物的拉丁学名索引、中文笔画索引、汉语拼音索引。

目　录

第一章　总　论

一、呼伦贝尔自然条件概况

呼伦贝尔地处内蒙古自治区东北部，地理坐标为东经 115° 31′～ 126° 04′，北纬 47° 05′～ 53° 20′，属高原型地貌，是亚洲中部蒙古高原的组成部分，在地质上受北东向新华夏系构造带控制，形成了大兴安岭山地、呼伦贝尔高平原和嫩江平原 3 个较大的地形单元。其中，大兴安岭山地以东北—西南走向纵贯呼伦贝尔中部地区，并成为呼伦贝尔高平原和嫩江平原的天然分水岭，也是额尔古纳河水系及嫩江水系的分界线。

呼伦贝尔地域辽阔，受地理环境差异的影响，气候、土壤等呈现出显著的地带性差别。在地势上，大兴安岭山地海拔 800 ～ 1700m，岭西高平原地区地势高且平缓，海拔 650 ～ 1000m，岭东平原地区地势低而落差较大，海拔 200 ～ 900m。大兴安岭山地的屏障作用对西伯利亚寒流及太平洋的东南季风均产生了一定程度的阻隔，由此形成了大兴安岭山地呈寒冷湿润森林气候、岭西高平原地区为半湿润半干旱草原气候、岭东平原地区为半湿润森林草原气候的气候差异。呼伦贝尔年平均气温为 -5 ～ 2℃，以大兴安岭为中心，其两侧气温逐渐提升。降水量依地形类型不同，由西向东逐渐增加，其中岭西高平原地区降水量为 300 ～ 380mm，大兴安岭山地为 400 ～ 500mm，岭东平原地区为 440 ～ 510mm。呼伦贝尔具有冬季漫长寒冷、夏季短促湿热多、降水集中、雨热同期的特点，昼夜温差较大，无霜期短（80 ～ 115 天），但日照丰富。土壤自西向东呈条带状分布，岭西高平原地区主要为栗钙土、黑钙土，大兴安岭山地以棕色森林土、灰色森林土、暗棕壤为主，岭东平原地区主要为黑钙土，土壤肥沃，自然肥力高。

二、呼伦贝尔植物区系划分

呼伦贝尔植物区系属于泛北极植物区中的欧亚森林亚区-大兴安岭地区及欧亚草原亚区-内蒙古草原地区-内蒙古东部草原亚地区。

在大兴安岭地区，植物区系的组成含 89 科 391 属 1019 种。种类成分以西伯利亚，尤其是东西伯利亚成分为优势种。植被类型主要以兴安落叶松 *Larix gmelinii* (Rupr.) Kuzen 为建群种，并形成夏绿针叶林，其他优势种还有蒙古栎 *Quercus mongolica* Fisch. ex Ledeb.、杜香 *Ledum palustre* L.、白桦 *Betula platyphylla* Suk.、樟子松 *Pinus sylvestris* var. *mongolica* Litv. 等。

内蒙古东部草原亚地区东北部为大兴安岭西麓的低山及丘陵，中部为呼伦贝尔草原。该区有种子植物 90 科 430 属 1200 种，以针茅属无毛芒组 *Stipa* Sect. *Leiostipa*，尤其是本氏针茅 *Stipa bungeana* Trin.、针茅 *Stipa capillata* L.、大针茅 *Stipa grandis* P. Smirn. 所组成的草原为典型草原的代表群系。呼伦贝尔草原具有森林草原的特征，但兴安落叶松、樟子松等东西伯利亚成分并未构成大片林地。

三、呼伦贝尔药用植物资源分布现状

呼伦贝尔独特的地理环境和特殊的气候条件孕育了众多的野生植物资源，该区共有野生植物165科615属1600余种。据《呼伦贝尔市药用植物》记载，该区有野生药用植物94科307属541种，其中，常用中药品种有200余种，年生长量在100万kg以上的特色优势种有26种，大宗道地药材有110余种。

（一）寒温带针叶林区域

呼伦贝尔地区大兴安岭北部属兴安落叶松林区，是中国最北部地区。该区地带性植被为兴安落叶松林，原生植被还有樟子松林、红皮云杉林及鱼鳞云杉林等，次生林有白桦林、黑桦林、蒙古栎林等。灌丛原生植被为兴安圆柏灌丛，次生灌丛有山杏灌丛和榛子灌丛。草甸多为原生植被，水生植被类型较为丰富。

该区具有多样化的药用植物资源，如在兴安落叶松林的寒温性落叶针叶林中有关苍术、兴安白头翁、升麻等，在寒温性常绿针叶林中有山刺玫、野豌豆、兴安杜鹃等，在次生落叶阔叶林中有地榆、兴安老鹳草、珍珠梅、轮叶沙参、柳兰等，在灌丛区中有黄芩、火绒草、山杏、水杨梅等，在草甸区中有花锚、金莲花、乌头等，在该区湿生环境中有丰富的黑三棱、菖蒲、泽泻等。

（二）温带草原区域

大兴安岭中部和两侧低山丘陵及山前平原地带属大兴安岭山麓森林、草甸草原区。贝加尔针茅草原是该区典型的地带性草甸草原群系，线叶菊草原及羊草草原也是该区主要的草原群系。与森林区相邻的植被主要为五花草甸。山地森林植被中以白杨、白桦为建群优势种。

该区处于草原区和森林区的交错地带，具有多样化的森林、林缘草甸、草甸草原及其他隐域性的植被分布，具有农、林、牧综合发展的有利资源条件，分布着丰富的射干、鸢尾、达乌里秦艽、山韭、黄花菜、蓬子菜、沙参、斜茎黄芪等药用资源。

四、呼伦贝尔蒙中药资源保护情况

（一）蒙中药资源普查

呼伦贝尔市现辖14个旗、市、区，包括海拉尔区、扎赉诺尔区、满洲里市、扎兰屯市、牙克石市、根河市、额尔古纳市、阿荣旗、莫力达瓦达斡尔族自治旗、鄂伦春自治旗、鄂温克族自治旗、新巴尔虎左旗、新巴尔虎右旗、陈巴尔虎旗。在第四次全国中药资源普查（试点）过程中，共对根河市、额尔古纳市、阿荣旗、鄂温克族自治旗、新巴尔虎左旗 5 个地区开展了调查工作。2017 年，对牙克石市、莫力达瓦达斡尔族自治旗、新巴尔虎右旗、陈巴尔虎旗 4 个地区开展了调查工作，调查内容包括野生资源、栽培现状、市场流通及传统知识。 对呼伦贝尔地区的 540 种野生药用植物开展了调查，其中，重点调查品种 45 种（表 1）。蒙中药资源普查进程的推进为进一步了解呼伦贝尔野生药用植物资源的分布、蕴藏量情况提供了第一手数据，为进一步保护与开发野生资源提供了参考依据。

表 1　呼伦贝尔地区蒙中药资源普查重点品种名录

序号	药材名	科名	基原植物名	基原的拉丁学名
1	白屈菜	罂粟科	白屈菜	*Chelidonium majus* L.
2	白芍	毛茛科	芍药	*Paeonia lactiflora* Pall.
3	白头翁	毛茛科	白头翁	*Pulsatilla chinensis* (Bunge) Regel
4	白薇	萝藦科	白薇	*Cynanchum atratum* Bunge
5	白鲜皮	芸香科	白鲜	*Dictamnus dasycarpus* Turcz.
6	白芷	伞形科	白芷	*Angelica dahurica* (Fisch. ex Hoffm.) Benth. et Hook. f. ex Franch. et Sav.
7	薄荷	唇形科	薄荷	*Mentha haplocalyx* Briq.
8	北豆根	防己科	蝙蝠葛	*Menispermum dauricum* DC.
9	萹蓄	蓼科	萹蓄	*Polygonum aviculare* L.
10	苍术	菊科	苍术	*Atractylodes lancea* (Thunb.) DC.
11	草乌	毛茛科	北乌头	*Aconitum kusnezoffii* Reichb.
12	草乌叶	毛茛科	北乌头	*Aconitum kusnezoffii* Reichb.
13	柴胡	伞形科	狭叶柴胡	*Bupleurum scorzonerifolium* Willd.
14	赤芍	毛茛科	芍药	*Paeonia lactiflora* Pall.
15	关黄柏	芸香科	黄檗	*Phellodendron amurense* Rupr.
16	防风	伞形科	防风	*Saposhnikovia divaricata* (Turcz.) Schischk.
17	花锚	龙胆科	花锚	*Halenia corniculata* (L.) Cornaz
18	黄精	百合科	黄精	*Polygonatum sibiricum* Delar. ex Redoute

续表

序号	药材名	科名	基原植物名	基原的拉丁学名
19	黄芪	豆科	膜荚黄芪	*Astragalus membranaceus* (Fisch.) Bunge
20	黄芪	豆科	蒙古黄芪	*Astragalus mongholicus* Bunge
21	桔梗	桔梗科	桔梗	*Platycodon grandiflorus* (Jacq.) A. DC.
22	苦参	豆科	苦参	*Sophora flavescens* Alt.
23	狼毒	大戟科	狼毒大戟	*Euphorbia fischeriana* Steud.
24	龙胆	龙胆科	龙胆	*Gentiana scabra* Bunge
25	漏芦	菊科	漏芦	*Stemmacantha uniflora* (L.) Dittrich
26	木贼	木贼科	木贼	*Equisetum hyemale* L.
27	南沙参	桔梗科	轮叶沙参	*Adenophora tetraphylla* (Thunb.) Fisch.
28	瞿麦	石竹科	石竹	*Dianthus chinensis* L.
29	瞿麦	石竹科	瞿麦	*Dianthus superbus* L.
30	秦艽	龙胆科	秦艽	*Gentiana macrophylla* Pall.
31	秦艽	龙胆科	达乌里秦艽	*Gentiana dahurica* Fisch.
32	三棱	黑三棱科	黑三棱	*Sparganium stoloniferum* (Graebn.) Buch.-Ham. ex Juz.
33	蛇床子	伞形科	蛇床	*Cnidium monnieri* (L.) Cuss.
34	射干	鸢尾科	射干	*Belamcanda chinensis* (L.) DC.
35	升麻	毛茛科	兴安升麻	*Cimicifuga dahurica* (Turcz.) Maxim.
36	水红花子	蓼科	红蓼	*Polygonum orientale* L.
37	天仙子	茄科	天仙子	*Hyoscyamus niger* L.
38	葶苈子	十字花科	播娘蒿	*Descurainia sophia* (L.) Webb. ex Prantl
39	葶苈子	十字花科	独行菜	*Lepidium apetalum* Willd.
40	威灵仙	毛茛科	棉团铁线莲	*Clematis hexapetala* Pall.
41	禹州漏芦	菊科	驴欺口	*Echinops latifolius* Tausch.
42	玉竹	百合科	玉竹	*Polygonatum odoratum* (Mill.) Druce
43	远志	远志科	远志	*Polygala tenuifolia* Willd.
44	泽泻	泽泻科	泽泻	*Alisma plantago-aquatica* L.
45	紫菀	菊科	紫菀	*Aster tataricus* L. f.

(二)保护区发展现状

呼伦贝尔地区现有自然保护区 13 个(表 2),其中省级自然保护区 7 个,国家级自然保护区 6 个。这些保护区包括森林、草原、湿地等生态系统类型。保护区在进行生态系统、群落、动物生存保护的同时,也对野生蒙中药资源的可持续开发及利用起到了重要作用。随着《呼伦贝尔市自然保护区内工矿企业退出方案》的进一步贯彻执行,自然保护区对蒙古黄芪、膜荚黄芪、芍药等珍稀濒危药用植物及珍贵野生资源的保护作用将逐渐加强。

表 2　呼伦贝尔地区自然保护区名录

序号	自然保护区名称	地点	面积/km^2	保护区现级别	主要保护对象
1	内蒙古额尔古纳室韦自治区级自然保护区	额尔古纳市	1025.59	省级	森林及野生动植物
2	内蒙古额尔古纳湿地自治区级自然保护区	额尔古纳市	1260.00	省级	原始寒温带针叶林
3	内蒙古阿鲁自治区级自然保护区	根河市	643.86	省级	森林及野生动物
4	内蒙古柴河自治区级自然保护区	扎兰屯市	190.36	省级	森林及野生动物
5	巴尔虎黄羊自治区级自然保护区	新巴尔虎右旗	5283.88	省级	黄羊等野生动物及其生境
6	内蒙古维纳河自治区级自然保护区	鄂温克族自治旗	1805.97	省级	草原生态系统及矿泉
7	内蒙古海拉尔西山自治区级自然保护区	海拉尔区	146.03	省级	樟子松林
8	内蒙古毕拉河国家级自然保护区	鄂伦春自治旗	566.04	国家级	森林生态系统
9	内蒙古红花尔基樟子松林国家级自然保护区	鄂温克族自治旗	200.85	国家级	樟子松林
10	内蒙古辉河国家级自然保护区	海拉尔区	3468.48	国家级	湿地生态系统及珍禽、草原
11	内蒙古呼伦湖国家级自然保护区	海拉尔区	74.00	国家级	湖泊湿地、草原及野生动物
12	内蒙古额尔古纳国家级自然保护区	额尔古纳市	1245.27	国家级	珍稀濒危野生动植物物种,森林湿地与额尔古纳河源头湿地复合生态系统

续表

序号	自然保护区名称	地点	面积/km²	保护区现级别	主要保护对象
13	内蒙古大兴安岭汗马国家级自然保护区	根河市	1073.48	国家级	寒温带针叶林

五、呼伦贝尔蒙中药资源产业发展

（一）种植产业

近年来，国内外对中药材的需求量呈现逐年递增的趋势，野生资源已经难以满足市场需求，人工栽培中药材逐渐成为缓解药材供需矛盾的主要途径。据《呼伦贝尔市药用植物》记载，呼伦贝尔具有中药栽培历史的药用植物共有 27 科 51 属 60 种，均为高等植物。2016 年，呼伦贝尔地区的中药栽培面积达 40.25 万亩①，产值达 21787.70 万元（不包含多年生尚未采收部分），其中，水飞蓟的栽培面积最大，达 22.98 万亩。栽培中药主要分布于岭东、岭西的各旗市，以中药种植专业合作社及散户种植为主。中药栽培品种以白鲜皮、赤芍、防风、薄荷、苍术、党参、板蓝根、牛膝、桔梗、北沙参、黄芩、益母草、红花、紫菀、金银花等为主。

（二）复合经济

呼伦贝尔地区具有丰富的林业资源、优美的生态环境及民族特色医药资源，因此，积极拓展林下经济、旅游经济同医药相结合的特色复合经济体系，具有广阔的发展空间及可持续发展趋势。呼伦贝尔地区具有经济价值的野生植物达 600 余种，包括药用植物、野生果品、油料植物、淀粉植物、纤维植物、食用植物等。特色复合经济体系以林下种植、养殖、产品采集加工为基础，仿野生环境，在保证森林健康的前提下，提升林药、林菌、林禽的生态种植养殖水平，保障药用及食品资源的绿色供应及效益水平，实现种植养殖产业与健康旅游联动，开发极具风俗特色的产品，优化副产品深加工技术，创新林业旅游新模式。这将促进林业资源、生态资源及民族医药资源集成，是促进地方经济增长的可持续动力。

① 1 亩 = 666.67m²。

第二章　各　论

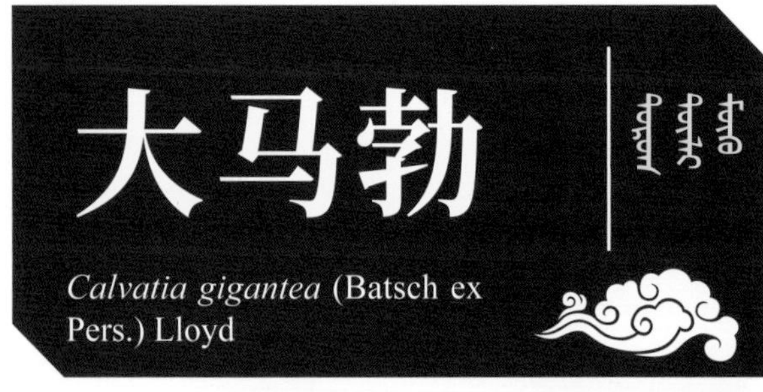

大马勃

Calvatia gigantea (Batsch ex Pers.) Lloyd

科名	灰包科
别名	巨马勃
药材名	马勃
蒙药名	陶茹格-都丽-蘑菇

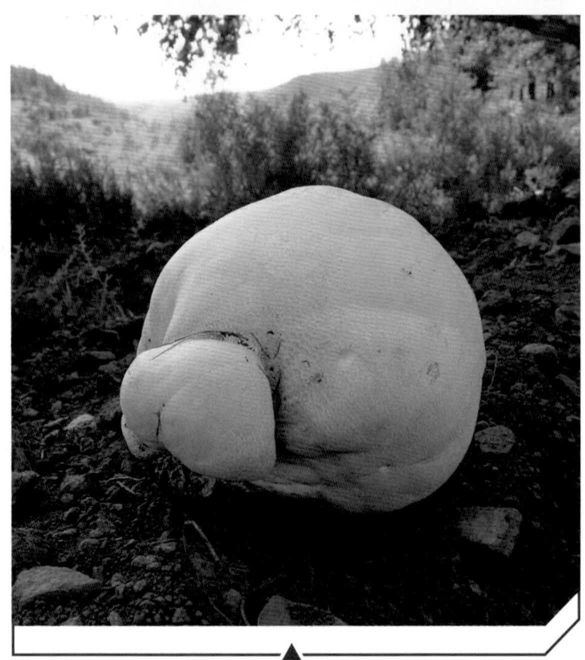

【形态特征】子实体近圆球形，直径 15 ～ 25cm，不孕基部不明显。包被白色，渐转成淡黄色或淡青黄色，外包被膜质，早期外表面有绒毛，后脱落而光滑；内包被较厚，由疏松的菌丝组成。成熟后包被裂开，呈残片状剥落。造孢组织初白色，后青褐色。孢子球形，壁光滑，淡青黄色，直径 3.8 ～ 4.7μm。孢丝长，稍有分枝，具稀少的横隔，直径 2.5 ～ 6μm。

【生境分布】生于沟旁、林间隙地、丘坡、土质肥沃处。分布于呼伦贝尔新巴尔虎左旗、阿荣旗农场一带。

【药用部位】干燥子实体。

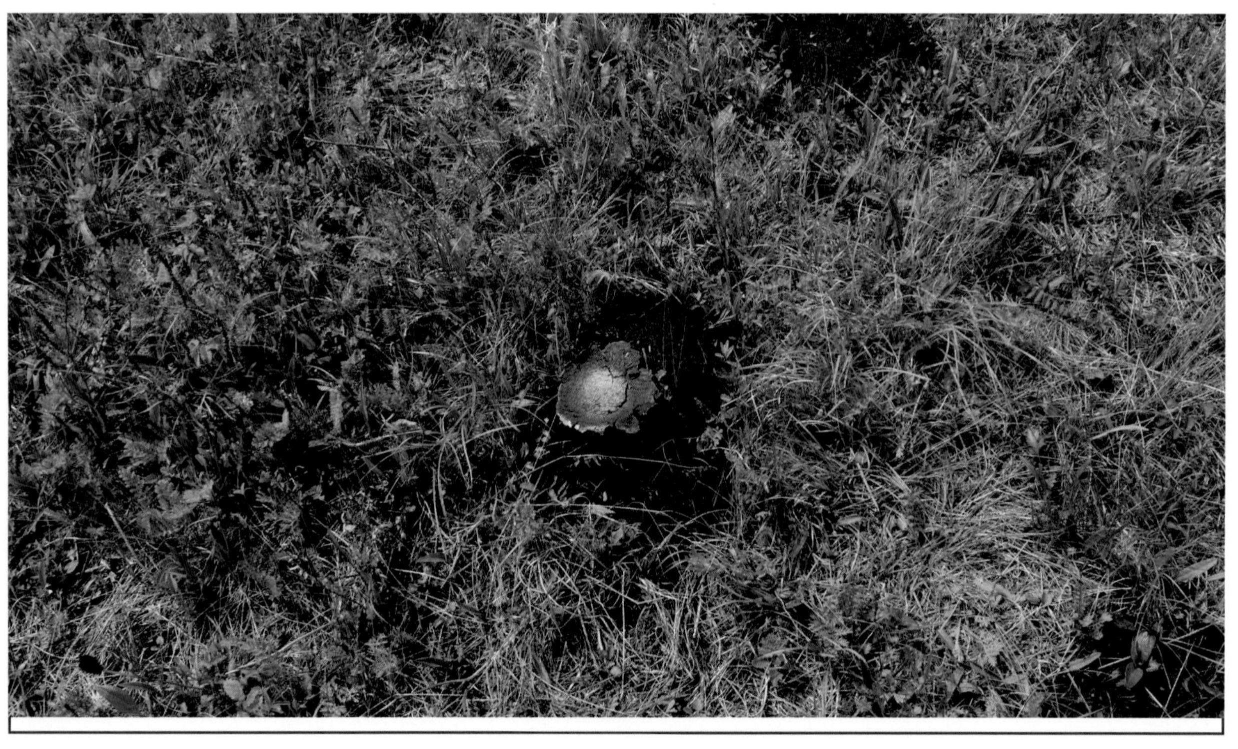

【采收加工】夏、秋季子实体成熟时及时采收，除去泥沙，干燥。

【药材性状】本品不孕基部小或无。残留的包被由黄棕色的膜状外包被和较厚的、灰黄色的内包被所组成，光滑，质硬而脆，成块脱落。孢体浅青褐色，手捻有润滑感。

【性味归经】①蒙医：味辛，性平。②中医：味辛，性平。归肺经。

【功能主治】①蒙医：锁脉止血，解毒，愈伤，燥“协日乌素”。用于鼻衄、吐血、外伤出血、尿血、便血、月经淋漓、毒蛇咬伤、烧伤。②中医：清肺利咽，止血。用于风热郁肺所致的咽痛、音哑、咳嗽。外用于鼻衄、创伤出血。

【用法用量】①蒙医：多外用或入散剂。②中医：2～6g。外用适量，敷患处。

【贮藏方法】置干燥处，防尘。

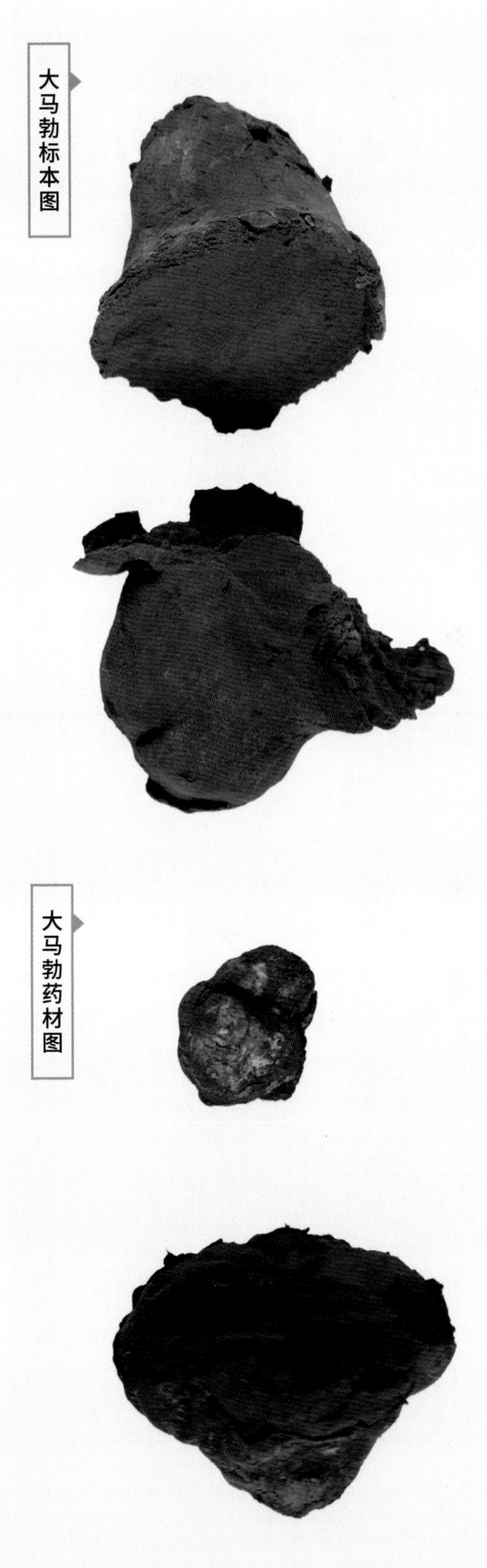

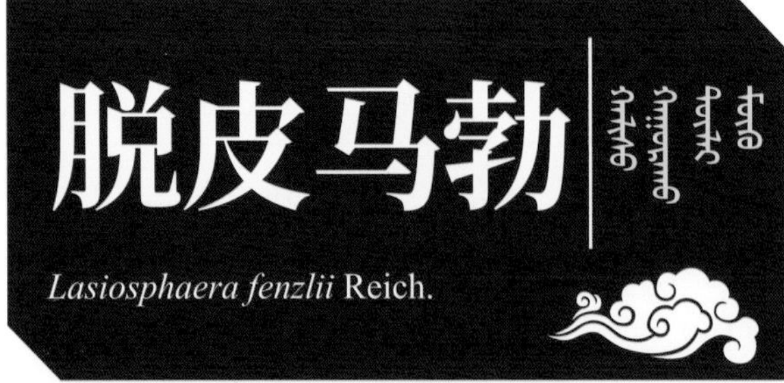

脱皮马勃

Lasiosphaera fenzlii Reich.

科　名	灰包科
别　名	马粪包、灰包、脱被毛球马勃
药材名	马勃
蒙药名	给鲁格尔-都丽-蘑菇
采集地	新巴尔虎左旗新宝力格苏木
标本编号	150726 130804 072LY

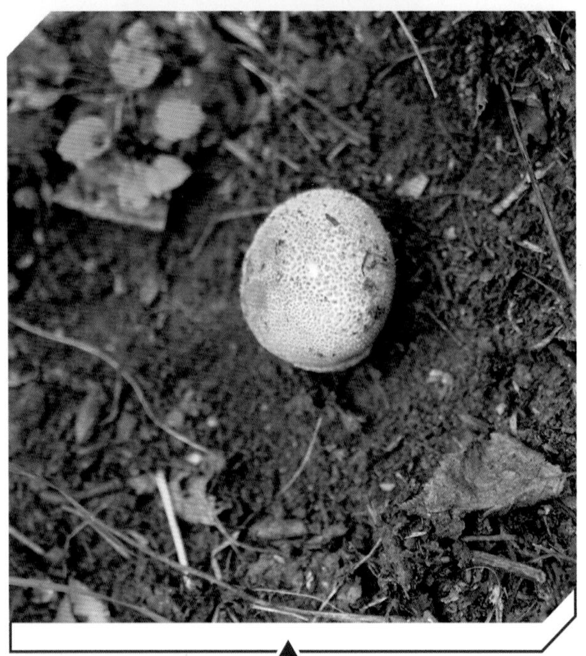

【形态特征】子实体近球形，直径 15 ～ 20cm，无不孕基部。包被薄，成熟时呈块状剥脱，故名脱皮马勃；幼时为白色小球状，成熟时内包被破碎消失。孢体成紧密团块，有弹性，灰褐色至淡烟色。孢丝长，有分枝，相互交织；菌丝直径 2 ～ 4.5μm，浅褐色。自然干燥的孢子受震后自然飞腾。孢子球形，褐色，有小刺，直径 4.5 ～ 5.5μm。

【生境分布】生于草地、森林边缘地带等。分布于呼伦贝尔新巴尔虎左旗、鄂温克族自治旗。

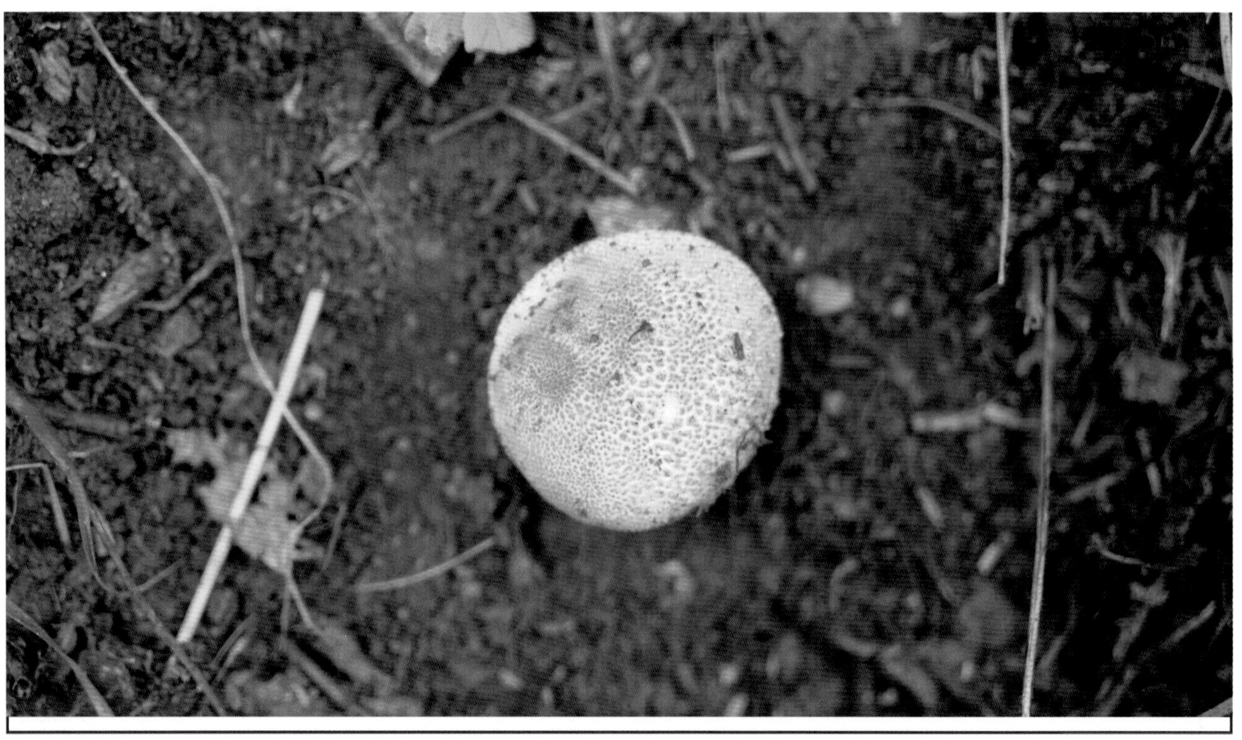

【药用部位】干燥子实体。

【采收加工】夏、秋季子实体成熟时及时采收，除去泥沙，干燥。

【药材性状】本品呈扁球形或类球形，无不孕基部，直径15～20cm。包被灰棕色至黄褐色，纸质，常破碎成块片状，或已全部脱落。孢体灰褐色或浅褐色，紧密，有弹性，用手撕之，内有灰褐色棉絮状的丝状物。触之则孢子呈尘土样飞扬，手捻有细腻感，无味。

【性味归经】①蒙医：味辛，性平。②中医：味辛，性平。归肺经。

【功能主治】①蒙医：锁脉止血，解毒，愈伤，燥“协日乌素”。用于鼻衄、吐血、外伤出血、尿血、便血、月经淋漓、毒蛇咬伤、烧伤。②中医：清肺利咽，止血。用于风热郁肺所致的咽痛、音哑、咳嗽。外用于鼻衄、创伤出血。

【用法用量】①蒙医：多外用或入散剂。②中医：2～6g。外用适量，敷患处。

【贮藏方法】置干燥处，防尘。

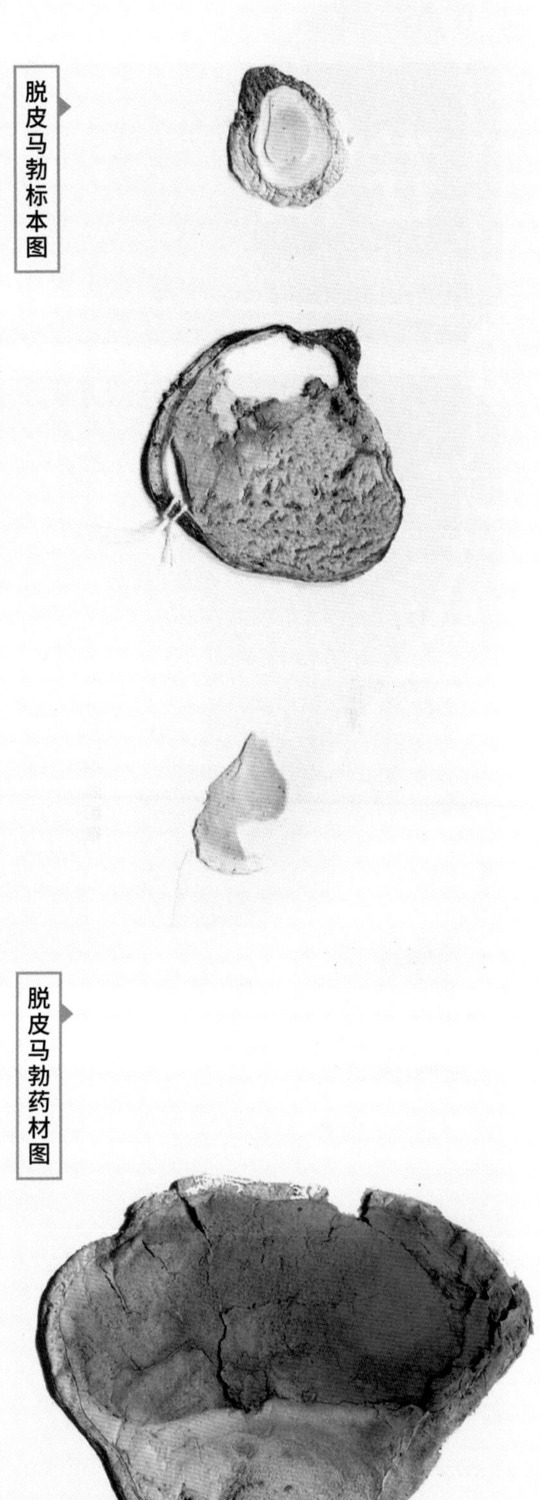

脱皮马勃标本图

脱皮马勃药材图

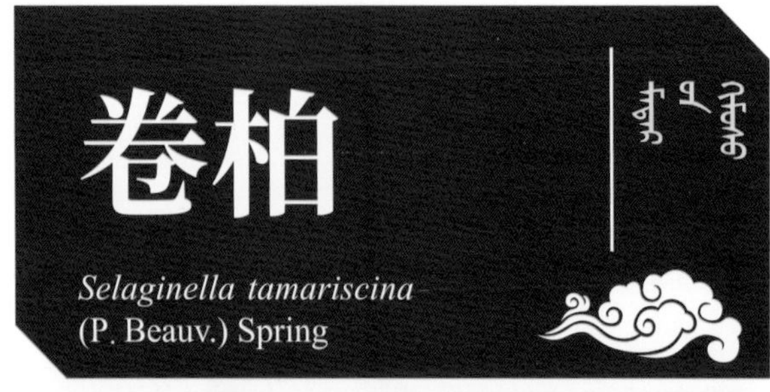

卷柏

Selaginella tamariscina (P. Beauv.) Spring

科　名	卷柏科
别　名	还魂草、长生不死草
药材名	卷柏
蒙药名	玛塔日音-浩木苏-额布苏
采集地	新巴尔虎左旗
标本编号	150726 130802 156LY

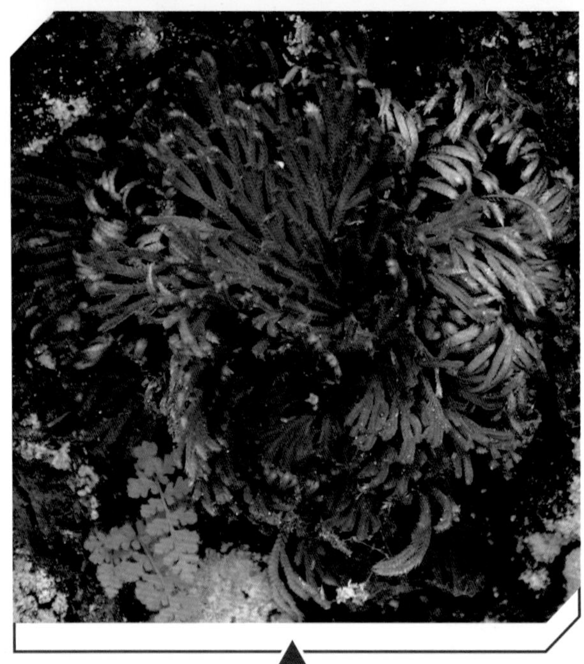

【形态特征】土生或石生，复苏植物，呈垫状。根托只生于茎的基部，长 0.5～3cm，直径 0.3～1.8mm，根多分叉，密被毛，和茎及分枝密集形成树状主干，有时高达数十厘米。主茎自中部开始羽状分枝或不等二叉分枝，不呈“之”字形，无关节，禾秆色或棕色，不分枝的主茎高 10～20（～35）cm，茎卵圆柱状，不具沟槽，光滑，维管束 1；侧枝 2～5 对，二至三回羽状分枝，小枝稀疏，规则，分枝无毛，背腹压扁，末回分枝连叶宽 1.4～3.3mm。叶全部交互排列，二型，叶质厚，表面光滑，边缘不为全缘，具

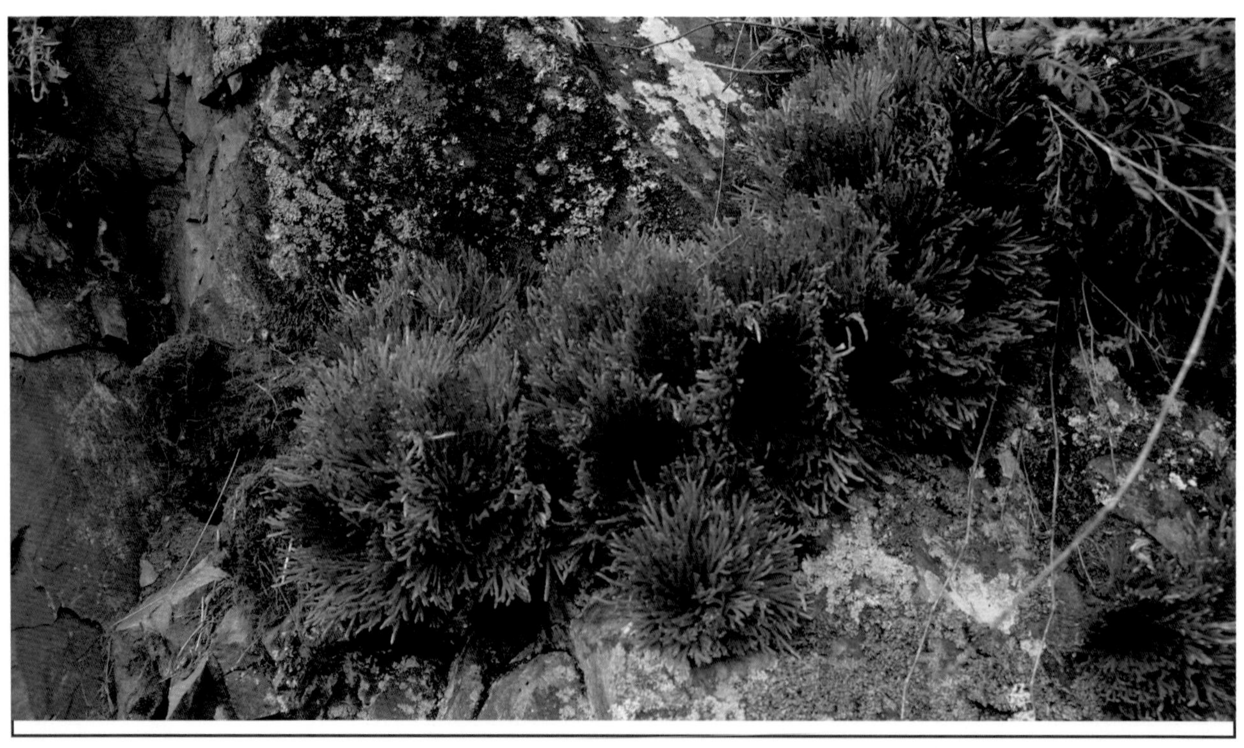

白边，主茎上的叶较小枝上的叶略大，覆瓦状排列，绿色或棕色，边缘有细齿。分枝上的腋叶对称，卵形、卵状三角形或椭圆形，（0.8～2.6）mm×（0.4～1.3）mm，边缘有细齿，黑褐色。中叶不对称，小枝上的中叶椭圆形，（1.5～2.5）mm×（0.3～0.9）mm，覆瓦状排列，背部不呈龙骨状，先端具芒，外展或与轴平行，基部平截，边缘有细齿（基部有短睫毛），不外卷，不内卷。侧叶不对称，小枝上的侧叶卵形至三角形或矩圆状卵形，略斜升，相互重叠，（1.5～2.5）mm×（0.5～1.2）mm，先端具芒，基部上侧扩大，加宽，覆盖小枝，基部上侧边缘不为全缘，呈撕裂状或具细齿，下侧边缘近全缘，基部有细齿或具睫毛，反卷。孢子叶穗紧密，四棱柱形，单生于小枝末端，（12～15）mm×（1.2～2.6）mm；孢子叶一型，卵状三角形，边缘有细齿，具白边（膜质透明），先端有尖头或具芒；大孢子叶在孢子叶穗上、下两面不规则排列。大孢子浅黄色，小孢子橘黄色。

【生境分布】生于向阳山坡或岩石缝内。分布于呼伦贝尔鄂温克族自治旗、新巴尔虎左旗。

【药用部位】干燥全草。

【采收加工】全年均可采收，除去须根和泥沙，晒干。

【药材性状】本品卷缩似拳状，长3～10cm。枝丛生，扁而有分枝，绿色或棕黄色，向内卷曲，枝上密生鳞片状小叶，叶先端具长芒。中叶（腹叶）2行，卵状矩圆形，斜向上排列，叶缘膜质，有不整齐的细锯齿；背叶（侧叶）背面的膜质边缘常呈棕黑色。基部残留棕色至棕褐色须根，散生或聚生，呈短干状。质脆，易折断。气微，味淡。

【性味归经】①蒙医：味辛，性平。②中医：味辛，性平。归肝、心经。

【功能主治】①蒙医：利尿，清血热，止血，杀虫。用于尿闭、淋病、月经不调、鼻衄、创伤出血、产褥热、阴道虫病。②中医：活血通经。用于经闭痛经、癥瘕痞块、跌仆损伤。卷柏炭可化瘀止血，用于吐血、崩漏、便血、脱肛。

卷柏标本图

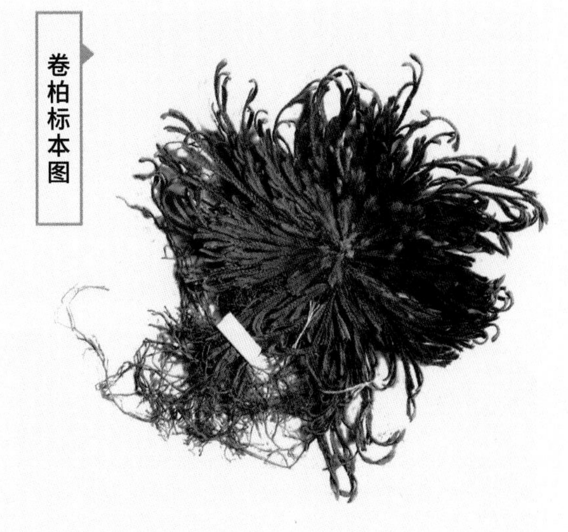

卷柏药材图

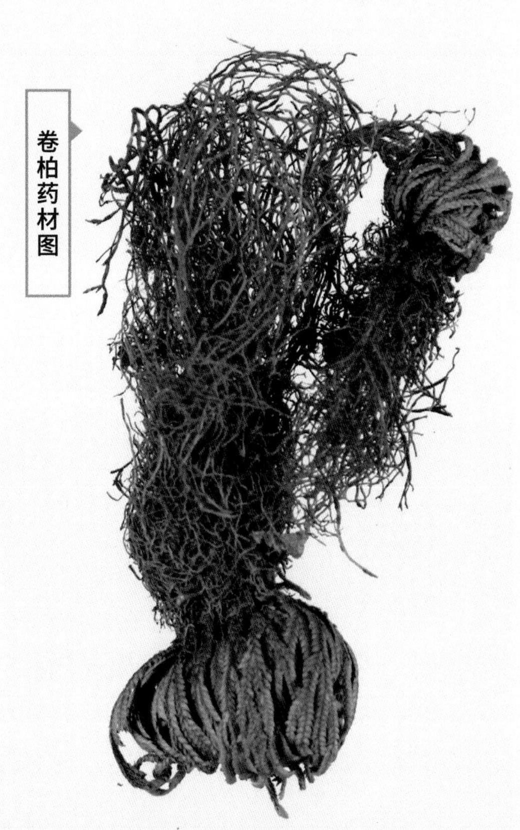

【用法用量】①蒙医：多配方用，入汤、散剂。②中医：5～10g。

【贮藏方法】置干燥处。

【注意事项】孕妇慎用。

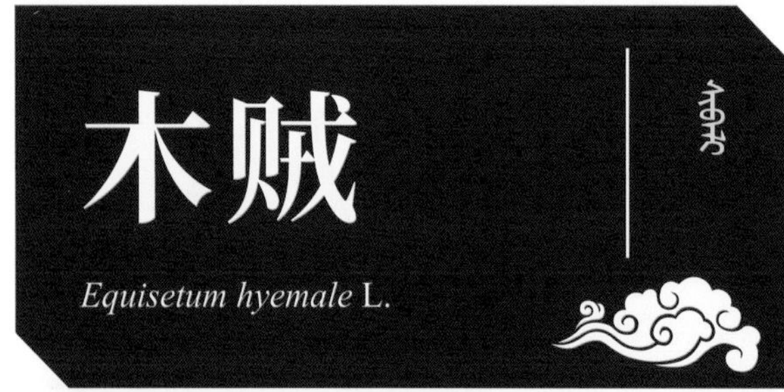

木贼

Equisetum hyemale L.

科　名	木贼科
别　名	节骨草、笔筒草、千峰草、锉草
药材名	木贼
蒙药名	珠鲁古日-额布苏
采集地	新巴尔虎左旗
标本编号	150726 130802 167LY

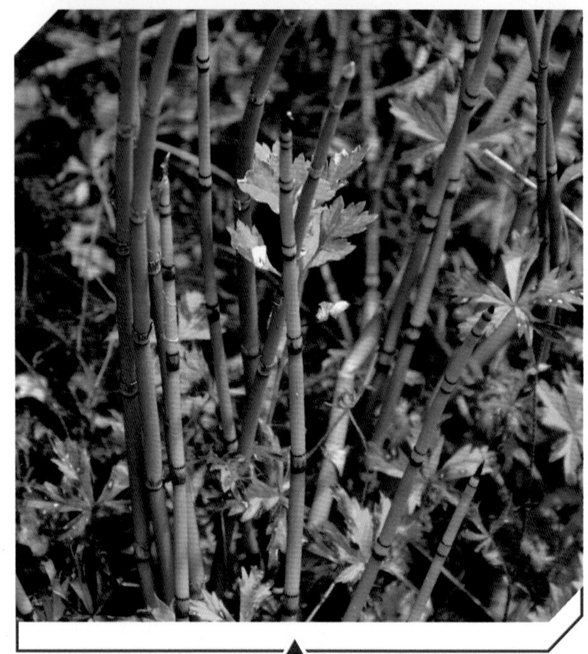

【形态特征】根茎横走或直立，黑棕色，节和根有黄棕色长毛。地上枝多年生。枝一型，高达1m或更多，中部直径(3～)5～9mm，节间长5～8cm，绿色，不分枝或有少数直立的侧枝。地上枝有脊16～22，脊的背部弧形或近方形，有小瘤2行；鞘筒长0.7～1cm，黑棕色，或顶部及基部各有1圈黑棕色，或仅顶部有1圈黑棕色；鞘齿16～22，披针形，小，长0.3～0.4cm，先端淡棕色，膜质，芒状，早落，下部黑棕色，薄革质，基部的背面有4纵棱，宿存或同鞘筒一起早落。孢子囊穗卵状，长1～1.5cm，直径

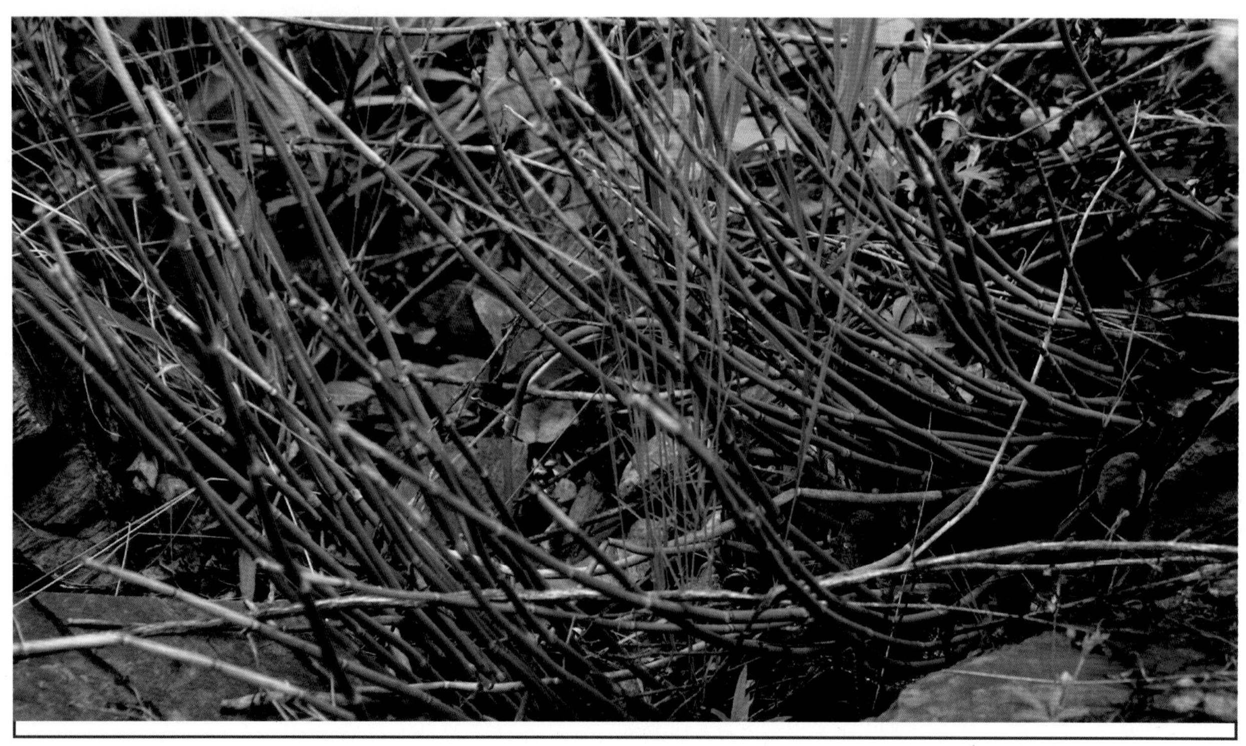

0.5～0.7cm，先端有小尖突，无柄。

【生境分布】生于山坡林下阴湿处、河岸湿地、溪边，有时也生于杂草地。分布于呼伦贝尔鄂温克族自治旗、新巴尔虎左旗。

【药用部位】干燥地上部分。

【采收加工】夏、秋季采割，除去杂质，晒干或阴干。

【药材性状】本品呈长管状，不分枝，长 40～60cm，直径0.5～0.7cm，表面灰绿色或黄绿色，有纵棱18～22，棱上有多数细小、光亮的疣状突起；节明显，节间长 5～8cm，节上着生筒状鳞叶，叶鞘基部和鞘齿黑棕色，中部淡棕黄色。体轻，质脆，易折断，断面中空，周边有多数圆形的小空腔。气微，味甘淡、微涩，嚼之有砂粒感。

【性味归经】①蒙医：味甘、微苦，性平。效稀、钝、轻、柔。②中医：味甘、苦，性平。归肺、肝经。

【功能主治】①蒙医：疗伤，明目，干脓，燥“协日乌素”。用于创伤化脓、骨折、目赤、眼睑干性糜烂、视物模糊、昏矇症。②中医：疏散风热，明目退翳。用于风热目赤、迎风流泪、目生云翳。

【用法用量】①蒙医：内服，煮散剂，3～5g；或入丸、散剂。②中医：3～9g。

【贮藏方法】置干燥处。

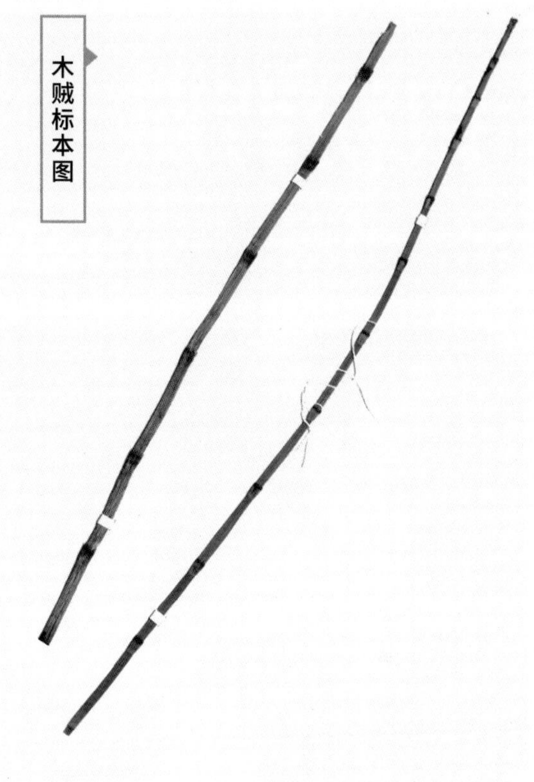
木贼标本图

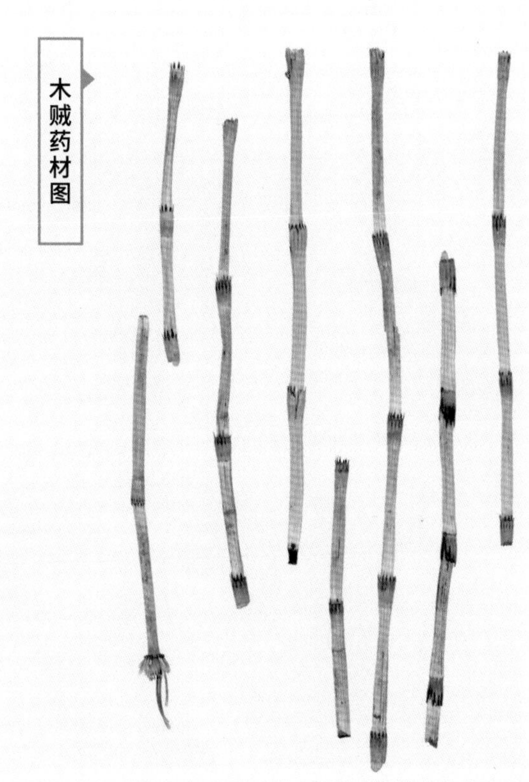
木贼药材图

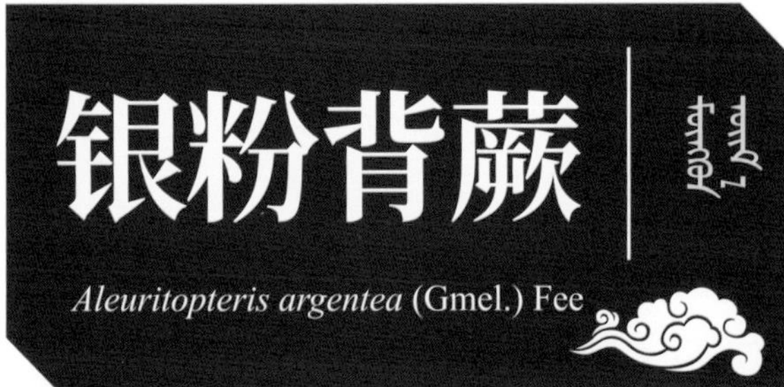

银粉背蕨

Aleuritopteris argentea (Gmel.) Fee

科　名	蕨科
别　名	金丝草、铁杆草、五角叶粉背
药材名	通经草
蒙药名	哲斯-额布苏
采集地	阿荣旗
标本编号	150721 201408 195LY

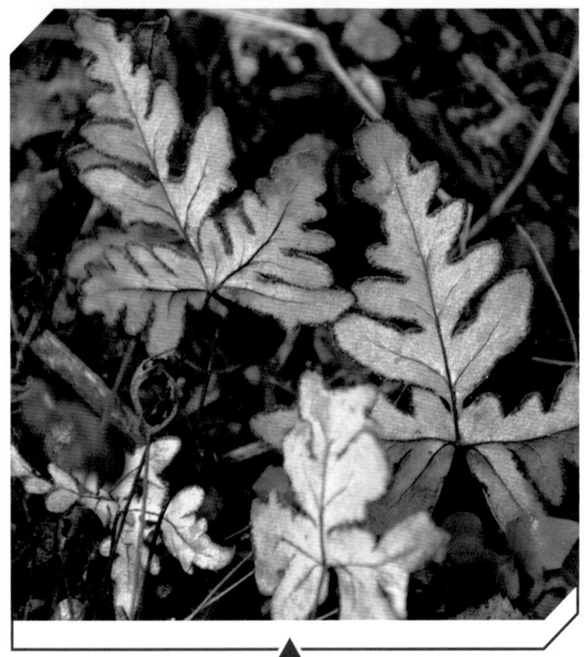

【形态特征】植株高 15 ～ 30cm。根茎直立或斜升（偶有沿石缝横走），先端被披针形、棕色、有光泽的鳞片。叶簇生；叶柄长 10 ～ 20cm，直径约 7mm，红棕色，有光泽，上部光滑，基部疏被棕色披针形鳞片；叶片五角形，长、宽几相等，为 5 ～ 7cm，先端渐尖，羽片 3 ～ 5 对，基部三回羽状分裂，中部二回羽状分裂，上部一回羽状分裂；基部 1 对羽片呈直角三角形，长 3 ～ 5cm，宽 2 ～ 4cm，水平开展或斜向上，基部上侧与叶轴合生，下侧不下延，小羽片 3 ～ 4 对，以圆缺刻分开，基部以狭翅相连，基部下侧 1

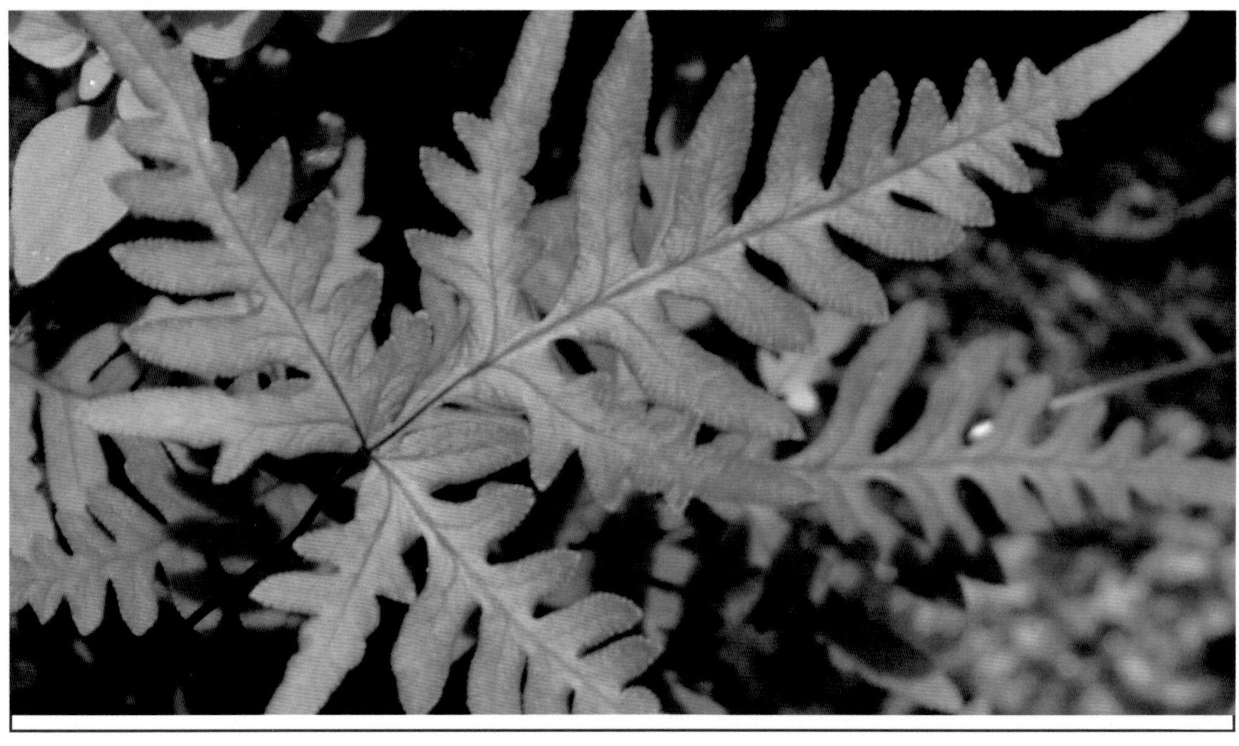

片最大，长 2 ～ 2.5cm，宽 0.5 ～ 1cm，长圆状披针形，先端长渐尖，有裂片 3 ～ 4 对，裂片三角形或镰形，基部 1 对较短，羽轴上侧小羽片较短，不分裂，长仅 1cm 左右；第 2 对羽片为不整齐的一回羽状分裂，披针形，基部下延成楔形，往往与基部 1 对羽片汇合，先端长渐尖，有不整齐的裂片 3 ～ 4 对，裂片三角形或镰形，以圆缺刻分开；自第 2 对羽片向上渐次缩短。叶干后草质或薄革质，上面褐色、光滑，叶脉不显，下面被乳白色或淡黄色粉末，裂片边缘有明显而均匀的细齿牙。孢子囊群较多；囊群盖连续，狭，膜质，黄绿色，全缘，孢子极面观为钝三角形，周壁表面具颗粒状纹饰。

【生境分布】生于干旱地区、石灰岩石缝。分布于呼伦贝尔扎兰屯市、额尔古纳市。

【药用部位】干燥全草。

【采收加工】秋季采收，除去泥沙，晒干。

【药材性状】本品根茎棕黑色，椭圆形，稍弯曲，长0.5～1cm。表面密被棕黑色、具光泽的鳞片，上端残存叶柄断痕。须根众多，棕黑色，纤细，毛状，长可达 20cm，结团或脱落；质稍硬。叶柄细长，长 10 ～ 20cm，直径约 0.7cm，紫褐色或褐棕色，光滑，具光泽，似铜丝；易折断，断面中心浅棕色或绿色。叶片多卷曲破碎，完整叶五角形，长、宽均为 5 ～ 7cm，一至三回羽状深裂，叶缘微锯齿状；叶脉较细，棕褐色，向背面凸出；上表面暗绿色或棕绿色，孢子成熟时叶缘呈棕色，下表面密被乳黄色或乳白色粉末；叶缘有棕色孢子囊群，成熟时汇合成条形，宽约 1mm，棕色，膜质。孢子囊卵圆形，棕色，半透明，膜质。气无，味淡。

【性味归经】①蒙医：味微苦，性平。②中医：味淡、微涩，性温。

【功能主治】①蒙医：用于骨折损伤、金伤、视力减退、目赤、肺痨、咳嗽、吐血。②中医：活血通经，祛湿，止咳。用于月经不调、经闭腹痛、赤白带下、咳嗽、咯血。

银粉背蕨标本图

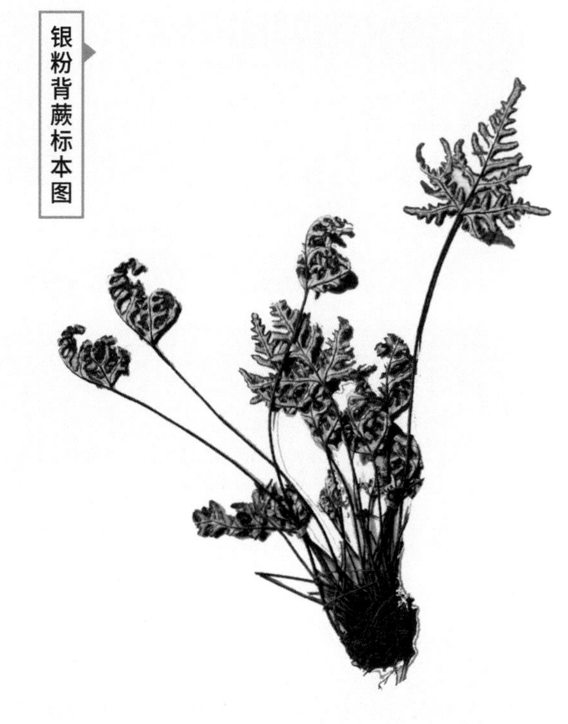

【用法用量】①蒙医：多配方用。②中医：15 ～ 25g。

【贮藏方法】置阴凉干燥处。

【注意事项】孕妇禁服。

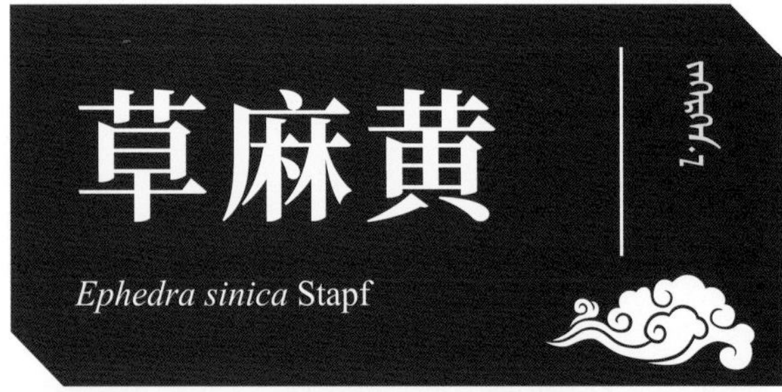

草麻黄

Ephedra sinica Stapf

科名	麻黄科
别名	华麻黄、麻黄草
药材名	麻黄
蒙药名	哲日根
采集地	新巴尔虎左旗
标本编号	150726 130704 075LY

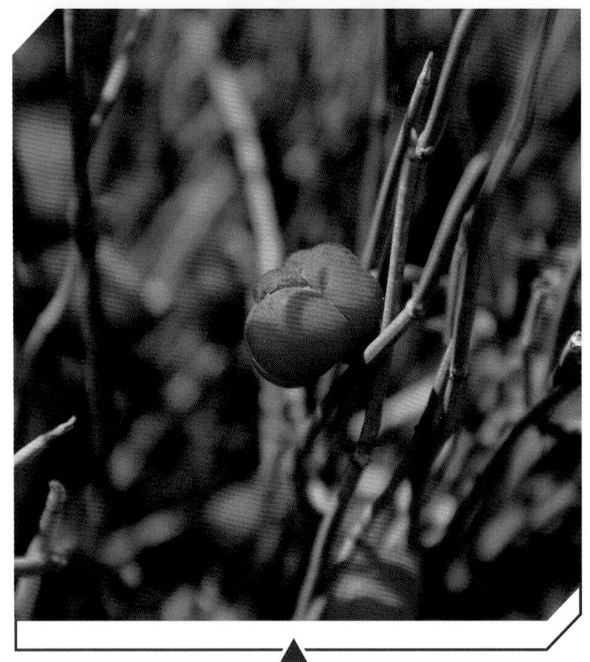

【形态特征】高 20 ～ 40cm；木质茎短或呈匍匐状，小枝直伸或微曲，表面细纵槽纹常不明显，节间长 2.5 ～ 5.5cm，多为 3 ～ 4cm，直径约 2mm。叶 2 裂，叶鞘占全长的 1/3 ～ 2/3，裂片锐三角形，先端急尖。雄球花多呈复穗状，常具总梗，苞片通常 4 对，雄蕊 7 ～ 8，花丝合生，稀先端稍分离。雌球花单生，在幼枝上顶生，在老枝上腋生，常在成熟过程中基部有梗抽出，使雌球花呈侧枝顶生状，卵圆形或矩圆状卵圆形，苞片 4 对，下部 3 对合生部分占 1/4 ～ 1/3，最上 1 对合生部分达 1/2 以上；雌花 2，胚珠的珠被

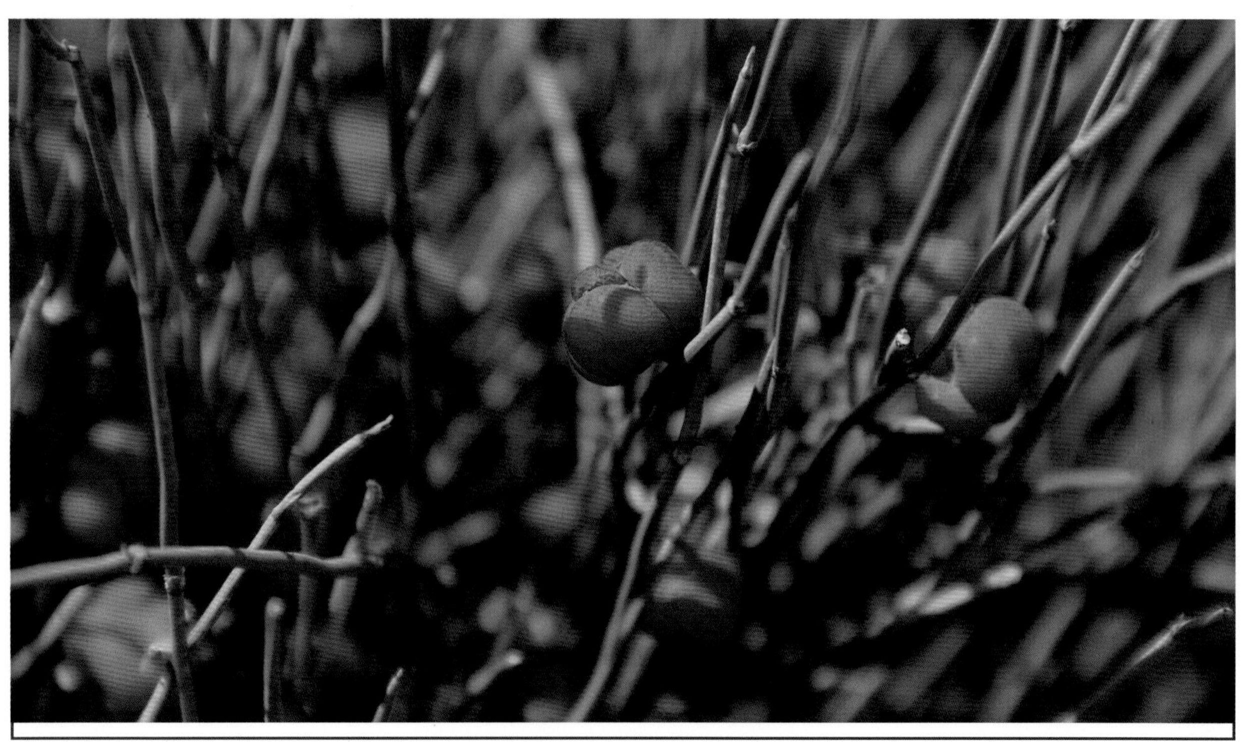

管长 1mm 或稍长，直立或先端微弯，管口裂隙窄长，占全长的 1/4 ～ 1/2，裂口边缘不整齐，常被少数毛茸。雌球花成熟时肉质，红色，矩圆状卵圆形或近圆球形，长约 8mm，直径 6 ～ 7mm；种子通常 2，包于苞片内，不露出或与苞片等长，黑红色或灰褐色，三角状卵圆形或宽卵圆形，长 5 ～ 6mm，直径 2.5 ～ 3.5mm，表面具细皱纹，种脐明显，半圆形。花期 5 ～ 6 月，种子 8 ～ 9 月成熟。

【生境分布】生于山坡、平原、干燥荒地、河床、草原、固定沙丘及河滩附近，常成片丛生。分布于呼伦贝尔鄂温克族自治旗、新巴尔虎左旗。

【药用部位】干燥草质茎。

【采收加工】秋季采割绿色的草质茎，晒干。

【药材性状】本品呈细长圆柱形，少分枝，直径 1 ～ 2mm。有的带少量棕色木质茎。表面淡绿色至黄绿色，有细纵脊线，触之微有粗糙感。节明显，节间长 2.5 ～ 5.5cm。节上有膜质鳞叶，长 3 ～ 4mm；裂片 2（稀 3），锐三角形，先端灰白色，反曲，基部联合成筒状，红棕色。体轻，质脆，易折断，断面略呈纤维性，周边绿黄色，髓部红棕色，近圆形。气微香，味涩、微苦。

【性味归经】①蒙医：味苦、涩，性寒。效钝、燥、轻、糙。②中医：味辛、微苦，性微温。归肺、膀胱经。

【功能主治】①蒙医：清肝，止血，破痞，消肿，愈伤，发汗解表。用于肝脾热、震热、讧热、外伤出血、吐血、便血、咯血、子宫出血、皮疹、内伤、新陈热。②中医：发汗散寒，宣肺平喘，利水消肿。用于风寒感冒、胸闷喘咳、风水浮肿。蜜麻黄可润肺止咳，多用于表证已解，气喘咳嗽。

【用法用量】①蒙医：多配方用，入丸、散剂。②中医：2 ～ 10g。

【贮藏方法】置通风干燥处，防潮。

【注意事项】体虚自汗、盗汗及虚喘者禁服。

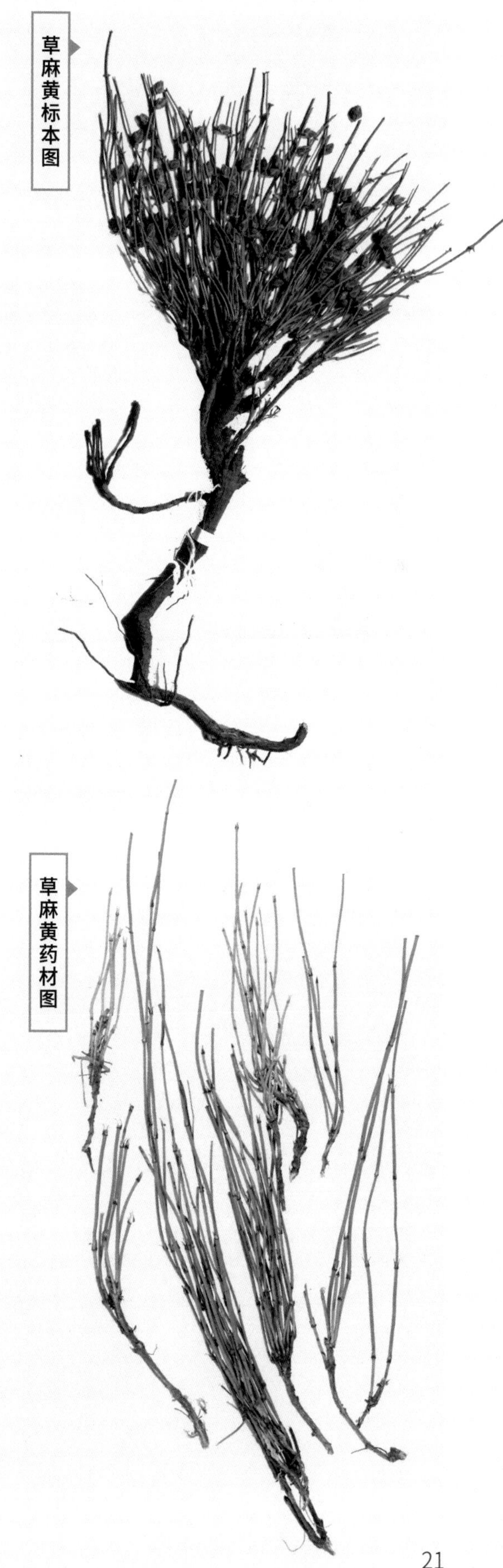

草麻黄标本图

草麻黄药材图

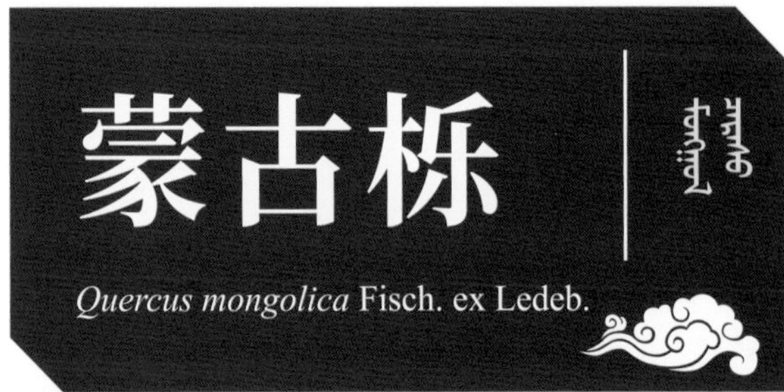

蒙古栎

Quercus mongolica Fisch. ex Ledeb.

科名	壳斗科
别名	柞栎、小叶槲树、青刚栎
药材名	橡子
蒙药名	查日森-乌热
采集地	阿荣旗复兴镇
标本编号	150721 201306 066LY

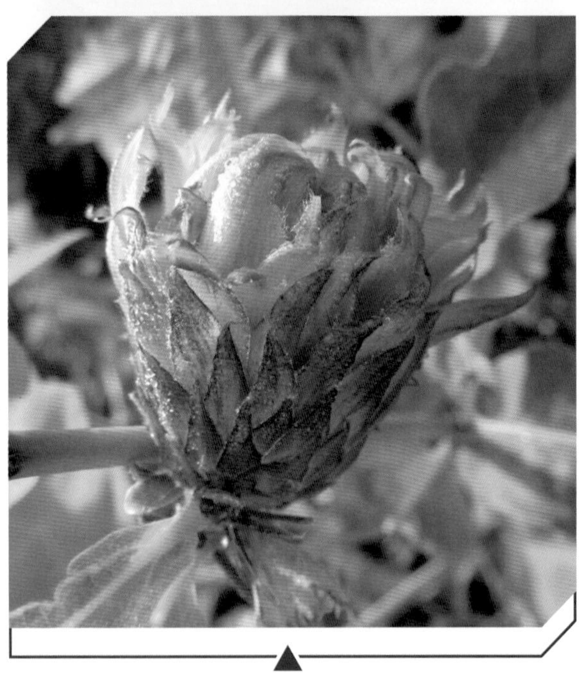

【形态特征】落叶乔木，高达 30m。树皮暗灰色，深纵裂；幼枝具棱，无毛，紫褐色。叶互生，多集生于小枝先端；叶柄长 2 ～ 5mm，无毛；叶片倒卵形或倒卵状长椭圆形，长 7 ～ 19cm，宽 4 ～ 10cm，先端短钝或急尖，基部窄圆形或耳形；边缘有 7 ～ 10 对深波状钝齿，幼时沿叶脉有毛，老时变无毛，侧脉 7 ～ 11 对。花单性，雌雄同株；雄花序穗状，下垂，长 5 ～ 7cm，花序轴近无毛，生于新枝叶腋，雄花花被 6 ～ 7 裂，雄蕊通常 8；雌花序长约 1cm，有花 4 ～ 5，花被 6 浅裂，1 ～ 2 结果。壳斗杯形，包围坚果

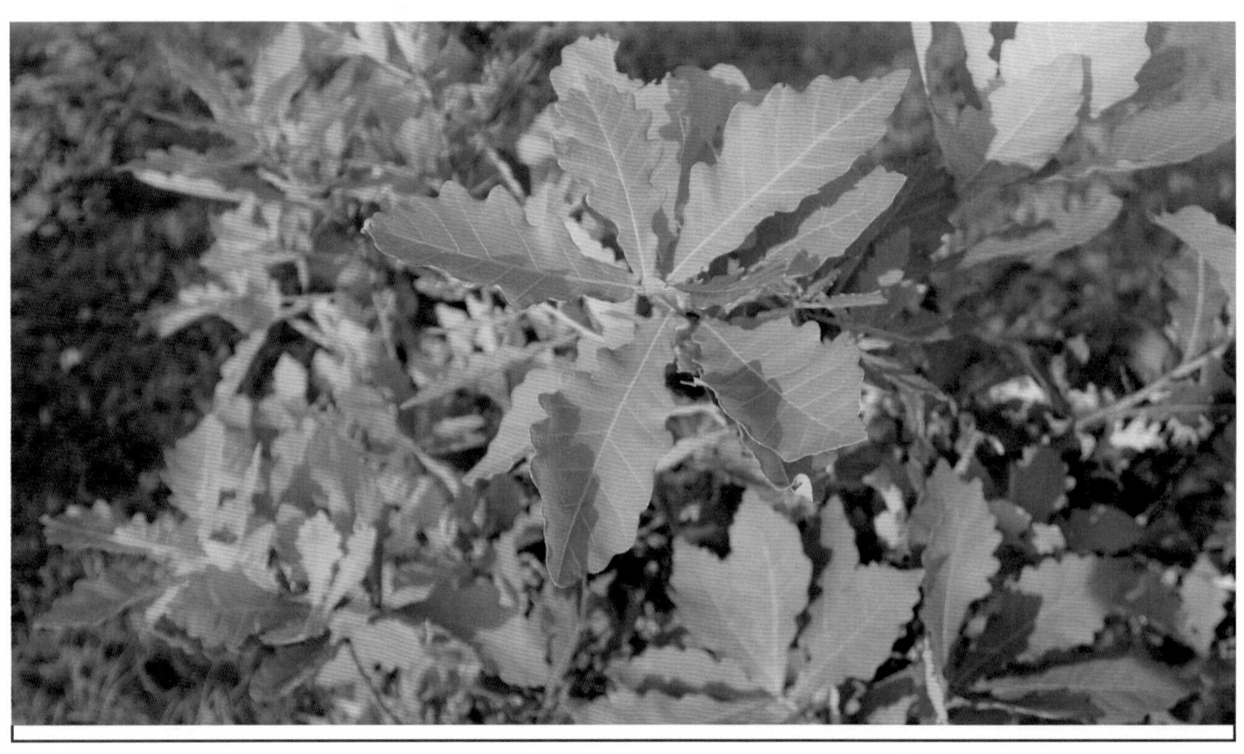

1/3～1/2，壁厚，直径1.5～2cm，高0.8～1.5cm；苞片小，三角状卵形，背部具半球形瘤状突起，密被灰白色短茸毛；坚果卵形至长卵形，直径1.3～1.8cm，高2～2.3cm，无毛。花期4～5月，果期9月。

【生境分布】生于林中及山坡上。分布于呼伦贝尔鄂伦春自治旗、阿荣旗、扎兰屯市。

【药用部位】①蒙医：干燥成熟果实。②中医：树皮、叶。

【采收加工】①蒙医：秋季果实成熟时采摘，除去壳斗，晒干备用。②中医：春、秋季剥取树皮，刮去外层粗皮，晒干，生用或煅炭用；夏、秋季采摘叶，鲜用或晒干备用。

【药材性状】本品果实呈椭圆形或卵状长圆形。表面上半部棕褐色，下半部灰白色。先端有稍尖的花柱残基，基部有近圆形果实脱落后的“瘢痕”。果皮坚硬，破开后，内果皮膜质，棕褐色。种子1，近圆球形，长1.2～1.5cm，宽0.5～1.2cm，表面棕红色或黑褐色，有不规则的凸起或纵皱纹，先端微凸起，基部稍平坦，子叶2，肥厚。气微，味淡、涩。

【性味归经】①蒙医：味甘、涩，性平。效糙、轻、钝、燥。②中医：味微苦、涩，性平。

【功能主治】①蒙医：止泻，止血，燥“协日乌素”。用于寒热性腹泻、痔疮、“白脉”病。②中医：清热解毒，利湿化痰。用于肠炎腹泻、痢疾、小儿消化不良、黄疸、急慢性支气管炎、痈疽肿毒、痔疮。

【用法用量】①蒙医：多配方用。②中医：6～10g，水煎服。外用适量，捣敷或煎汤洗患处。

【贮藏方法】置阴凉干燥处，防蛀。

蒙古栎标本图

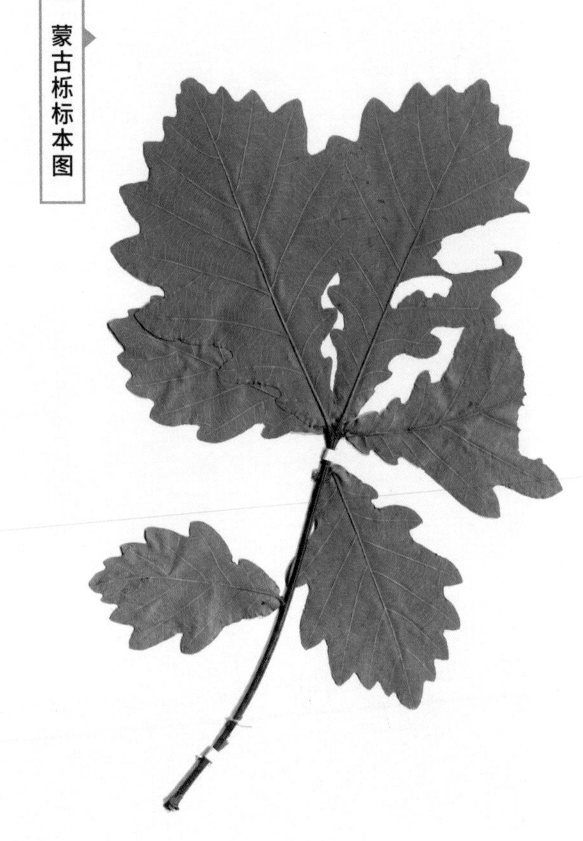

蒙古栎药材图

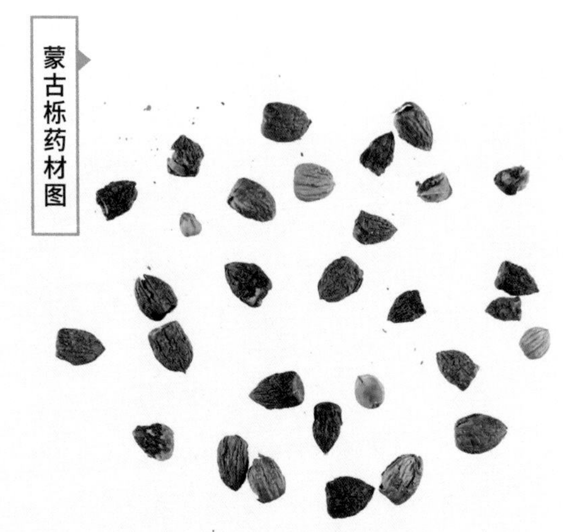

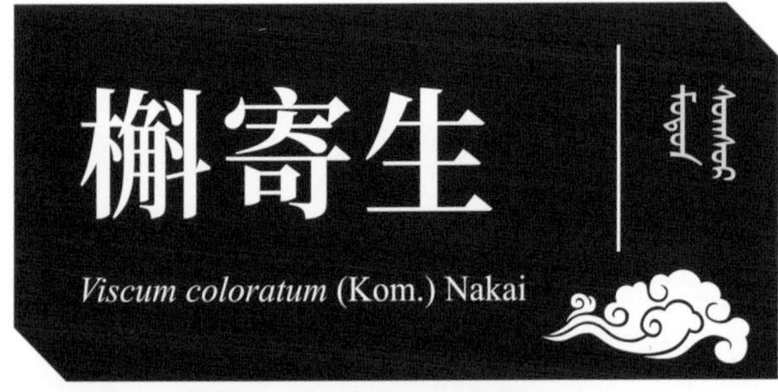

槲寄生

Viscum coloratum (Kom.) Nakai

科　名	桑寄生科
别　名	冬青、北寄生、黄寄生
药材名	槲寄生
蒙药名	毛敦-苏格苏日

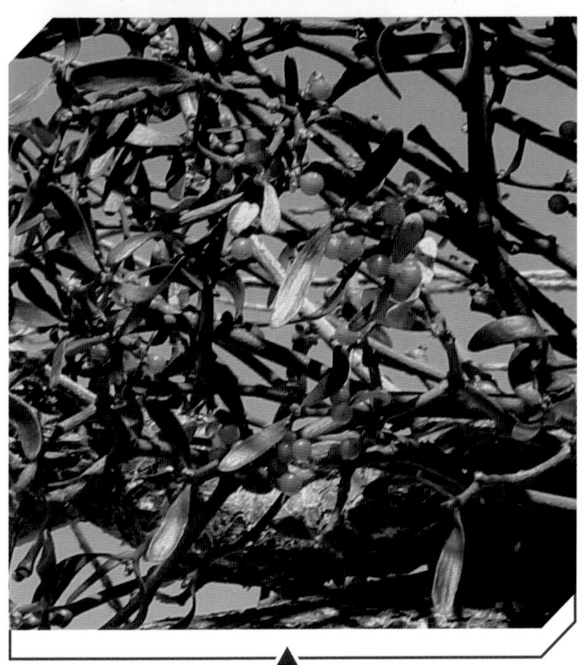

【形态特征】灌木，高 30 ～ 80cm。茎枝均呈圆柱状，二歧或三歧分枝，稀多歧分枝，节稍膨大，小枝的节间长 5 ～ 10cm，干后具不规则皱纹。叶对生，稀 3 枚轮生；叶片厚革质或革质，长椭圆形至椭圆状披针形，长 3 ～ 7cm，宽 0.7 ～ 2cm，先端圆形或圆钝，基部渐狭；基出脉 3 ～ 5；叶柄短。雌雄异株，花序顶生或腋生于茎叉状分枝处；雄花序聚伞状，总苞舟形，通常具花 3，中央的花具苞片 2 或无；雄花萼片 4，花药椭圆形；雌花序聚伞式穗状，具花 3 ～ 5，顶生的花具苞片 2 或无，交叉对生的花各具苞片 1；雌花花蕾长卵球形，花托卵球形，萼片 4，柱头乳头状。浆果球形或椭圆形，具宿存花柱，成熟时淡黄色或橙

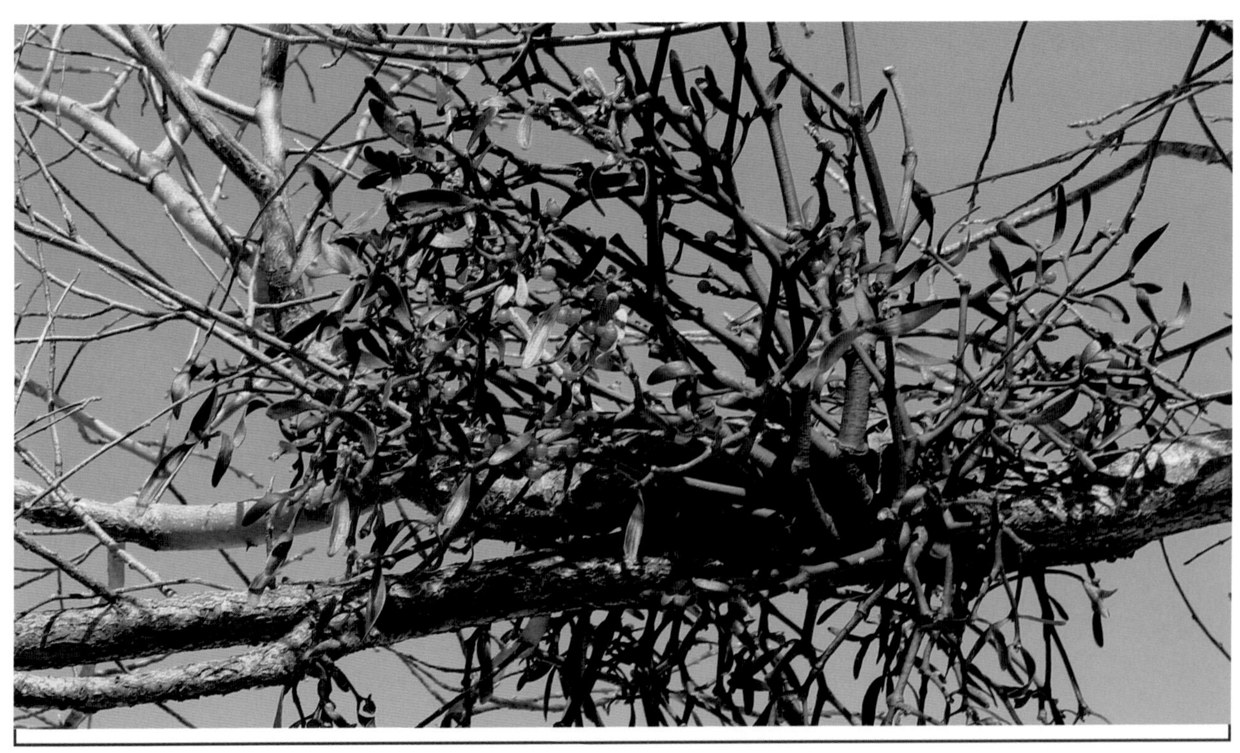

红色，果皮平滑。花期 4 ～ 5 月，果期 9 ～ 11 月。

【生境分布】寄生于杨树、柳树、榆树、栎树、梨树、桦木、桑树等树上。分布于呼伦贝尔扎兰屯市，呼伦贝尔大兴安岭地区东部、东南部。

【药用部位】干燥带叶茎枝。

【采收加工】冬季至翌年春季采割，除去粗茎，切段，干燥，或蒸后干燥。

【药材性状】本品茎枝呈圆柱形，二歧或三歧分枝，长约 30cm，直径 0.3 ～ 1cm；表面黄绿色、金黄色或黄棕色，有纵皱纹；节膨大，节上有分枝或枝痕；体轻，质脆，易折断，断面不平坦，皮部黄色，木部色较浅，射线放射状，髓部常偏向一边。叶对生，革质，易脱落，无柄；叶片呈长椭圆状披针形，长 3 ～ 7cm，宽 0.7 ～ 1.5cm；先端钝圆，基部楔形，全缘；表面黄绿色，有细皱纹，主脉五出，中间 3 条明显。气微，味微苦，嚼之有黏性。

【性味归经】①蒙医：味苦，性寒。②中医：味苦、甘，性平。

【功能主治】①蒙医：用于瘟疫、血热、“协日”热。②中医：用于风湿痹痛、关节不利、腰膝酸软、筋骨无力、胎动不安、乳汁不下、高血压。

【用法用量】①蒙医：多配方用。②中医：9 ～ 15g。

【贮藏方法】置干燥处，防蛀。

槲寄生药材图

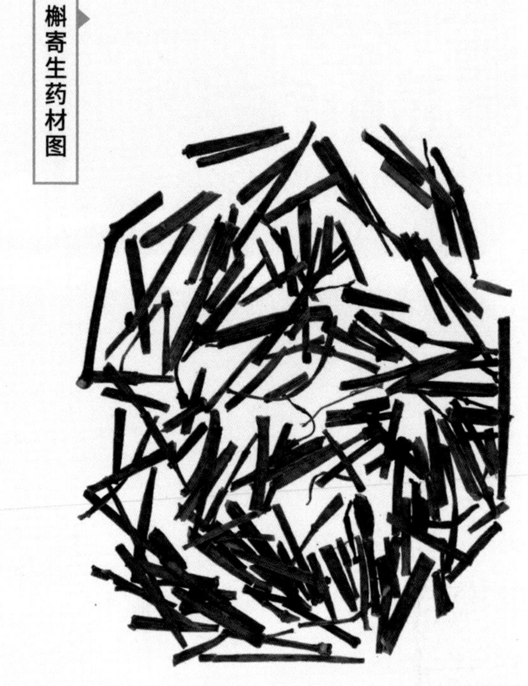

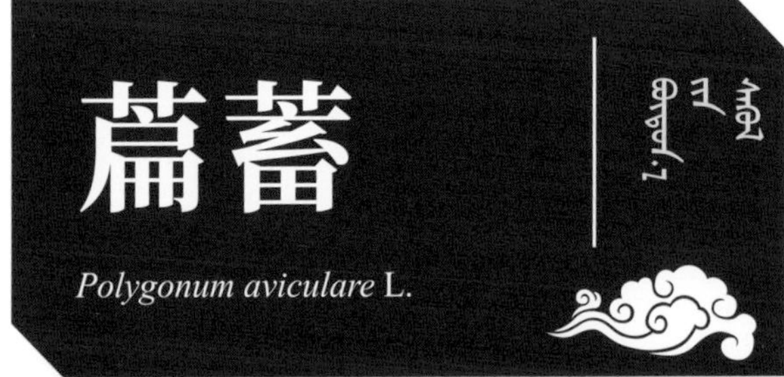

科名	蓼科
别名	萹竹、猪牙草、异叶蓼
药材名	萹蓄
蒙药名	布敦讷音-苏勒
采集地	新巴尔虎左旗吉布胡郎图苏木
标本编号	150726 130704 071LY

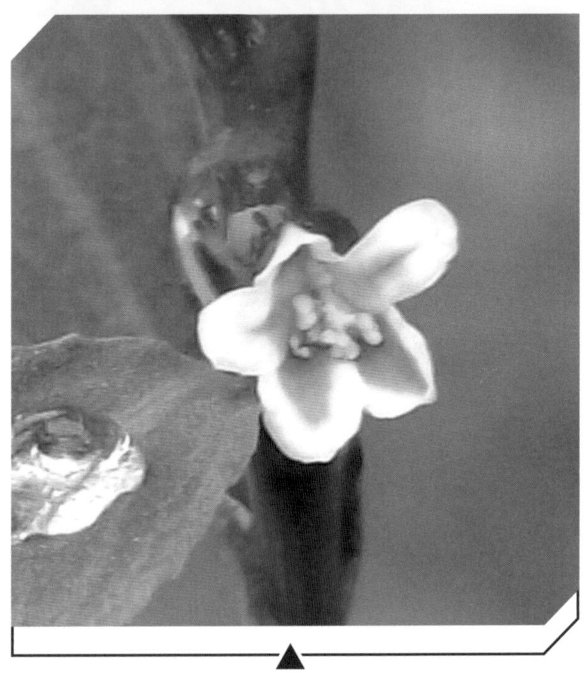

【形态特征】一年生草本。茎平卧、上升或直立，高10～40cm，自基部多分枝，具纵棱。叶椭圆形、狭椭圆形或披针形，长1～4cm，宽3～12mm，先端钝圆或急尖，基部楔形，边缘全缘，两面无毛，下面侧脉明显；叶柄短或近无柄，基部具关节；托叶鞘膜质，下部褐色，上部白色，撕裂脉明显。花单生或数朵簇生于叶腋，遍布于植株；苞片薄膜质；花梗细，顶部具关节；花被5深裂，花被片椭圆形，长2～2.5mm，绿色，边缘白色或淡红色；雄蕊8，花丝基部扩展；花柱3，柱头头状。瘦果卵形，具3棱，

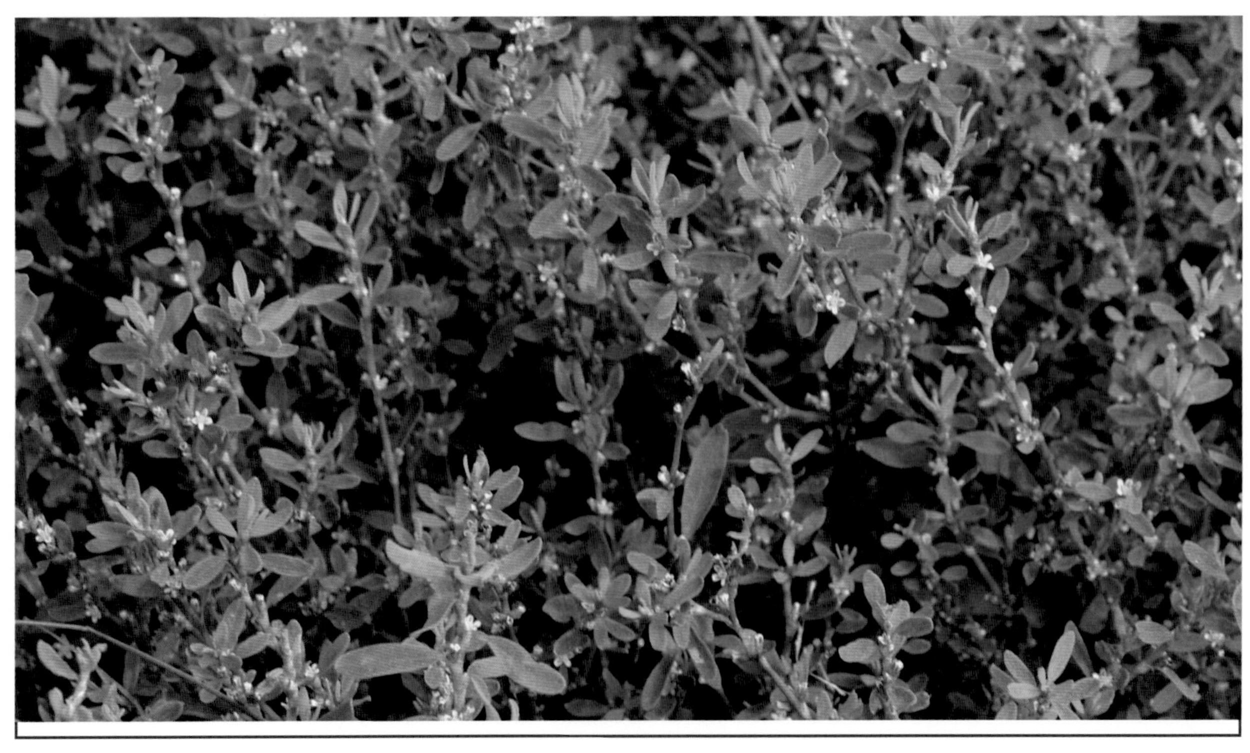

柔毛，边缘具长缘毛，每苞片内具花 3 ～ 5；花梗比苞片长；花被 5 深裂，淡红色或白色；花被片椭圆形，长 3 ～ 4mm；雄蕊 7，比花被长；花盘明显；花柱 2，中下部合生，比花被长，柱头头状。瘦果近圆形，双凹，直径 3 ～ 3.5mm，黑褐色，有光泽，包于宿存花被内。花期 6 ～ 9 月，果期 8 ～ 10 月。

【生境分布】生于田边、路旁、水沟边、庭园或屋舍附近。分布于呼伦贝尔鄂温克族自治旗、新巴尔虎左旗、阿荣旗等地。

【药用部位】干燥成熟果实。

【采收加工】秋季果实成熟时割取果穗，晒干，打下果实，除去杂质。

【药材性状】本品呈扁圆形，直径 3 ～ 3.5mm，厚 1 ～ 1.5mm。表面棕黑色，有的红棕色，有光泽，两面微凹，中部略有纵向隆起。先端有凸起的柱基，基部有浅棕色略凸起的果梗痕，有的有膜质花被残留。质硬。气微，味淡。

【性味归经】味咸，性微寒。归肝、胃经。

【功能主治】散血消癥，消积止痛，利水消肿。用于癥瘕痞块、瘿瘤、食积不消、胃脘胀痛、水肿腹水。

【用法用量】15 ～ 30g。外用适量，熬膏敷患处。

【贮藏方法】置干燥处。

红蓼标本图

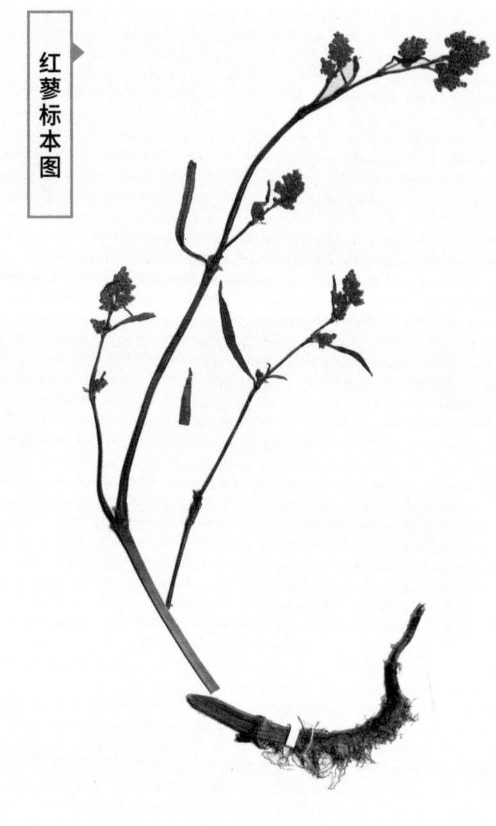

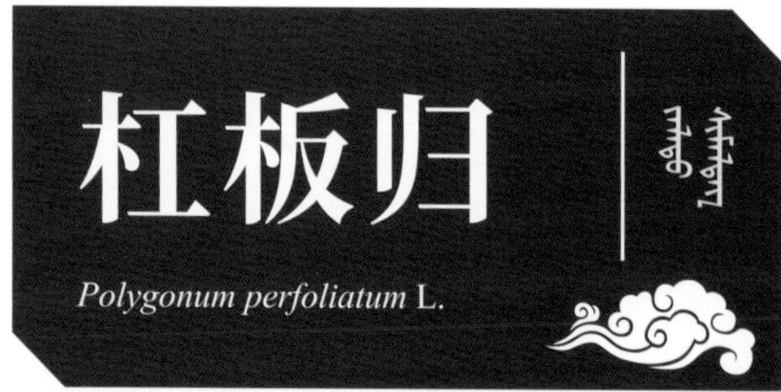

科　名	蓼科
别　名	刺犁头、老虎刺、蛇不过
药材名	杠板归
蒙药名	玛达布巴日布
采集地	莫力达瓦达斡尔族自治旗额尔河乡
标本编号	150722 180707 010LY

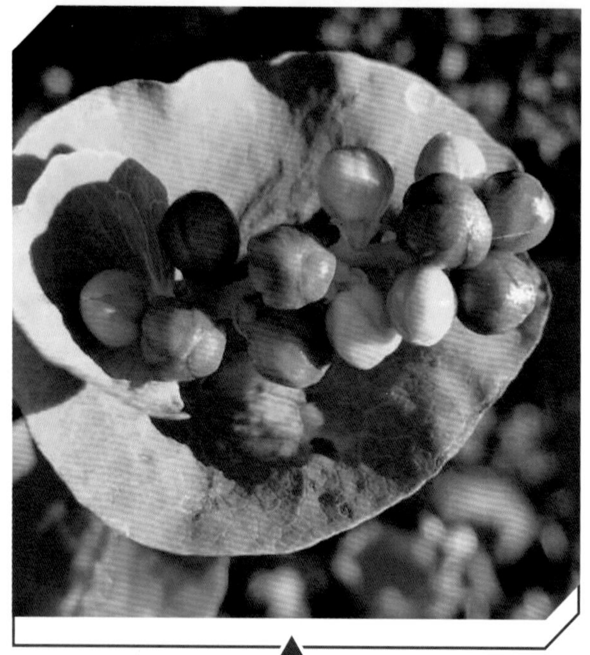

【形态特征】一年生草本。茎攀缘，多分枝，长 1～2m，具纵棱，沿棱具稀疏的倒生皮刺。叶三角形，长 3～7cm，宽 2～5cm，先端钝或微尖，基部截形或微心形，薄纸质，上面无毛，下面沿叶脉疏生皮刺；叶柄与叶片近等长，具倒生皮刺，盾状着生于叶片近基部；托叶鞘叶状，草质，绿色，圆形或近圆形，穿叶，直径 1.5～3cm。总状花序呈短穗状，不分枝，顶生或腋生，长 1～3cm；苞片卵圆形，每苞片内具花 2～4；花被 5 深裂，白色或淡红色，花被片椭圆形，长约3mm，果时增大，呈肉质，深蓝色；雄

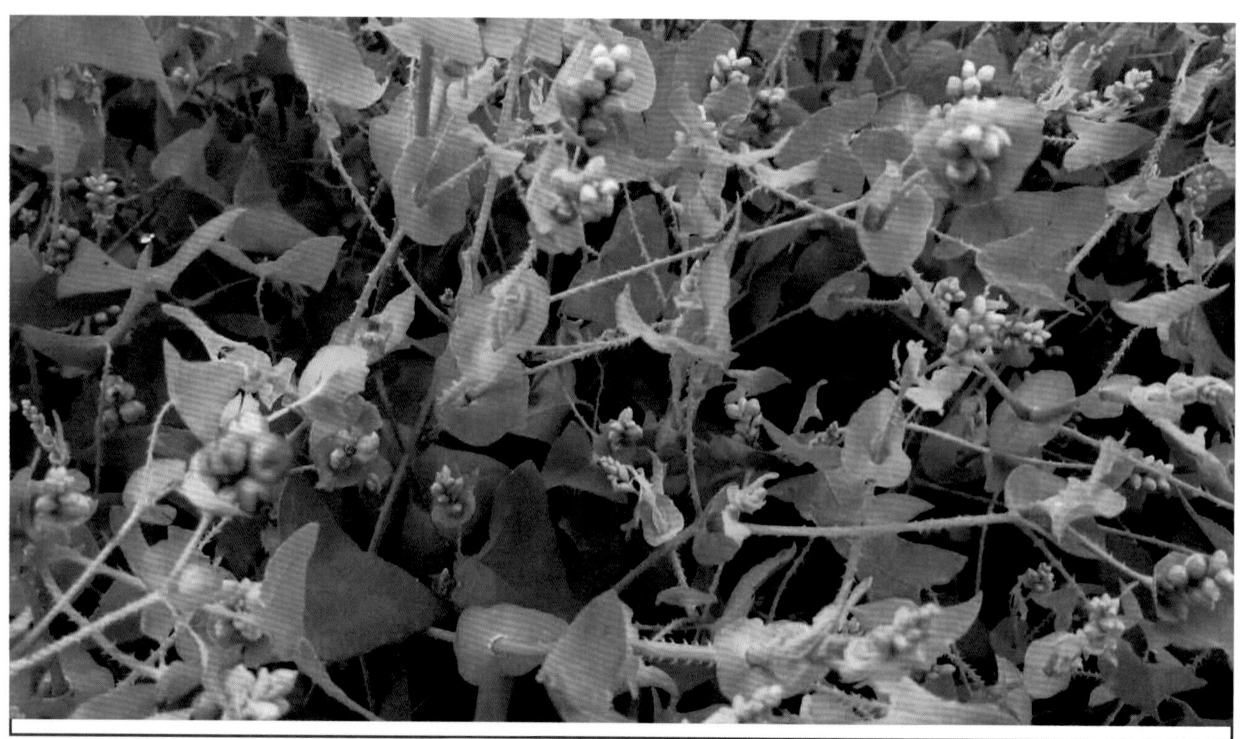

蕊 8，略短于花被；花柱 3，中上部合生；柱头头状。瘦果球形，直径 3 ～ 4mm，黑色，有光泽，包于宿存花被内。花期 6 ～ 8 月，果期 7 ～ 10 月。

【生境分布】生于荒芜的沟岸、河边及村庄附近。分布于呼伦贝尔扎兰屯市等。

【药用部位】干燥地上部分。

【采收加工】夏季开花时采割，晒干。

【药材性状】本品茎略呈方柱形，有棱角，多分枝，直径可达 0.2cm。表面紫红色或紫棕色，棱角上有倒生钩刺，节略膨大，节间长 2 ～ 6cm，断面纤维性，黄白色，有髓或中空。叶互生，有长柄，盾状着生；叶片多皱缩，展平后呈近等边三角形，灰绿色至红棕色，下表面叶脉和叶柄均有倒生钩刺；托叶鞘包于茎节上或脱落。短穗状花序顶生或生于上部叶腋，苞片圆形，花小，多萎缩或脱落。气微，茎味淡，叶味酸。

【性味归经】①蒙医：味酸，性寒。②中医：味酸，性微寒。归肺、膀胱经。

【功能主治】①蒙医：清热解毒，祛痰止咳，利尿消肿。用于感冒、痈肿、湿疹、脓胞疮、毒蛇咬伤、水肿。②中医：清热解毒，利水消肿，止咳。用于咽喉肿痛、肺热咳嗽、小儿顿咳、水肿尿少、湿热泻痢、湿疹、疖肿、蛇虫咬伤。

【用法用量】①蒙医：3 ～ 5g，煎汤服，多配方用。②中医：15 ～ 30g。外用适量，煎汤熏洗。

【贮藏方法】置干燥处。

杠板归标本图

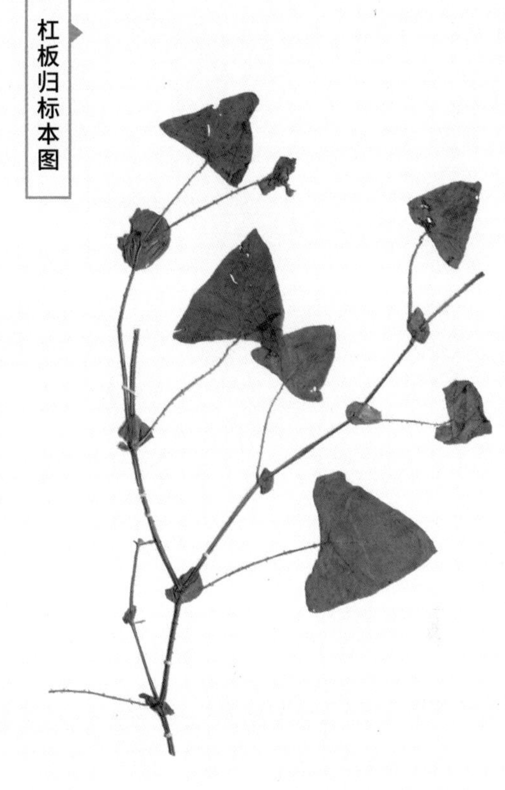

杠板归药材图

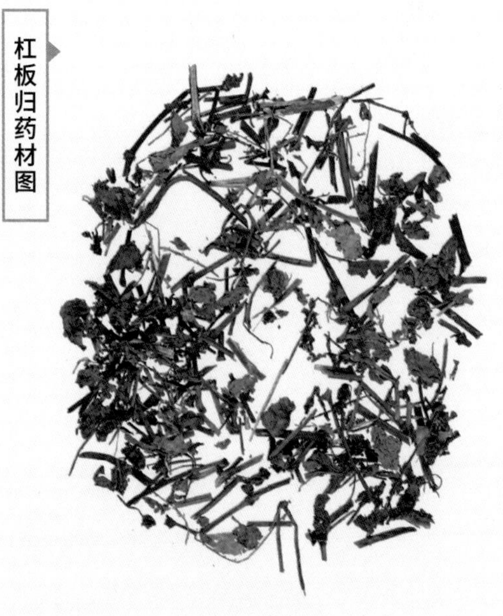

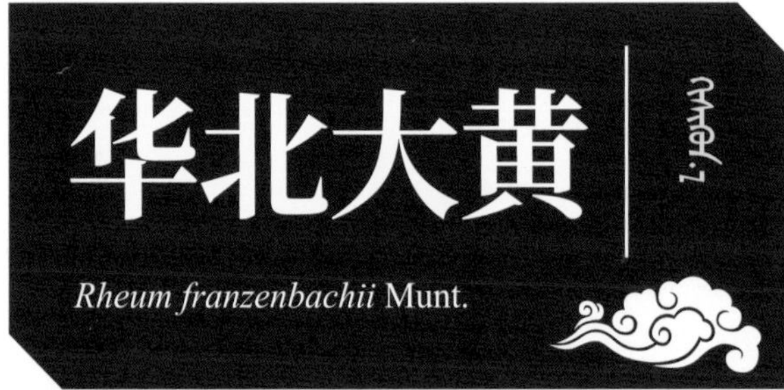

华北大黄

Rheum franzenbachii Munt.

科　名	蓼科
别　名	土大黄、子黄、山大黄
药材名	大黄
蒙药名	道力高力格-给西古纳
采集地	新巴尔虎左旗罕达盖苏木
标本编号	150726 130825 064LY

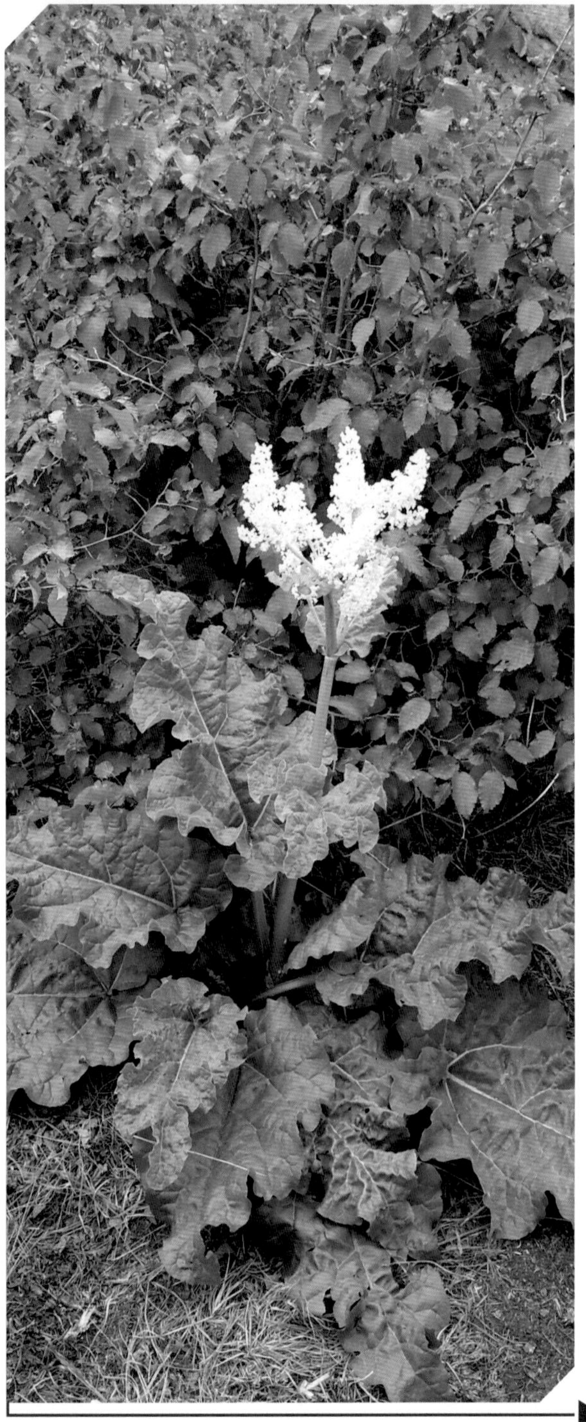

【形态特征】多年生草本，高 30 ～ 85cm。根肥厚，表面黄褐色。茎粗壮，直立，无毛，有纵沟，通常不分枝，中空。基生叶有长柄，叶片卵形或卵圆形，长 10 ～ 16cm，宽 7 ～ 18cm，先端圆钝，基部近心形，边缘波状，上面无毛，下面鞘有短毛；茎生叶较小，有短柄或近无柄；托叶鞘长卵形，膜质，暗褐色，抱茎。圆锥花序顶生，花小，多数，白绿色；苞片小，肉质，内有小花 3 ～ 5，花梗中部以下有关节；花被片 6，卵形，2 轮，外轮 3，较厚而小；雄蕊 9；子房三角状卵形，花柱 3。瘦果具 3 棱，有翅，基部心形。花期 6 ～ 7 月，果期 8 ～ 9 月。

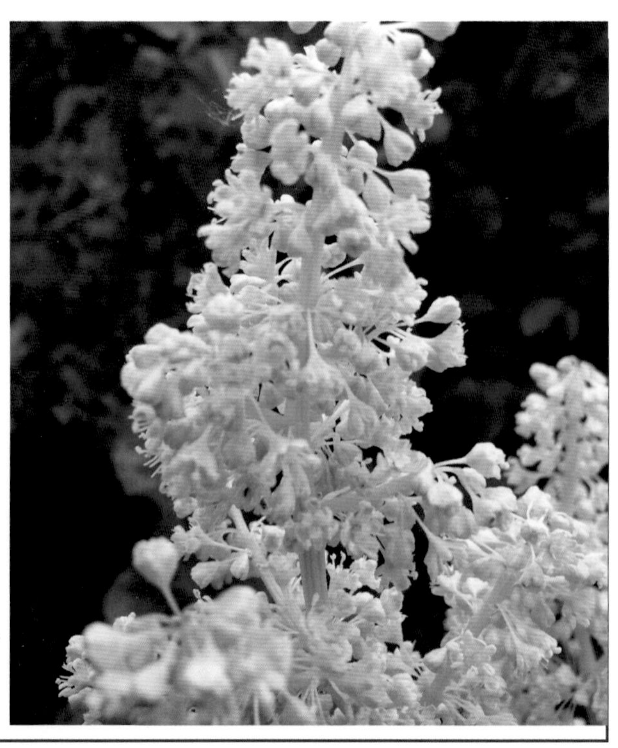

【生境分布】生于针叶林区、森林草原区山地的石质山坡、碎石坡麓以及富含砾石的冲刷沟内，为山地草原群落的伴生种。分布于呼伦贝尔满洲里市、牙克石市、鄂温克族自治旗、新巴尔虎左旗。

【药用部位】干燥根和根茎。

【采收加工】秋末茎叶枯萎或翌年春季发芽前采挖，除去细根，刮去外皮，切瓣或段，用绳穿成串干燥或直接干燥。

【药材性状】本品呈类圆柱形、圆锥形、卵圆形或不规则块状，长 3 ～ 17cm，直径 3 ～ 10cm。除尽外皮者表面黄棕色至红棕色，有的可见类白色网状纹理及星点（异型维管束）散在，残留的外皮棕褐色，多具绳孔及粗皱纹。质坚实，有的中心稍松软，断面淡红棕色或黄棕色，显颗粒性。根茎髓部宽广，有星点环列或散在；根木部发达，具放射状纹理，形成层环明显，无星点。气清香，味苦、微涩，嚼之粘牙，有砂粒感。

【性味归经】①蒙医：味苦、酸，性凉。效糙、稀、动、轻。②中医：味苦，性寒。归脾、胃、大肠、肝、心包经。

【功能主治】① 蒙医：用于“协日”热、便秘、经闭、腑热、消化不良、疮疡痈疖、胎衣不下、毒热、外伤。②中医：泻下攻积，清热泻火，凉血解毒，逐瘀通经，利湿退黄。用于实热积滞便秘、血热吐衄、目赤咽肿、痈肿疔疮、肠痈腹痛、瘀血经闭、产后瘀阻、跌打损伤、湿热痢疾、黄疸尿赤、淋证、水肿。外用于烧烫伤。酒大黄善清上焦血分热毒，用于目赤咽肿、齿龈肿痛。熟大黄泻下力缓，泻火解毒，用于火毒疮疡。大黄炭凉血化瘀止血，用于血热有瘀所致的出血证。

【用法用量】①蒙医：多配方用。②中医：6 ～ 10g，水煎服。外用适量，研末撒或调敷患处。

【贮藏方法】置通风干燥处，防蛀。

【注意事项】孕妇及月经期、哺乳期妇女慎用。

【附　　注】呼伦贝尔地区大黄属植物波叶大黄亦可作大黄入药，二者形态特征的区别如下。

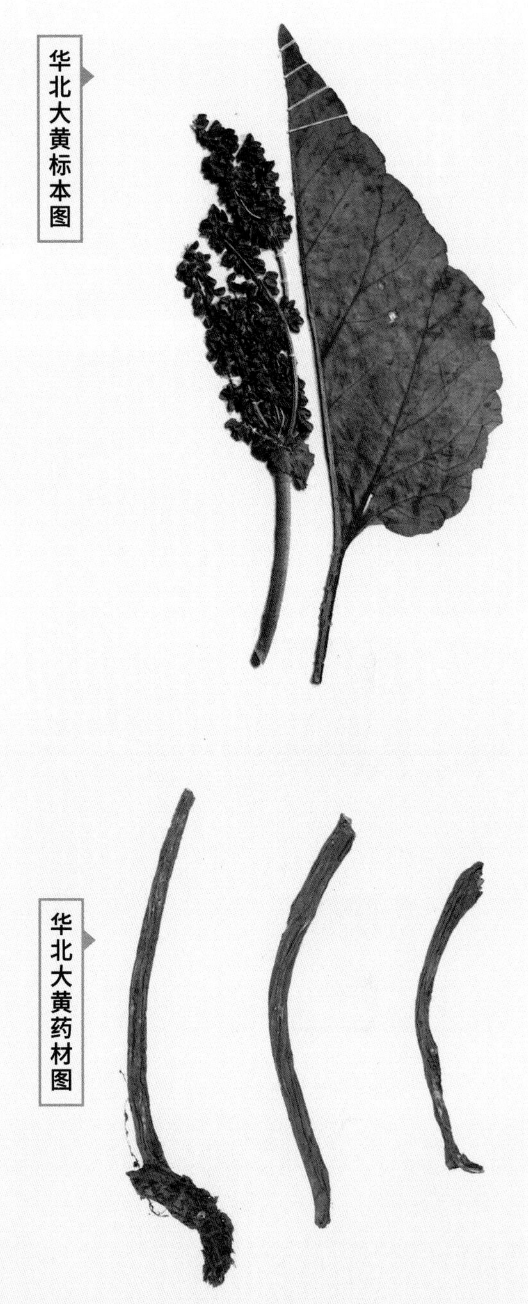

1. 基生叶有长柄；叶片卵形或卵圆形，上面无毛，下面鞘有短毛；花被片卵形，瘦果具 3 棱，有翅。……………………华北大黄 *Rheum franzenbachii* Munt.

1. 基生叶大；叶片三角状卵形或近卵形，光滑无毛或在叶脉处具稀疏短毛，下面被毛；花被片椭圆形，果实三角状卵形至近卵形，先端钝，翅较窄。……………………波叶大黄 *Rheum rhabarbarum* L.

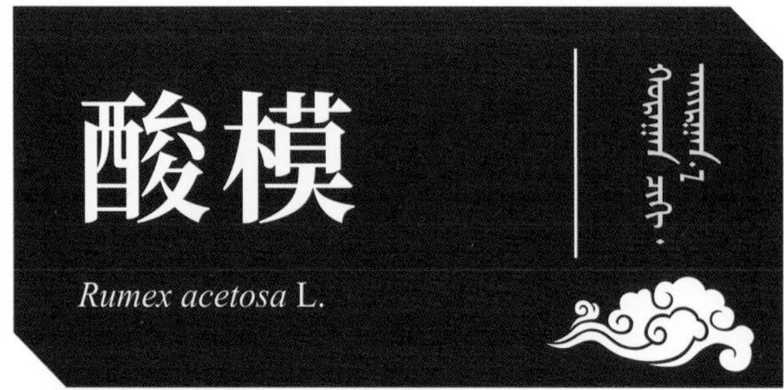

酸模

Rumex acetosa L.

科　名	蓼科
别　名	山羊蹄、酸溜溜、当药
药材名	酸模
蒙药名	霍日根-其和
采集地	新巴尔虎左旗罕达盖苏木
标本编号	150726 130825 066LY

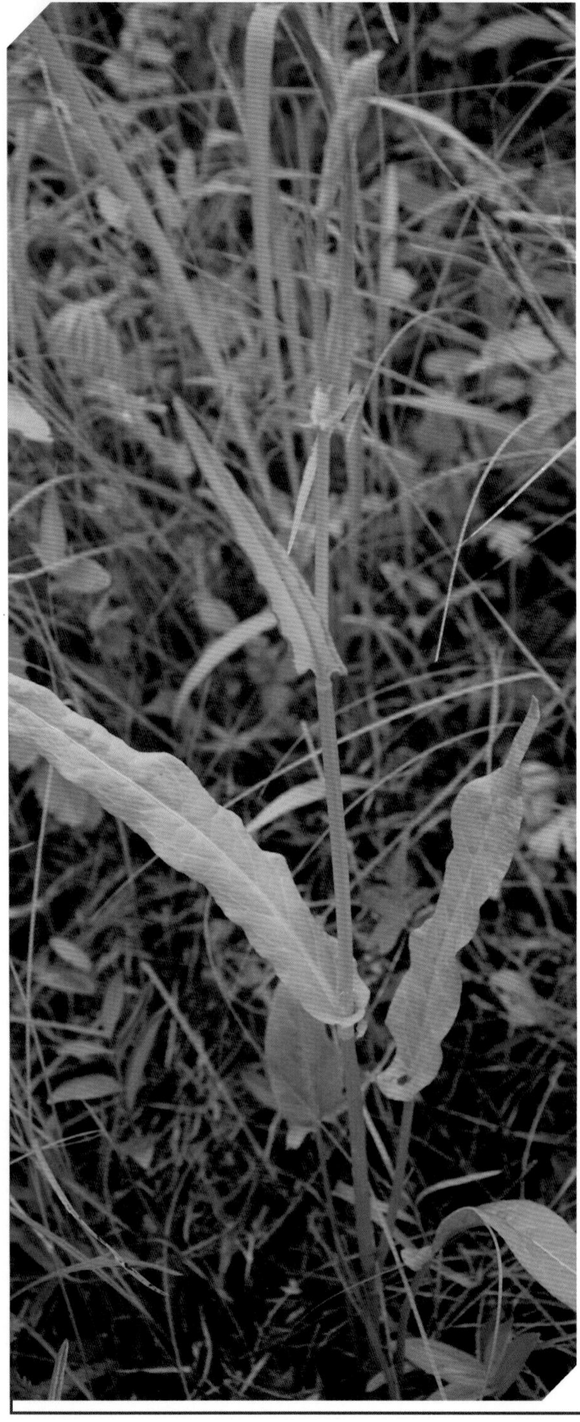

【形态特征】多年生草本，高达 1m。根为肉质须根，黄色。茎直立，通常不分枝，无毛，或稍有毛，具纵沟纹，中空。单叶互生；叶片卵状长圆形，长 5 ～ 15cm，宽 2 ～ 5cm，先端钝或尖，基部箭形或近戟形，全缘，有时略呈波状，上面无毛，下面及叶缘常具有乳头状突起；茎上部叶较窄小，披针形，具短柄，或无柄且抱茎；基生叶有长柄；托叶鞘膜质，筒状，破裂。花单性，雌雄异株，狭圆锥状花序顶生，分枝稀，花数朵簇生。雄花花被片 6，椭圆形，排成 2 轮，内轮花被片长约 3mm，外轮花被片稍狭小；

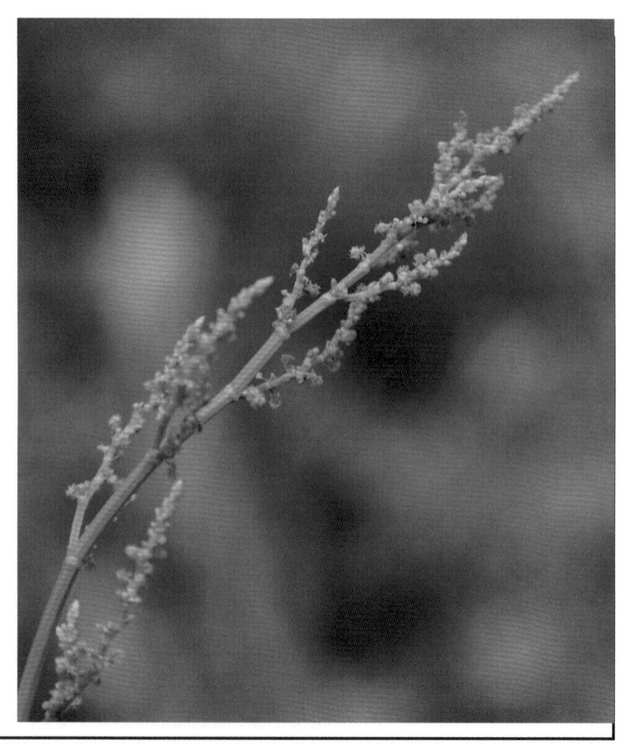

雄蕊 6；花丝甚短。雌花的外轮花被片反折，向下紧贴花梗，内轮花被片直立，花后增大，包被果实，直径约 5mm，圆形，全缘，各有一不明显的瘤状突起；子房三棱形，柱头 3，画笔状，紫红色。瘦果三棱形，黑色，有光泽。花期 5 ～ 6 月，果期 7 ～ 8 月。

【生境分布】生于山地、林缘、草甸、路旁等处。分布于呼伦贝尔陈巴尔虎旗、鄂伦春自治旗、鄂温克族自治旗、新巴尔虎右旗、牙克石市、额尔古纳市等地。

【药用部位】①蒙医：干燥根及根茎。②中医：干燥根和叶。

【采收加工】春、秋季采挖，除去须根、泥沙等杂质，晒干。

【药材性状】本品呈长圆锥形，长 20 ～ 40cm，直径 1 ～ 2.5cm。表面红棕色或棕褐色。先端常留有根茎残基，全体有稍扭曲的纵皱纹，并有椭圆形皮孔及少数支根痕。质脆，易折断，断面不平坦，皮部棕色，木部黄棕色，呈放射状排列。气微，味苦涩。

【性味归经】①蒙医：味酸、苦、涩，性平。效稀、和、涩、重、柔、锐。②中医：味酸、微苦，性寒。

【功能主治】①蒙医：杀“粘”，泻下，消肿，愈伤。用于“粘”疫、痧疾、丹毒、乳腺炎、腮腺炎、骨折、金伤。②中医：凉血止血，泻热通便，利尿，杀虫。用于吐血、便血、月经过多、热痢、目赤、便秘、小便不通、淋浊、恶疮、疥癣、湿疹。

【用法用量】①蒙医：多配方用。②中医：内服煎汤，9 ～ 15g，或捣汁。外用适量，捣敷。

【贮藏方法】置干燥处，防蛀。

【注意事项】孕妇禁忌，体弱者慎用。

【附　　注】呼伦贝尔地区酸模属植物中与本种可同等入药的有 3 种。功能类同，区别如下。

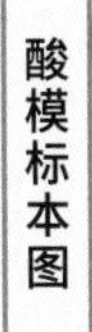

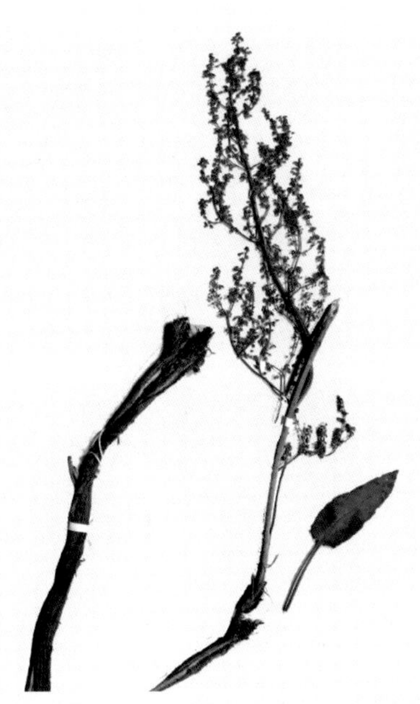

1. 根生叶或茎下部叶的基部为戟形或箭形，雌雄异株。根为须根系，叶较宽而短。………… 酸模 *Rumex acetosa* L.

1. 根生叶或茎下部叶不为戟形或箭形，花两性。

　2. 内花被片不具小瘤；叶三角状卵形，基部心形，下面脉上被短糙毛；生于草甸。……………………………… 毛脉酸模 *Rumex gmelini* Turcz.

　2. 内花被片背面具小瘤。

　　3. 根生叶或茎下部叶披针形或长圆状披针形，基部楔形；生于湿地。……………………………… 皱叶酸模 *Rumex crispus* L.

　　3. 根生叶或茎下部叶卵圆状披针形，基部微心形或圆形；生于湿地。……………………………… 巴天酸模 *Rumex patientia* L.

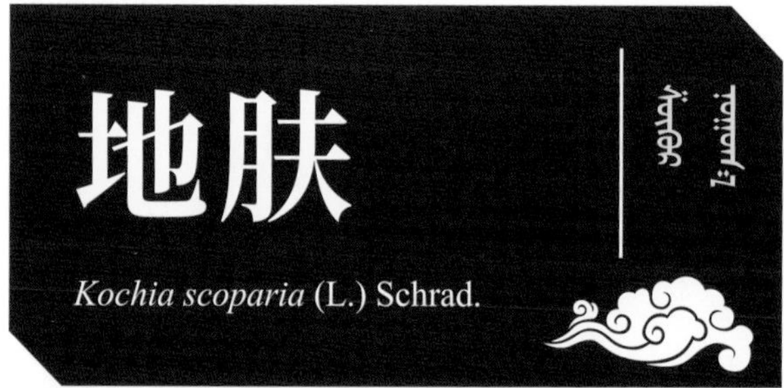

地肤

Kochia scoparia (L.) Schrad.

科名	藜科
别名	扫帚菜、地葵、孔雀松
药材名	地肤子
蒙药名	舒日-诺高
采集地	阿尔山市
标本编号	152202 201407 231LY

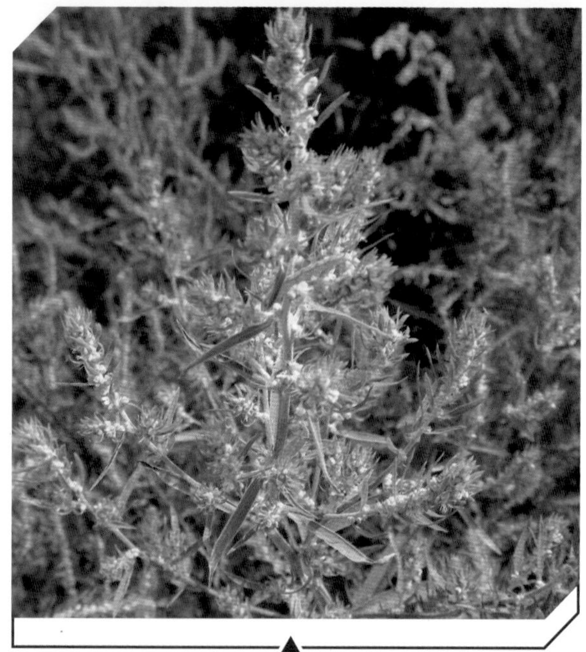

【形态特征】一年生草本；被具节长柔毛。茎直立，高达1m，基部分枝。叶扁平，线状披针形或披针形，长2～5cm，宽3～7mm，先端短渐尖，基部渐窄成短柄，常具3主脉；花两性兼有雌性，常1～3簇生于上部叶腋；花被近球形，5深裂，裂片近三角形，翅状附属物三角形或倒卵形，边缘微波状或具缺刻；雄蕊5，花丝丝状，花药长约1mm；柱头2，丝状，花柱极短。胞果扁，果皮膜质，与种子离生；种子卵形或近圆形，直径1.5～2mm，稍有光泽。花期6～9月，果期7～10月。

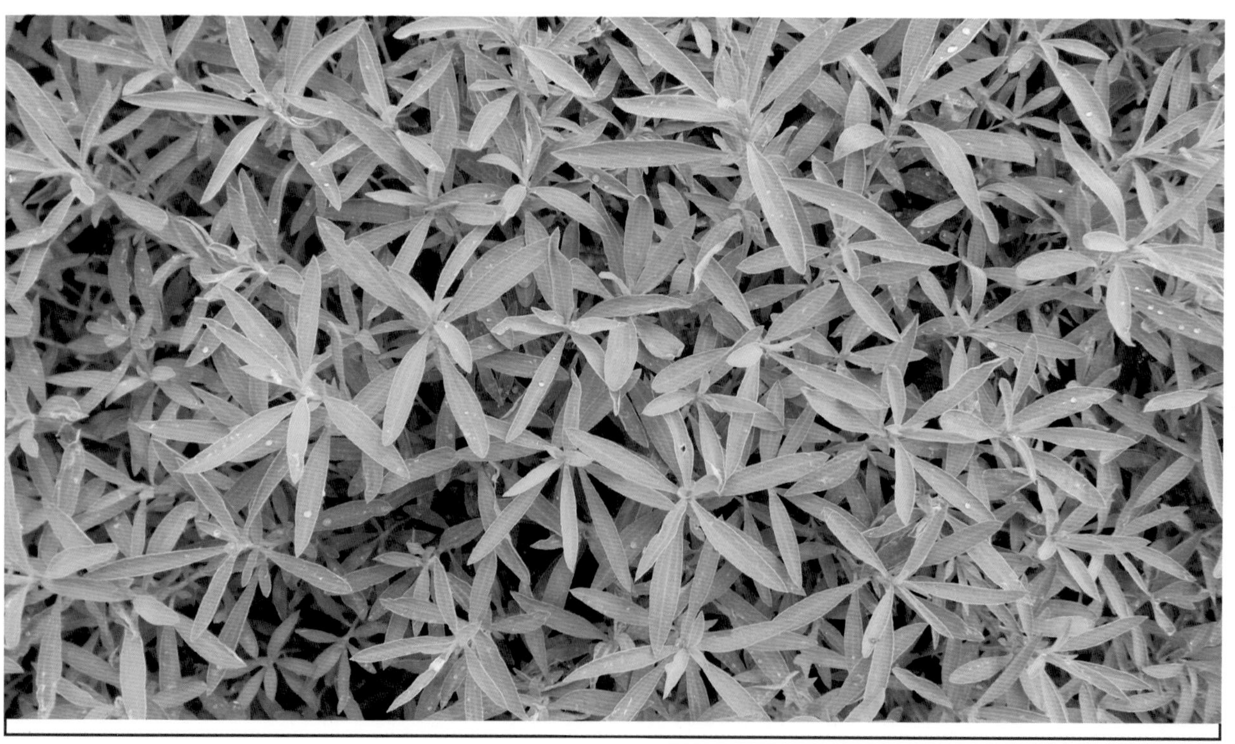

【生境分布】生于草原区的荒地、路旁、村边，散生或群生，为常见农田杂草。分布于呼伦贝尔各地。

【药用部位】干燥成熟果实。

【采收加工】秋季果实成熟时采收植株，晒干，打下果实，除去杂质。

【药材性状】本品呈扁球状五角星形，直径 1.5 ～ 3mm。外被宿存花被，表面灰绿色或浅棕色，周围具膜质小翅 5，背面中心有微凸起的点状果梗痕及放射状脉纹 5 ～ 10；剥离花被，可见膜质果皮，半透明。种子扁卵形，长 1.5 ～ 2mm，黑色。气微，味微苦。

【性味归经】味辛、苦，性寒。归肾、膀胱经。

【功能主治】清热利湿，祛风止痒。用于小便涩痛、阴痒带下、风疹、湿疹、皮肤瘙痒。

【用法用量】9 ～ 15g。外用适量，煎汤熏洗。

【贮藏方法】置通风干燥处，防蛀。

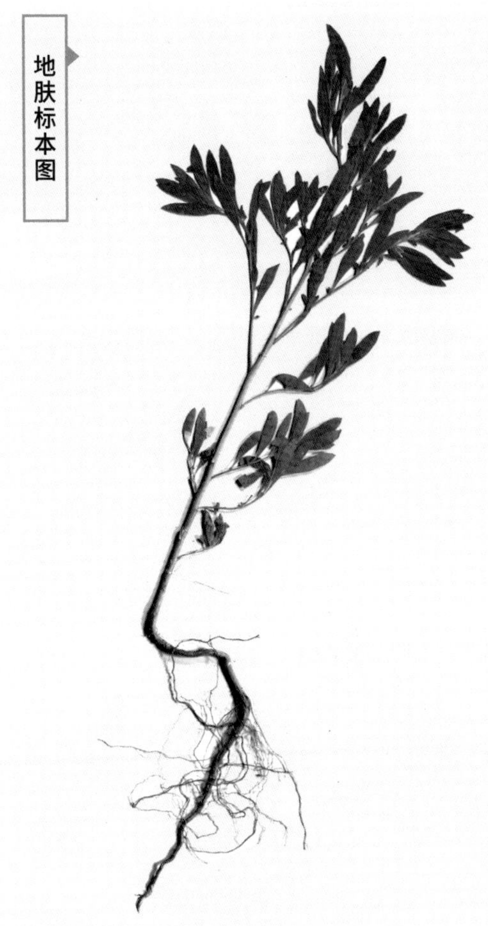

地肤标本图

地肤药材图

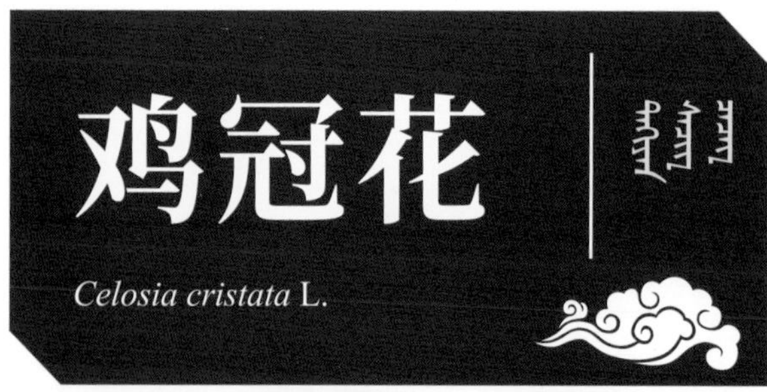

科 名	苋科
别 名	鸡髻花、老来红、芦花鸡冠
药材名	鸡冠花
蒙药名	塔黑岩-色其格-其其格

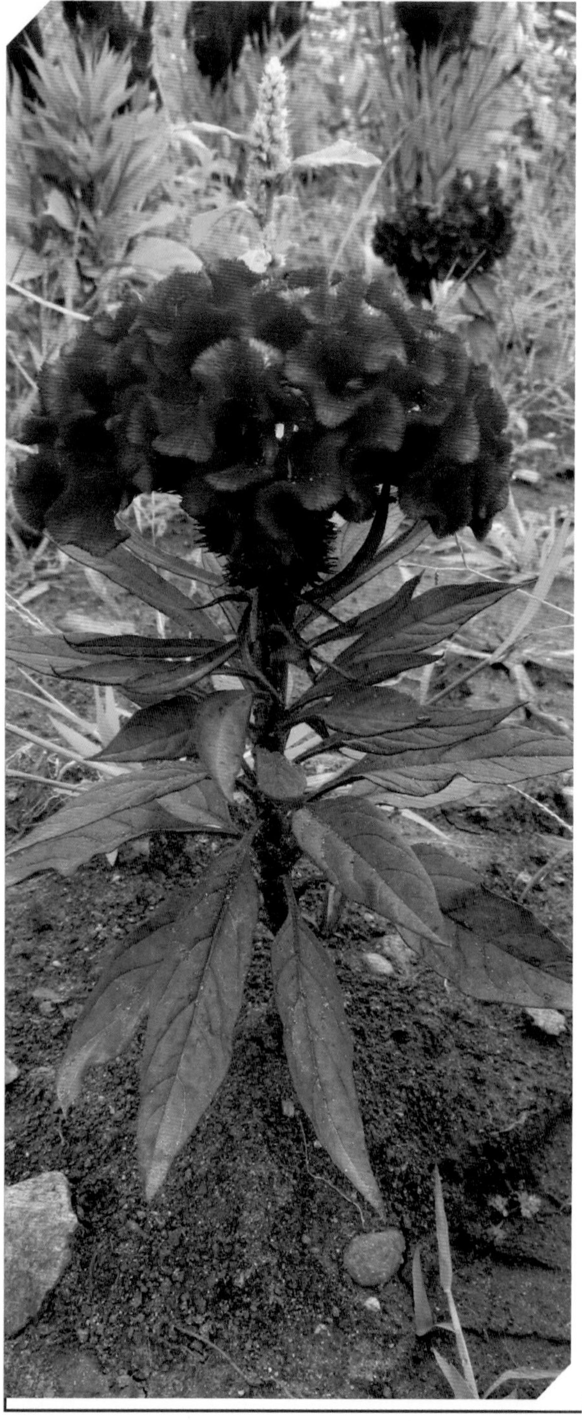

【形态特征】一年生直立草本，高 30 ～ 80cm，全株无毛，粗壮。分枝少，近上部扁平，绿色或淡红色，有棱纹凸起。单叶互生，具柄；叶片长椭圆形至卵状披针形，长 5 ～ 13cm，宽 2 ～ 6cm，先端渐尖或长尖，基部渐窄成柄，全缘。穗状花序顶生，呈扁平肉质鸡冠状、卷冠状或羽毛状，中部以下多花；花被片淡红色至紫红色、黄白色或黄色；苞片、小苞片和花被片干膜质，宿存；花被片 5，椭圆状卵形，端尖；雄蕊 5，花丝下部合生成杯状。胞果卵形，长约 3mm，成熟时盖裂，包于宿存花被内；种子肾形，黑色，有光泽。花期 5 ～ 8 月，果期 8 ～ 11 月。

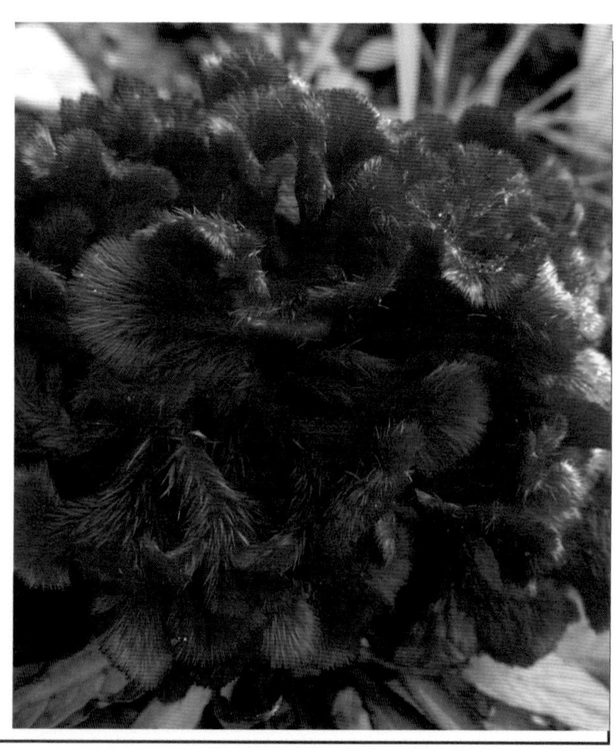

【生境分布】分布于呼伦贝尔各地，为种植观赏花。

【药用部位】干燥花序。

【采收加工】秋季花盛开时采收，晒干。

【药材性状】本品为穗状花序，多扁平而肥厚，呈鸡冠状，长 8～25cm，宽 5～20cm，上缘宽，具皱褶，密生线状鳞片，下端渐窄，常残留扁平的茎。表面红色、紫红色或黄白色。中部以下密生多数小花，每花宿存的苞片和花被片均呈膜质。果实盖裂，种子扁圆状肾形，黑色，有光泽。体轻，质柔韧。气微，味淡。

【性味归经】①蒙医：味甘，性凉。效轻、燥、柔。②中医：味甘、涩，性凉。归肝、大肠经。

【功能主治】①蒙医：止血，止泻。用于各种出血、赤白带下、肠刺痛、腹痛、腹泻。②中医：收敛止血，止带，止痢。用于吐血、崩漏、便血、痔血、赤白带下、久痢不止。

【用法用量】①蒙医：内服，煮散剂，3～5g；或入丸、散剂。②中医：6～12g。

【贮藏方法】置通风干燥处。

鸡冠花标本图

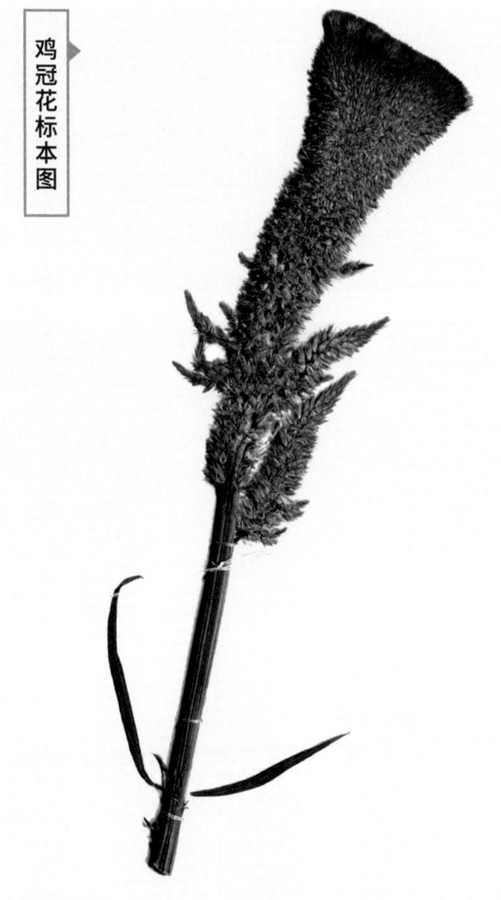

鸡冠花药材图

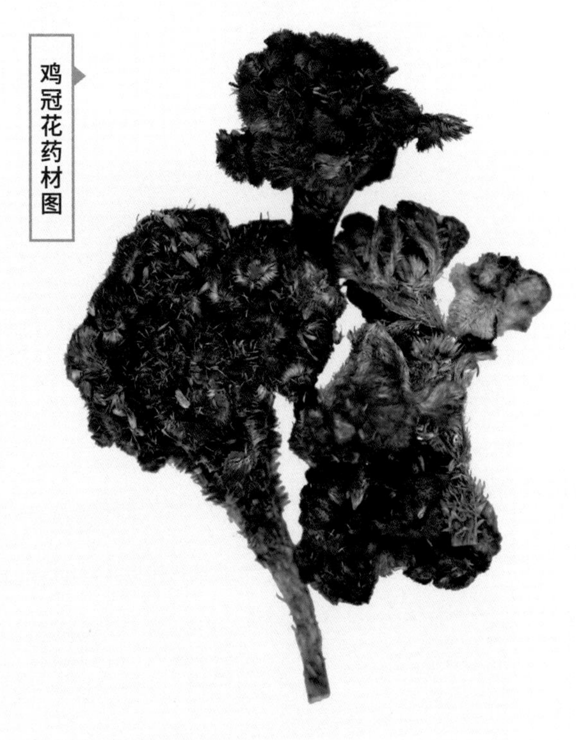

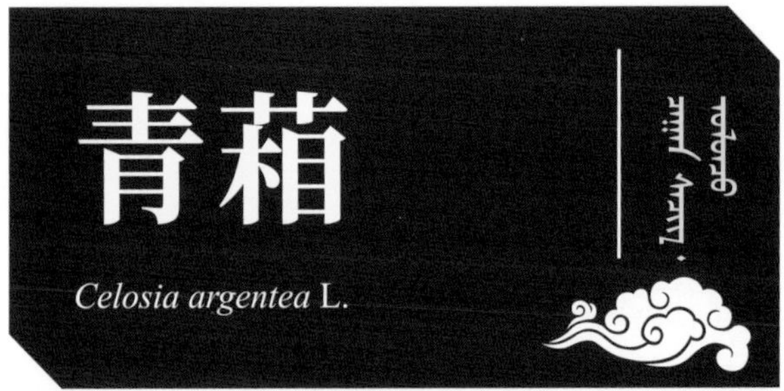

青葙

Celosia argentea L.

科名	苋科
别名	野鸡冠花、狗尾草、百日红
药材名	青葙子
蒙药名	敖伦楚菌-乌日

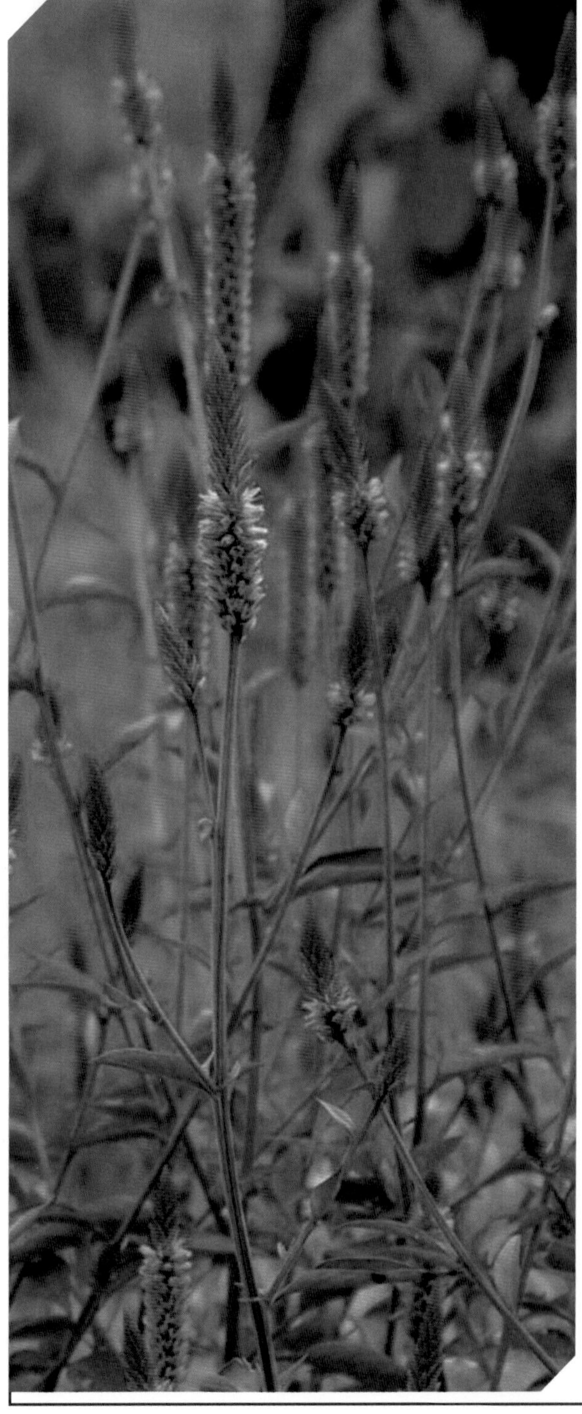

【形态特征】一年生草本，高达1m，全株无毛。叶长圆状披针形、披针形或披针状条形，长5～8cm，宽1～3cm，绿色常带红色，先端尖或渐尖，具小芒尖，基部渐窄；叶柄长0.2～1.5cm，或无叶柄。塔状或圆柱状穗状花序不分枝，长3～10cm；苞片及小苞片披针形，白色，先端渐尖成细芒，具中脉；花被片长圆状披针形，长0.6～1cm，花初为白色，先端带红色，或全部粉红色，后成白色；花丝长2.5～3mm，花药紫色；花柱紫色，长3～5mm。胞果卵形，长3～3.5mm，包在宿存花被片内；种子肾形，扁平，双凸，直径约1.5mm。花期5～8月，果期6～10月。

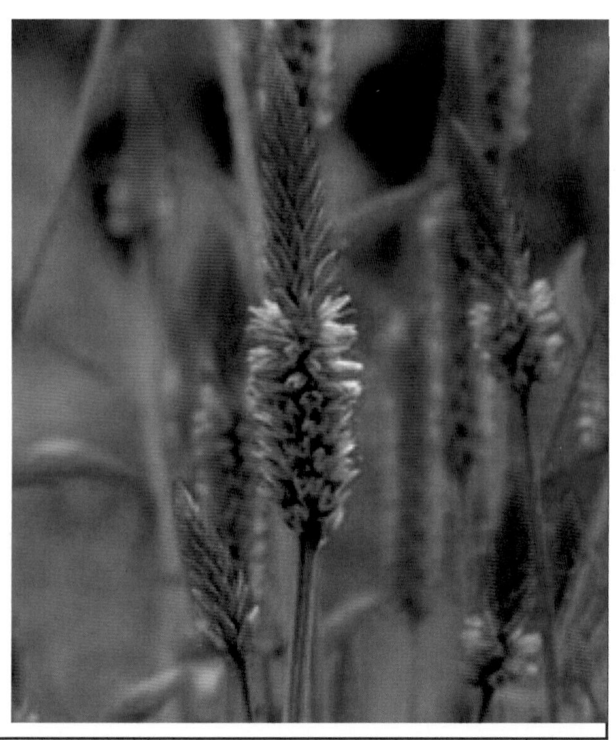

【生境分布】分布于呼伦贝尔各地，野生或栽培。

【药用部位】干燥成熟种子。

【采收加工】秋季果实成熟时采割植株或摘取果穗，晒干，收集种子，除去杂质。

【药材性状】本品呈扁圆形，少数呈圆肾形，直径 1 ～ 1.5mm。表面黑色或红黑色，光亮，中间微隆起，侧边微凹处有种脐。种皮薄而脆。气微，味淡。

【性味归经】味苦，性微寒。归肝经。

【功能主治】清肝泻火，明目退翳。用于肝热目赤、目生翳膜、视物昏花、肝火眩晕。

【用法用量】9 ～ 15g。

【贮藏方法】置干燥处。

【注意事项】本品有扩散瞳孔的作用，青光眼患者禁用。

青葙药材图

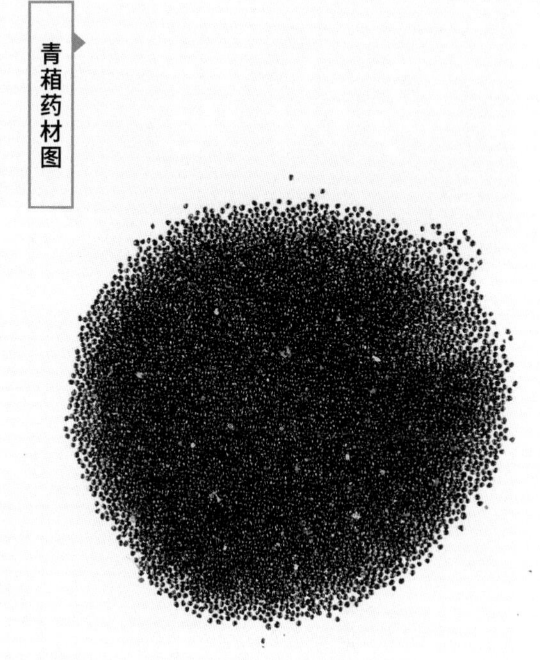

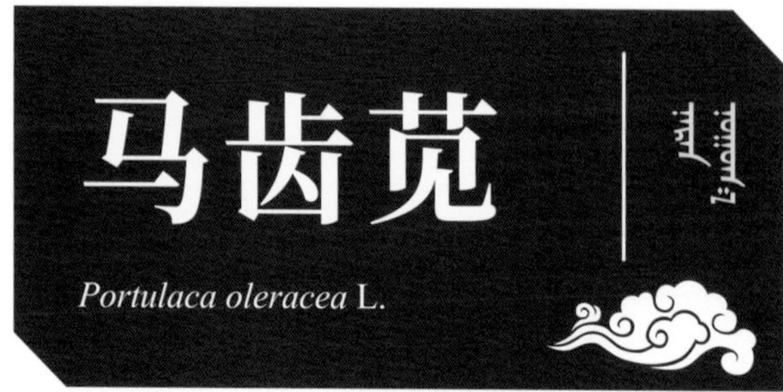

马齿苋

Portulaca oleracea L.

科名	马齿苋科
别名	马齿草、马苋菜
药材名	马齿苋
蒙药名	那仁-闹高
采集地	阿尔山市
标本编号	152202 201408 172LY

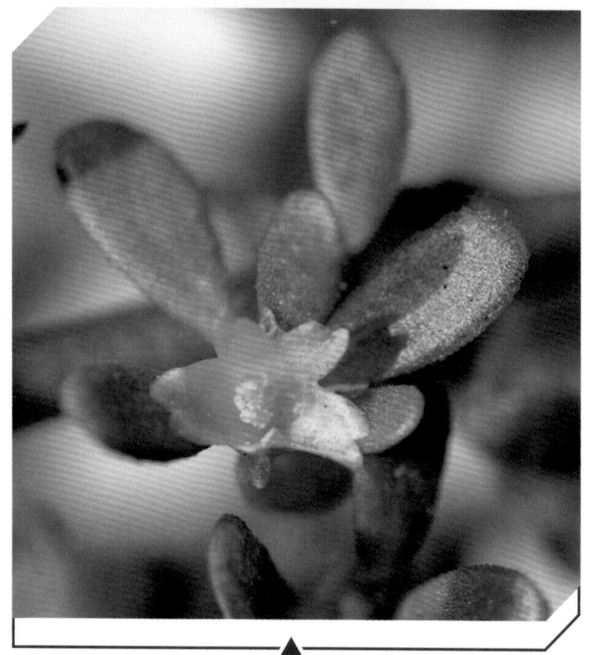

【形态特征】一年生草本，肥厚多汁，无毛，高 10 ～ 30cm。茎圆柱形，下部平卧，上部斜生或直立，多分枝，向阳面常为淡褐红色。叶互生或近对生；倒卵形、长圆形或匙形，长 1 ～ 3cm，宽 0.5 ～ 1.5cm，先端圆钝，有时微缺，基部狭窄成短柄，上面绿色，下面暗红色。花常 3 ～ 5 簇生于枝端；总苞片 4 ～ 5，三角状卵形；萼片 2，对生，卵形，长、宽均约 4cm；花瓣 5，淡黄色，倒卵形，基部与花萼同生于子房上；雄蕊 8 ～ 12，花药黄色；雌蕊 1，子房半下位，花柱 4 ～ 5 裂，线形，伸出雄蕊外。蒴果短圆锥形，长约

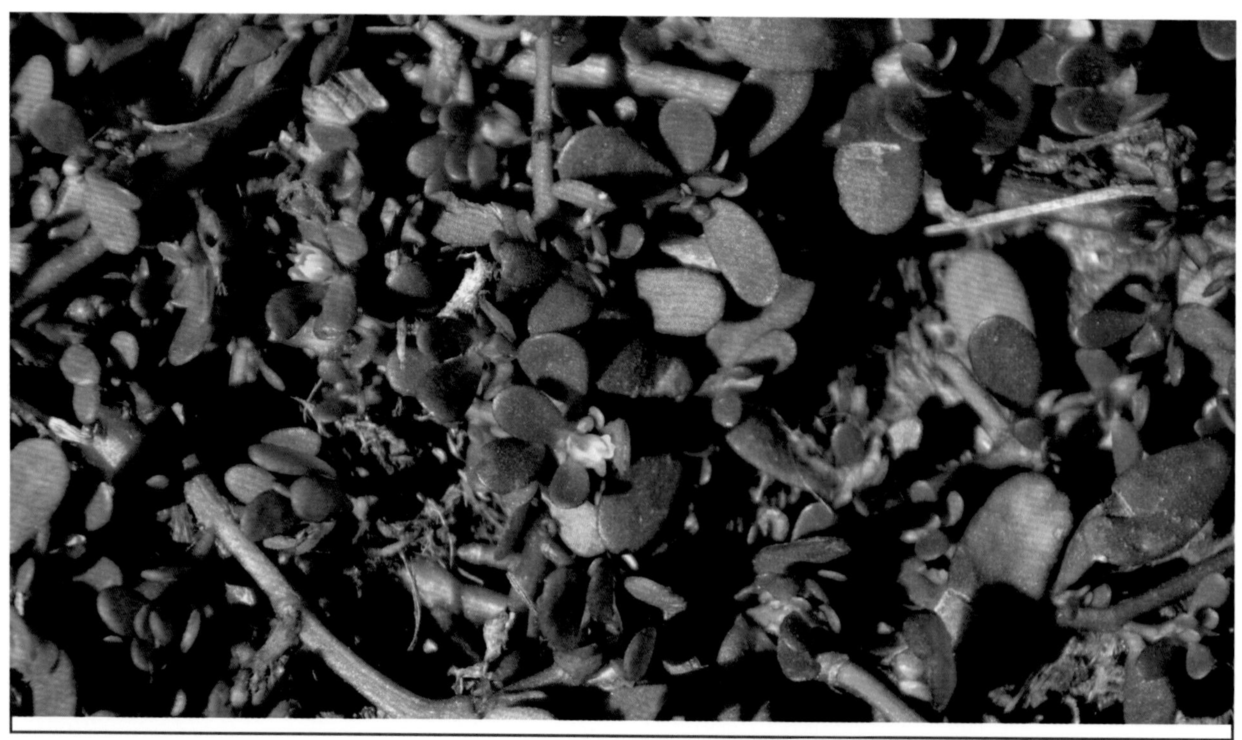

5mm，棕色，盖裂；种子黑色，直径约 1mm，表面具细点。花期 7 ～ 8 月，果期 8 ～ 10 月。

【生境分布】生于田间、路旁、菜园或村舍附近草地。分布于呼伦贝尔各地。

【药用部位】干燥地上部分。

【采收加工】夏、秋季采收，除去残根和杂质，洗净，略蒸或烫后晒干。

【药材性状】本品多皱缩卷曲，常结成团。茎圆柱形，长可达 30cm，直径 0.1 ～ 0.2cm，表面黄褐色，有明显纵沟纹。叶对生或互生，易破碎，完整叶片倒卵形，长 1 ～ 2.5cm，宽 0.5 ～ 1.5cm，绿褐色，先端钝平或微缺，全缘。花小，3 ～ 5 生于枝端，花瓣 5，黄色。蒴果圆锥形，长约 5mm，内含多数细小种子。气微，味微酸。

【性味归经】味酸，性寒。归肝、大肠经。

【功能主治】①蒙医：燥脓血，燥“协日乌素”。用于肠炎、痢疾、关节疼痛、蛇虫咬伤。②中医：清热解毒，凉血止血，止痢。用于热毒血痢、痈肿疔疮、湿疹、丹毒、蛇虫咬伤、便血、痔血、崩漏下血。

【用法用量】9 ～ 15g。外用适量，捣敷患处。

【贮藏方法】置通风干燥处，防潮。

马齿苋标本图

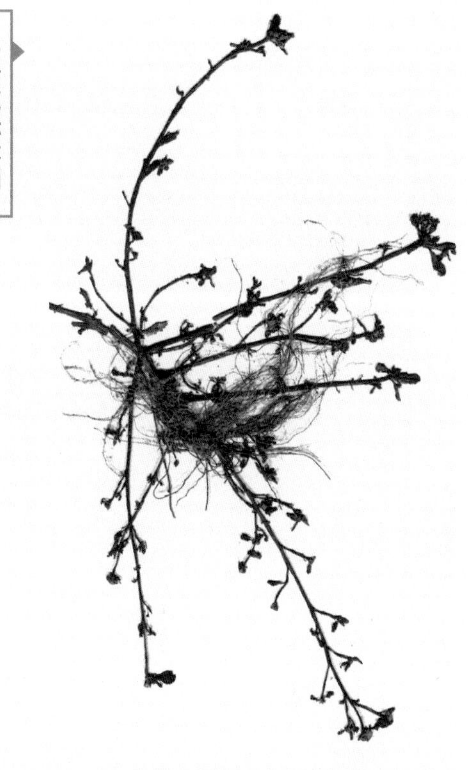

马齿苋药材图

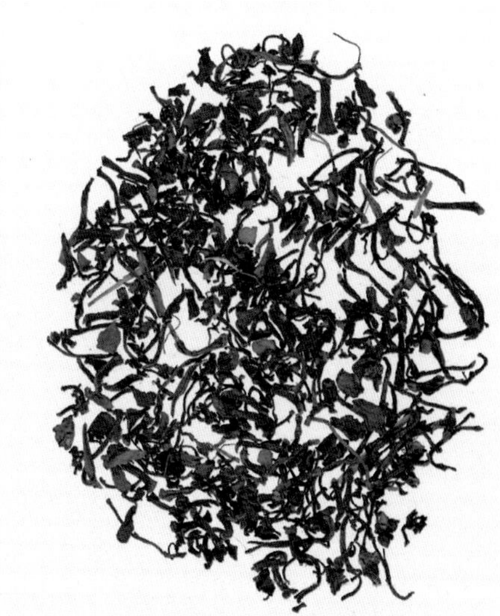

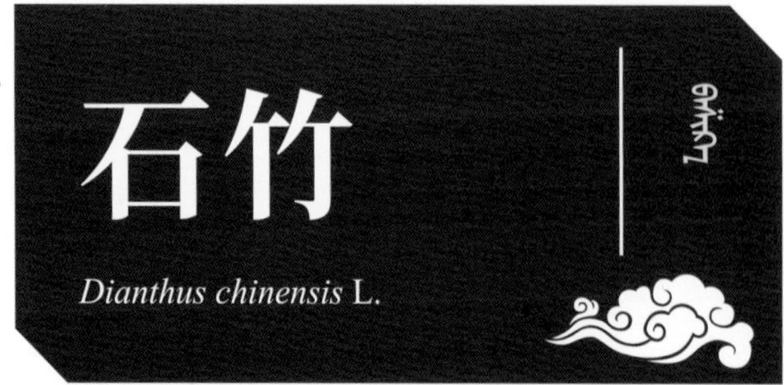

石竹

Dianthus chinensis L.

科名	石竹科
别名	洛阳花
药材名	瞿麦
蒙药名	高优-巴沙嘎
采集地	鄂温克族自治旗辉苏木
标本编号	150724 130811 019LY

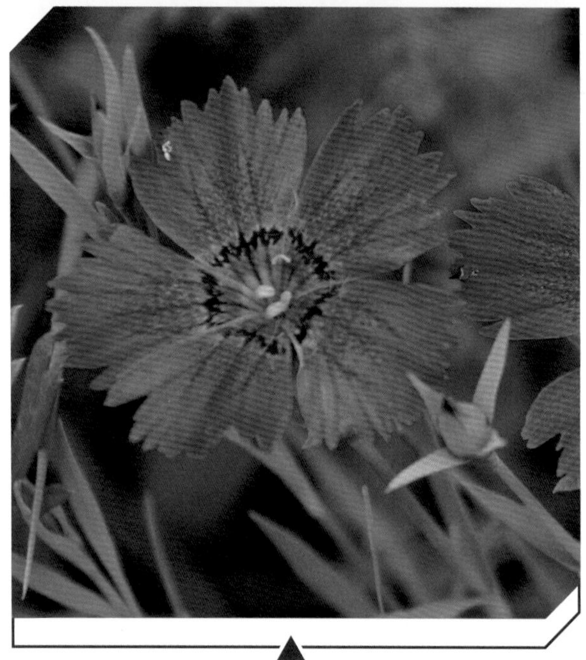

【形态特征】多年生草本，高 30 ~ 50cm。茎丛生，直立，无毛。叶条形或宽披针形，有时为舌形，长 3 ~ 5cm，宽 3 ~ 5mm。花顶生于分叉的枝端，单生或对生，有时呈圆锥状聚伞花序；花下有 4 ~ 6 苞片；苞片卵形，叶状披针形，开展，常为萼筒的 1/2，先端尾状渐尖；萼筒长 2 ~ 2.5cm，裂片宽披针形；花瓣通常紫红色，喉部有深色斑纹和疏生须毛，先端浅裂成锯齿状；雄蕊 10；子房矩圆形，花柱 2，线形。蒴果矩圆形；种子灰黑色，卵形，微扁，边缘有狭翅。花果期 6 ~ 9 月。

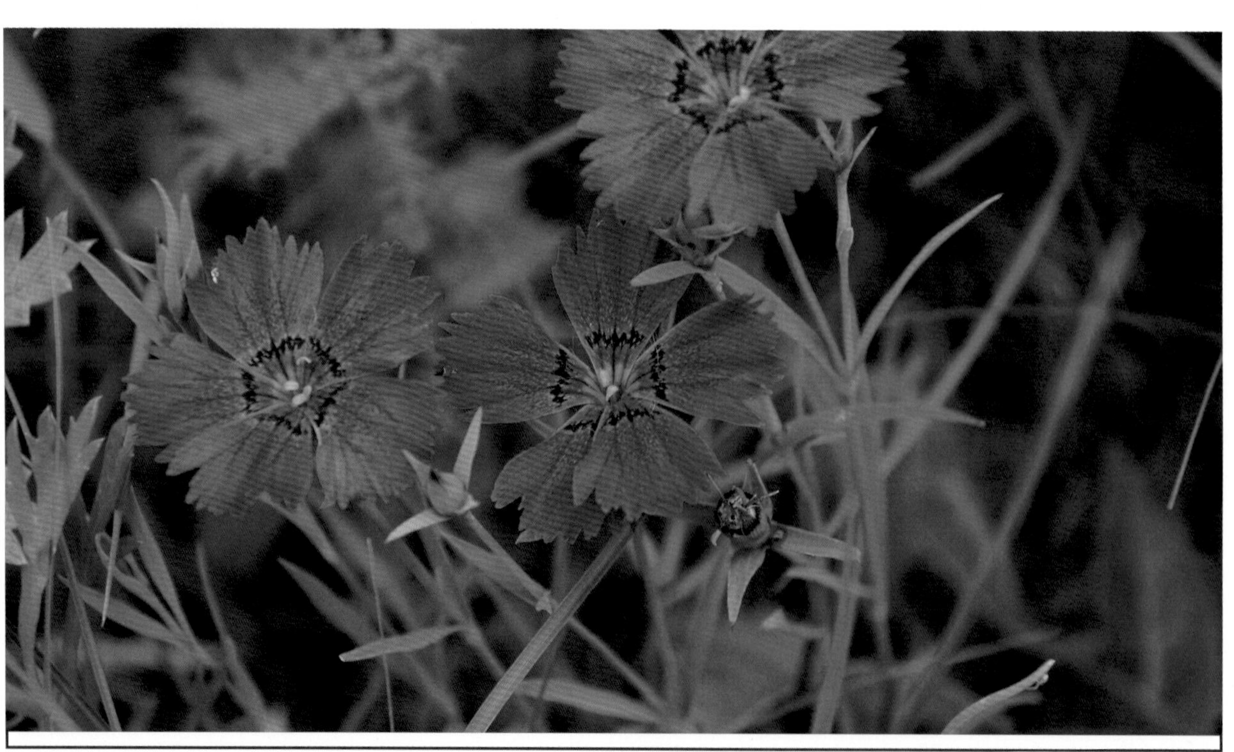

【生境分布】生于山地草甸及草甸草原、路旁。分布于呼伦贝尔额尔古纳市、鄂伦春自治旗、陈巴尔虎旗、阿荣旗。

【药用部位】①蒙医：地上部分。②中医：全草或根。

【采收加工】夏、秋季花果期采割，除去杂质，干燥。

【药材性状】本品茎呈圆柱形，上部有分枝，长 30 ～ 50cm。表面淡绿色或黄绿色，光滑无毛，节明显，略膨大，断面中空。叶对生，多皱缩，展平后叶片呈条形至条状披针形。枝端具花及果实，萼筒长 2 ～ 2.5cm，苞片长约为萼筒的 1/2；花瓣先端浅齿裂。

【性味归经】①蒙医：味苦，性寒。效钝、轻、稀。②中医：味苦，性寒。归心、小肠经。

【功能主治】①蒙医：凉血，止刺痛，解毒。用于血热、血刺痛、肝热、“宝日”、痧证、产褥热。②中医：利尿通淋，活血通经。用于热淋、血淋、石淋、小便不通、淋沥涩痛、经闭瘀阻。

【用法用量】①蒙医：多配方用；或单用 3 ～ 5g，水煎服。②中医：9 ～ 15g。

【贮藏方法】置通风干燥处。

【注意事项】孕妇慎用。

【附　　注】呼伦贝尔地区石竹属植物可作瞿麦入药的有 2 种，形态特征区别如下。

1. 瓣片流苏状细裂至中部或更深，小裂片狭线状或丝状。
…………………………………………… 瞿麦 *Dianthus superbus* L.

1. 瓣片上缘具不规则的牙齿；茎平滑无毛，单一或数个丛生；叶平展或稍下倾，光滑无毛。……………………
…………………………………………… 石竹 *Dianthus chinensis* L.

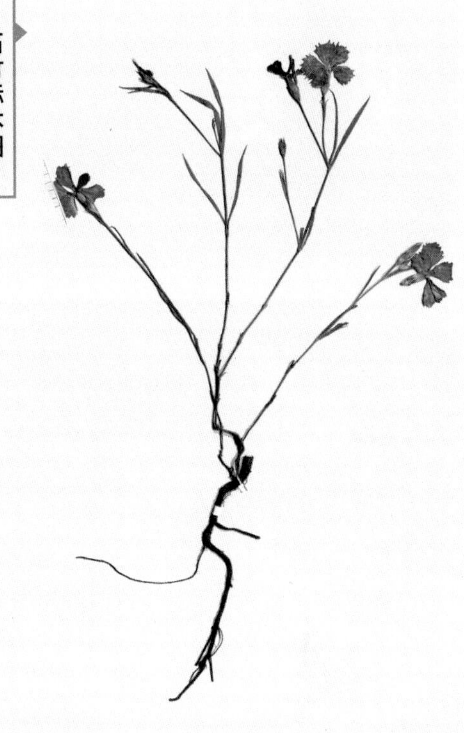

石竹标本图

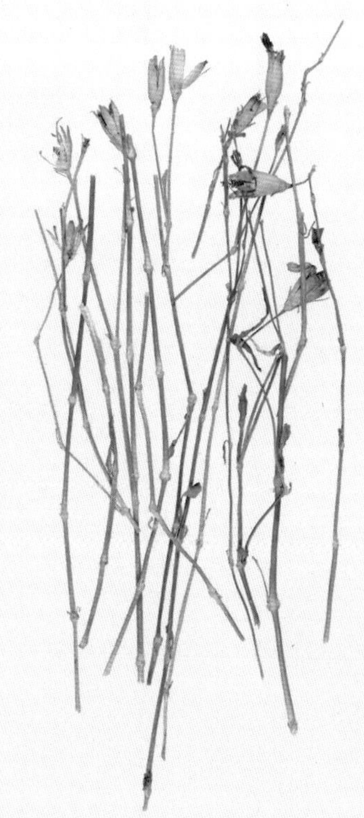

石竹药材图

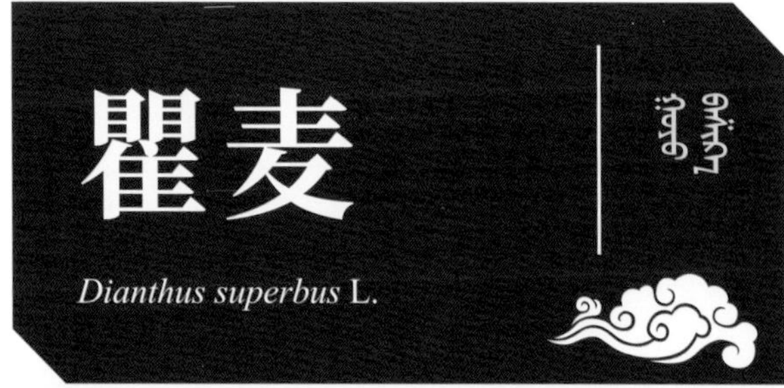

科　名	石竹科
别　名	红花瞿麦、石柱花、野麦
药材名	瞿麦
蒙药名	高优-巴沙嘎
采集地	鄂温克族自治旗辉苏木
标本编号	150724 130811 019LY

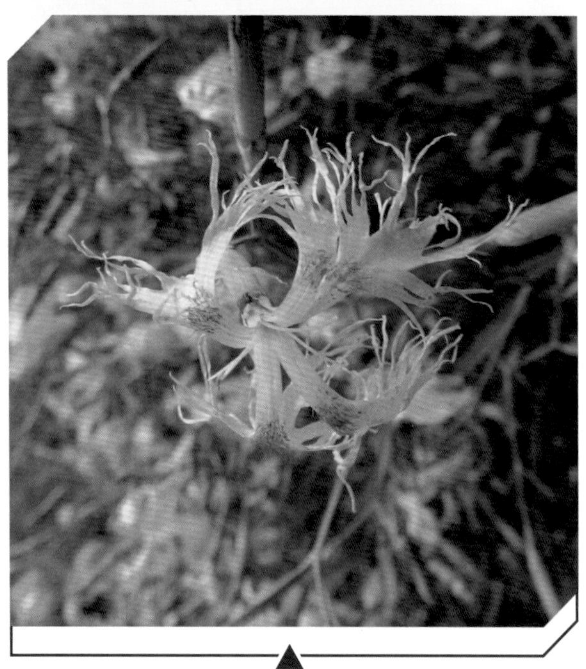

【形态特征】多年生草本，高达1m。茎丛生，直立，无毛，上部二歧分枝，节明显。叶对生，线形或线状披针形，长1.5～9cm，宽1～4mm，先端渐尖，基部呈短鞘状包茎，全缘，两面均无毛。两性花；花单生或数朵集成稀疏歧式分枝的圆锥状花序；花梗长达4cm；苞片4～6，排成2～3轮；花萼圆筒形，淡紫红色，长达4cm，先端5裂，裂片披针形，边缘膜质，有细毛；花瓣5，淡红色、白色或淡紫红色，先端深裂成细线状，基部成长爪；雄蕊10；子房上位，1室，花柱2，细长。蒴果长圆形，与宿存萼近等长，

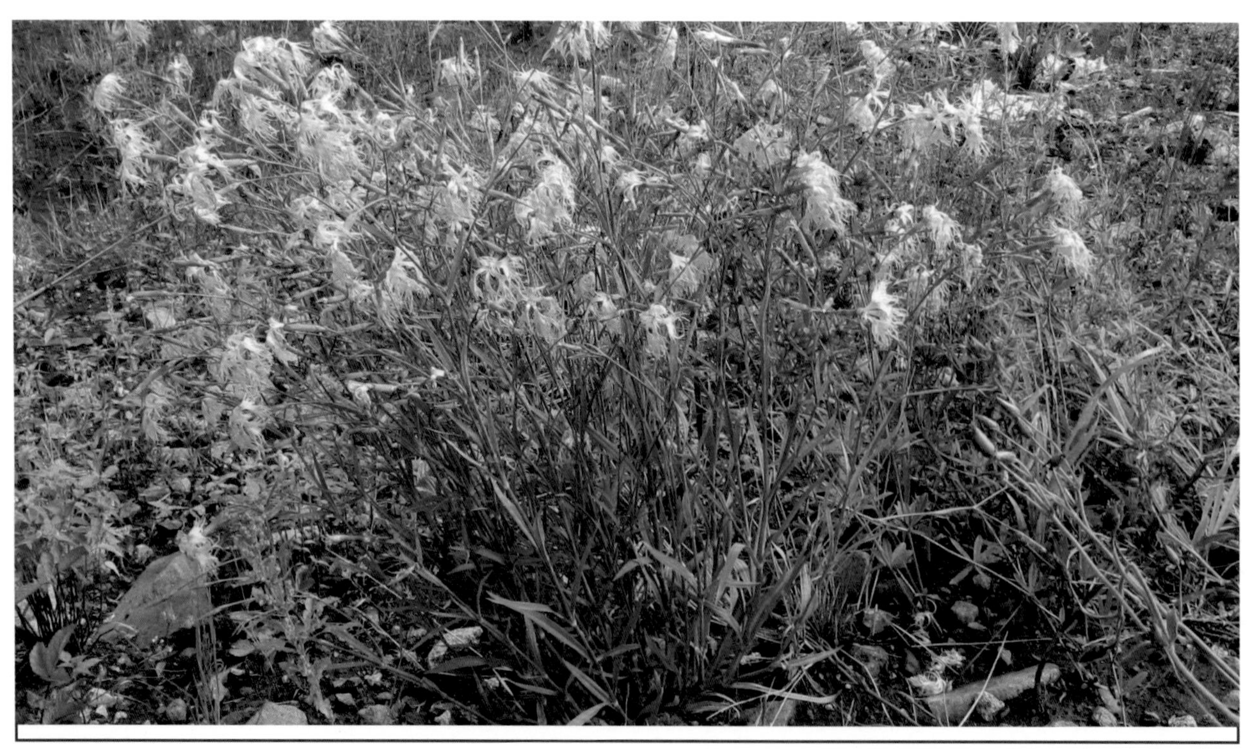

先端 4 齿裂；种子黑色。花果期 7 ～ 9 月。

【生境分布】生于林缘、疏林、草甸、沟谷溪边、山坡、草地、灌丛、路旁等。分布于呼伦贝尔鄂温克族自治旗、新巴尔虎左旗、扎兰屯市。

【药用部位】①蒙医：地上部分。②中医：全草或根。

【采收加工】夏、秋季花果期采割，除去杂质，干燥。

【药材性状】本品茎呈圆柱形，上部有分枝，长 30 ～ 60cm。表面淡绿色或黄绿色，光滑无毛，节明显，略膨大，断面中空。叶对生，多皱缩，展平后叶片呈条形至条状披针形。枝端具花及果实，花萼筒状，长达 4cm；苞片 4 ～ 6，宽卵形，长约为萼筒的 1/4；花瓣棕紫色或棕黄色，卷曲，先端深裂成丝状。蒴果长筒形，与宿存萼等长。种子细小，多数。气微，味淡。

【性味归经】①蒙医：味苦，性寒。效钝、轻、稀。②中医：味苦，性寒。归心、小肠经。

【功能主治】①蒙医：凉血，止刺痛，解毒。用于血热、血刺痛、肝热、“宝日”、痧证、产褥热。②中医：利尿通淋，活血通经。用于热淋、血淋、石淋、小便不通、淋沥涩痛、经闭瘀阻。

【用法用量】①蒙医：多配方用；或单用 3 ～ 5g，水煎服。②中医：9 ～ 15g。

【贮藏方法】置通风干燥处。

【注意事项】孕妇慎用。

瞿麦标本图

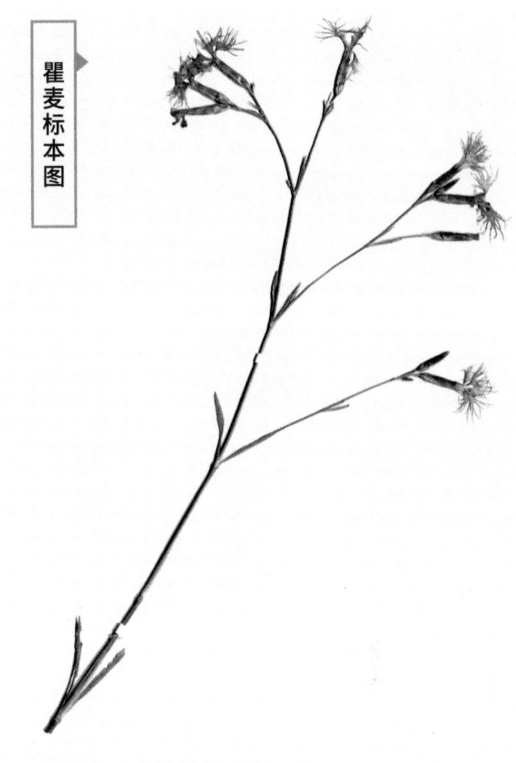

瞿麦药材图

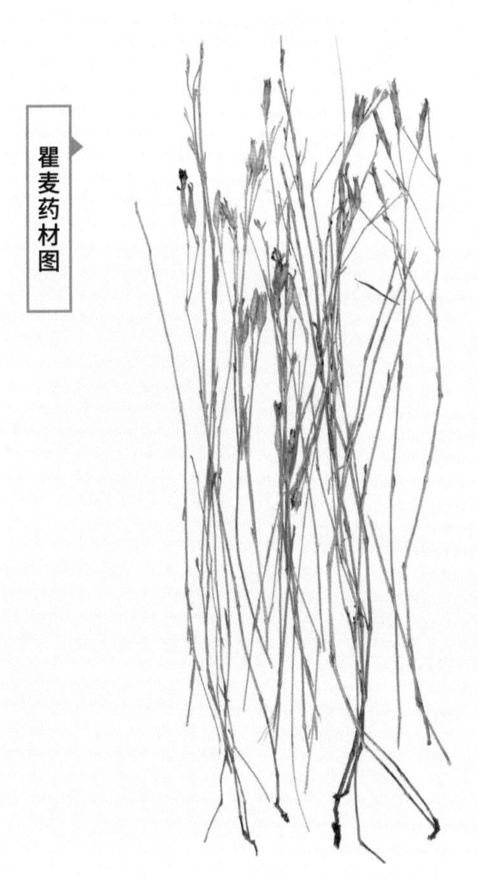

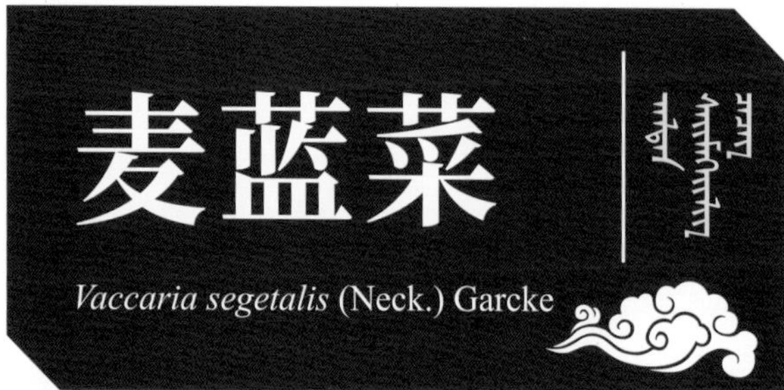

麦蓝菜

Vaccaria segetalis (Neck.) Garcke

科　名	石竹科
别　名	王不留、麦蓝子、奶米
药材名	王不留行
蒙药名	苏珠勒胡-乌热
采集地	莫力达瓦达斡尔族自治旗额尔河乡
标本编号	150722 180707 010LY

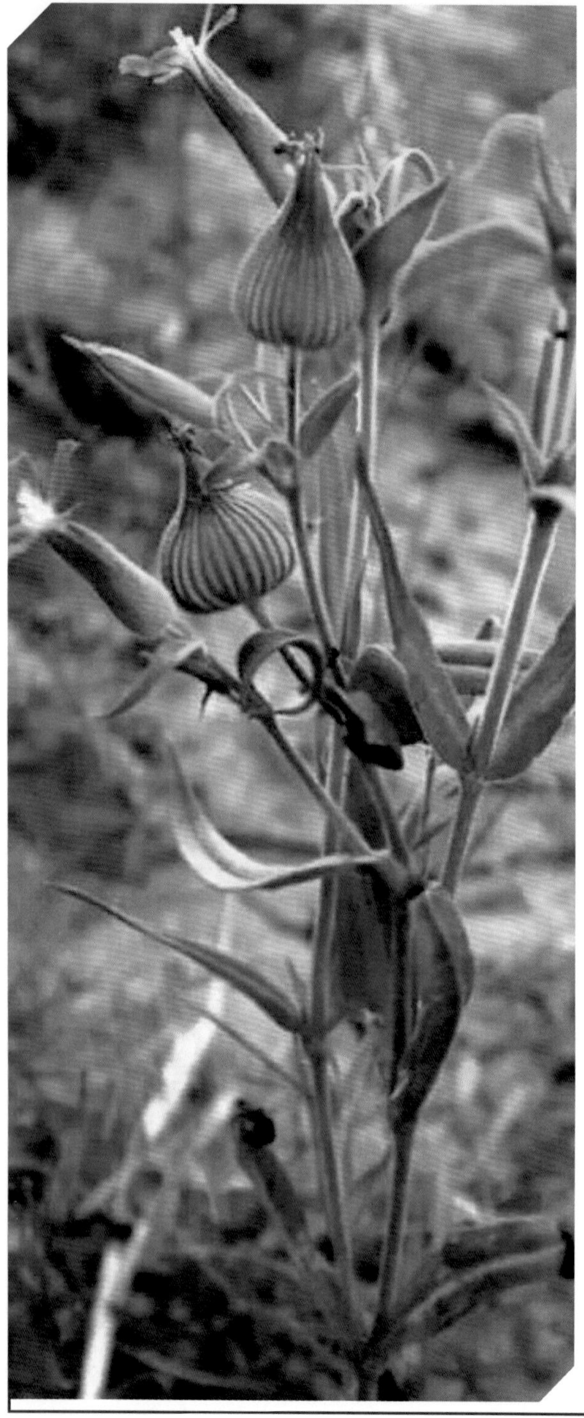

【形态特征】一年生或二年生草本，高 30 ～ 70cm，全株平滑无毛，唯稍被白粉。茎直立，上部呈二叉分枝，近基部节间粗壮而较短，节略膨大，表面呈乳白色。单叶对生；无柄；叶片卵状椭圆形至卵状披针形，长 1.5 ～ 7.5cm，宽 0.5 ～ 3.5cm，先端渐尖，基部圆形或近心形，稍连合抱茎，全缘，两面均呈粉绿色，中脉在下面凸起，近基部较宽。聚伞花序疏生，花梗细长，下有鳞片状小苞片 2；花萼圆筒状，后期增大成五棱状球形，先端 5 齿裂；花瓣 5，粉红色，倒卵形，先端有不整齐小齿；雄蕊 10，不等长；

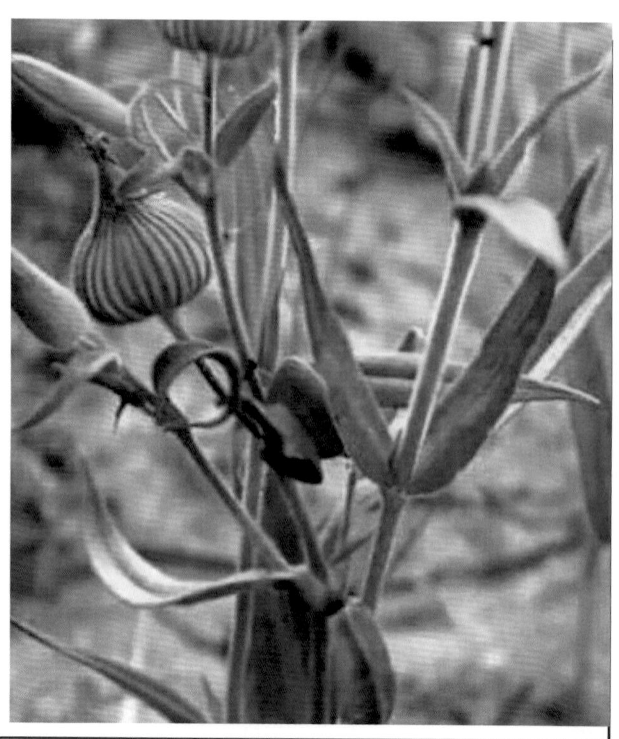

子房上位，1室，花柱2。蒴果包于宿存花萼内，成熟后先端呈四齿状开裂；种子多数，暗黑色，球形，有明显疣状突起。花期6～7月，果期7～8月。

【生境分布】生于山坡、路旁，以麦田中最多。分布于呼伦贝尔鄂伦春自治旗。

【药用部位】干燥成熟种子。

【采收加工】夏季果实成熟、果皮尚未开裂时采割植株，晒干，打下种子，除去杂质，再晒干。

【药材性状】本品呈球形，直径约2mm。表面黑色，少数红棕色，略有光泽，有细密颗粒状凸起，一侧有一凹陷的纵沟。质硬。胚乳白色，胚弯曲成环，子叶2。气微，味微涩、苦。

【性味归经】味苦，性平。归肝、胃经。

【功能主治】①蒙医：补乳。用于乳汁不通。②中医：活血通经，下乳消肿，利尿通淋。用于经闭、痛经、乳汁不下、乳痈肿痛、淋证涩痛。

【用法用量】5～10g。

【贮藏方法】置干燥处。

【注意事项】孕妇慎用。

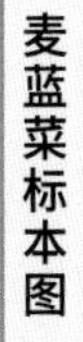
麦蓝菜标本图

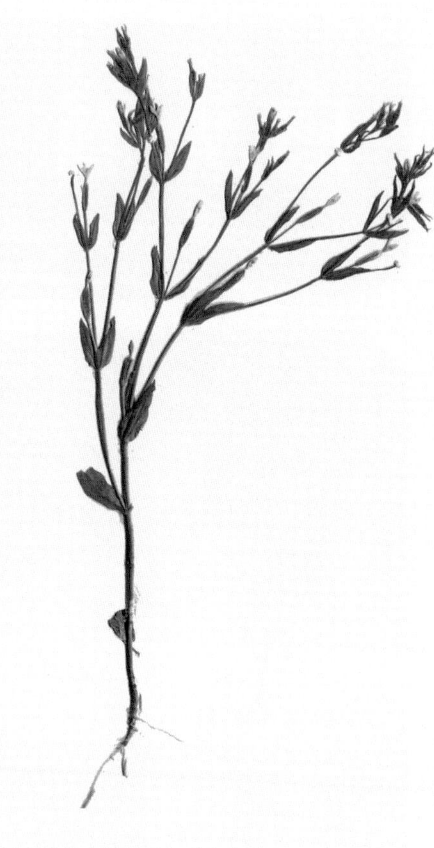

麦蓝菜药材图

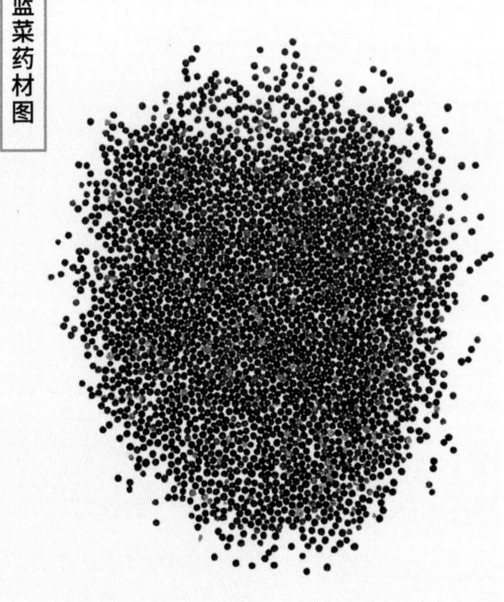

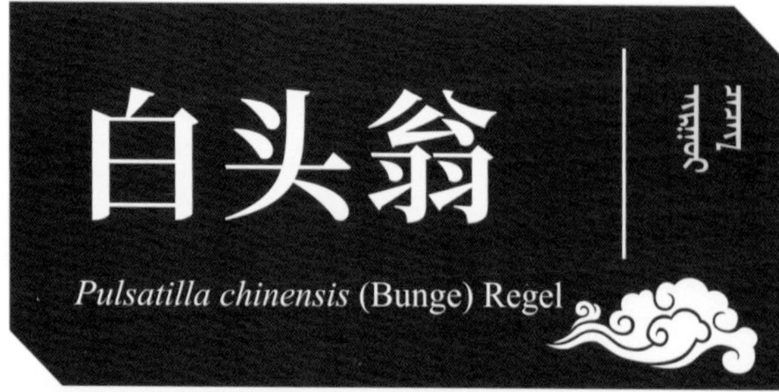

科　名	毛茛科
别　名	奈何草、粉乳草、毛姑朵花
药材名	白头翁
蒙药名	额格乐-伊日贵
采集地	阿荣旗库伦沟
标本编号	150721 201406 120LY

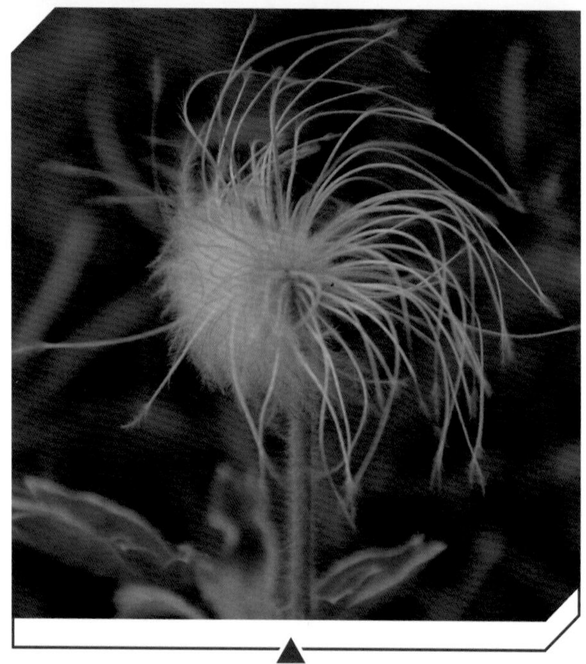

【形态特征】多年生草本，高 15 ～ 35cm。根茎粗，直径 8 ～ 15mm。基生叶 4 ～ 5，开花时长出地面，叶 3 全裂；叶柄长 7 ～ 15cm，被密长柔毛；叶片宽卵形，长 4.5 ～ 14cm，宽 6.5 ～ 16cm，上面疏被毛，后期脱落无毛，下面密被长柔毛，3 全裂，中央全裂片有柄或近无柄，3 深裂，中央深裂片呈楔状卵形或狭楔形，全缘或有齿，侧深裂片不等 2 浅裂；侧全裂片无柄或近无柄，不等 3 深裂。花葶 1 ～ 2，花后生长，高 15 ～ 35cm，苞片 3，基部合生，筒长 3 ～ 10mm，裂片条形，外面密被长柔毛，内面无毛。花两性，单生，直立，花梗长 2.5 ～ 5.5cm；萼

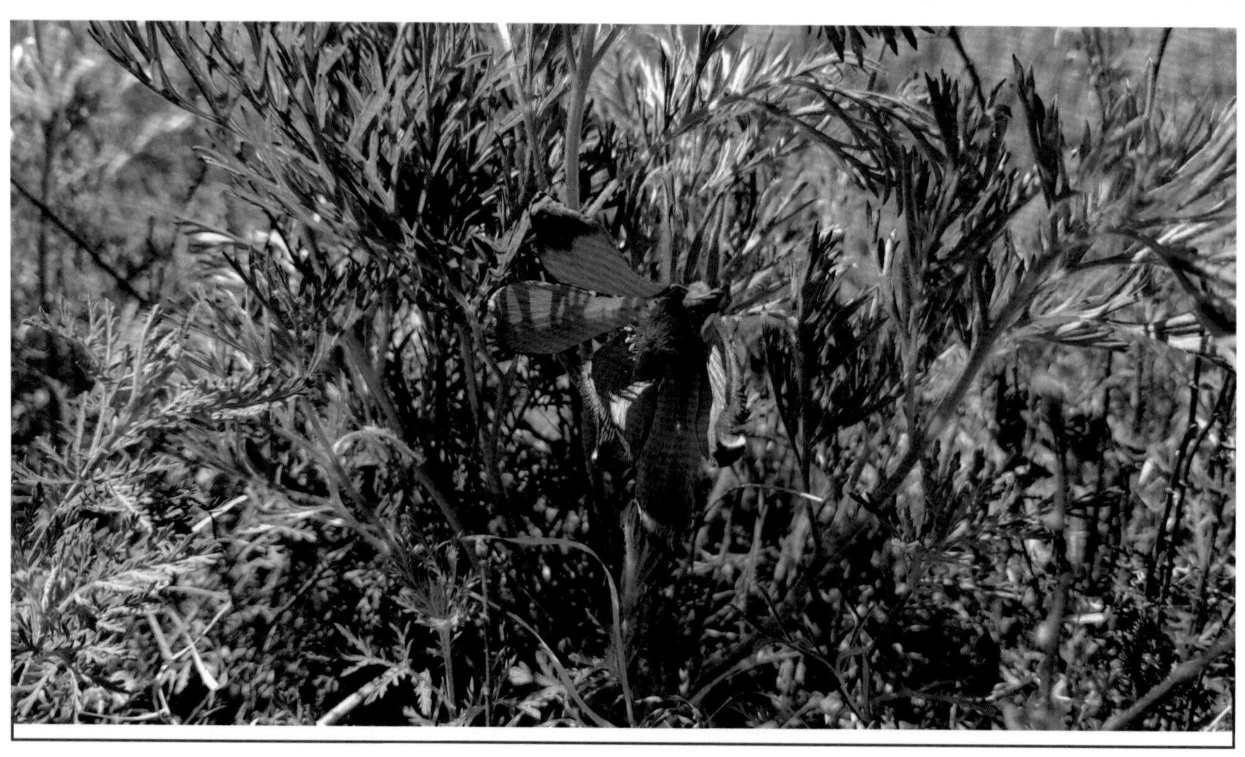

片6，排成2轮，狭卵形或长圆状卵形，长2.8～4.4cm，宽0.9～2cm，蓝紫色，外面密被柔毛；花瓣无；雄蕊多数，长约为萼片之半；心皮多数，被毛。瘦果长3～4mm，被长柔毛，顶部有羽毛状宿存花柱，长3.5～6.5cm。花期5～6月，果期6～7月。

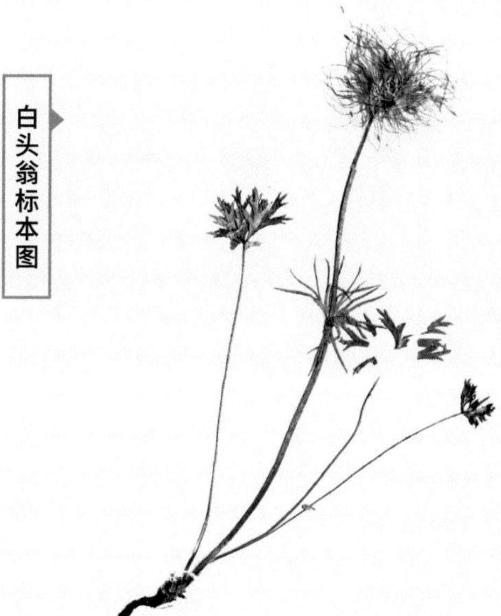

白头翁标本图

【生境分布】生于山地林缘和草甸。分布于呼伦贝尔阿荣旗。

【药用部位】①蒙医：全草。②中医：干燥根。

【采收加工】春、秋季采挖，除去泥沙，干燥。

【药材性状】本品呈类圆柱形或圆锥形，稍扭曲，长6～20cm，直径0.5～2cm。表面黄棕色或棕褐色，具不规则纵皱纹或纵沟，皮部易脱落，露出黄色的木部，有的有网状裂纹或裂隙，近根头处常有朽状凹洞。根头部稍膨大，有白色绒毛，有的可见鞘状叶柄残基。质硬而脆，断面皮部黄白色或淡黄棕色，木部淡黄色。气微，味微苦、涩。

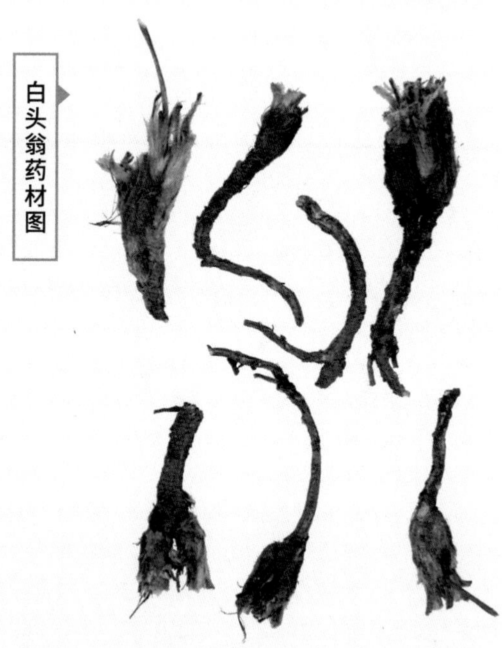

白头翁药材图

【性味归经】味苦，性寒。归胃、大肠经。

【功能主治】①蒙医：破痞，拔毒，防腐，杀虫，止痛。用于不消化病、胃火衰败、剑突痞、虫痞、寒性“协日乌素”、毒蛇咬伤、痈证、下肢溃疡等。②中医：清热解毒，凉血止痢。用于热毒血痢、阴痒带下。

【用法用量】①蒙医：多配方用。②中医：9～15g。

【贮藏方法】置通风干燥处。

【附　　注】呼伦贝尔地区白头翁属植物有3种，均可作“白头翁”入药，区别如下。

1. 叶三出，叶片分裂或具缺刻，叶背面与苞叶密被长柔毛；花钟形，蓝紫色或暗紫红色。……………………………………………………………………………… 白头翁 *Pulsatilla chinensis* (Bunge) Regel.

1. 叶掌状或羽状分裂。

  2. 叶掌状3全裂，裂片再细裂，最终裂片宽1～2mm；花蓝紫色，开展。……………………………………… 掌叶白头翁 *Pulsatilla patens* (L.) Mill. var. *moltifida* (Pritz.) S. H. Li et Y. H. Huang

  2. 叶二至三回羽状分裂，最终裂片细，宽1～4mm，叶片卵形，宽，下部羽片具柄；茎和叶柄被开展的长柔毛；总苞筒长5～6mm；宿存花柱长3～6cm，被近开展的长柔毛。……………………………………… 细叶白头翁 *Pulsatilla turczaninovii* Kryl. et Serg.

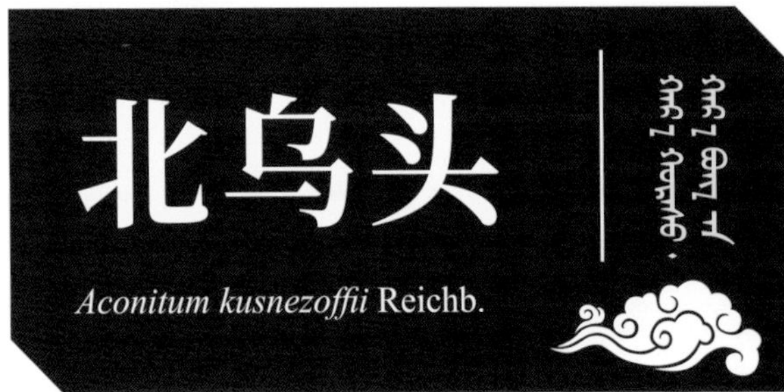

北乌头

Aconitum kusnezoffii Reichb.

科　名	毛茛科
别　名	草乌头、鸡头草、草乌、断肠草
药材名	草乌、草乌叶、草乌花
蒙药名	哈日-泵阿、泵-阿音-那布其、泵-阿音-其其格
采集地	阿荣旗库伦沟
标本编号	150721 201407 153LY

【形态特征】多年生草本。块根倒圆锥形或胡萝卜形，长 2.5 ～ 5cm，直径 0.7 ～ 15mm，外皮黑褐色。茎直立，高 65 ～ 150cm，通常分枝。叶互生，茎下部叶在开花时枯萎；叶柄长 2 ～ 12cm，无毛；叶片五角形，长 6 ～ 16cm，宽 8 ～ 20cm，基部心形，3 全裂，中央全裂片菱形，近羽状分裂，末回裂片披针形；侧全裂片斜扇形，不等 2 深裂，上面疏被短曲毛，下面无毛，纸质或近革质。总状花序顶生，有 9 ～ 22 花；花序轴和花梗无毛，上部苞片线形，下部

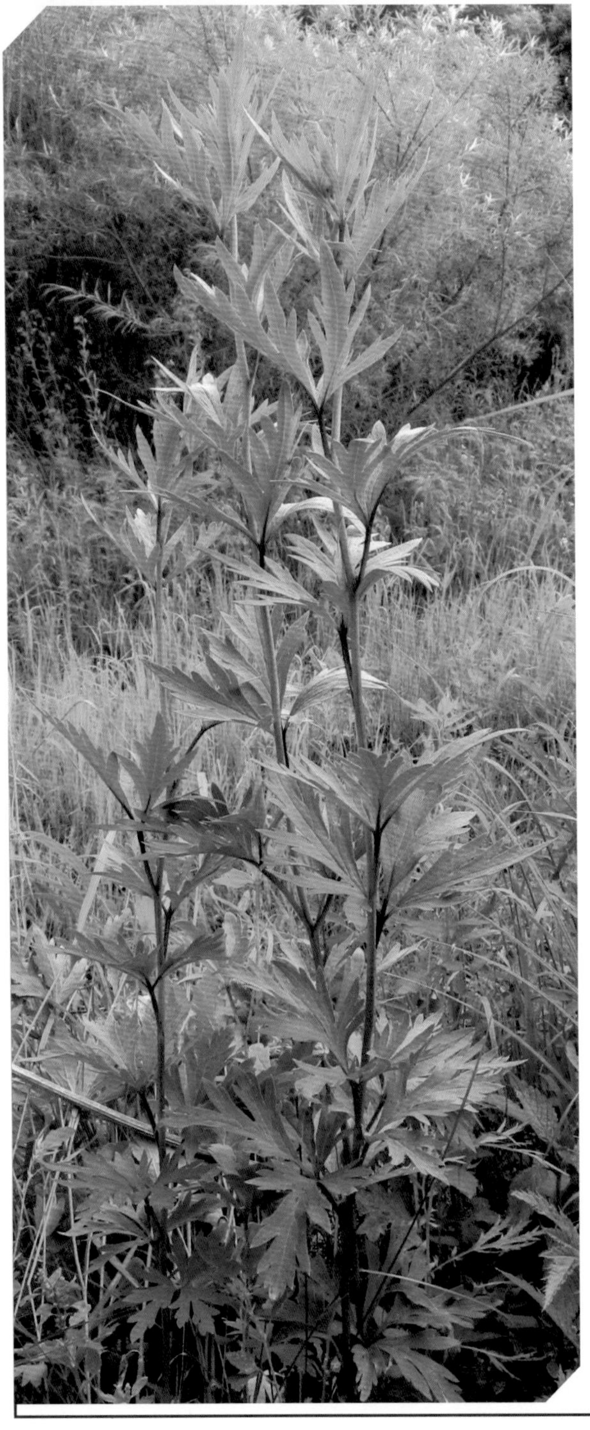

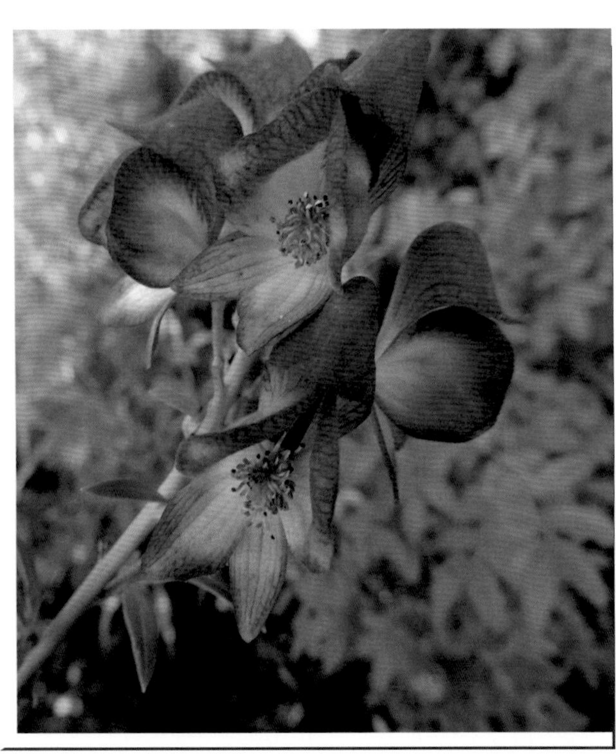

花梗长 1.8 ～ 5cm；小苞片生于花梗中部或下部，线形；花两性，两侧对称；萼片 5，花瓣状，上萼片盔形或高盔形，高 1.5 ～ 2.5cm，有喙，下喙长约 1.8cm，侧萼片长 1.4 ～ 1.7cm，下萼片长圆形，外面有疏曲柔毛或几无毛；花瓣 2，瓣片宽 3 ～ 4mm，唇长 3 ～ 5mm，距长 1 ～ 4mm，向后弯曲或近拳卷，无毛；雄蕊多数，花丝全缘或有 2 小齿，无毛；心皮 5，无毛。蓇葖果长 8 ～ 20mm；种子多数，扁椭圆球形，长约 2.5mm，沿棱有狭翅，只在一面有横膜翅。花期 7 ～ 9 月，果期 9 月。

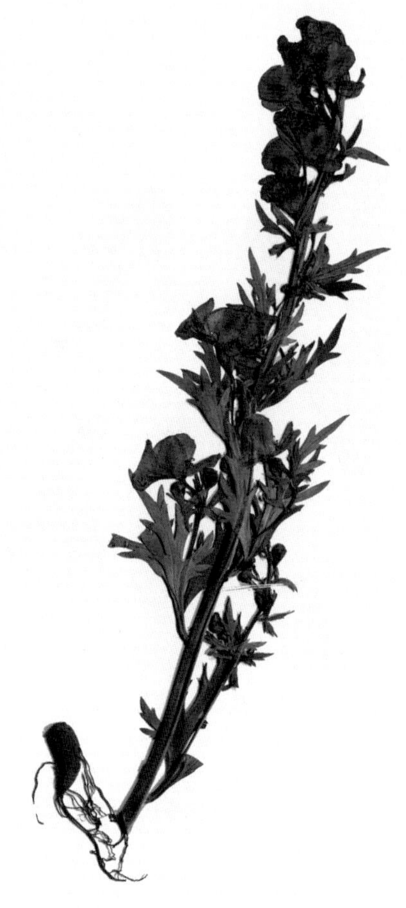

北乌头标本图

【生境分布】生于阔叶林下、林缘草甸及沟谷草甸。分布于呼伦贝尔鄂温克族自治旗、阿荣旗、新巴尔虎左旗、扎兰屯市、牙克石市、根河市等地。

【药用部位】①蒙医：嫩茎、叶、花及块根。②中医：块根。

【采收加工】**草乌**：秋季茎叶枯萎时采挖，除去须根和泥沙，干燥。

草乌叶：夏季叶茂盛、花未开时采收，除去杂质，及时干燥。

草乌花：夏、秋季花开时采收，阴干。

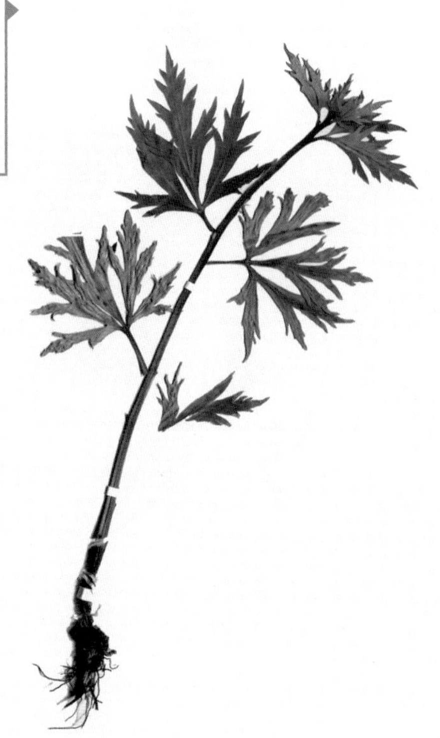

北乌头标本图

【药材性状】**草乌**：本品呈不规则长圆锥形，略弯曲，长 2.5 ～ 5cm，直径 0.6 ～ 1.5cm。先端常有残茎和少数不定根残基，有的先端一侧有一枯萎的芽，一侧有一圆形或扁圆形不定根残基。表面灰褐色或黑棕褐色，皱缩，有纵皱纹、点状须根痕及数个瘤状侧根。质硬，断面灰白色或暗灰色，有裂隙，形成层环纹呈多角形或类圆形，髓部较大或中空。气微，味辛辣、麻舌。

草乌叶：本品多皱缩卷曲、破碎。完整叶片展平后呈五角形，3 全裂，长 6 ～ 12cm，宽 10 ～ 17cm，灰绿色或黄绿色；中间裂片菱形，渐尖，近羽状深裂；侧裂片 2 深裂；小裂片披针形或卵状披针形；上表面微被柔毛，下表面无毛；叶柄长 2 ～ 6cm。质脆。气微，味微咸、辛。

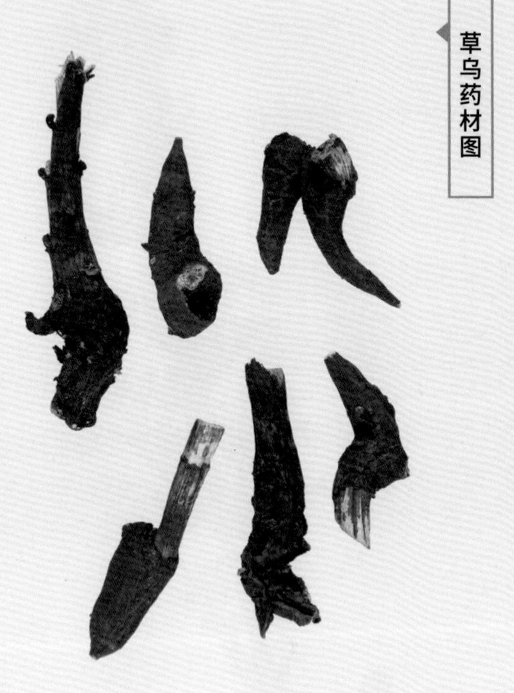
草乌药材图

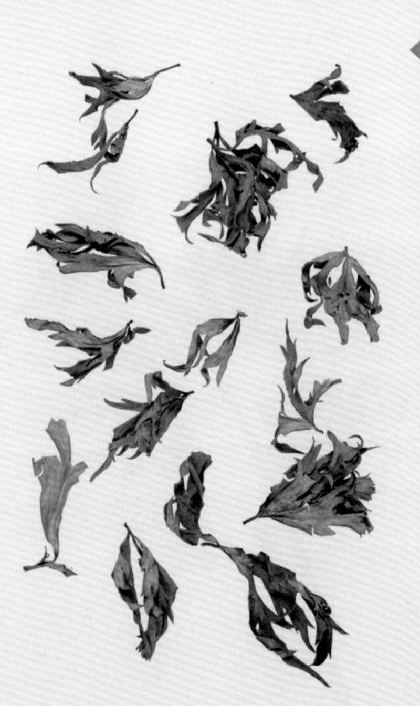
草乌叶药材图

草乌花：本品多皱缩、破碎，形状不规则，完整者椭圆形，长 3 ~ 4cm，宽约 1cm。萼片 5，蓝紫色、褐紫色或褐色；上萼片 1，盔形，高 1.5 ~ 2.5cm，中部宽 1 ~ 1.5cm，内藏 2 密叶，密叶浅蓝紫色，宽约 4mm，稍呈弓形，距短，钩状，唇近圆形，先端 2 浅裂，裂片白色或浅褐色；侧萼片 2，宽斜倒卵形；下萼片 2，长圆形，长 1 ~ 1.5cm。雄蕊多数，花丝中、下部较宽；心皮 5。气微，味微麻。

【性味归经】①蒙医：味辛，性温；有大毒。效轻。②中医：草乌味辛、苦，性热；有大毒。归心、肝、肾、脾经。

【功能主治】**草乌**：①蒙医。杀“粘”，止痛，燥“协日乌素”。用于瘟疫、肠刺痛、阵刺痛、“粘奇哈”、丹毒、痧症、结喉、发症、痛风、游痛症、关节痛风、中风、心“赫依”、牙痛。②中医。祛风除湿，温经止痛。用于风寒湿痹、关节疼痛、心腹冷痛、寒疝作痛及麻醉止痛。

草乌叶：①蒙医。杀“粘”，消炎，清热，止痛。用于肠刺痛、流行性感冒、痘疫、丹毒、结喉、发症、头痛、淋巴腺肿。②中医。清热，解毒，止痛。用于热病发热、泄泻腹痛、头痛、牙痛。

草乌花：①蒙医。杀“粘”，清热，止痛。用于粘热、头痛、牙痛、肠刺痛、阵刺痛、结喉、发症、丹毒、“协日”疫、麻疹。②中医。清热，解毒，止痛。用于热病发热、泄泻腹痛、头痛、牙痛。

【用法用量】**草乌**：①蒙医。多入丸、散剂。②中医。一般炮制后用。

草乌叶：①蒙医。多配方用。②中医。1～1.2g，多入丸、散剂用。

草乌花：①蒙医。多配方用。②中医。1～1.2g，多入丸、散剂用。

【贮藏方法】置通风干燥处，防蛀。

【注意事项】生品内服宜慎；孕妇禁用；不宜与半夏、瓜蒌、瓜蒌子、瓜蒌皮、天花粉、川贝母、浙贝母、平贝母、伊贝母、湖北贝母、白蔹、白及同用。

草乌花药材图

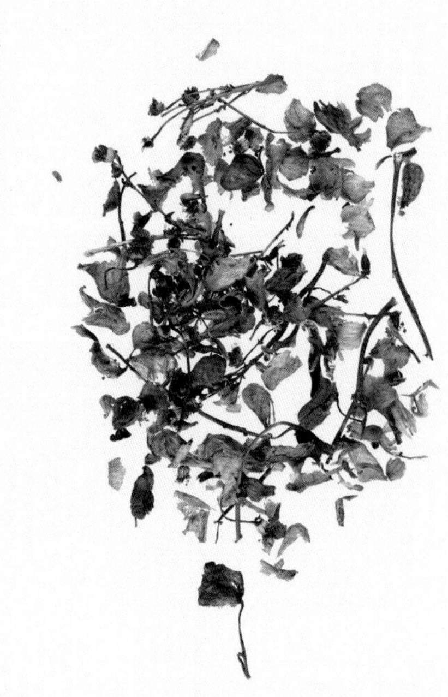

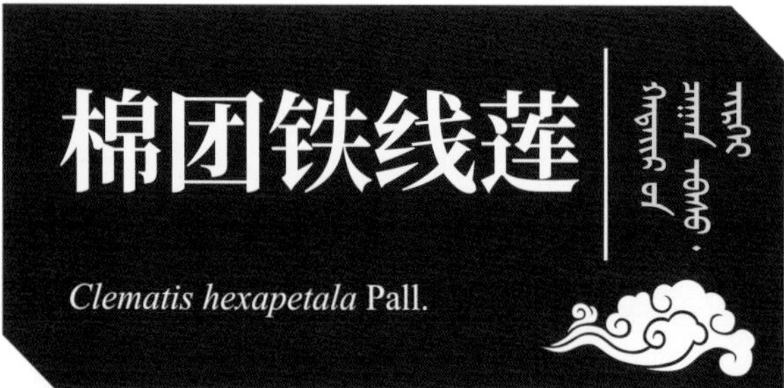

棉团铁线莲

Clematis hexapetala Pall.

科名	毛茛科
别名	棉花团、黑薇、山蓼
药材名	威灵仙
蒙药名	依日绘
采集地	新巴尔虎左旗罕达盖苏木
标本编号	150726 130802 008LY

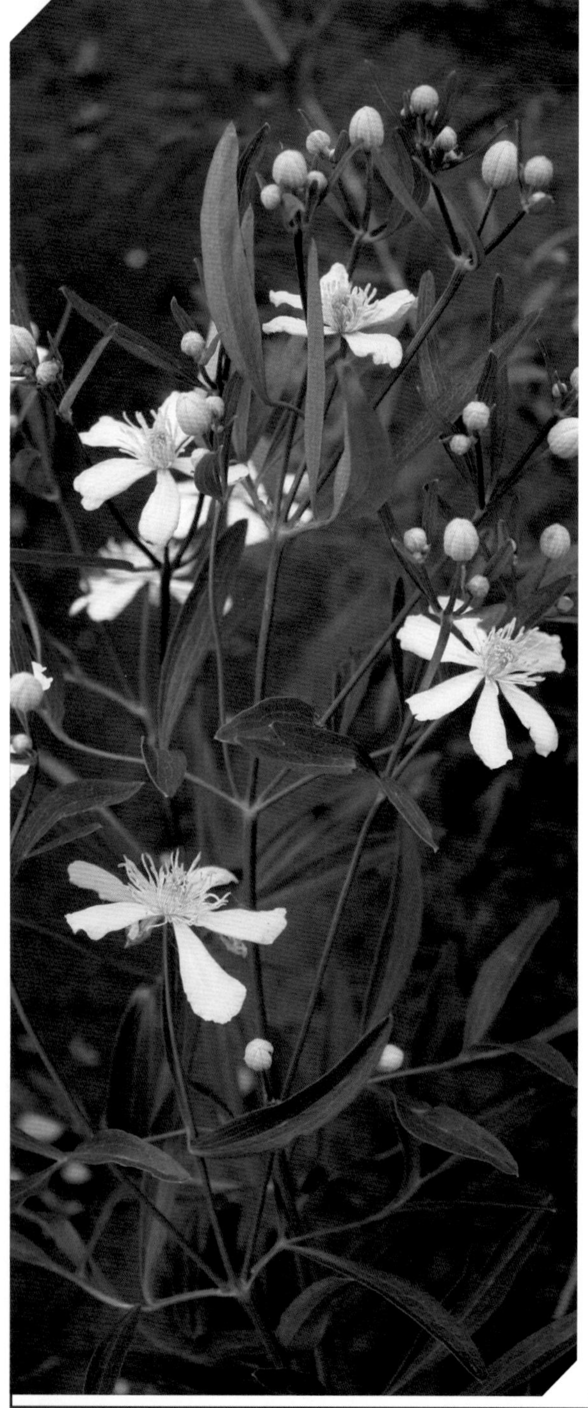

【形态特征】直立草本，高 30 ～ 100cm。茎圆柱形，有纵沟，疏生柔毛，后变无毛。叶对生，叶柄长 0.5 ～ 3.5cm；叶片近革质，绿色，干后变黑色，一至二回羽状深裂，裂片线状披针形、长椭圆状披针形、椭圆形或线形，长 1.5 ～ 10cm，宽 0.1 ～ 2cm，先端锐尖或凸尖，有时钝，全缘，两面或沿叶脉疏被长柔毛或近无毛，网脉凸起。聚伞花序顶生或腋生，通常具 3 花，有时为单花，花梗有柔毛；苞片线形；花两性，直径 2.5 ～ 15cm；萼片 4 ～ 8，通常 6，长椭圆形或狭倒卵形，长 1 ～ 2.5cm，宽 0.3 ～ 1cm，

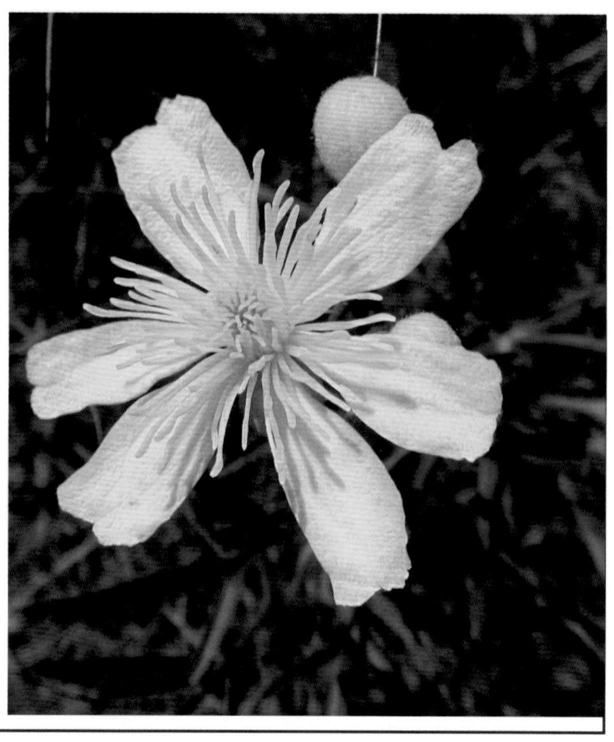

白色，开展，外面密生白色绵毛，花蕾时像棉花球，内面无毛；花瓣无；雄蕊多数，花丝细长，长约9mm，无毛，花药线形；心皮多数，被白色柔毛。瘦果倒卵形，扁平，长约4mm，密生柔毛，宿存花柱羽毛状，长1.5～3cm。花期6～8月，果期7～9月。

【生境分布】生于典型草原、森林草原及山地草原带的草原及灌丛群落中，为草原杂类草层片的常见种。生长于固定沙丘或山坡林缘、林下。分布于呼伦贝尔鄂温克族自治旗、新巴尔虎左旗、陈巴尔虎旗、牙克石市、额尔古纳市、鄂伦春自治旗等地。

【药用部位】①蒙医：全草。②中医：干燥根和根茎。

【采收加工】秋季采挖，除去泥沙，晒干。

【药材性状】本品根茎呈柱状，长1.5～10cm，直径0.3～1.5cm；表面淡棕黄色；先端残留茎基；质较坚韧，断面纤维性；下侧着生多数细根。根呈细长圆柱形，稍弯曲，长7～15cm，直径0.1～0.3cm；表面黑褐色，有细纵纹，有的皮部脱落，露出黄白色木部；质硬脆，易折断，断面皮部较广，木部淡黄色，略呈方形，皮部与木部间常有裂隙。气微，味淡。

【性味归经】①蒙医：味辛、微甘，性热；有毒。效轻、锐、燥、糙。②中医：味辛、咸，性温。归膀胱经。

【功能主治】①蒙医：调温，破痞，燥“协日乌素”，止腐，消肿，止泻。用于胃痞、大肠痞、石痞等寒性痞症，消化不良，寒性“协日乌素”病，乌雅曼病，黄水疮，疮痈，水肿，寒泻。②中医：祛风湿，通经络。用于风湿痹痛、肢体麻木、筋脉拘挛、屈伸不利。

【用法用量】①蒙医：多配方用。②中医：6～10g。

【贮藏方法】置干燥处。

【注意事项】孕妇慎用。

棉团铁线莲标本图

棉团铁线莲药材图

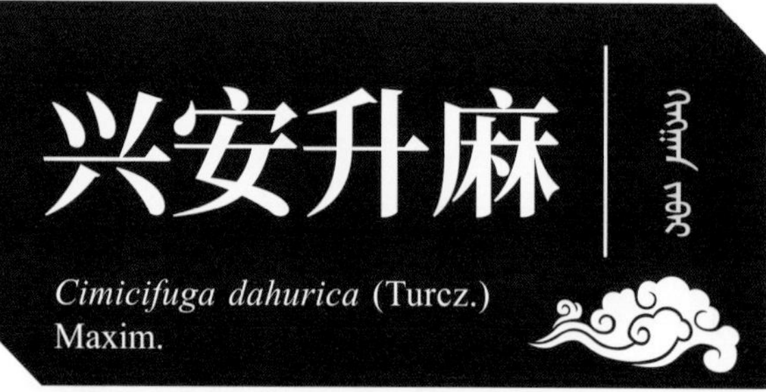

兴安升麻

Cimicifuga dahurica (Turcz.) Maxim.

科　名	毛茛科
别　名	窟窿牙根、苦龙芽菜、地芽龙
药材名	升麻
蒙药名	布力叶-乌布斯
采集地	阿荣旗库伦沟
标本编号	150721 201406 120LY

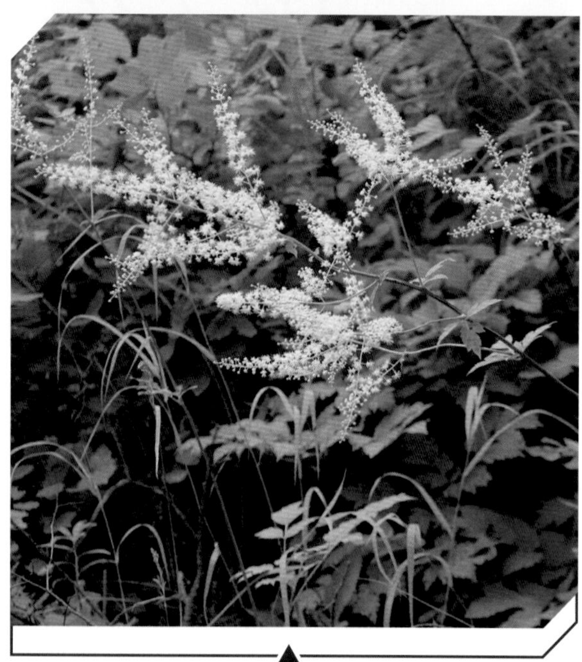

【形态特征】多年生草本，高达 1m。根茎粗壮，多弯曲，表面黑色，有许多下陷、圆洞状的老茎残基。茎直立，无毛或微被毛。下部茎生叶为二至三回三出复叶，叶柄长达 17cm；顶生小叶宽菱形，长 5～10cm，宽 3.5～9cm，3 深裂，基部微心形或圆形，边缘有不规则锯齿；侧生小叶长椭圆状卵形，稍斜，边缘有不规则锯齿，上表面无毛，下表面沿脉被疏柔毛；茎上部叶似下部叶，但较小，具短柄。复总状花序；花单性，雌雄异株，雄株花序大，长达 30cm，分枝 7～20，雌株花序稍小，分枝少；花序轴和花

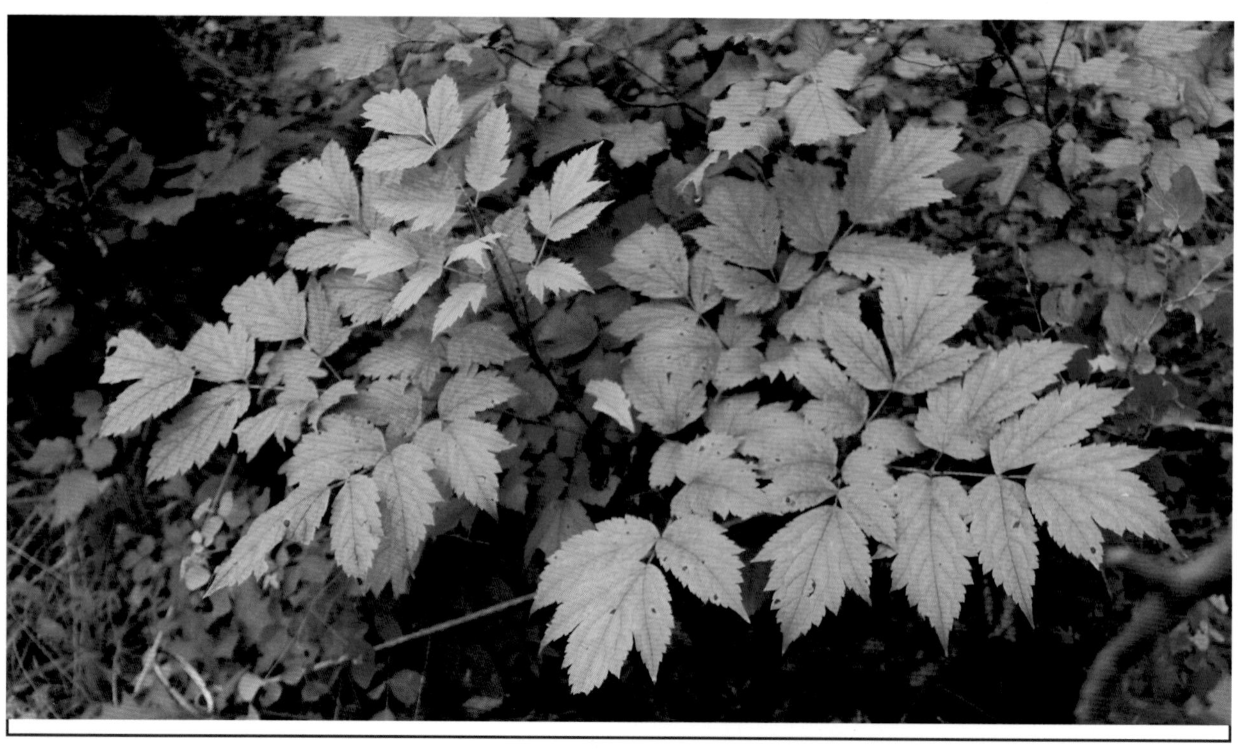

梗被灰色腺毛和短柔毛；苞片钻形；萼片5，花瓣状，白色，宽椭圆形或宽倒卵形，长3～3.5mm，早落；花瓣无，退化雄蕊叉状2深裂，先端各有1空花药；雄蕊多数，花丝丝状，长4～5mm，花药长约1mm；心皮4～7，疏被灰色柔毛或近无毛，无柄或具短柄。蓇葖果，长7～8mm，宽约4mm，先端有贴伏的白色柔毛，果柄长1～2mm；种子椭圆形，长约3mm，褐色，四周有膜质鳞翅，中央有横鳞翅。花期7～8月，果期8～9月。

【生境分布】生于山地林下、灌丛或草甸中。分布于呼伦贝尔鄂温克族自治旗、额尔古纳市、牙克石市等地。

【药用部位】干燥根茎。

【采收加工】秋季采挖，除去泥沙，晒至须根干时，燎去或除去须根，晒干。

【药材性状】本品为不规则的长块状，多分枝，呈结节状，长10～20cm，直径2～4cm。表面黑褐色或棕褐色，粗糙不平，有坚硬的细须根残留，上面有数个圆形空洞的茎基痕，洞内壁显网状沟纹；下面凹凸不平，具须根痕。体轻，质坚硬，不易折断，断面不平坦，有裂隙，纤维性，黄绿色或淡黄白色。气微，味微苦而涩。

【性味归经】味辛、微甘，性微寒。归肺、脾、胃、大肠经。

【功能主治】①蒙医：清热解毒，通脉，透疹，燥脓，愈伤。用于感冒、麻疹、咽喉肿痛、口疮口糜、胃下垂、子宫脱垂。②中医：发表透疹，清热解毒，升举阳气。用于风热头痛、齿痛、口疮、咽喉肿痛、麻疹不透、阳毒发斑、脱肛、子宫脱垂。

【用法用量】①蒙医：1.5～4.5g，煎汤服或研末冲服。②中医：3～10g。

【贮藏方法】置通风干燥处。

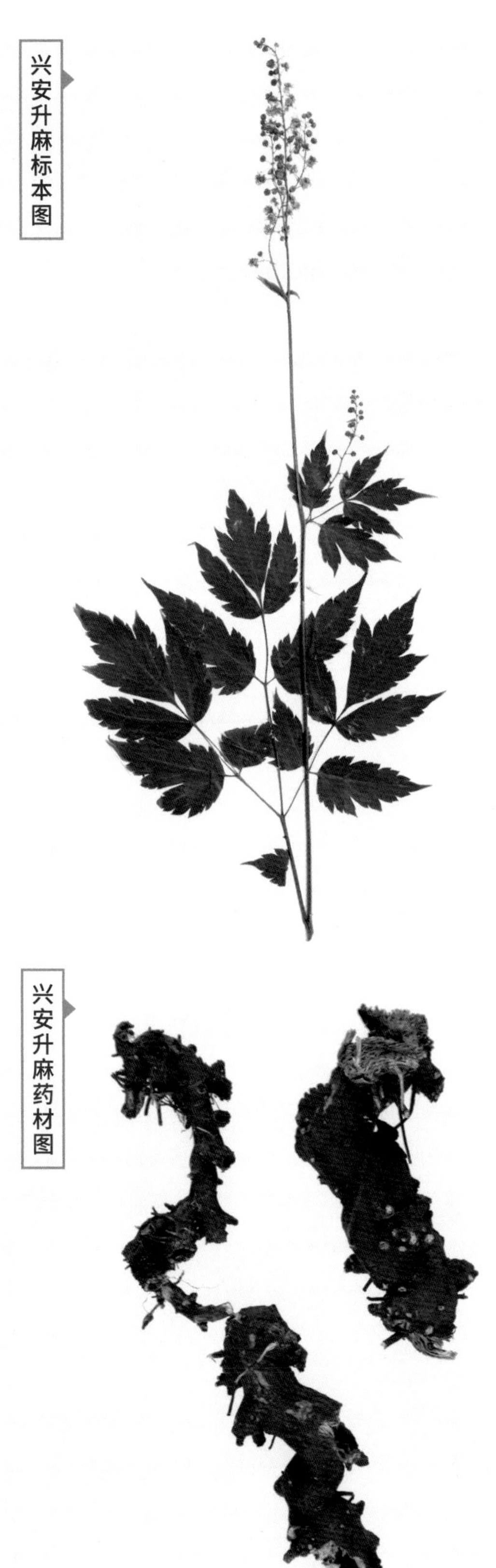
兴安升麻标本图

兴安升麻药材图

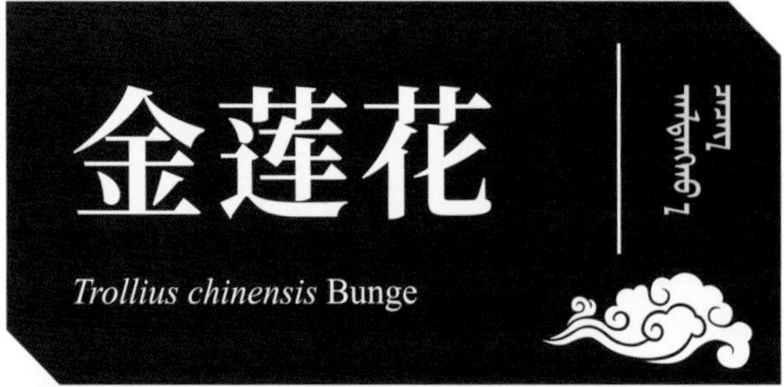

金莲花

Trollius chinensis Bunge

科　名	毛茛科
别　名	旱地莲、金芙蓉、旱荷
药材名	金莲花
蒙药名	阿拉坦花-其其格（莫德格色日臣）
采集地	新巴尔虎左旗罕达盖苏木巴音布日德嘎查
标本编号	150726 201302 165LY

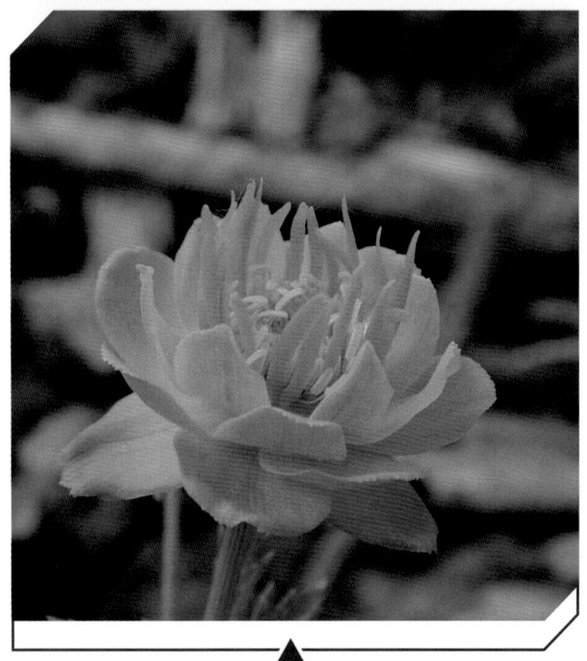

【形态特征】多年生草本，全株无毛。茎高 60 ～ 100cm，疏生 3 ～ 4 叶。基生叶 2 ～ 3，长 15 ～ 35cm，有长柄；叶片五角形，长 4.5 ～ 6.5cm，宽 8.5 ～ 12.5cm，基部心形，3 全裂，全裂片分开，中央全裂片菱形，先端急尖，3 裂近中部或稍超过中部，边缘有小裂片及三角形小锯齿，侧全裂片斜扇形，不等 2 深裂近基部；茎生叶与基生叶相似，上部较小，变无柄。花单独顶生或 2 ～ 3 组成稀疏的聚伞花序；花直径 3.2 ～ 4.8cm；苞片无柄，3 裂，萼片 5 ～ 8，黄色，外层的椭圆状卵形，其他的倒卵形、椭圆

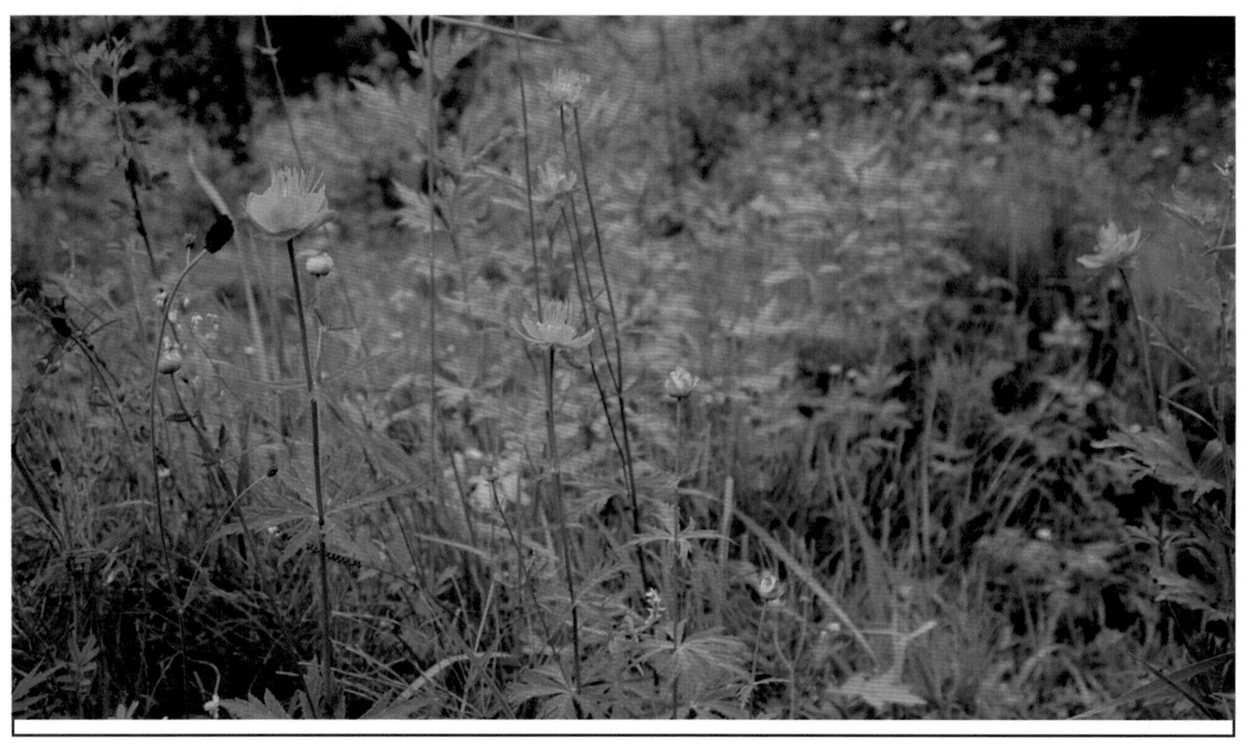

形，有时狭椭圆形，先端圆形，生少数不明显的小齿，长 1.2 ～ 2.8cm，宽 1 ～ 1.5cm；花瓣 10 ～ 22，长度超过雄蕊，但比萼片短，线形，先端变狭，长 1.3 ～ 1.6cm，宽约 1mm；雄蕊长达 9mm，花药长约 3.5mm；心皮 20 ～ 28。蓇葖果，长约 7mm，喙长约 1mm。花期 6 ～ 7 月，果期 8 ～ 9 月。

【生境分布】生于河滩草甸、沟谷湿草甸及林缘草甸。分布于呼伦贝尔鄂温克族自治旗、额尔古纳市、根河市、鄂伦春自治旗、牙克石市等地。

【药用部位】干燥花。

【采收加工】夏季花盛开时采收，晾干。

【药材性状】本品呈不规则团状，皱缩，直径 1 ～ 2.5cm，金黄色或棕黄色；萼片花瓣状，通常 5 ～ 8，卵圆形或倒卵形，长 1.8 ～ 2.8cm，宽 1 ～ 1.5cm；花瓣多数，条形，长 1.4 ～ 1.6cm，宽 0.1cm，先端渐尖，近基部有蜜槽；雄蕊多数，长达 0.9cm，淡黄色；雌蕊多数，具短喙，棕黑色。体轻，疏松。气芳香，味微苦。

【性味归经】①蒙医：味苦，性寒。效钝、轻。②中医：味苦，性寒。

【功能主治】蒙医：愈伤，燥脓，止腐，止血，清热，解毒。用于金伤、外伤感染、血“协日”性眼患、咽喉热。

【用法用量】①蒙医：多与其他药配伍入丸、散剂。②中医：3 ～ 6g，水煎服。外用适量，煎汤含漱。

【贮藏方法】置干燥处。

【附　　注】呼伦贝尔地区金莲花属植物有 2 种，均可作“金莲花”入药，区别如下。

1. 蜜叶与萼叶近等长；果喙长约 1mm。…………………………………………………… 金莲花 *Trollius chinensis* Bunge

1. 蜜叶比萼片短；果喙长 1 ～ 1.5mm。…………………………………………………… 短瓣金莲花 *Trollius ledebouri* Reichb.

金莲花标本图

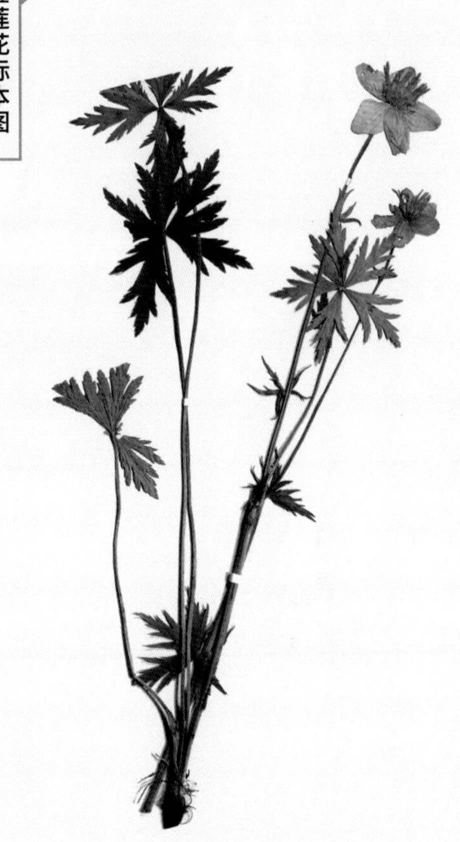

金莲花药材图

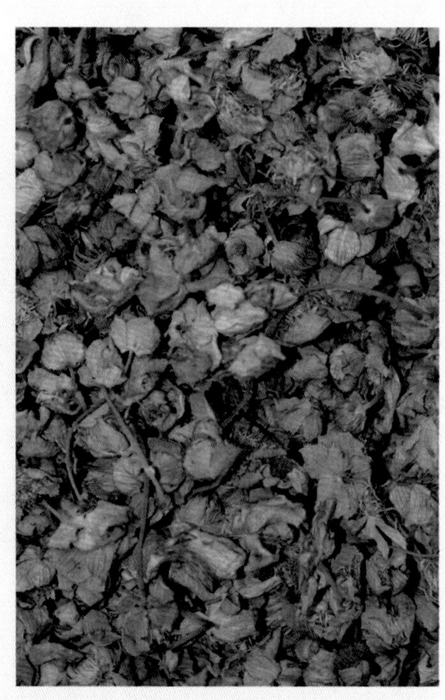

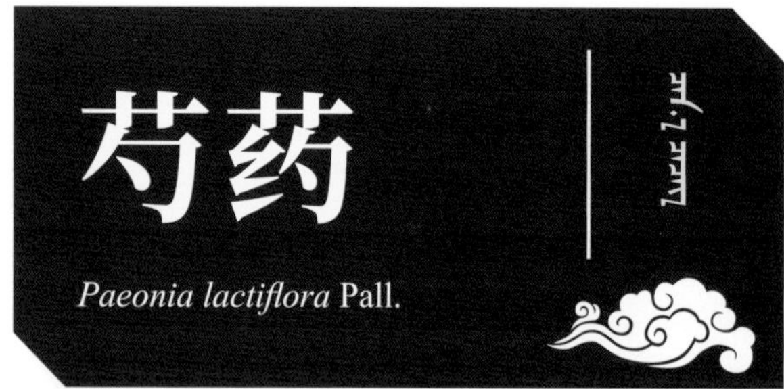

芍药

Paeonia lactiflora Pall.

科　名	毛茛科
别　名	将离、余容、没骨花
药材名	白芍、赤芍
蒙药名	查那-其其格（萨巴德）
采集地	新巴尔虎左旗罕达盖苏木
标本编号	150726 130802 010LY

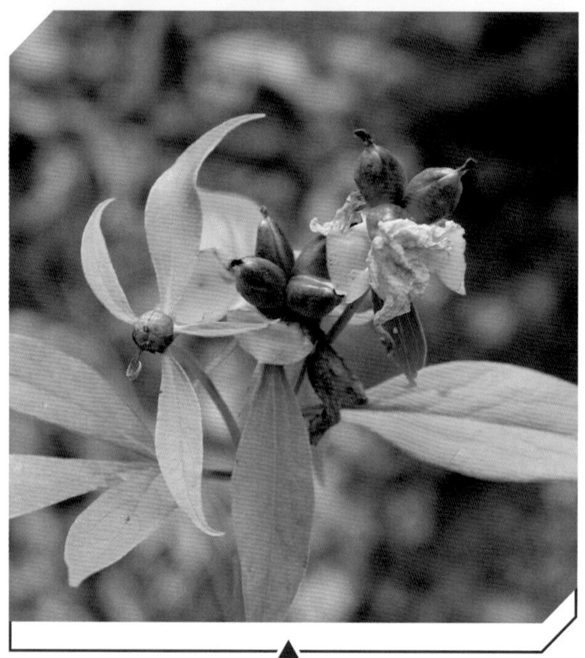

【形态特征】多年生草本，高 40 ～ 70cm，无毛。根肥大，纺锤形或圆柱形，黑褐色。茎直立，上部分枝，基部有数枚鞘状膜质鳞叶。叶互生，叶柄长达 9cm，位于茎顶部者叶柄较短；茎下部叶为二回三出复叶，上部叶为三出复叶；小叶狭卵形、披针形或椭圆形，长 7.5 ～ 12cm，宽 2 ～ 4cm，先端渐尖，基部楔形或偏斜，边缘具白色的软骨质细齿，两面无毛，下面沿叶脉疏生短柔毛，近革质。花两性，顶生并腋生，直径 7 ～ 12cm；苞片 4 ～ 5，披针形，大小不等；萼片 4，宽卵形或近圆形，直径 1 ～ 1.5cm，宽 1 ～

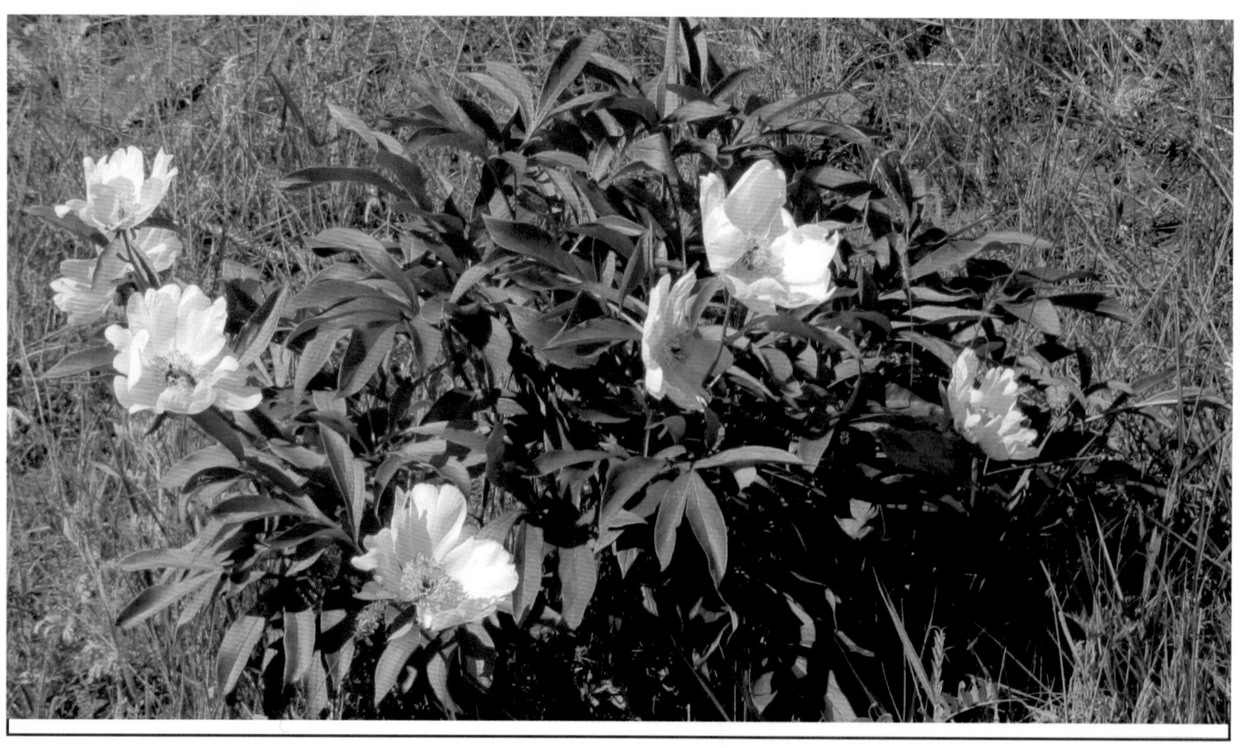

1.7cm，绿色，宿存；花瓣 9 ～ 13，倒卵形，长 3.5 ～ 6cm，宽 1.5 ～ 4.5cm，白色，有时基部具深紫色或粉红色斑块，栽培品花瓣各色并具重瓣；雄蕊多数，花丝长 7 ～ 12mm，花药黄色；花盘浅杯状，包裹心皮基部，先端裂片钝圆；心皮 2 ～ 5，离生，无毛。蓇葖果卵形或卵圆形，长 2.5 ～ 3cm，直径 1.2 ～ 1.5cm，先端具喙。花期 5 ～ 7 月，果期 7 ～ 8 月。

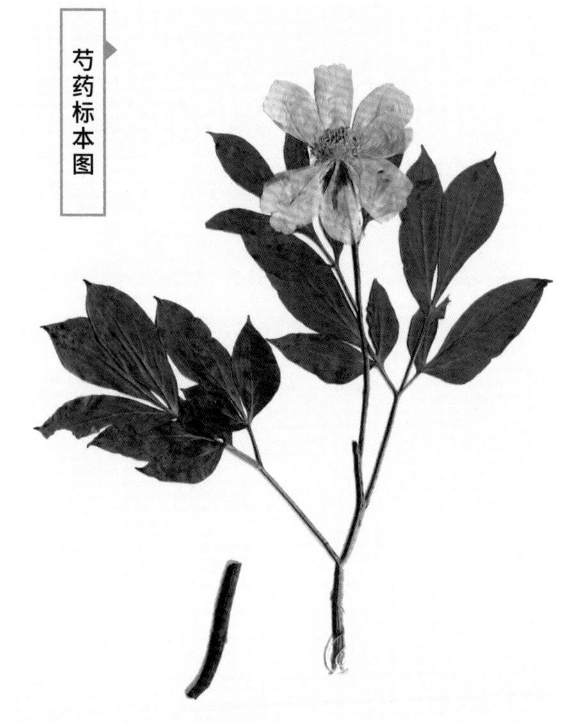

芍药标本图

【生境分布】生于山地和石质丘陵的灌丛、林缘、山地草甸及草甸草原群落中。分布于呼伦贝尔鄂温克族自治旗、新巴尔虎左旗、阿荣旗、额尔古纳市、根河市、牙克石市、扎兰屯市、陈巴尔虎旗、海拉尔区等地。

【药用部位】干燥根。

【采收加工】春、秋季采挖，除去根茎、须根及泥沙，晒干。

【药材性状】本品呈圆柱形，稍弯曲，长 5 ～ 40cm，直径 0.5 ～ 3cm。表面棕褐色，粗糙，有纵沟和皱纹，并有须根痕和横长的皮孔样凸起，有的外皮易脱落。质硬而脆，易折断，断面粉白色或粉红色，皮部窄，木部放射状纹理明显，有的有裂隙。气微香，味微苦、酸涩。

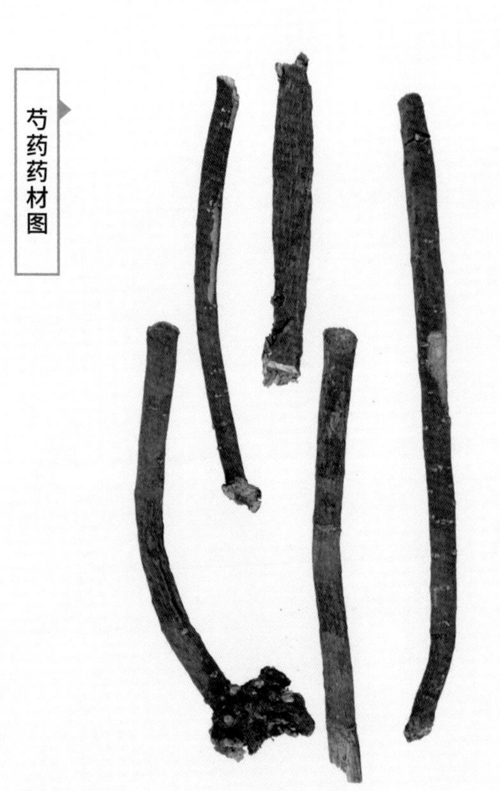

芍药药材图

【性味归经】①蒙医：味苦，性凉。②中医：味苦、酸，性微寒。归肝、脾经。

【功能主治】①蒙医：清血热，祛瘀血，止痛。用于瘀血性疼痛、闭经、月经不调、子宫痞、关节肿胀。②中医：清热凉血，散瘀止痛。用于热入营血、温毒发斑、吐血衄血、目赤肿痛、肝郁胁痛、经闭痛经、癥瘕腹痛、跌仆损伤、痈肿疮疡。

【用法用量】①蒙医：3 ～ 5g，研末冲服，或入丸、散剂。②中医：6 ～ 12g。

【贮藏方法】置通风干燥处。

【注意事项】不宜与藜芦同用。

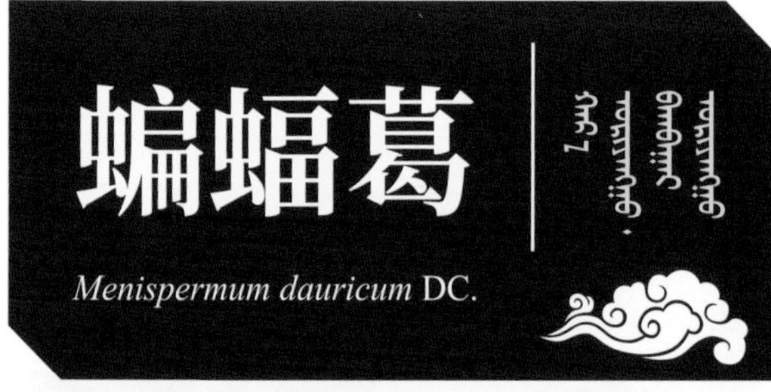

蝙蝠葛

Menispermum dauricum DC.

科名	防己科
别名	山豆根、苦豆根、黄条香
药材名	北豆根
蒙药名	哈日-敖日秧古
采集地	阿荣旗得力其尔林场
标本编号	150721 150709 186LY

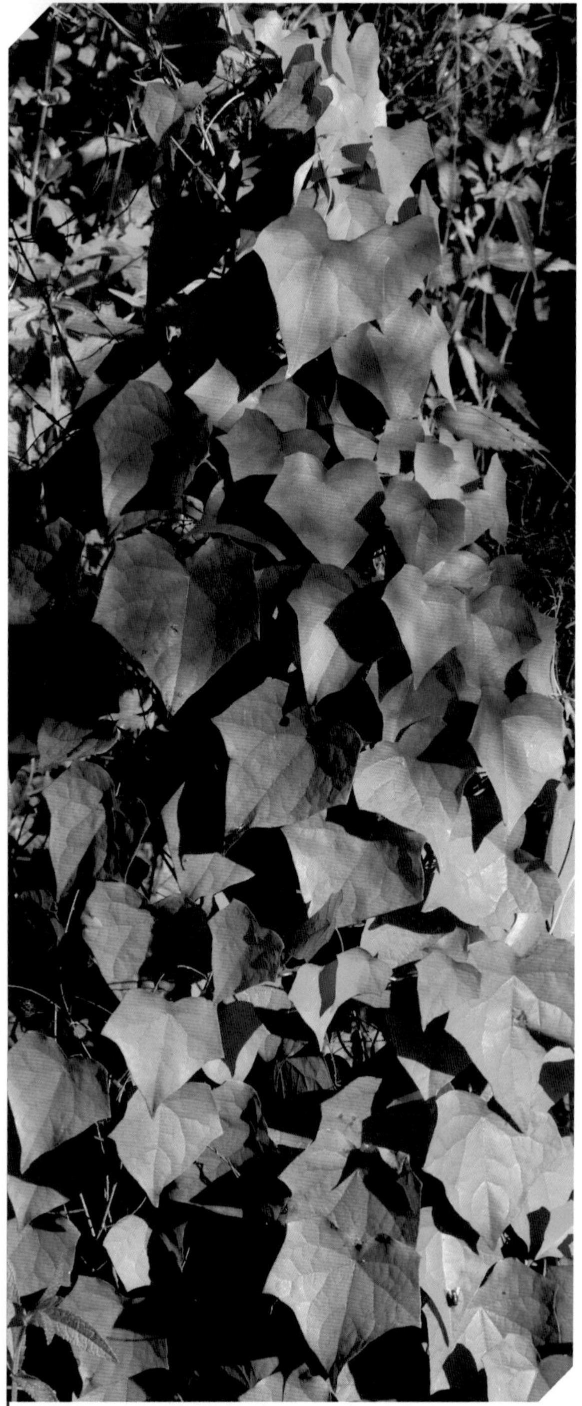

【形态特征】草质、落叶藤本。根茎褐色，垂直生。茎自位于近顶部的侧芽生出，一年生茎纤细，有条纹，无毛。叶纸质或近膜质，通常为心状扁圆形，长和宽均为 3 ～ 12cm，边缘有 3 ～ 9 角或 3 ～ 9 裂，很少近全缘，基部心形至近平截，两面无毛，下面有白粉；掌状脉 9 ～ 12，其中向基部伸展的 3 ～ 5 脉很纤细，均在背面凸起；叶柄长 3 ～ 10cm 或稍长，有条纹。圆锥花序单生或有时双生，有细长的总梗，有花数朵至 20 余朵，花梗纤细，长 5 ～ 10mm；雄花萼片 4 ～ 8，膜质，绿黄色，倒披针形至倒卵状椭圆

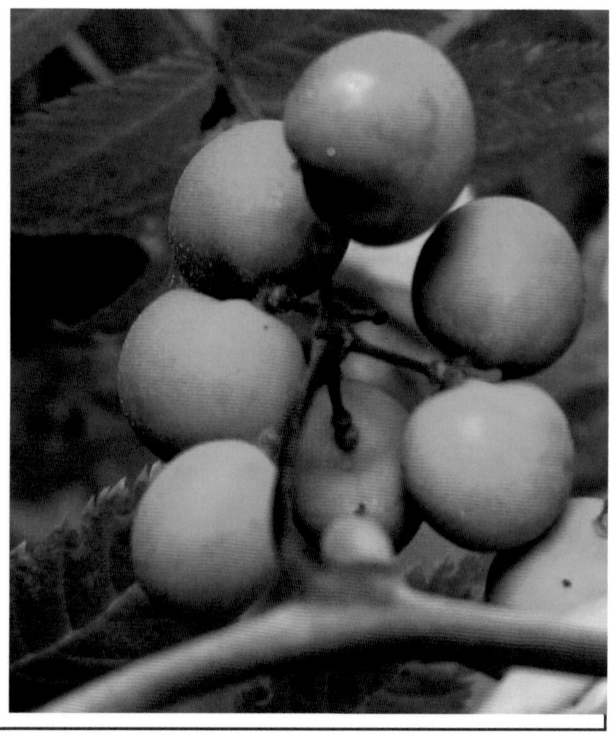

形，长 1.4 ～ 3.5mm，自外向内渐大，花瓣 6 ～ 8 或多至 9 ～ 12，肉质，凹成兜状，有短爪，长 1.5 ～ 2.5mm；雄蕊通常 12，有时稍多或较少，长 1.5 ～ 3mm；雌花具退化雄蕊 6 ～ 12，长约 1mm，雌蕊群具长 0.5 ～ 1mm 的柄。核果紫黑色；果核宽约 10mm，高约 8mm，基部弯缺深约 3mm。花期 6 月，果期 8 ～ 9 月。

【生境分布】生于山地林缘、灌丛、沟谷。分布于呼伦贝尔阿荣旗、鄂温克族自治旗、海拉尔区、扎兰屯市、牙克石市、鄂伦春自治旗等地。

【药用部位】干燥根茎。

【采收加工】春、秋季采挖，除去须根及泥沙，干燥。

【药材性状】本品呈细长圆柱形，弯曲，有分枝，长可达 50cm，直径 0.3 ～ 0.8cm。表面黄棕色至暗棕色，多有弯曲的细根，并可见凸起的根痕和纵皱纹，外皮易剥落。质韧，不易折断，断面不整齐，纤维细，木部淡黄色，呈放射状排列，中心有髓。气微，味苦。

【性味归经】①蒙医：味苦，性凉。效钝、柔、稀。②中医：味苦，性寒；有小毒。归肺、胃、大肠经。

【功能主治】①蒙医：清热，清“协日”，止渴，祛“协日乌素”。用于骨热、恶心、丹毒、口渴、皮肤病、热性“协日乌素”、血热、“协日”热。②中医：清热解毒，祛风止痛。用于咽喉肿痛、热毒泻痢、风湿痹痛。

【用法用量】①蒙医：多配方用。②中医：3 ～ 9g。

【贮藏方法】置干燥处。

蝙蝠葛标本图

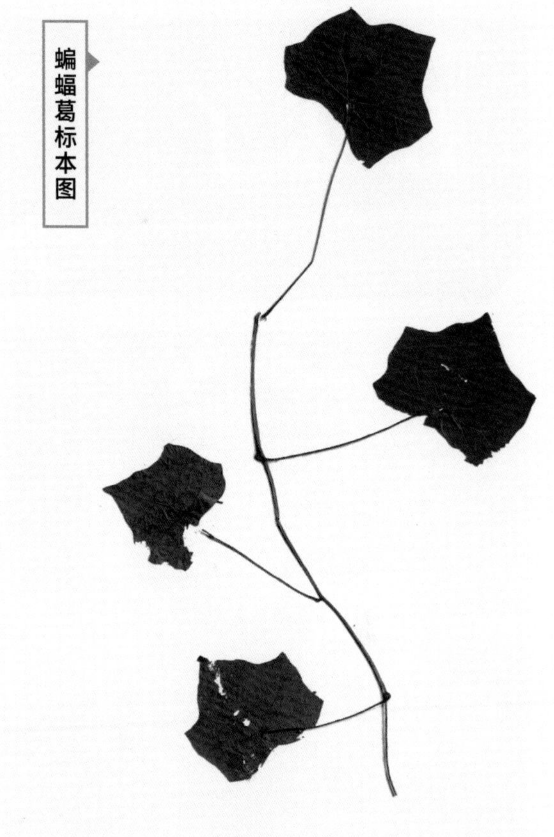

蝙蝠葛药材图

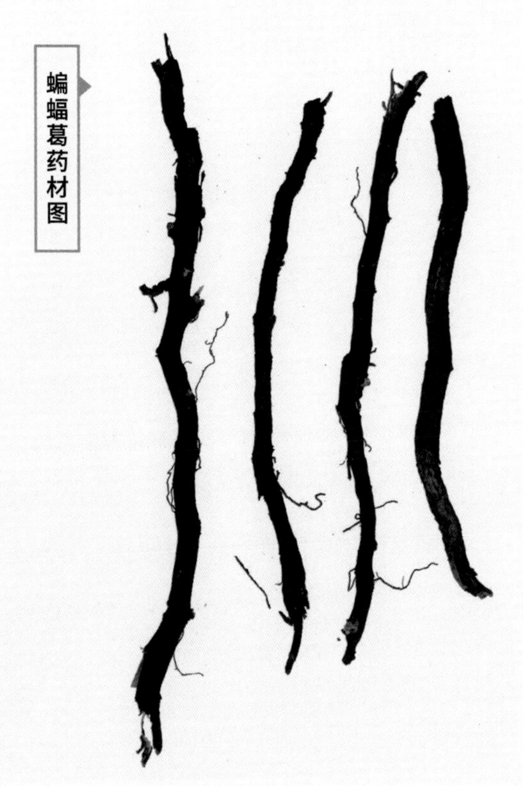

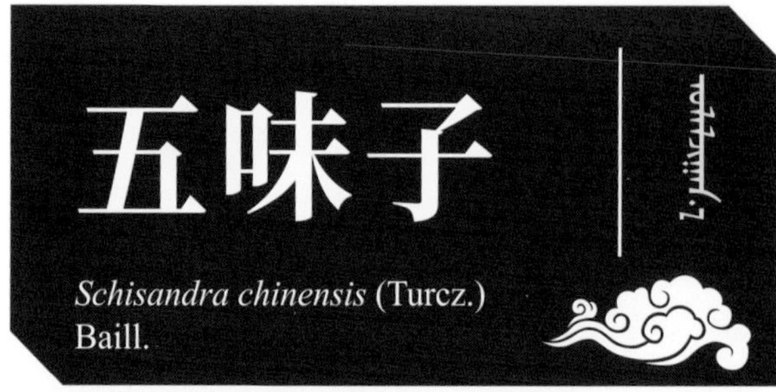

五味子

Schisandra chinensis (Turcz.) Baill.

科　名	五味子科
别　名	山花椒、五梅子、辽五味子
药材名	北五味子
蒙药名	乌拉乐吉甘
采集地	阿荣旗得力其尔林场
标本编号	150721 150709 180LY

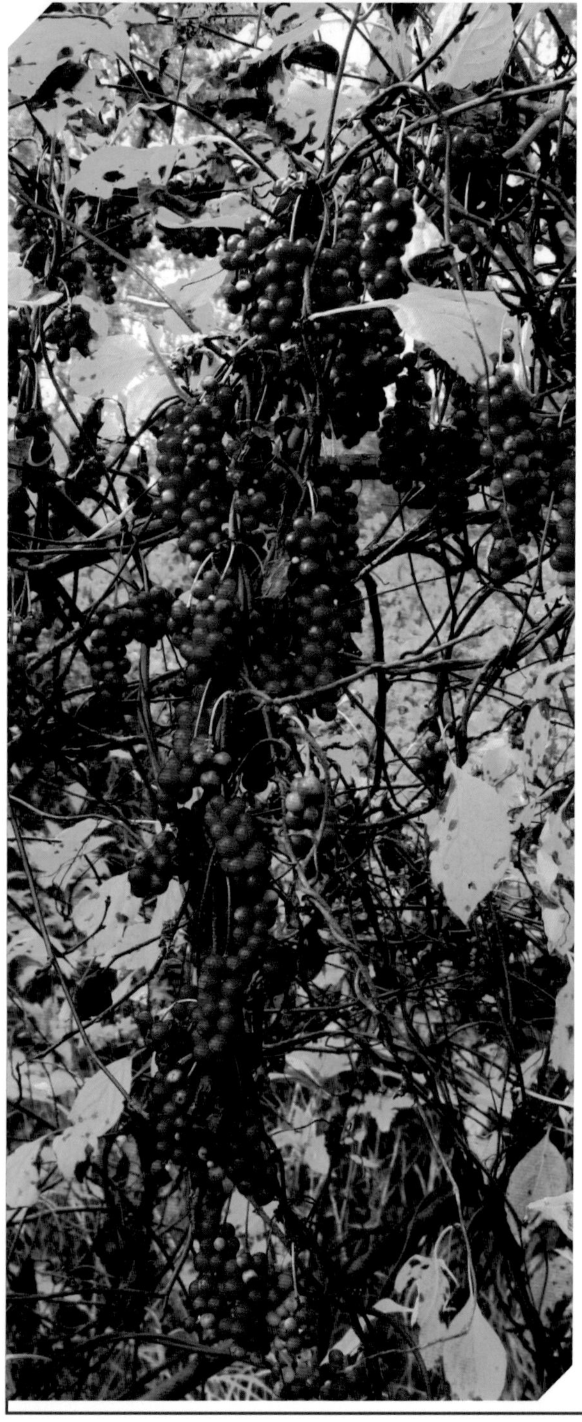

【形态特征】落叶木质藤本。幼枝红褐色，老枝灰褐色，稍有棱角。叶柄长 2～4.5cm；叶互生，膜质；叶片倒卵形或卵状椭圆形，长 5～10cm，宽 3～5cm，先端急尖或渐尖，基部楔形，边缘有腺状细齿，上面光滑无毛，下面叶脉上幼时有短柔毛。花多为单性，雌雄异株，稀同株，花单生或丛生于叶腋，乳白色或粉红色，花被 6～7；雄蕊通常 5，花药聚生于圆柱状花托的先端，药室外侧向开裂；雌蕊群椭圆形，离生心皮 17～40，花后花托渐伸长为穗状，长 3～10cm。小浆果球形，成熟时红色；种子 1～2，

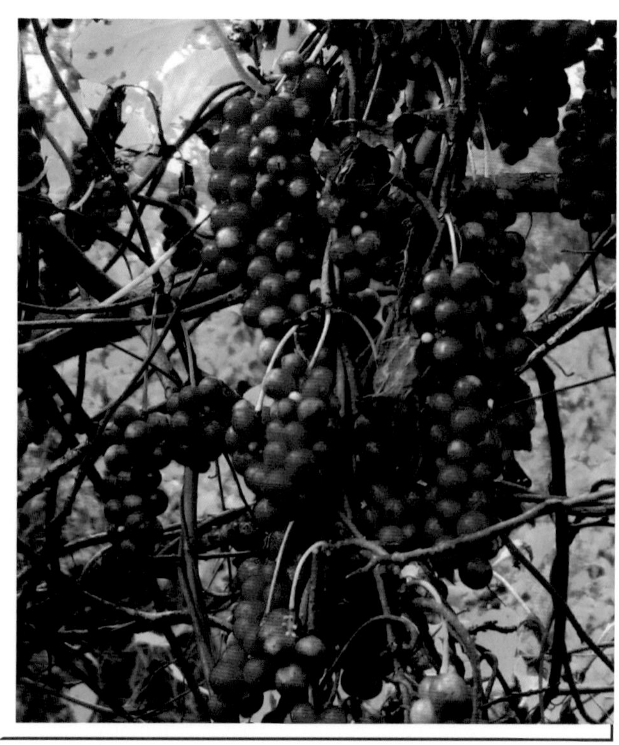

肾形，淡褐色，有光泽。花期 6 ～ 7 月，果期 8 ～ 9 月。

【生境分布】生于阴湿的山沟、灌丛或林下。分布于呼伦贝尔阿荣旗、鄂伦春自治旗。

【药用部位】干燥成熟果实。

【采收加工】秋季果实成熟时采摘，晒干或蒸后晒干，除去果梗和杂质。

【药材性状】本品呈不规则的球形或扁球形，直径 5 ～ 8mm。表面红色、紫红色或暗红色，皱缩，显油润；有的表面呈黑红色或出现“白霜”。果肉柔软，种子 1 ～ 2，肾形，表面棕黄色，有光泽，种皮薄而脆。果肉气微，味酸；种子破碎后，有香气，味辛、微苦。

【性味归经】①蒙医：味甘、酸，性平。效糙、燥、轻、固。②中医：味酸、甘，性温。归肺、心、肾经。

【功能主治】①蒙医：止泻，开胃，止呕，平喘。用于寒热腹泻、久泻、胃寒呕吐、肺虚喘咳。②中医：收敛固涩，益气生津，补肾宁心。用于久嗽虚喘、梦遗滑精、遗尿尿频、久泻不止、自汗盗汗、津伤口渴、内热消渴、心悸失眠。

【用法用量】①蒙医：多配方用。②中医：2 ～ 6g。

【贮藏方法】置通风干燥处，防霉。

五味子标本图

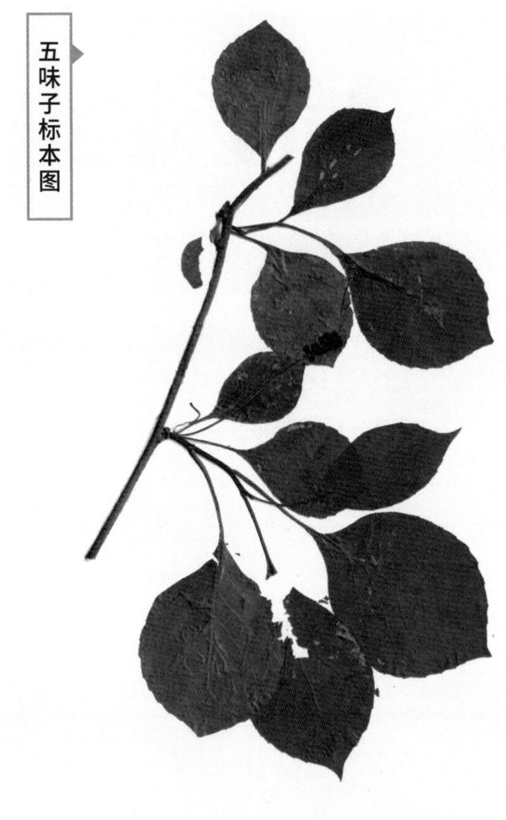

五味子药材图

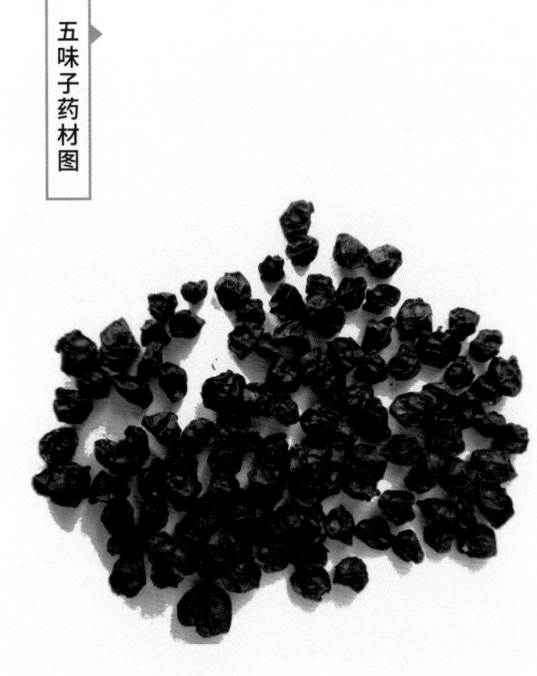

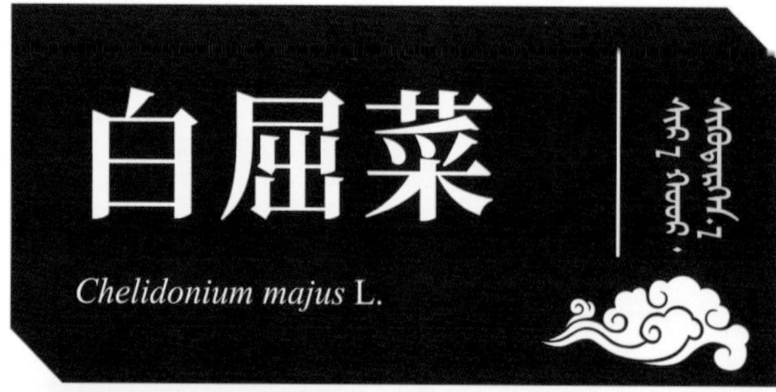

白屈菜

Chelidonium majus L.

科　名	罂粟科
别　名	小黄连、山黄连、断肠草
药材名	白屈菜
蒙药名	希古得日格纳
采集地	新巴尔虎左旗阿木古郎镇
标本编号	150726 130721 114LY

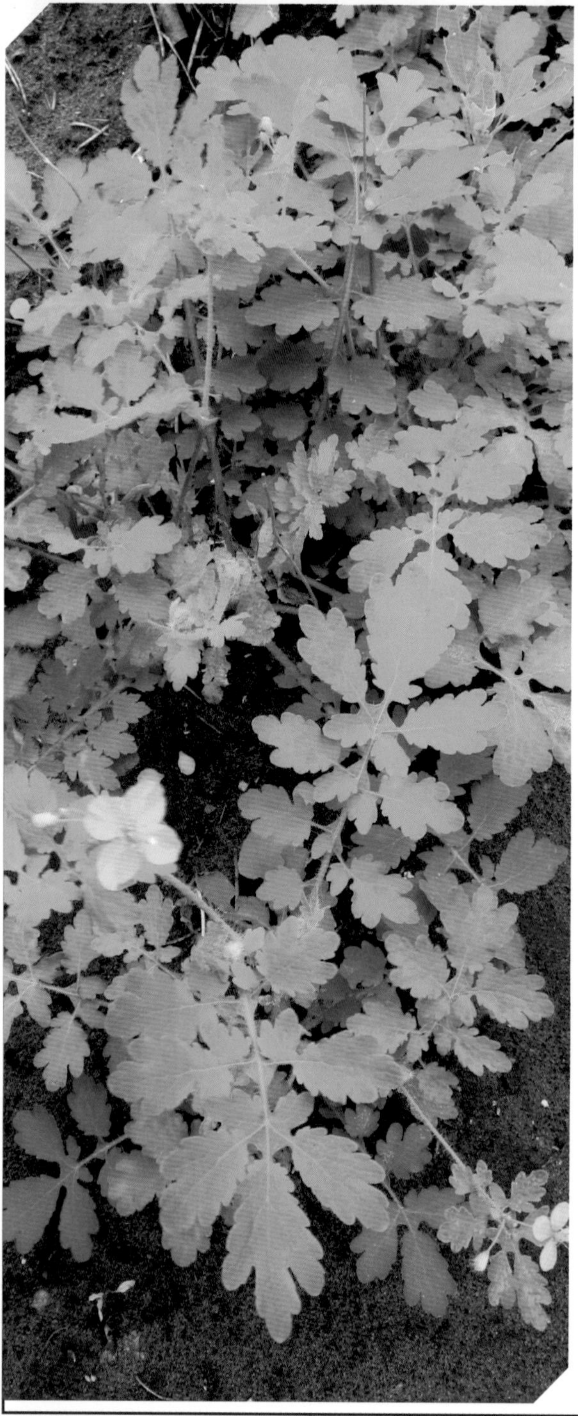

【形态特征】多年生草本，高 30 ～ 100cm，含橘黄色乳汁。主根粗壮，圆锥形，土黄色或暗褐色，密生须根。茎直立，多分枝，有白粉，具白色细长柔毛。叶互生，一至二回奇数羽状分裂；基生叶长 10 ～ 15cm，裂片 5 ～ 8 对，裂片先端钝，边缘具不整齐缺刻；茎生叶长 5 ～ 10cm，裂片 2 ～ 4 对，边缘具不整齐缺刻，上面近无毛，褐色，下面疏生柔毛，脉上更明显，绿白色。花数朵，排列成伞形聚伞花序，花梗长短不一，苞片小，卵形，长约 1.5mm；萼片 2，椭圆形，淡绿色，疏生柔毛，早落；花瓣 4，黄色，卵

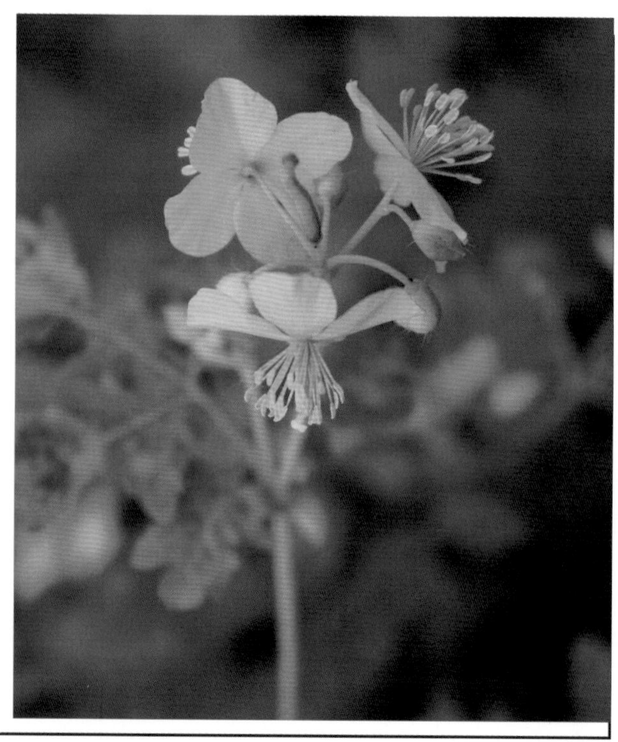

圆形或长卵状倒卵形，长0.8～1.6cm，宽0.7～1.4cm，两面光滑；雄蕊多数，分离；雌蕊细圆柱状，花柱短，柱头头状，2浅裂，密生乳头状突起。蒴果长角形，长2～4.5cm，直径约2mm，直立，灰绿色，成熟时由下向上2瓣裂；种子多数，细小，卵球形，褐色，有光泽。花期6～7月，果期8月。

【生境分布】生于山地林缘、林下、沟谷溪边。分布于呼伦贝尔牙克石市、额尔古纳市等地。

【药用部位】干燥全草。

【采收加工】夏、秋季采挖，除去泥沙，阴干或晒干。

【药材性状】本品根呈圆锥状，多有分枝，密生须根。茎干瘪中空，表面黄绿色或绿褐色，有的可见白粉。叶互生，多皱缩、破碎，完整者为一至二回羽状分裂，裂片近对生，先端钝，边缘具不整齐的缺刻；上表面黄绿色，下表面绿灰色，具白色柔毛，脉上尤多。花瓣4，卵圆形，黄色，雄蕊多数，雌蕊1。蒴果细圆柱形；种子多数，卵形，细小，黑色。气微，味微苦。

【性味归经】①蒙医：味微苦，性凉；有毒。②中医：味苦，性凉；有毒。归肺、胃经。

【功能主治】①蒙医：清热，解毒，燥胀，治伤。用于瘟疫热、结喉、发症、麻疹、刺痛、金伤。②中医：解痉止痛，止咳平喘。用于胃脘挛痛、咳嗽气喘、百日咳。

【用法用量】①蒙医：多配方用。②中医：9～18g。

【贮藏方法】置通风干燥处。

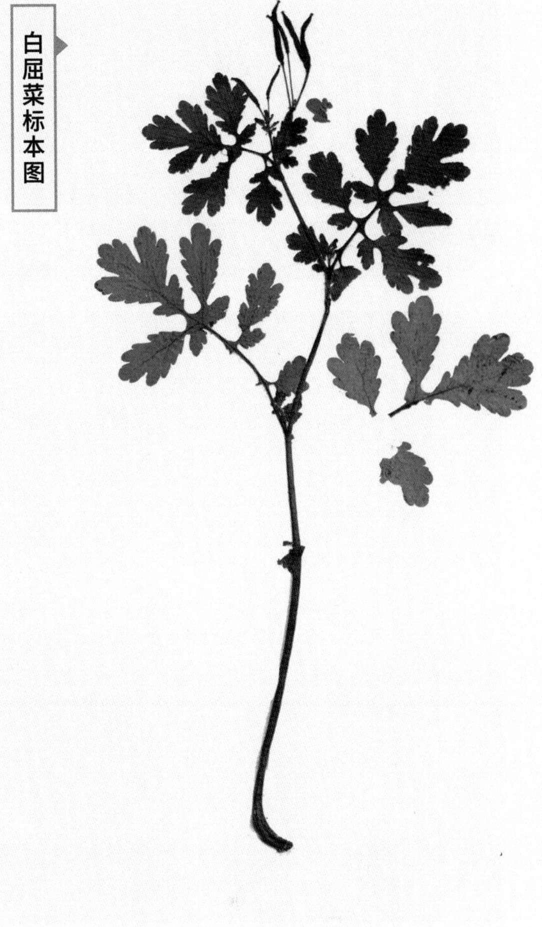

白屈菜标本图

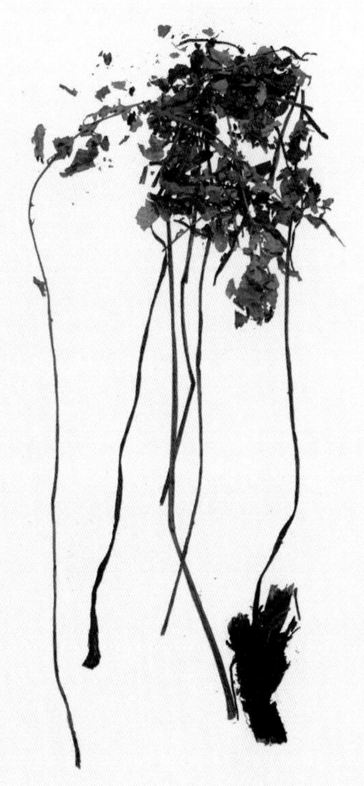

白屈菜药材图

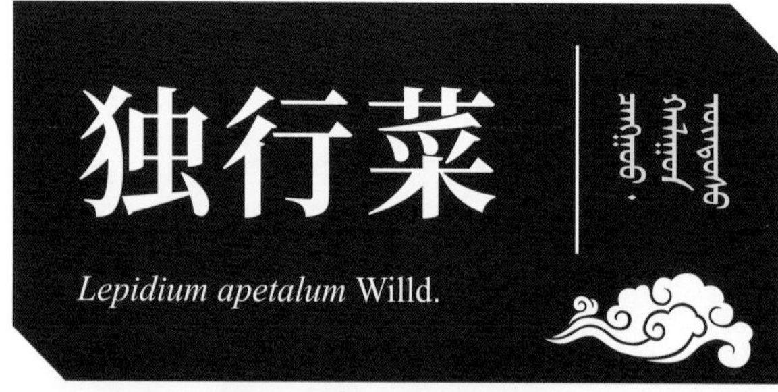

科　名	十字花科
别　名	腺茎独行菜、北葶苈子、昌古
药材名	葶苈子
蒙药名	汉毕勒
采集地	新巴尔虎左旗阿木古郎镇
标本编号	150721 130630 122LY

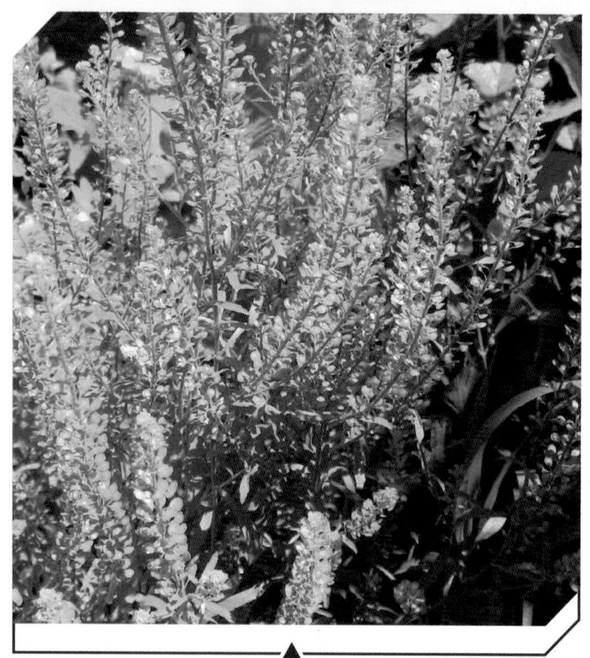

【形态特征】一年生或二年生草本，高5～30cm。茎直立或斜生，多分枝，被微小头状毛。基生叶莲座状，平铺于地面，羽状浅裂或深裂，叶片狭匙形，长2～4cm，宽0.5～1cm，叶柄长1～2cm；茎生叶狭披针形至条形，长1.5～3.5cm，宽0.1～0.4cm，有疏齿或全缘。总状花序顶生；花小，不明显；花梗丝状，长约1mm，被棒状毛；萼片舟状椭圆形，长5～7mm，无毛或被柔毛，具膜质边缘；花瓣极小，匙形，白色，长约0.3mm，有时退化成丝状或无花瓣；雄蕊2，稀4，位于子房两侧，伸出萼片外。短角

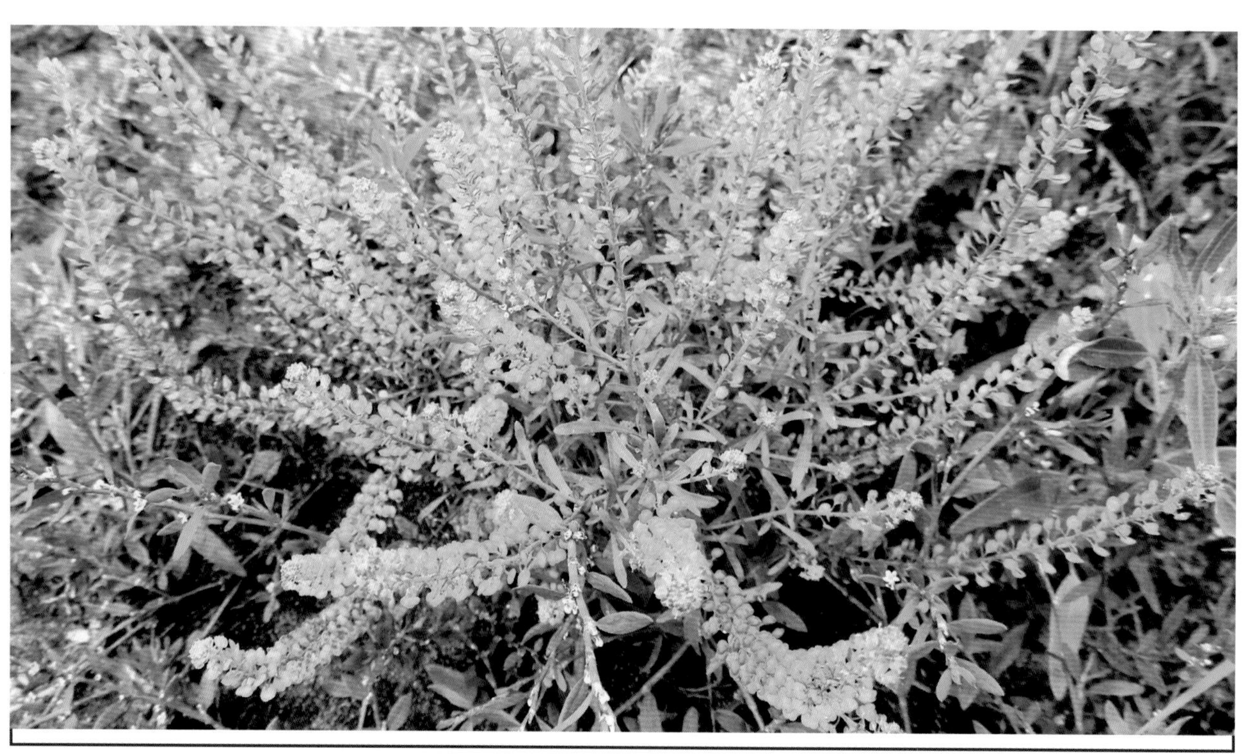

果扁平，近圆形，长约 3mm，无毛，先端凹，具 2 室，每室含种子 1；种子近椭圆形，长约 1mm，棕色，具细密的纵条纹。花果期 5 ～ 7 月。

【生境分布】生于村舍旁、路旁田间荒地、山地、沟谷。分布于呼伦贝尔各地。

【药用部位】干燥成熟种子。

【采收加工】夏季果实成熟时采割植株，晒干，搓出种子，除去杂质。

【药材性状】本品呈扁卵形，长 1 ～ 1.5mm，宽 0.5 ～ 1mm，一端钝圆，另一端尖而微凹，种脐位于凹入端。味微辛辣，黏性较强。

【性味归经】①蒙医：味辛、苦，性凉。效钝、稀、轻、糙。②中医：味辛、苦，性大寒。归肺、膀胱经。

【功能主治】①蒙医：清讧热，解毒，止咳，化痰，平喘。用于毒热、气血相讧、咳嗽气喘、血热、“协日”热。②中医：泻肺平喘，行水消肿。用于痰涎壅肺所致的喘咳痰多、胸胁胀满、不得平卧、胸腹水肿、小便不利。

【用法用量】①蒙医：多配方用。②中医：内服煎汤，3 ～ 10g，包煎。

【贮藏方法】置干燥处。

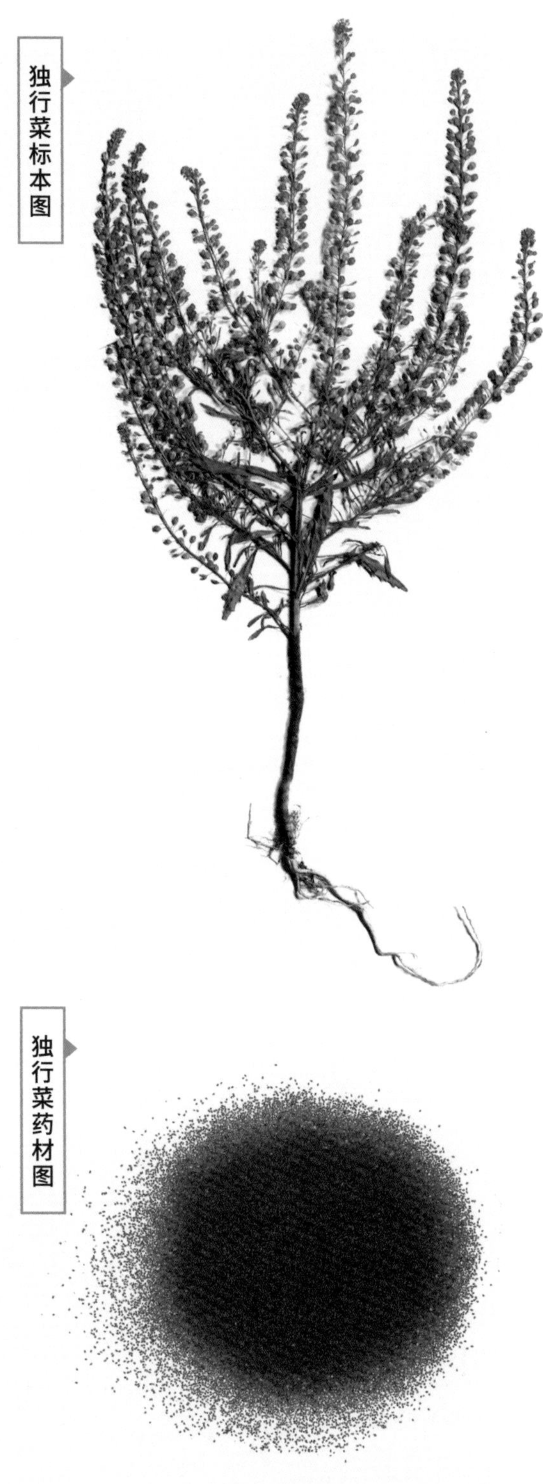

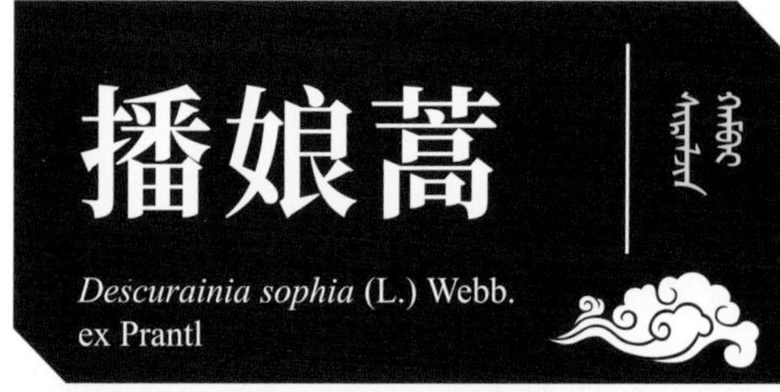

播娘蒿

Descurainia sophia (L.) Webb. ex Prantl

科　名	十字花科
别　名	大蒜芥、米米蒿、麦蒿
药材名	葶苈子
蒙药名	汉毕勒
采集地	新巴尔虎左旗嵯岗镇
标本编号	150726 130713 089LY

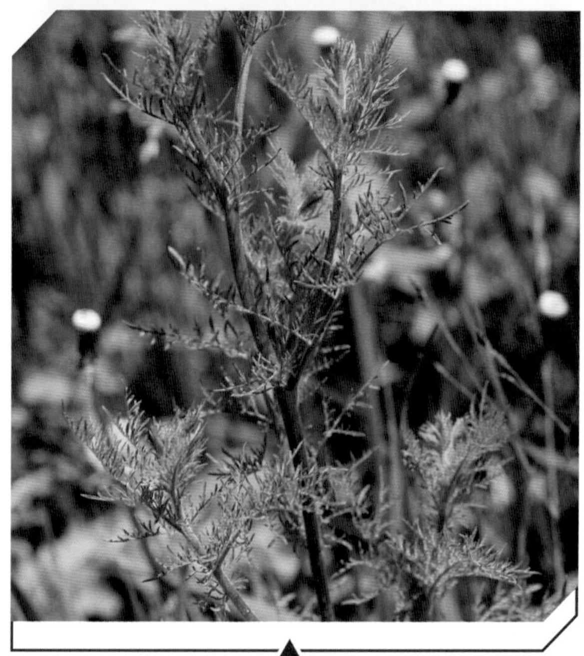

【形态特征】一年生或二年生草本，高 20 ～ 80cm，全株呈灰白色。茎直立，上部分枝，具纵棱槽，密被分枝状短柔毛。叶片长圆形或长圆状披针形，长 3 ～ 7cm，宽 1 ～ 4cm，二至三回羽状全裂或深裂，最终裂片条形或条状长圆形，长 2 ～ 5mm，先端钝，全缘，两面被分枝短柔毛；茎下部叶有叶柄，向上叶柄逐渐缩短或近于无柄。总状花序顶生，具多数花；萼片 4，条状长圆形，先端钝，长约 2mm，边缘膜质，背面有分枝细柔毛；花瓣黄色，匙形，与萼片近等长；雄蕊 6，几乎与花瓣等长，基部具爪；雌蕊 1，子

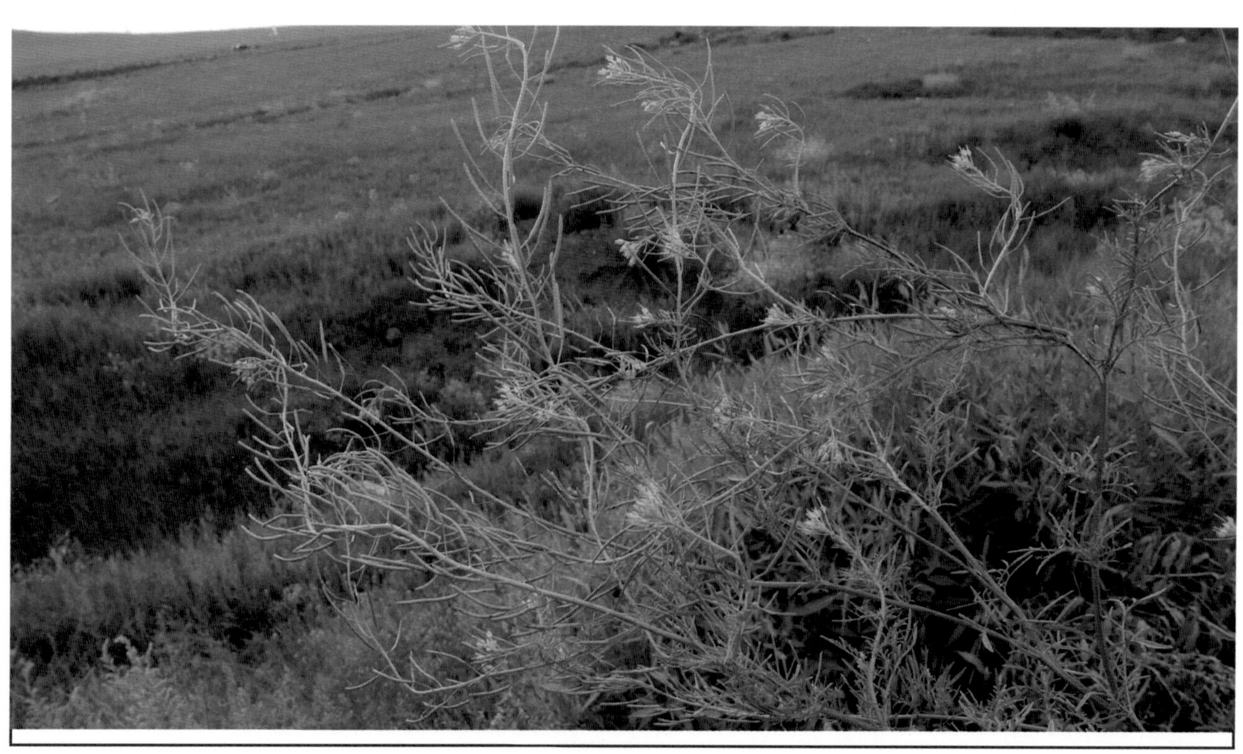

房圆柱形，花柱短，柱头呈扁压的头状。长角果圆筒状，长 2.5 ～ 3cm，无毛，稍内曲，与果梗不成直线，果瓣中脉明显；种子每室 1 行，形小，多数，长圆形，稍扁，淡红褐色，表面有细网纹，潮湿后有黏胶物质。花果期 6 ～ 9 月。

【生境分布】生于村舍旁、路旁、田间荒地、山地、沟谷。分布于呼伦贝尔各地。

【药用部位】干燥成熟种子。

【采收加工】夏季果实成熟时采割植株，晒干，搓出种子，除去杂质。

【药材性状】本品呈长圆形，略扁，长 0.8 ～ 1.2mm，宽约 0.5mm。表面棕色或红棕色，微有光泽，具纵沟 2，其中 1 条较明显。一端钝圆，另一端微凹或较平截，种脐类白色，位于凹入端或平截处。气微，味微辛、苦，略带黏性。

【性味归经】①蒙医：味辛、苦，性凉。效钝、稀、轻、糙。②中医：味辛、苦，性大寒。归肺、膀胱经。

【功能主治】①蒙医：清讧热，解毒，止咳，化痰，平喘。用于毒热、气血相讧、咳嗽气喘、血热、“协日”热。②中医：泻肺平喘，行水消肿。用于痰涎壅肺所致的喘咳痰多、胸胁胀满、不得平卧、胸腹水肿、小便不利。

【用法用量】①蒙医：多配方用。②中医：内服煎汤，3 ～ 10g，包煎。

【贮藏方法】置干燥处。

播娘蒿标本图

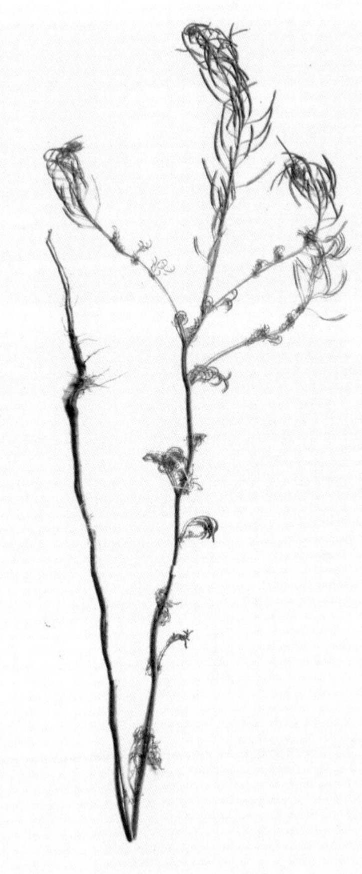

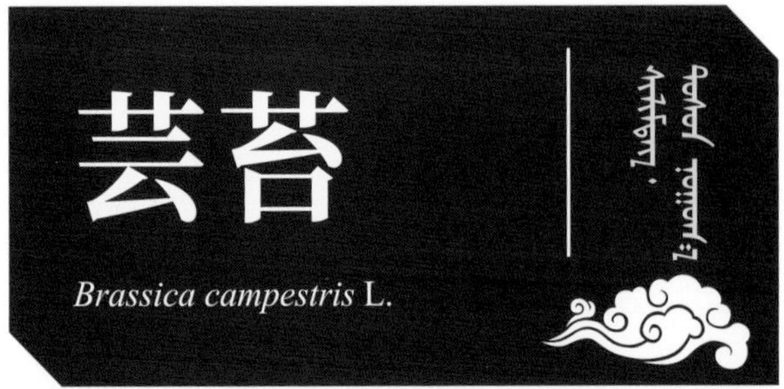

科　名	十字花科
别　名	油菜籽
药材名	芸苔子
蒙药名	陶斯文-瑙古嘎
采集地	新巴尔虎左旗阿木古郎镇
标本编号	150726 130729 096LY

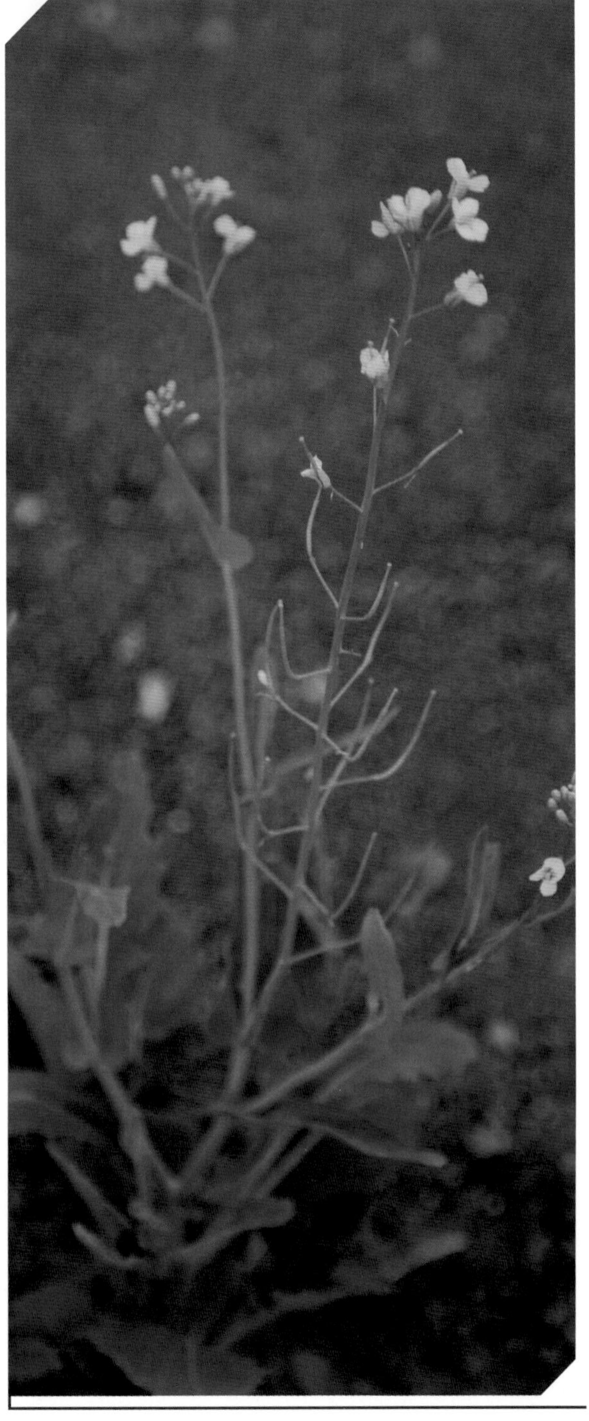

【形态特征】二年生草本，高 30 ～ 90cm，无毛，微带粉霜。茎直立，粗壮，不分枝或分枝。基生叶长 10 ～ 20cm，大头羽状分裂，顶生裂片圆形或卵形，侧生裂片 5 对，卵形；下部茎生叶羽状半裂，基部扩展且抱茎，两面均有硬毛，有缘毛；上部茎生叶提琴形或长圆状披针形，基部心形，抱茎，两侧有垂耳，全缘或有波状细齿。总状花序顶生，花期呈伞房状；萼片 4，黄色带绿色；花瓣 4，鲜黄色，倒卵形或圆形，长 3 ～ 5mm，基部具短爪；雄蕊 6，4 长 2 短，长雄蕊长 8 ～ 9mm，短雄蕊长 6 ～ 7mm，花丝细线

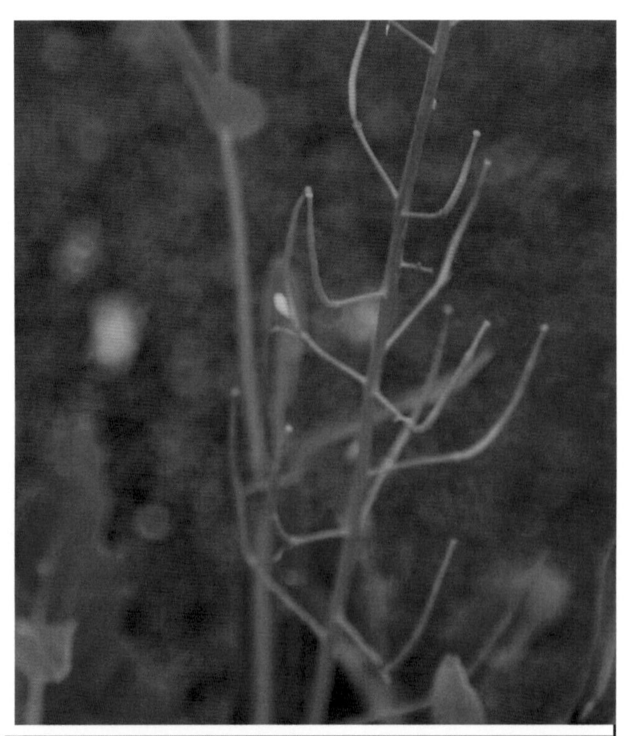

形；子房圆柱形，长 10～11mm，上部渐细，花柱明显，柱头膨大成头状。长角果条形，长 30～80mm，宽 2～3mm，先端有长 9～24mm 的喙；果梗长 5～15mm；种子近球形，直径约 1.5mm，红褐色或黑色。花期 3～5 月，果期 4～6 月。

【生境分布】分布于呼伦贝尔各地。

【药用部位】干燥成熟种子。

【采收加工】4～6 月间，种子成熟时，将地上部分割下，晒干，打落种子，除去杂质，晒干。

【药材性状】本品呈近球形，直径 1.5～2mm。表面红褐色或黑色，放大镜下观察具有网状纹理，一端具黑色而近圆形的种脐。子叶 2，肥厚，乳黄色，富油质，沿中脉对折，胚根位于两纵折的子叶之间。气微，味淡。

【性味归经】味辛、甘，性平。归肝、大肠经。

【功能主治】行血破气，消肿散结。用于产后瘀血腹痛、恶露不净。外用于丹毒、疮肿、乳痈。

【用法用量】5～10g。外用适量，研末调敷。

【贮藏方法】置通风干燥处。

【注意事项】阴血虚、大便溏者禁服。

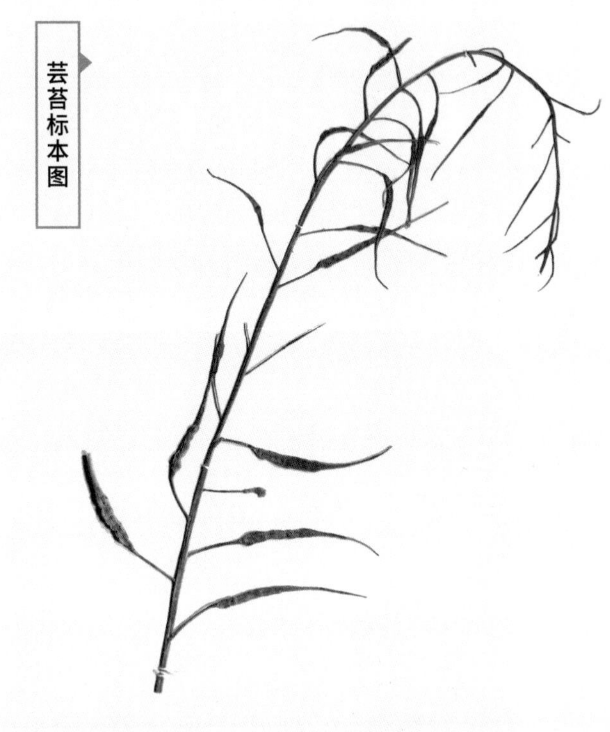

芸苔标本图

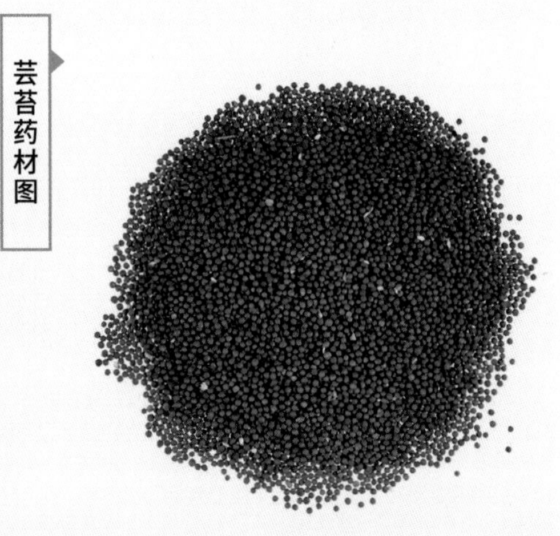

芸苔药材图

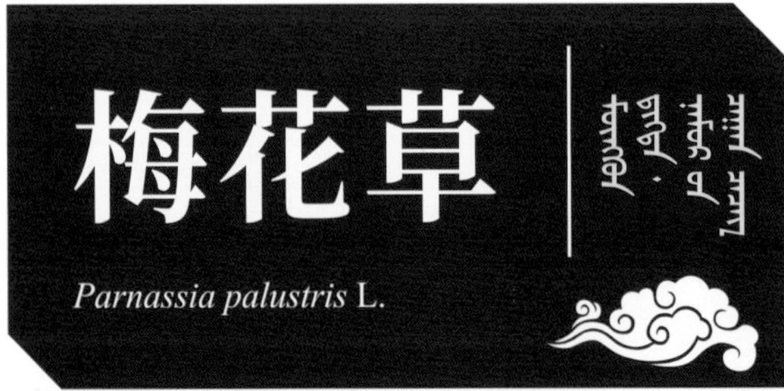

科　名	虎耳草科
别　名	苍耳七
药材名	梅花草
蒙药名	孟根-地格达
采集地	新巴尔虎左旗罕达盖苏木查干诺尔嘎查
标本编号	150726 130807 035LY

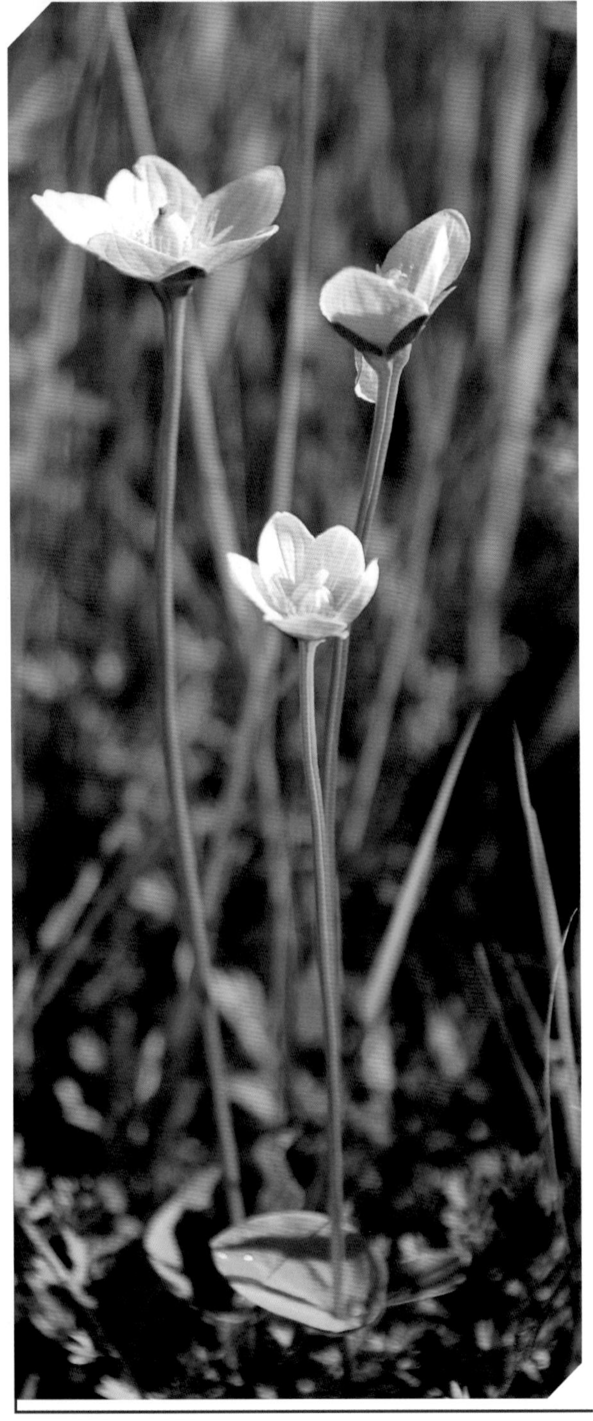

【形态特征】多年生草本，高 30 ～ 50cm，全株无毛。根茎短，近球形。基生叶丛生；叶柄长 2.5 ～ 6cm；叶片卵圆形至心形，长 1 ～ 3cm，宽 1.5 ～ 3.5cm，先端钝圆或锐尖，基部心形，全缘，花茎中部生 1 无柄叶片，基部抱茎，与基生叶同形。花单生先端，白色至浅黄色，直径 2 ～ 3.5cm，形似梅花；萼片 5，椭圆形，长约 5mm；花瓣 5，平展，卵圆形，长约 1cm，先端圆；雄蕊 5，与花瓣互生，假雄蕊 5，上半部 11 ～ 22 丝裂，裂片先端有头状腺体；心皮 4，合生，子房上位，卵形；花柱极短，先端 4 裂。蒴果，

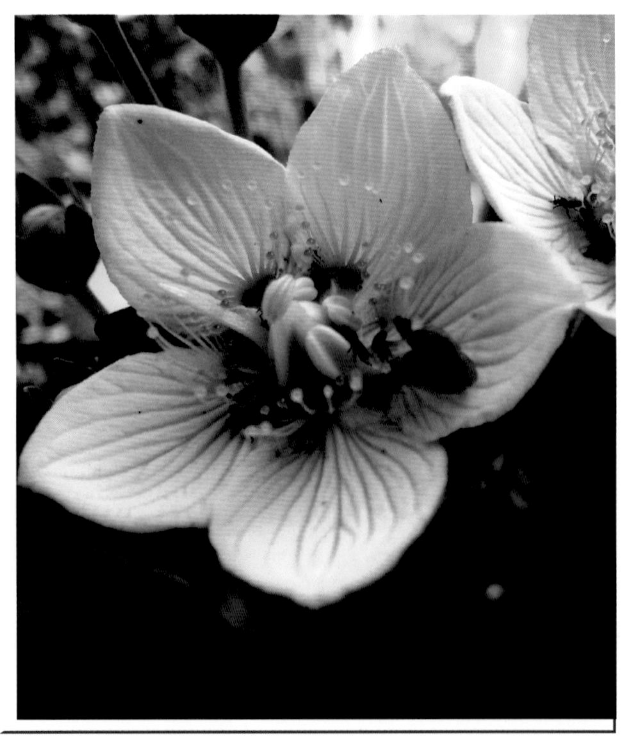

上部 4 裂；种子多数。花期 7 ～ 8 月，果期 9 ～ 10 月。

【生境分布】生于林区及沼泽化草甸、湿草地、山坡草地、林缘湿地及水沟旁。分布于呼伦贝尔新巴尔虎左旗、鄂温克族自治旗、额尔古纳市、根河市、鄂伦春自治旗、牙克石市等地。

【药用部位】干燥全草。

【采收加工】夏季开花时采收全草，除去杂质，阴干。

【药材性状】本品根茎呈类球形，深褐色，直径 3 ～ 7mm，生多数须根。基生叶丛生，有长柄，叶片多破碎，完整者呈心形或宽卵形，长 1 ～ 3cm，宽 1.5 ～ 2.5cm，先端钝圆或锐尖，基部心形，全缘；茎生叶 1，无柄，基部抱茎。花茎细长；花单生于茎顶，类白色至黄白色，萼片 5，卵状椭圆形，长约 5mm；花瓣 5，宽卵形，长 10 ～ 13mm。蒴果，4 裂；种子多数。气微，味苦、微涩。

【性味归经】味苦，性凉。

【功能主治】蒙医：破痞，平息“协日”，清热。用于间热痞、内热痞、肝血痞、脉痞、肠“协日”、脏腑“协日”病。

【用法用量】蒙医：内服，煮散剂，3 ～ 5g；或入丸、散剂。

【贮藏方法】置干燥处。

梅花草标本图

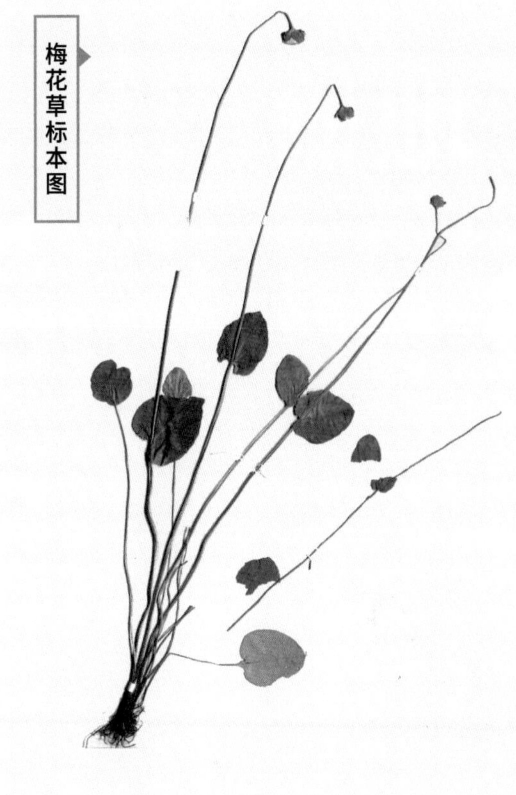

梅花草药材图

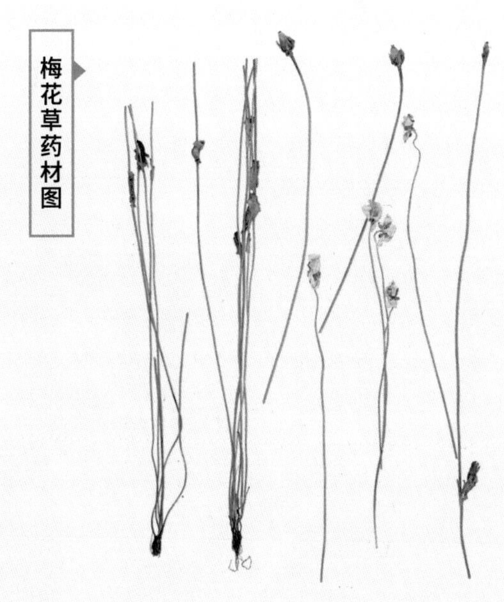

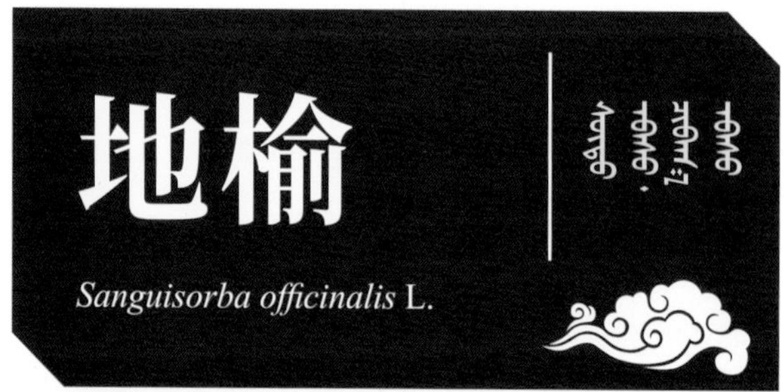

科名	蔷薇科
别名	蒙古枣、马软枣、黄瓜香、赤地榆
药材名	地榆
蒙药名	苏都-额布斯
采集地	新巴尔虎左旗
标本编号	150726 130803 001LY

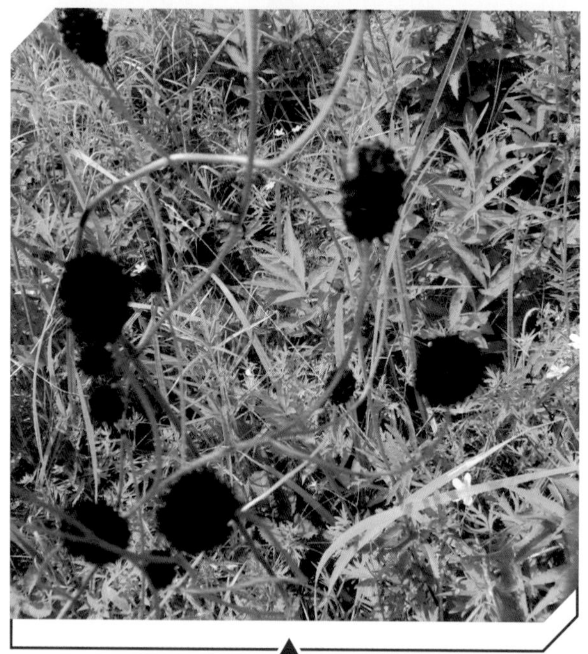

【形态特征】多年生草本。根多呈纺锤形，表面棕褐色或紫褐色，有纵皱纹及横裂纹。茎直立，有棱，无毛或基部有稀疏腺毛。基生叶为羽状复叶，小叶 4 ～ 6 对；叶柄无毛或基部有稀疏腺毛；小叶片有短柄；托叶膜质，褐色，外面无毛或有稀疏腺毛；小叶片卵形或长圆形，长 1 ～ 7cm，宽 0.5 ～ 3cm，先端圆钝，稀急尖，基部心形至浅心形，边缘有多数粗大、圆钝的锯齿，两面无毛。茎生叶较少，小叶片长圆形至长圆状披针形，基部微心形至圆形，先端急尖；托叶大，草质，半卵形，外侧边缘有尖锐锯齿。穗状花序椭圆形、圆柱形或卵球形，直立，长 1 ～ 4cm，直

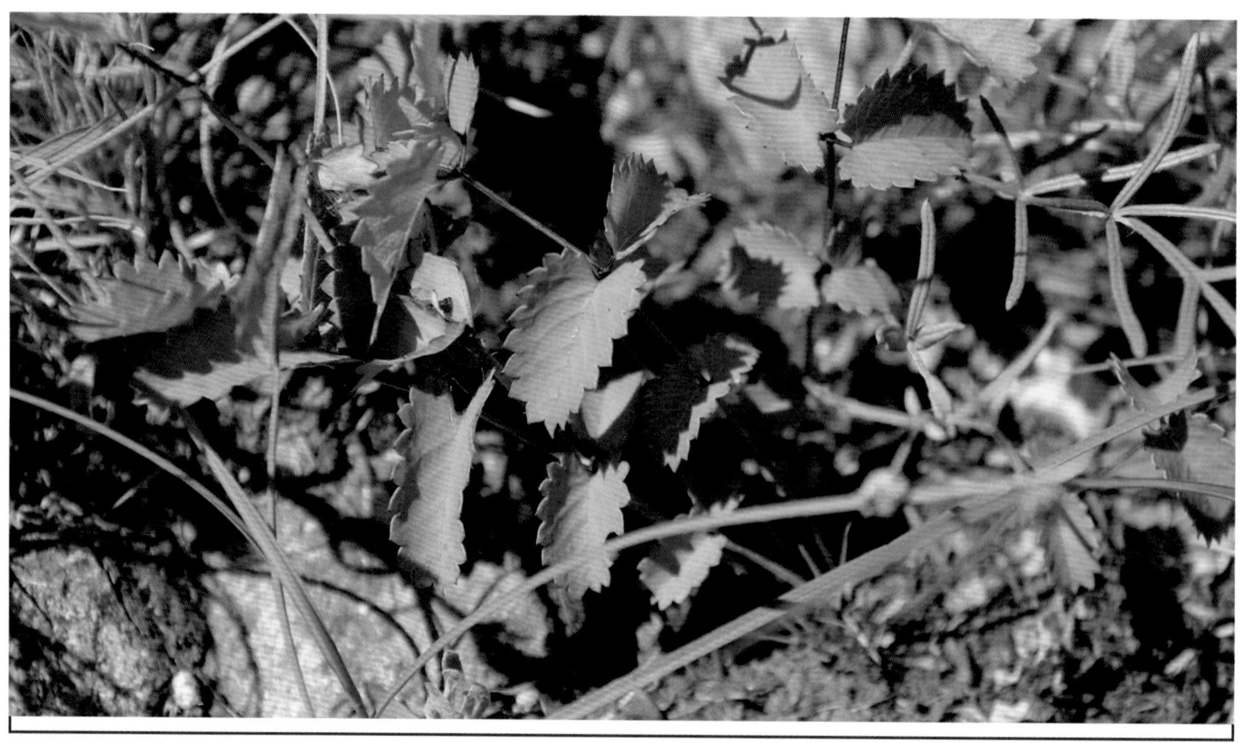

径 0.5 ～ 1cm，紫色至暗紫色，从花序先端向下开放；苞片 2，膜质，披针形，先端渐尖至骤尖，比萼片短或近等长，背面及边缘有柔毛；萼片 4，椭圆形至宽卵形，先端常具短尖头，紫红色；雄蕊 4。瘦果包藏在宿存萼筒内，倒卵状长圆形或近圆形，外面有 4 棱。花期 7 ～ 8 月，果期 8 ～ 9 月。

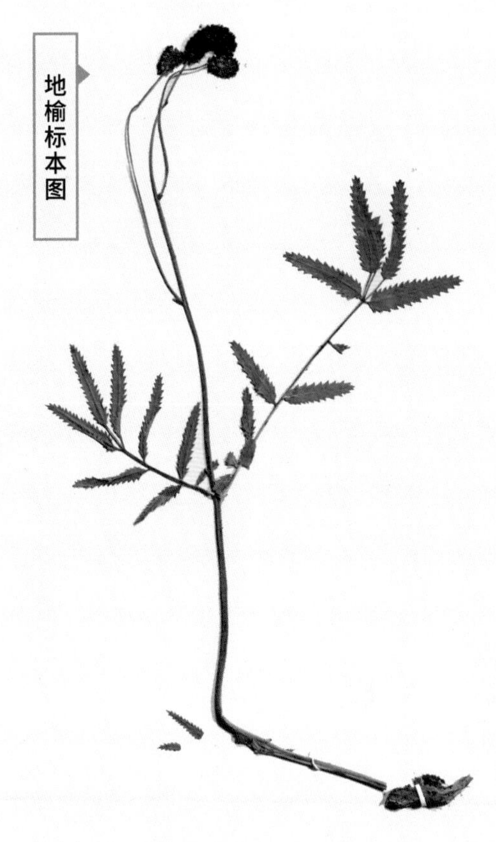
地榆标本图

【生境分布】生于林缘草甸、森林草原、落叶阔叶林、河滩草甸、草原草甸。分布于呼伦贝尔各地。

【药用部位】干燥根。

【采收加工】春季将发芽时或秋季植株枯萎后采挖，除去须根，洗净，干燥，或趁鲜切片，干燥。

【药材性状】本品呈不规则纺锤形或圆柱形，稍弯曲，长 5 ～ 25cm，直径 0.5 ～ 2cm。表面灰褐色至暗棕色，粗糙，有纵纹。质硬，断面较平坦，粉红色或淡黄色，木部略呈放射状排列。气微，味微苦、涩。

【性味归经】①蒙医：味苦，性凉。②中医：味苦、酸、涩，性微寒。归肝、大肠经。

【功能主治】①蒙医：清热，止泻，止血。用于血热、肺结核引起的咯血等各种出血、烫伤等。②中医：凉血止血，解毒敛疮。用于便血、痔血、血痢、崩漏、烫火伤、痈肿疮毒。

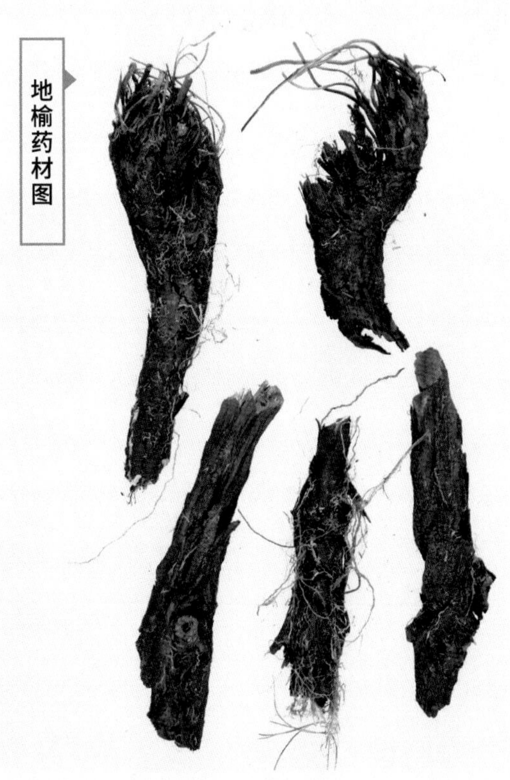
地榆药材图

【用法用量】①蒙医：内服，煮散剂，3 ～ 5g；或入丸、散剂。②中医：9 ～ 15g。外用适量，研末涂敷患处。

【贮藏方法】置通风干燥处，防蛀。

【附　　注】呼伦贝尔地区地榆属植物有 2 种，均作“地榆”入药，区别如下。

1. 花穗白色，圆柱形。…………………………………………
……………白花地榆 *Sanguisorba parviflora* (Maxim.) Takeda

1. 花丝呈丝状，与萼片近等长，稀稍长；茎生叶小叶片卵形或长圆状卵形，基部心形或微心形。…………………
…………………………………………地榆 *Sanguisorba officinalis* L.

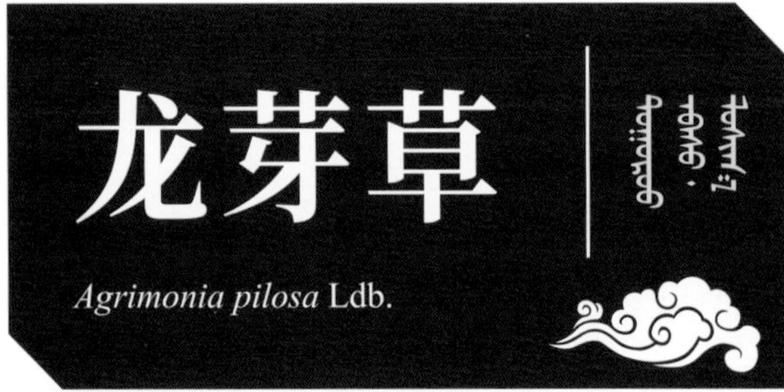

龙芽草

Agrimonia pilosa Ldb.

科　名	蔷薇科
别　名	仙鹤草、黄龙尾、瓜香草、地仙草
药材名	仙鹤草
蒙药名	淘古茹-额布苏
采集地	新巴尔虎左旗罕达盖苏木
标本编号	150726 130802 018LY

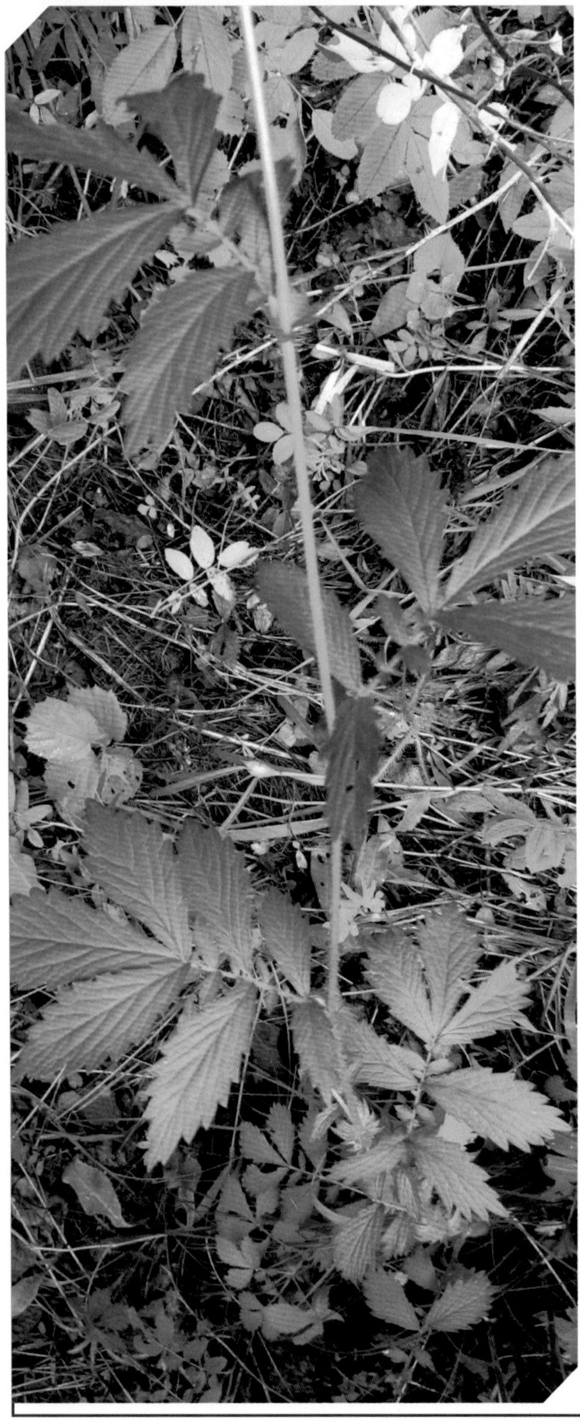

【形态特征】多年生草本，高 30～120cm。根茎短，基部常有 1 或数个地下芽。茎被疏柔毛及短柔毛，稀下部被疏长硬毛。奇数羽状复叶互生；托叶镰形，稀卵形，先端急尖或渐尖，边缘有锐锯齿或裂片，稀全缘；小叶有大、小 2 种，相间生于叶轴上，较大的小叶 3～4 对，稀 2 对，向上减少至 3 小叶；小叶几无柄，倒卵形至倒卵状披针形，长 1.5～5cm，宽 1～2.5cm，先端急尖或圆钝，稀渐尖，基部楔形，边缘有急尖或圆钝锯齿，上面绿色，被疏柔毛，下面淡绿色，脉上伏生疏柔毛，稀脱落无毛，有显著腺点。总

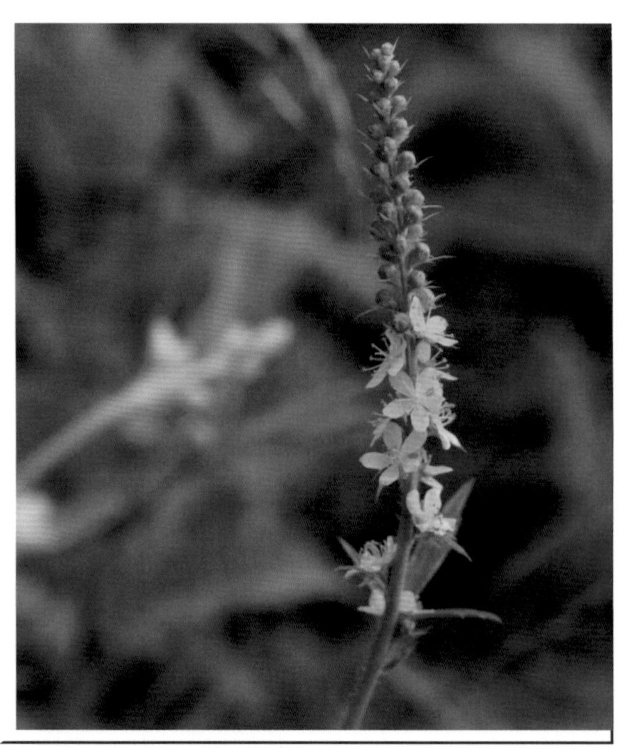

状花序单一或 2 ～ 3 生于茎顶，花梗长 1 ～ 5mm，被柔毛；苞片通常 3 深裂，裂片带形，小苞片对生，卵形，全缘或边缘分裂；花直径 6 ～ 9mm，萼片 5，三角状卵形；花瓣 5，长圆形，黄色；雄蕊 5 ～ 15；花柱 2，丝状，柱头头状。瘦果倒卵状圆锥形，外面有 10 肋，被疏柔毛，先端有数层钩刺，幼时直立，成熟时向内靠合，连钩刺长 7 ～ 8mm，最宽处直径 3 ～ 4mm。花期 6 ～ 7 月，果期 8 ～ 9 月。

龙芽草标本图

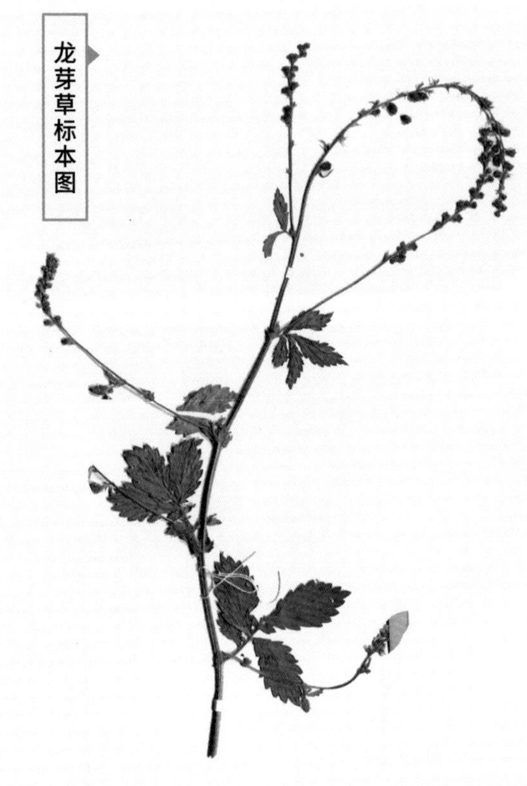

【生境分布】生于林缘草甸、低湿地草甸、河边、路旁。分布于呼伦贝尔鄂温克族自治旗、阿荣旗、鄂伦春自治旗、牙克石市等地。

【药用部位】干燥地上部分。

【采收加工】夏、秋季茎叶茂盛时采割，除去杂质，干燥。

【药材性状】本品长 50 ～ 100cm，全体被白色柔毛。茎下部圆柱形，直径 4 ～ 6mm，红棕色，上部方柱形，四面略凹陷，绿褐色，有纵沟和棱线，有节；体轻，质硬，易折断，断面中空。奇数羽状复叶互生，暗绿色，皱缩卷曲；质脆，易碎；叶片有大、小 2 种，相间生于叶轴上，先端小叶较大，完整小叶片展平后呈卵形或长椭圆形，先端尖，基部楔形，边缘有锯齿；托叶 2，抱茎，斜卵形。总状花序细长，花萼下部呈筒状，萼筒上部有钩刺，先端 5 裂，花瓣黄色。气微，味微苦。

龙芽草药材图

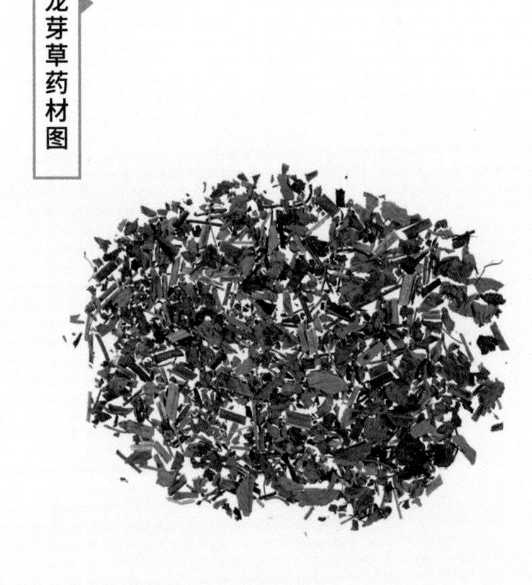

【性味归经】味苦、涩，性平。归心、肝经。

【功能主治】①蒙医：清血热，止刺痛，解毒。用于血热引起的头痛、眼翳、产褥热、痧症。②中医：收敛止血，截疟，止痢，解毒，补虚。用于咯血、吐血、崩漏下血、疟疾、血痢、痈肿疮毒、阴痒带下、脱力劳伤。

【用法用量】6 ～ 12g。外用适量。

【贮藏方法】置通风干燥处。

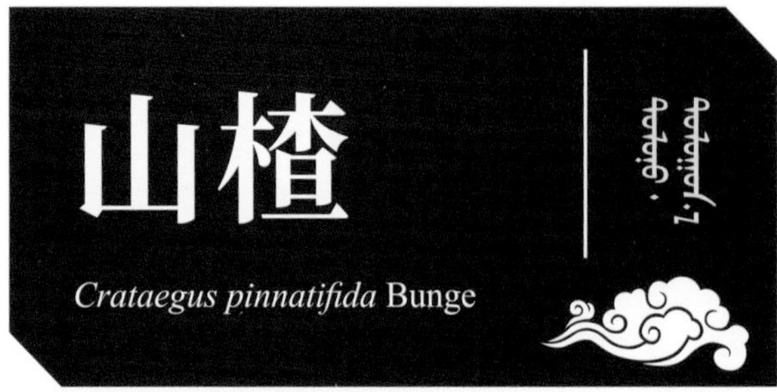

科　名	蔷薇科
别　名	山里红、红果、大果山楂
药材名	山楂、山楂叶
蒙药名	道老纳
采集地	阿荣旗靠山屯
标本编号	150721 150710 171LY

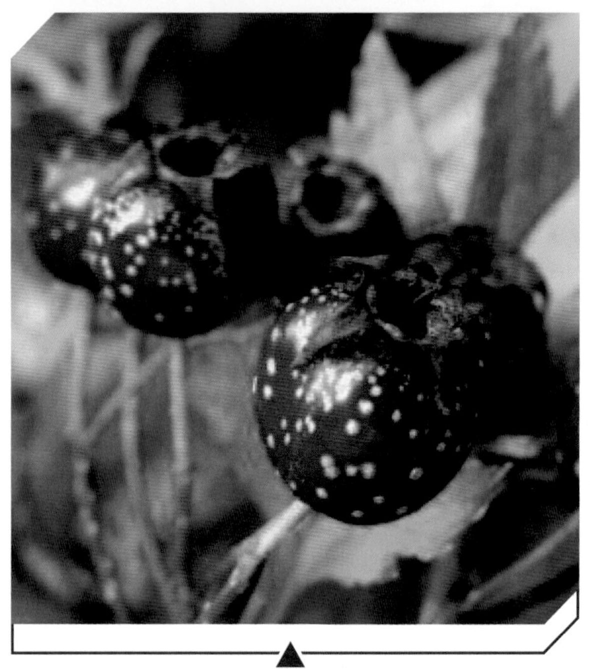

【形态特征】落叶乔木，高达 6m。枝刺长 1 ～ 2cm，有时无刺。单叶互生；叶柄长 2 ～ 6cm；叶片宽卵形或三角状卵形，稀菱状卵形，长 6 ～ 12cm，宽 5 ～ 8cm，有 2 ～ 4 对羽状裂片，先端渐尖，基部宽楔形，上面有光泽，下面沿叶脉被短柔毛，边缘有不规则的重锯齿。伞房花序，直径 4 ～ 6cm；萼筒钟状，5 齿裂；花冠白色，直径约 1.5cm，花瓣 5，倒卵形或近圆形；雄蕊约 20，花药粉红色；雌蕊 1，子房下位，5 室，花柱 5。梨果近球形，直径可达 2.5cm，深红色，有黄白色小斑点，萼片脱落很迟，先端留下 1 圆

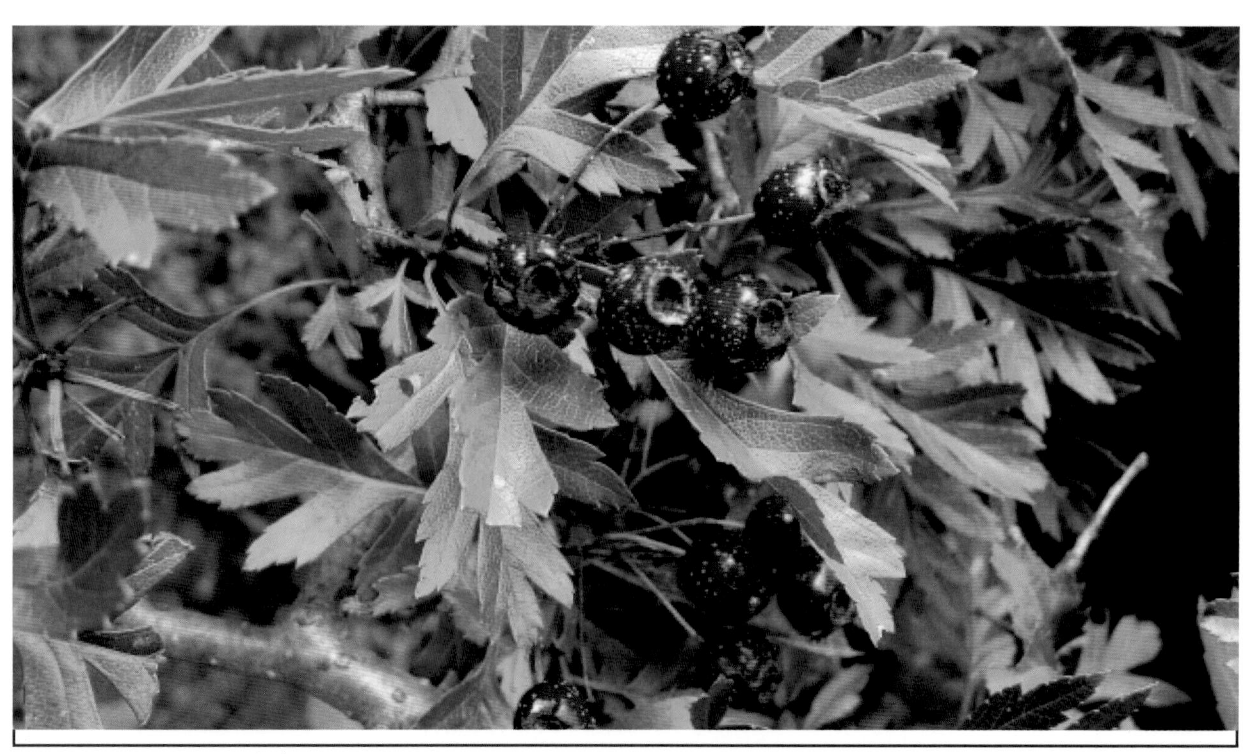

形深洼；小核 3 ～ 5，向外的一面稍具棱，向内两侧面平滑。花期 6 月，果熟期 9 ～ 10 月。

【生境分布】稀生于森林区或森林草原区的山地沟谷。分布于呼伦贝尔根河市、海拉尔区、牙克石市等地。

【药用部位】干燥成熟果实、叶。

【采收加工】**山楂：**秋季果实成熟时采收，切片，干燥。

山楂叶：夏、秋季采收，晾干。

【药材性状】**山楂：**本品为圆形片，皱缩不平，直径 1 ～ 2.5cm，厚 0.2 ～ 0.4cm。外皮红色，具皱纹，有灰白色小斑点。果肉深黄色至浅棕色。中部横切片具 5 浅黄色果核，但核多脱落而中空。有的横切片上可见短而细的果梗或花萼残基。气微清香，味酸、微甜。

山楂叶：本品多已破碎，完整者展开后呈宽卵形，长 6 ～ 12cm，宽 5 ～ 8cm，绿色至棕黄色，先端渐尖，基部宽楔形，具 2 ～ 4 对羽状裂片，边缘具尖锐重锯齿；叶柄长 2 ～ 6cm，托叶卵圆形至卵状披针形。气微，味涩、微苦。

【性味归经】**山楂：**味酸、甘，性微温。归脾、胃、肝经。

山楂叶：味酸，性平。归肝经。

【功能主治】**山楂：**①蒙医。祛“巴达干”“协日”，滋补强身。用于黄疸、腑“协日”症、发热烦渴、瘟疫、陈热。②中医。消食健胃，行气散瘀，化浊降脂。用于肉食积滞所致的胃脘胀满、泻痢腹痛、瘀血经闭、产后瘀阻、心腹刺痛、胸痹心痛、疝气疼痛、高脂血症。焦山楂消食导滞作用增强，用于肉食积滞所致的泻痢不爽。

山楂叶：活血化瘀，理气通脉，化浊降脂。用于气滞血瘀所致的胸痹心痛、胸闷憋气、心悸健忘、高脂血症等。

【用法用量】**山楂：**9 ～ 12g。

山楂叶：3 ～ 10g，或泡茶饮。

【贮藏方法】置通风干燥处，防蛀。

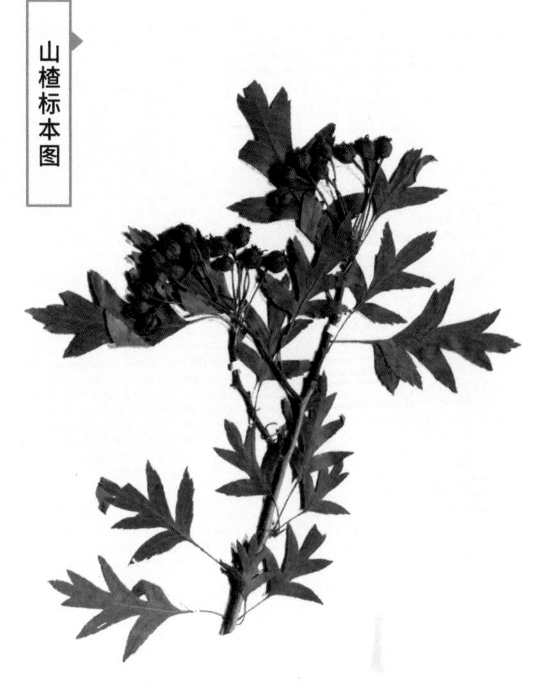
山楂标本图

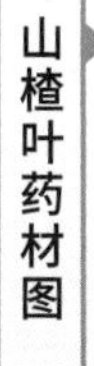
山楂叶药材图

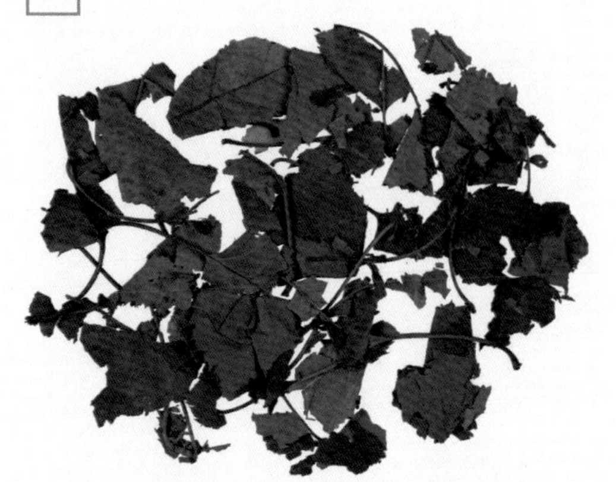

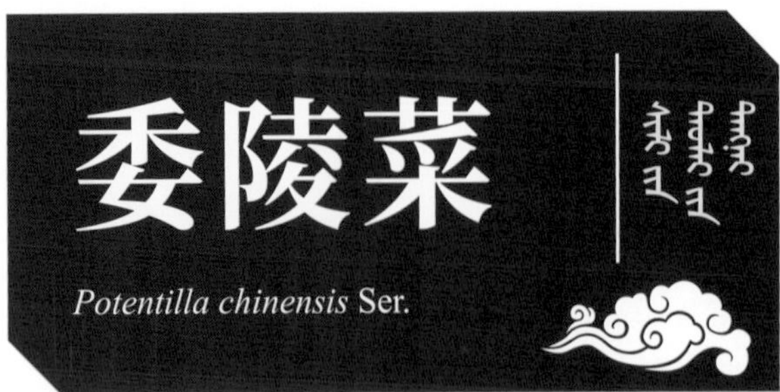

科　名	蔷薇科
别　名	翻白草、天青地白、蛤蟆草
药材名	委陵菜
蒙药名	陶来音-汤乃
采集地	新巴尔虎左旗罕达盖苏木
标本编号	150726 130824 047LY

【形态特征】多年生草本，高 20 ～ 70cm。根粗壮，圆柱形，稍木质化。花茎直立或上升，被稀疏短柔毛及白色绢状长柔毛。基生叶为羽状复叶，总叶柄被短毛及绢状长柔毛；托叶近膜质，褐色，外被白色绢状长柔毛；小叶 5 ～ 15 对，对生或互生，上部小叶较长，向下渐变短，无柄；小叶片长圆形、倒卵形或长圆状披针形，长 1 ～ 5cm，宽 0.5 ～ 1.5cm，先端急尖或圆钝，边缘羽状中裂，裂片三角状卵形、三角状披针形或长圆状披针形，边缘稍向下反卷，上面被短柔毛或近无毛，中脉下陷，下面被白色茸毛，沿脉

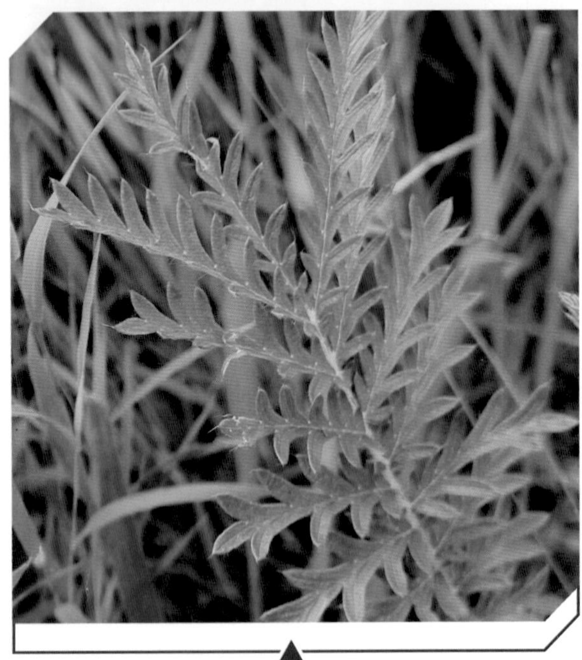

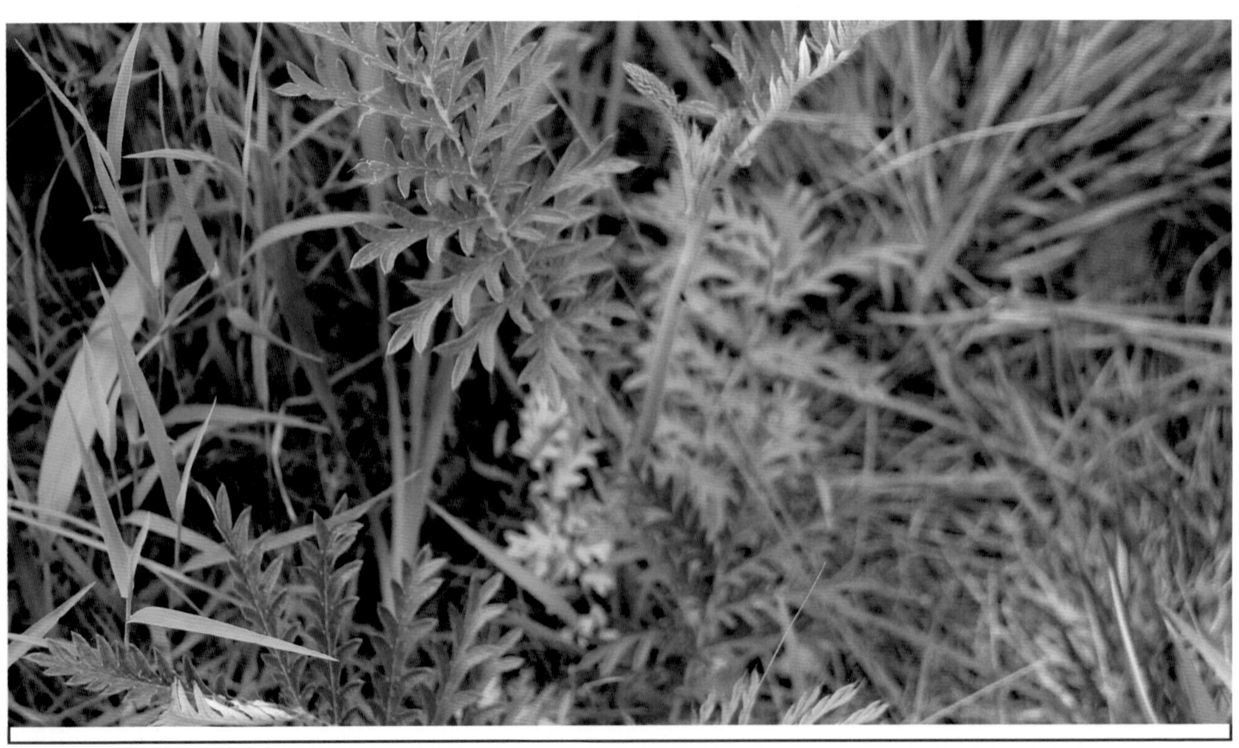

被白色绢状长柔毛。茎生叶与基生叶相似，托叶草质，边缘通常呈牙齿状分裂。花两性；伞房状聚伞花序，花茎被白色绢状长柔毛，花序基部有披针形苞片，外密被短柔毛；花直径 0.8 ～ 1cm，稀达 1.3cm；花萼 5，三角状卵形，先端急尖，花后不增大，紧贴果实，副萼片 5，比萼片短约一半，且狭窄，外被短柔毛及少数绢状柔毛；花瓣 5，黄色，宽倒卵形，先端微凹，比萼片稍长；花柱近顶生，柱头扩大。瘦果卵球形，深褐色，有明显皱纹。花果期 7 ～ 10 月。

【生境分布】生于山地林缘、灌丛。分布于呼伦贝尔鄂温克族自治旗、阿荣旗、鄂伦春自治旗、扎兰屯市等地。

【药用部位】干燥全草。

【采收加工】春季未抽茎时采挖，除去泥沙，晒干。

【药材性状】本品根呈圆柱形或类圆锥形，略扭曲，有的有分枝，长 5 ～ 17cm，直径 0.5 ～ 1.5cm；表面暗棕色或暗紫红色，有纵纹，粗皮易呈片状剥落；根茎稍膨大；质硬，易折断，断面皮部薄，暗棕色，常与木部分离，射线呈放射状排列。叶基生，奇数羽状复叶，有柄；小叶 12 ～ 15 对，狭长椭圆形，边缘羽状深裂，下表面和叶柄均为灰白色，密被灰白色茸毛。气微，味涩、微苦。

【性味归经】①蒙医：味苦、甘，性凉。效钝、轻、糙。②中医：味苦，性寒。归肝、大肠经。

【功能主治】①蒙医：止血，止痢，解毒。用于吐血、便血、痢疾、疟疾、疖、崩漏。②中医：清热解毒，凉血止痢。用于赤痢腹痛、久痢不止、痔疮出血、痈肿疮毒。

【用法用量】9 ～ 15g。外用适量。

【贮藏方法】置通风干燥处。

委陵菜标本图

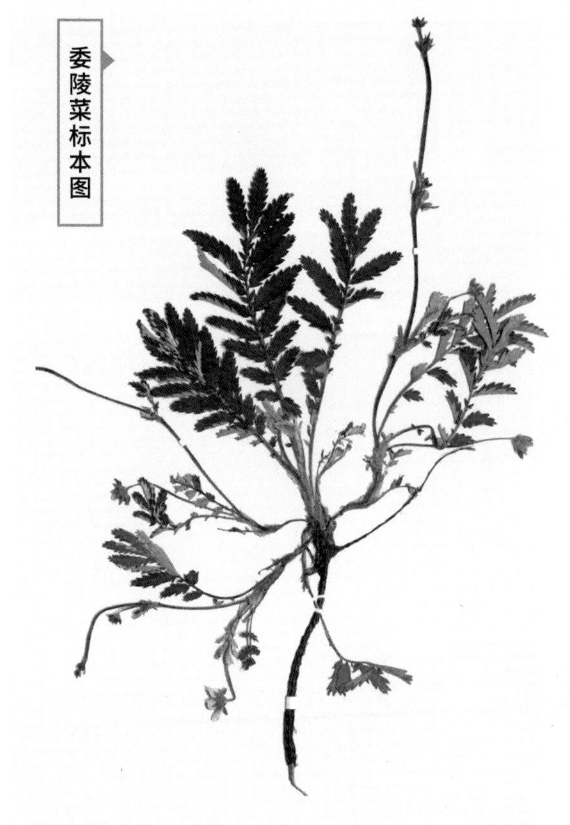

委陵菜药材图

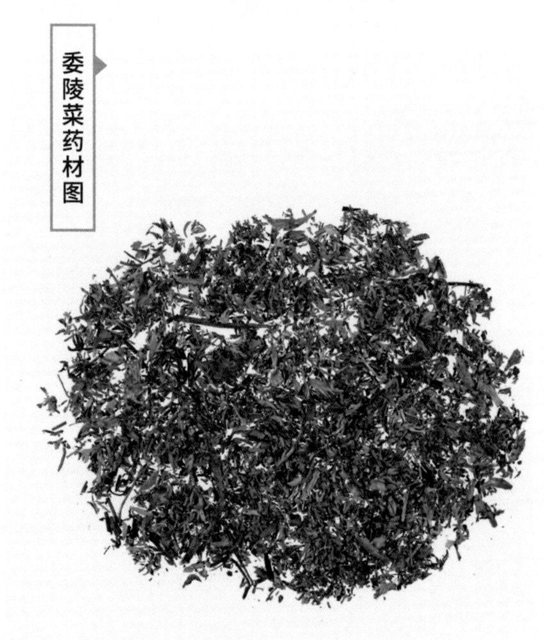

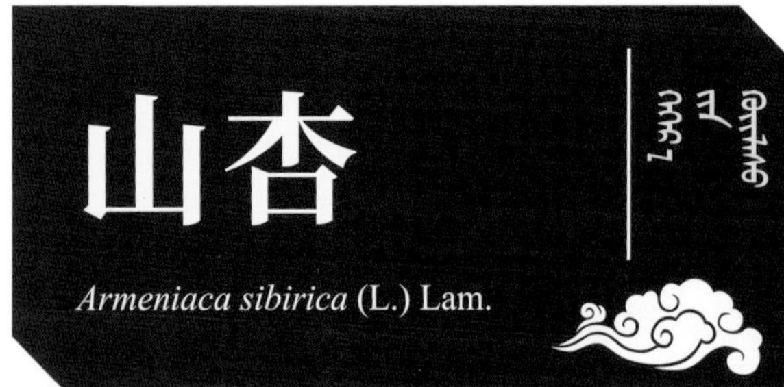

山杏

Armeniaca sibirica (L.) Lam.

科　名	蔷薇科
别　名	杏子、野杏
药材名	苦杏仁
蒙药名	合格仁-归勒斯
采集地	阿荣旗大时尼奇林场
标本编号	150721 201406 105LY

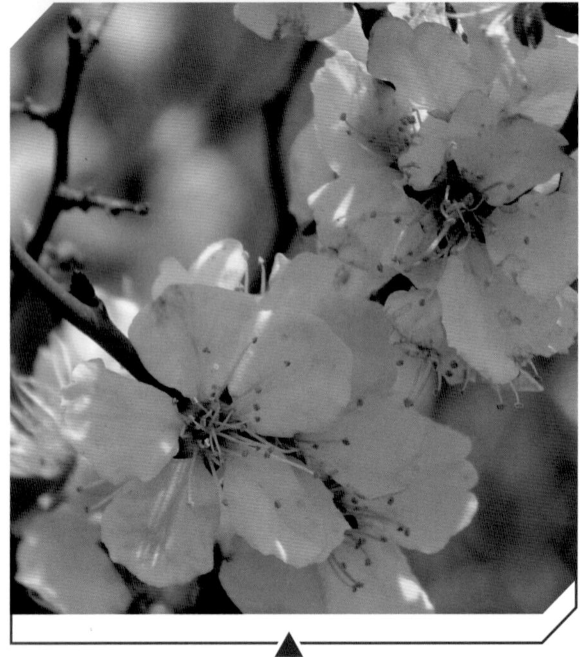

【形态特征】灌木或小乔木，高 2 ～ 5m。叶卵形或近圆形，长 3 ～ 10cm，宽 2.5 ～ 7cm。花单生，直径 1.5 ～ 2cm；萼片长圆状椭圆形，先端尖；花瓣近圆形或倒卵形，白色或粉红色。果实扁球形，直径 1.5 ～ 2.5cm，两侧扁，果肉薄而干燥，成熟时开裂，味酸涩，不能食；核易与果肉分离，基部一侧不对称，平滑。花期 5 月，果期 7 ～ 8 月。

【生境分布】生于向阳的石质山坡。分布于呼伦贝尔阿荣旗等地。

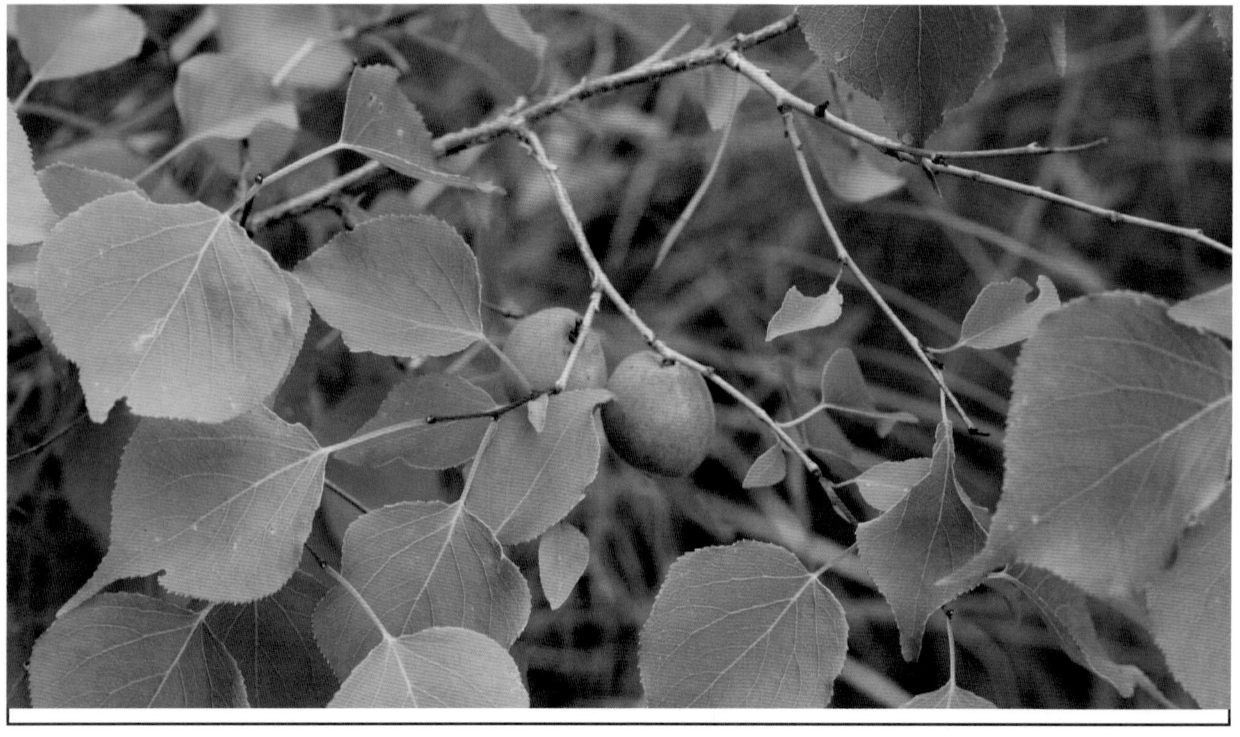

【药用部位】干燥成熟种子。

【采收加工】夏季采收成熟果实，除去果肉和核壳，取出种子，晒干。

【药材性状】本品呈扁心形，长 1 ～ 1.9cm，宽 0.8 ～ 1.5cm，厚 0.5 ～ 0.8cm。表面黄棕色至深棕色，一端尖，另一端钝圆，肥厚，左右不对称，尖端一侧有短线形种脐，圆端合点处向上具多数深棕色的脉纹。种皮薄，子叶 2，乳白色，富油性。气微，味苦。

【性味归经】①蒙医：味苦，性平；有小毒。②中医：味苦，性微温；有小毒。归肺、大肠经。

【功能主治】①蒙医：燥“协日乌素”，透疹，止咳，平喘，生发。用于麻疹、“协日乌素”病、肺热咳嗽、气喘、脱发。②中医：降气止咳平喘，润肠通便。用于咳嗽气喘、胸满痰多、肠燥便秘。

【用法用量】①蒙医：内服，煮散剂，2 ～ 3g；或入丸、散剂。②中医：5 ～ 10g，生品入煎剂，后下。

【贮藏方法】置阴凉干燥处，防蛀。

【注意事项】内服不宜过量，以免中毒。

山杏标本图

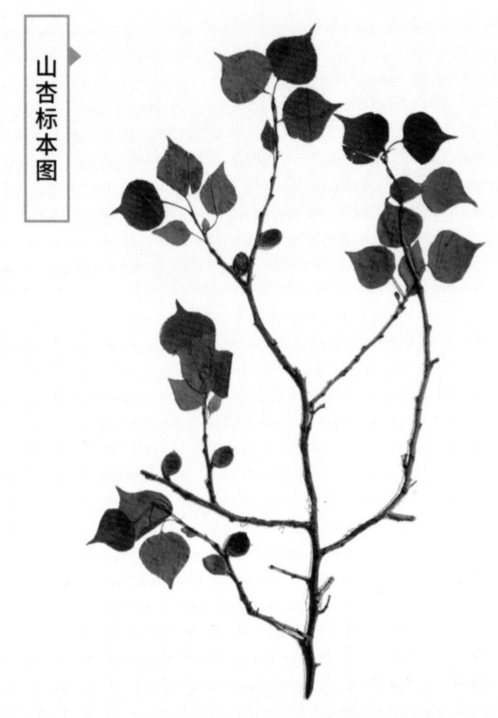

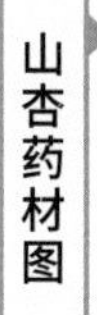

山杏药材图

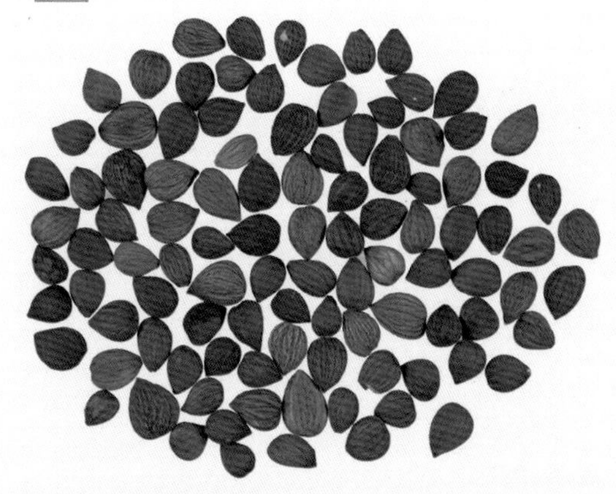

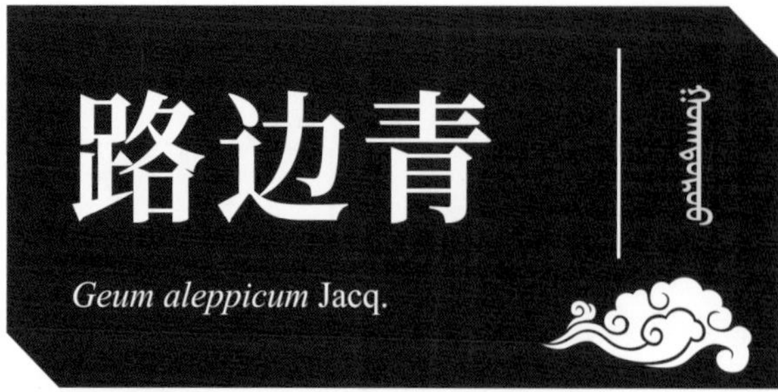

路边青

Geum aleppicum Jacq.

科　名	蔷薇科
别　名	水杨梅
药材名	蓝布正
蒙药名	高哈图如
采集地	阿荣旗大时尼奇林场
标本编号	150721 201307 026LY

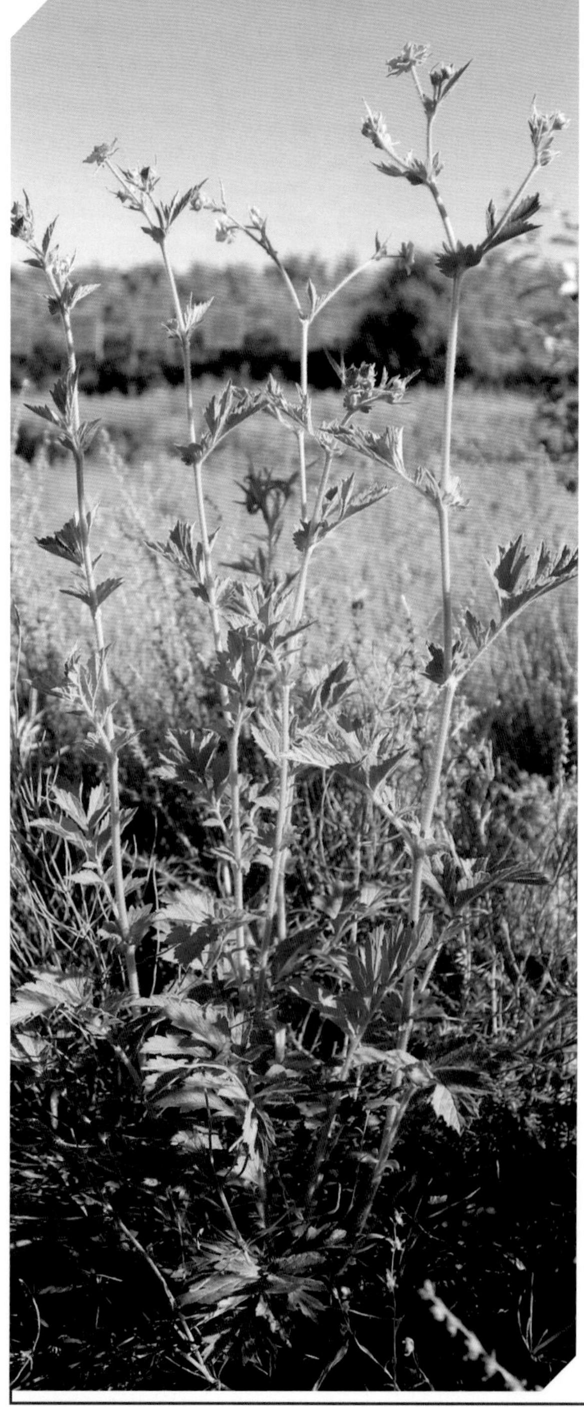

【形态特征】多年生草本，高 20 ～ 60cm。须根簇生。茎直立，被黄色短柔毛及粗硬毛。基生叶为大头羽状复叶，通常有小叶 1 ～ 2 对，其余侧生小叶呈附片状；叶柄长 5 ～ 20cm，被粗硬毛及短柔毛；顶生小叶最大，卵形或宽卵形，浅裂或不裂，长 3 ～ 8cm，宽 5 ～ 9cm，先端圆钝，基部阔心形或宽楔形，边缘有不规则粗大锯齿，锯齿急尖或圆钝，两面绿色，被稀疏糙伏毛。下部茎生叶具 3 小叶，上部茎生叶为单叶，3 浅裂；托叶草质，边缘有不规则粗大锯齿。花两性；花序疏散，顶生数朵，花梗密被粗硬毛及短柔

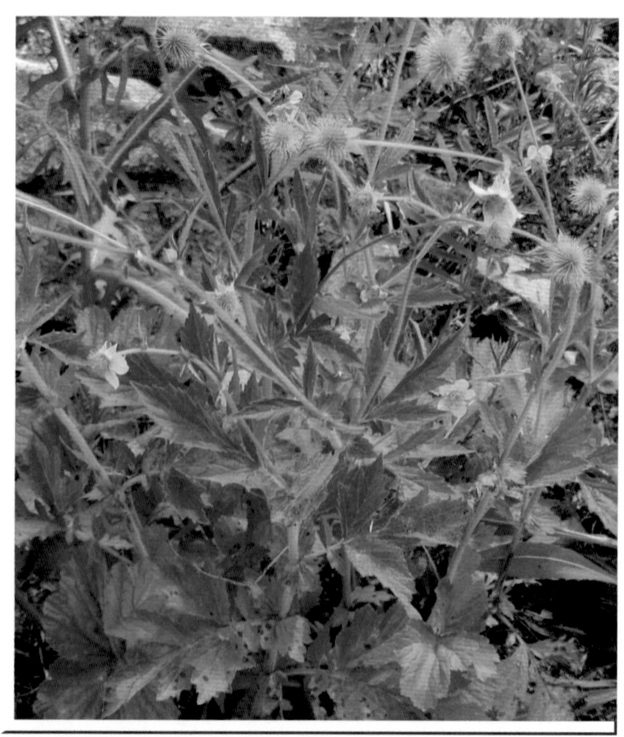

毛；花直径 1.5 ～ 1.8cm；萼片三角状卵形，副萼片狭小，比萼片短，外面被短柔毛；花瓣 5，黄色；雄蕊多数，花盘在萼筒上部；雌蕊多数，彼此分离；花柱丝状，顶生，柱头细小，上部扭曲，成熟后自弯曲处脱落；心皮多数。聚合果卵球形，瘦果被长硬毛，花柱宿存，部分光滑，先端有小钩，果托被长硬毛。花期 6 ～ 7 月，果期 8 ～ 9 月。

【生境分布】生于林缘草甸、河滩沼泽草甸、河边。分布于呼伦贝尔鄂温克族自治旗、阿荣旗、新巴尔虎左旗、鄂伦春自治旗、牙克石市、额尔古纳市等地。

【药用部位】干燥全草。

【采收加工】夏、秋季采收，洗净，晒干。

【药材性状】本品长 20 ～ 100cm。主根短，有多数细根，褐棕色。茎圆柱形，被毛或近无毛。基生叶有长柄，羽状全裂或近羽状复叶，顶裂片较大，卵形或宽卵形，边缘有大锯齿，两面被毛或几无毛；侧生裂片小，边缘有不规则的粗齿；茎生叶互生，卵形，3 浅裂或羽状分裂。花顶生，常脱落。聚合瘦果近球形。气微，味辛、微苦。

【性味归经】味甘、微苦，性凉。归肝、脾、肺经。

【功能主治】益气健脾，补血养阴，润肺化痰。用于气血不足所致的虚劳咳嗽、脾虚带下。

【用法用量】9 ～ 30g。

【贮藏方法】置阴凉干燥处。

路边青标本图

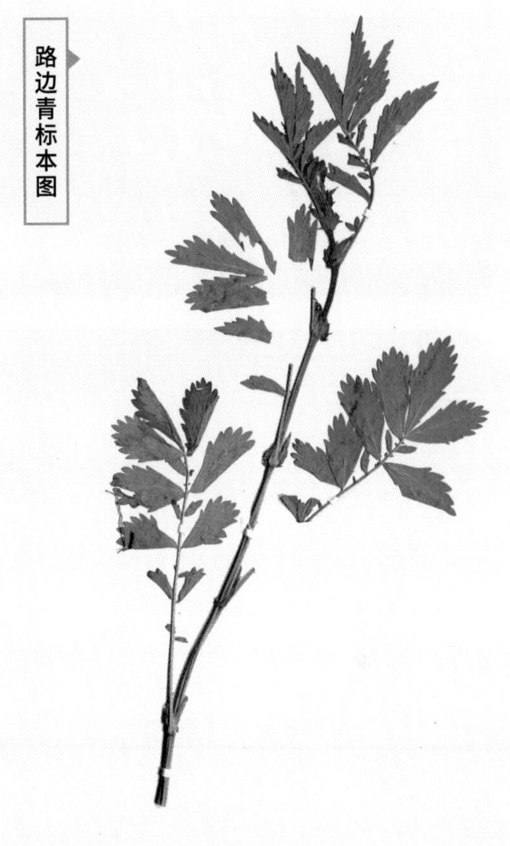

路边青药材图

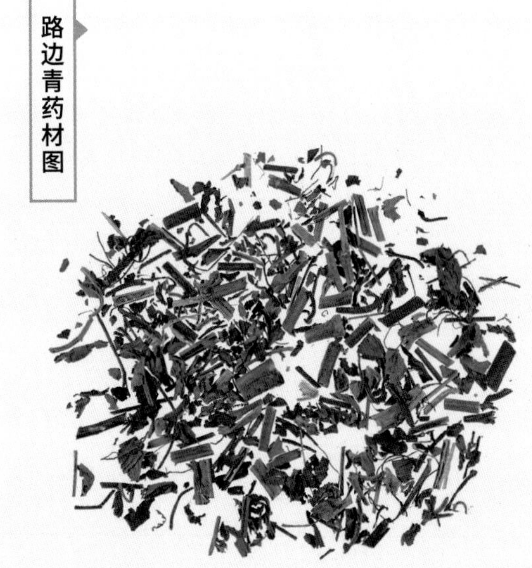

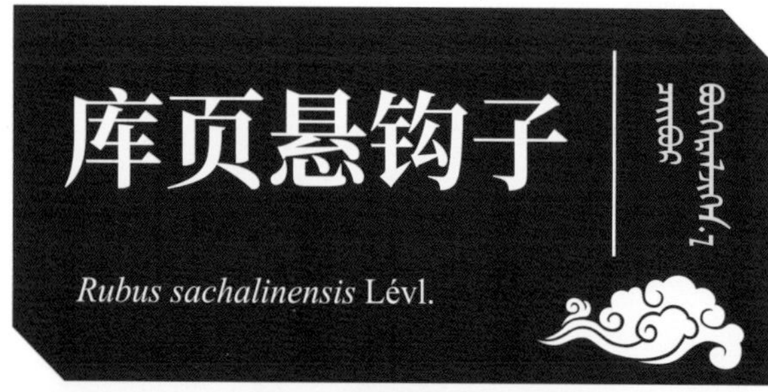

库页悬钩子

Rubus sachalinensis Lévl.

科　名	蔷薇科
别　名	白背悬钩子、沙窝窝
药材名	库页悬钩子
蒙药名	博格日乐吉根
采集地	鄂温克族自治旗辉苏木
标本编号	150724 140729 261LY

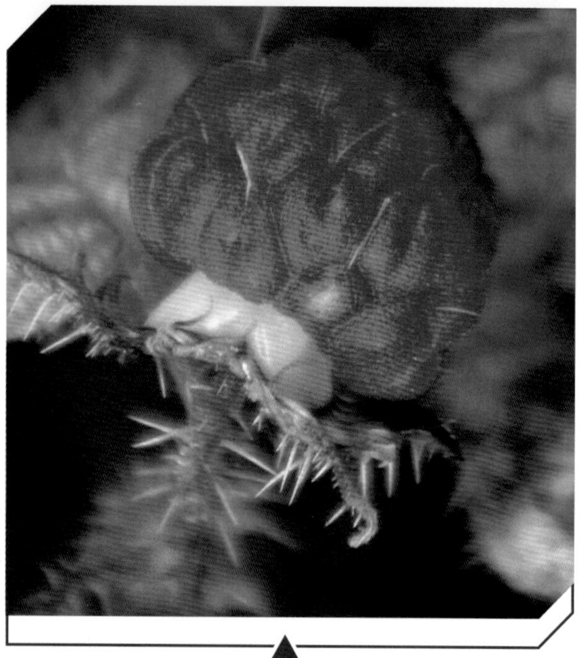

【形态特征】小灌木，高 0.6 ～ 2m。枝紫褐色，小枝具柔毛，被较密黄色、棕色或紫红色直立针刺，并混生腺毛。复叶；叶柄长 2 ～ 5cm，顶生小叶柄长 1 ～ 2cm，侧生小叶几无柄，均具柔毛、针刺或腺毛；托叶线形；小叶常 3。不孕枝上有时具 5 小叶，叶片卵状披针形或长圆状卵形，长 3 ～ 7cm，宽 1.5 ～ 5cm，先端急尖，顶生小叶先端常渐尖，基部圆形，有时浅心形，下面密被灰白色茸毛，边缘有不规则的粗锯齿或缺刻状锯齿。花白色，5 ～ 9 组成伞房花序，顶生或腋生；花梗长 1 ～ 2cm；花直径约 1cm；花

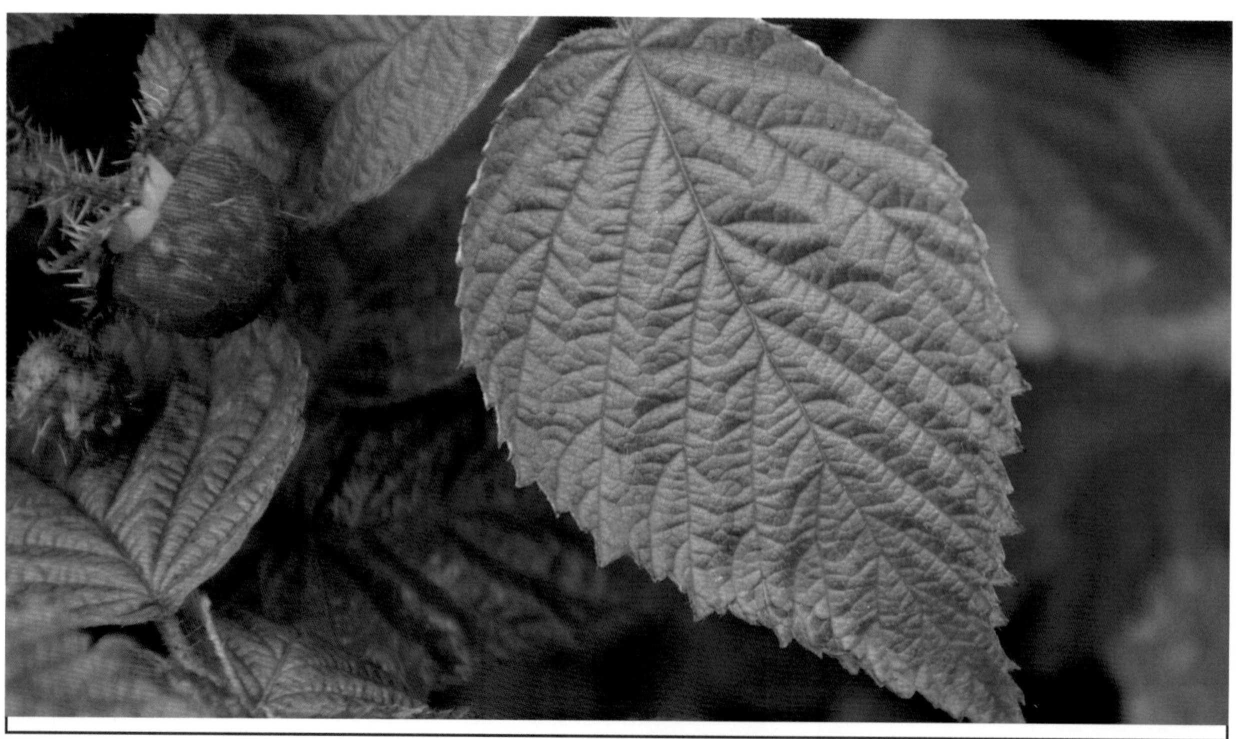

萼外面密被短柔毛，具针刺和腺毛；花瓣舌状或匙形，短于萼片；花丝与花柱等长；花柱基部和子房具茸毛。果实卵圆形，直径约1cm，红色。花期6～7月，果期8～9月。

【生境分布】生于山地林下、林缘灌丛、林间草甸和山沟。分布于呼伦贝尔鄂温克族自治旗、鄂伦春自治旗、牙克石市等地。

【药用部位】干燥茎、叶。

【采收加工】7～8月采割，晒干。

【药材性状】本品呈圆柱形，长约20cm，直径0.4～0.8cm，表面灰红色至灰红褐色。有纵向皱沟、凸起的侧枝痕及白色的皮刺基。外皮易剥离，剥离后呈红棕色。易折断，断面不平坦，皮部较薄，红褐色，木部黄白色至浅红褐色。髓部较大，疏松，呈海绵状，白色至黄白色，体轻，质坚硬。气微，味淡。

【性味归经】①蒙医：味甘、微苦，性平。②中医：味苦涩，性平。

【功能主治】①蒙医：解表，调元。用于未熟热、瘟疫、讧热、感冒、肺热咳嗽、气喘、“赫依”热。②中医：解毒，止血，祛痰，消炎。用于吐血、鼻衄、痢疾。

【用法用量】①蒙医：多配方用。②中医：内服煎汤，25～50g。

【贮藏方法】置干燥处。

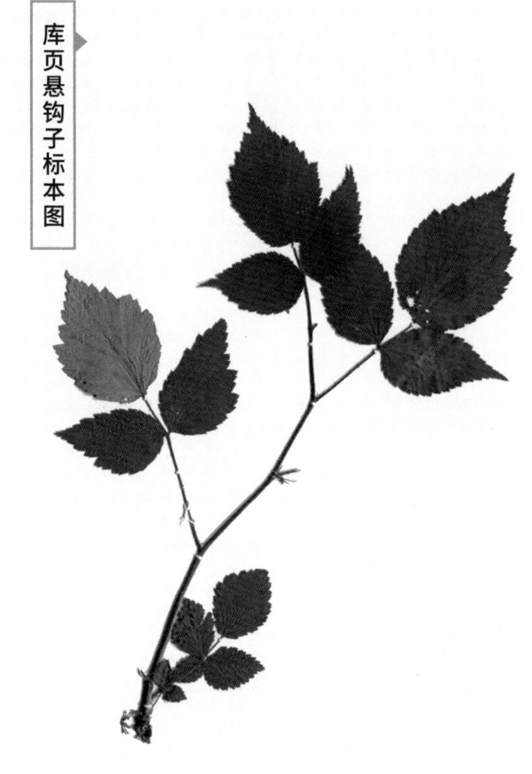

库页悬钩子标本图

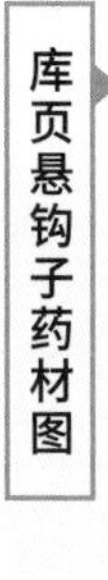

库页悬钩子药材图

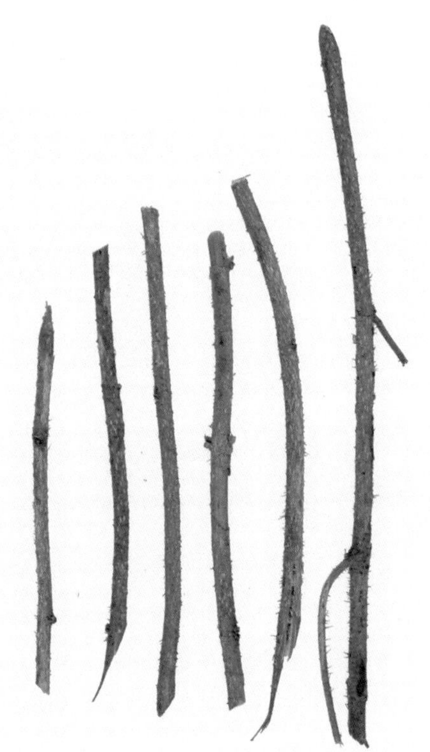

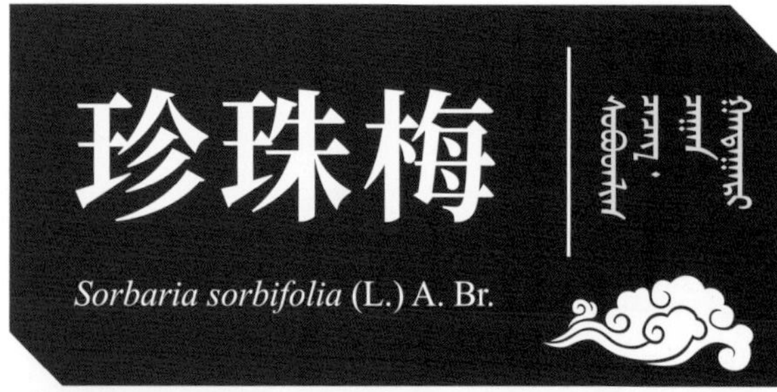

科名	蔷薇科
别名	华北珍珠梅、东北珍珠梅、山高粱
药材名	珍珠梅
蒙药名	苏布得力格-其其格
采集地	阿荣旗库伦沟
标本编号	150721 201407 148LY

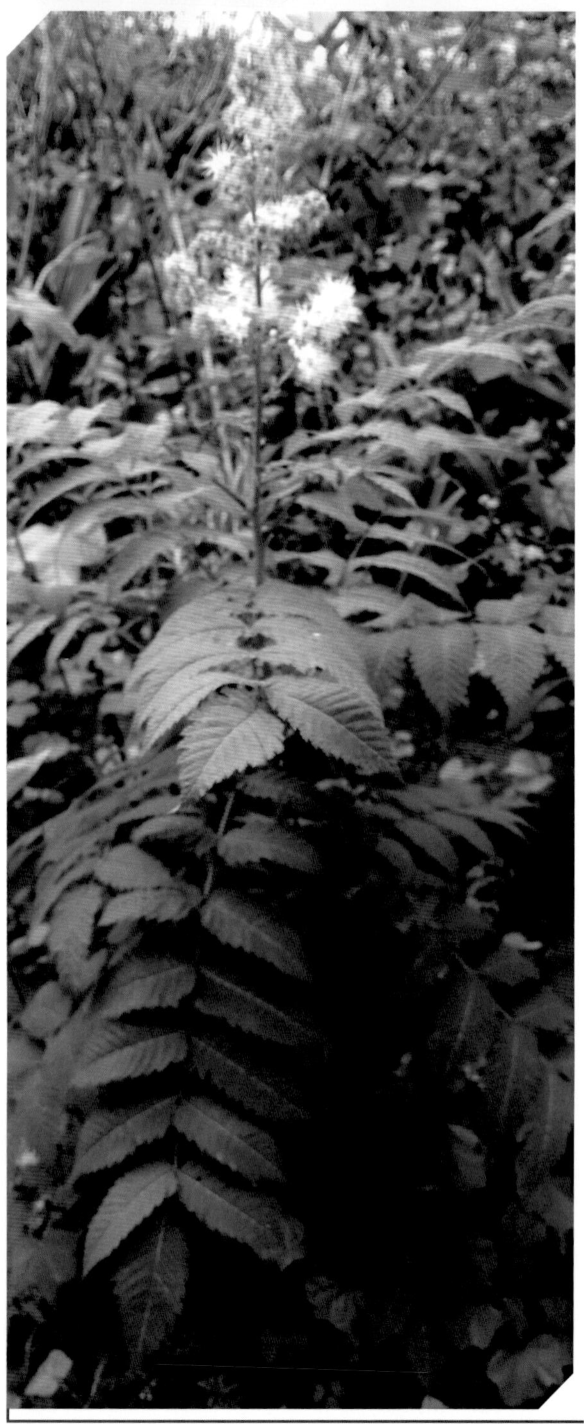

【形态特征】灌木，高达 2m。枝条开展，嫩枝绿色，老枝红褐色或黄褐色，无毛；芽宽卵形，有数枚鳞片，紫褐色，先端被毛。奇数羽状复叶，互生，有小叶 9 ～ 17；小叶对生，近无柄，小叶片长椭圆状披针形或卵状披针形，长 4 ～ 7cm，宽 1 ～ 2cm，先端长渐尖，基部圆形或宽楔形，稀偏斜，边缘有重锯齿，两面无毛；托叶卵状披针形或倒卵形，早落。大型圆锥花序，顶生，花梗被短柔毛，有时混生腺毛，苞片卵状披针形至条状披针形；花梗长 2 ～ 5mm；花直径 6 ～ 9mm；萼筒杯状，外面稍被毛，萼片 5，卵形

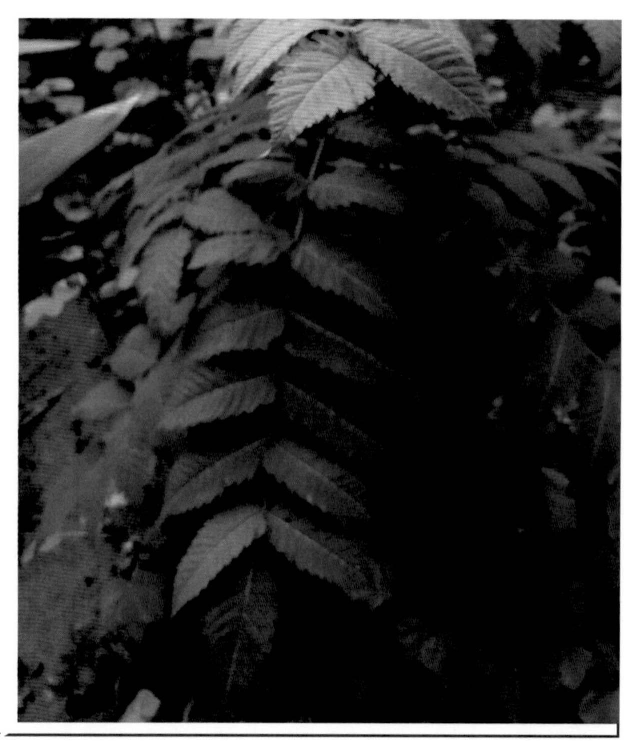

或近三角形；花瓣5，白色，宽卵形或近圆形；雄蕊30～40，长于花瓣；心皮5，离生，子房密被柔毛。蓇葖果矩圆形，密被白柔毛。花期7～8月，果期8～9月。

【生境分布】散生于山地林缘、林下、路旁、沟边及林缘草甸。分布于呼伦贝尔额尔古纳市、根河市、鄂伦春自治旗、牙克石市等地。

【药用部位】干燥茎皮、枝条和果实。

【采收加工】春、秋季剥取茎、枝外皮，晒干；秋、冬季采摘果穗，晒干，研粉。

【药材性状】本品茎皮呈条状或片状，长宽不一，厚约3mm。外表面棕褐色，有多数淡黄棕色疣状突起；内表面淡黄棕色。质脆，断面略平坦。气微，味苦。

【性味归经】①蒙医：味甘、微苦，性平。②中医：味苦，性寒；有毒。归肝、肾经。

【功能主治】①蒙医：止咳，清热，调体素。用于未成熟热、伤风感冒、讧热、“赫依”热。②中医：活血散瘀，消肿止痛。用于骨折、跌打损伤、风湿性关节炎。

【用法用量】①蒙医：多配方用。②中医：茎皮、果穗1～2g，研粉吞服；枝条15～25g，水煎服。外用适量，研粉，调敷患处。

【贮藏方法】置干燥处。

珍珠梅标本图

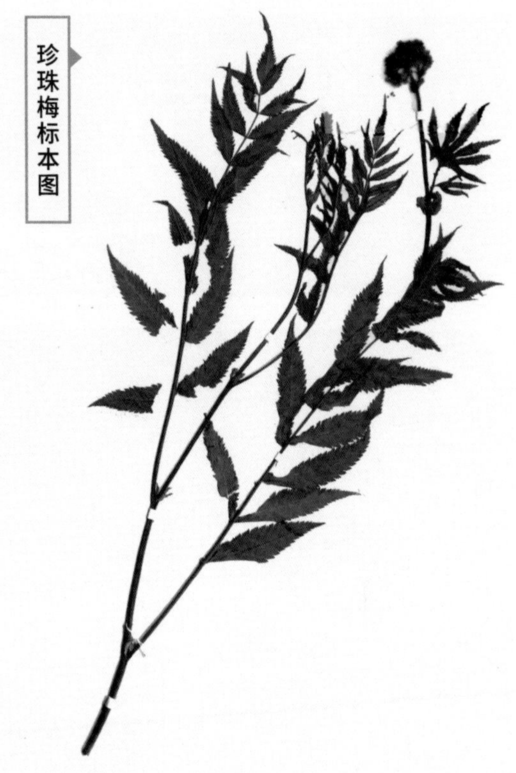

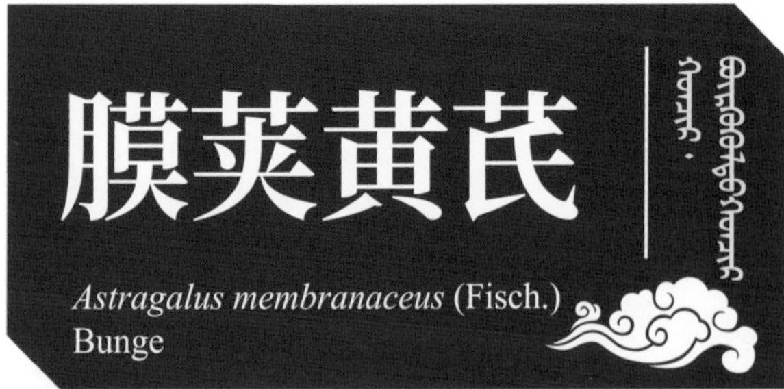

膜荚黄芪

Astragalus membranaceus (Fisch.) Bunge

科　名	豆科
别　名	黄芪、绵黄蓍
药材名	黄芪
蒙药名	好恩其日
采集地	阿荣旗库伦沟
标本编号	150721 201406 126LY

【形态特征】多年生草本，高 40 ～ 70cm。主根粗长，直径 1 ～ 5cm，圆柱形，不分枝或少分枝，表面淡黄棕色至褐色，有纵皱纹，断面淡黄色。茎直立，分枝，具细棱，疏生短毛或无毛，基部常淡红色。奇数羽状复叶，互生；托叶三角状卵形或披针形，长 3 ～ 8mm；小叶 11 ～ 31，小叶片卵状披针形或椭圆形，长 7 ～ 30mm，宽 4 ～ 10mm；总状花序于枝顶部腋生，总花梗长于叶，花 5 ～ 20，黄色，长 18 ～ 20mm；苞片披针形；花萼钟形，长 5 ～ 6mm，常被黑色短毛，萼齿三角形至锥形，下萼齿较长；花冠

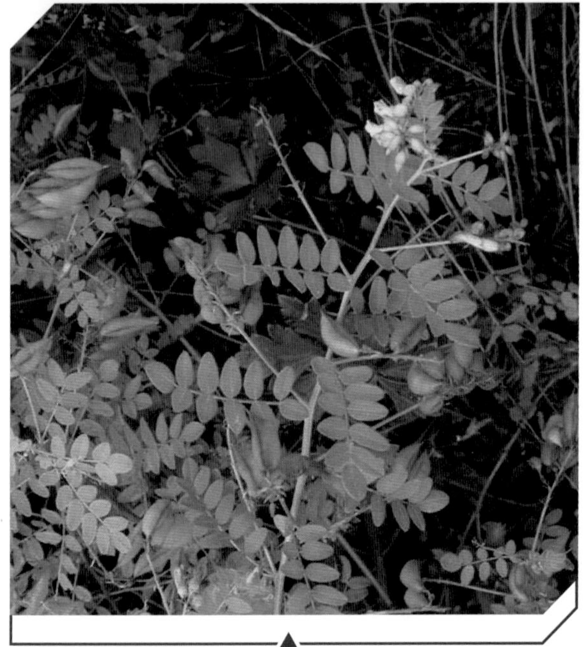

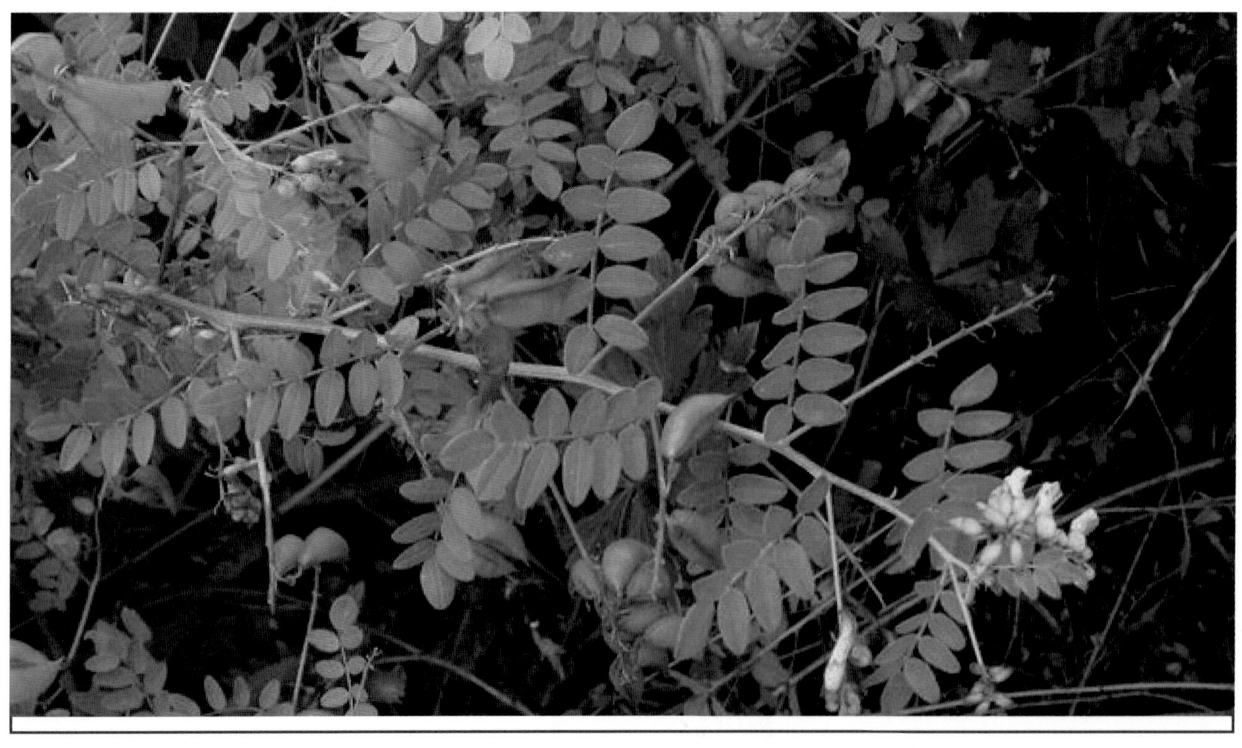

淡黄色，蝶形，长不及 2cm，旗瓣矩圆状倒卵形，翼瓣与龙骨瓣近等长，比旗瓣短，具长爪和短耳；子房被疏柔毛。荚果卵状长圆形，长 2 ～ 2.5cm，先端有喙，被黑色短毛。花期 6 ～ 8 月，果期 8 ～ 9 月。

【生境分布】生于森林区、森林草原和草原带的林间草甸。分布于呼伦贝尔大兴安岭地区各地。

【药用部位】干燥根。

【采收加工】春、秋季采挖，除去须根和根头，晒干。

【药材性状】本品呈圆柱形，有的有分枝，上端较粗，长 30 ～ 90cm，直径 1 ～ 3.5cm。表面淡黄棕色至淡棕褐色，有不整齐的纵皱纹或纵沟。质硬而韧，不易折断，断面纤维性强，并显粉性，皮部黄白色，木部淡黄色，有放射状纹理和裂隙，老根中心偶呈枯朽状，黑褐色或呈空洞状。气微，味微甜，嚼之有豆腥气。

【性味归经】①蒙医：味甘，性凉。②中医：味甘，性微温。归肺、脾经。

【功能主治】①蒙医：清热，愈伤，止血，生肌。用于刀伤、内伤、子宫脱垂、跌打损伤、脉热症。②中医：补气固表，利尿，托毒排脓，敛疮生肌。用于气虚乏力、食少便溏、中气下陷、久泻脱肛、便血崩漏、表虚自汗、气虚水肿、痈疽难溃、久溃不敛、血虚萎黄、内热消渴。

【用法用量】①蒙医：内服，煮散剂，3 ～ 5g；或入丸、散剂。②中医：9 ～ 30g。

【贮藏方法】置通风干燥处，防潮，防蛀。

膜荚黄芪标本图

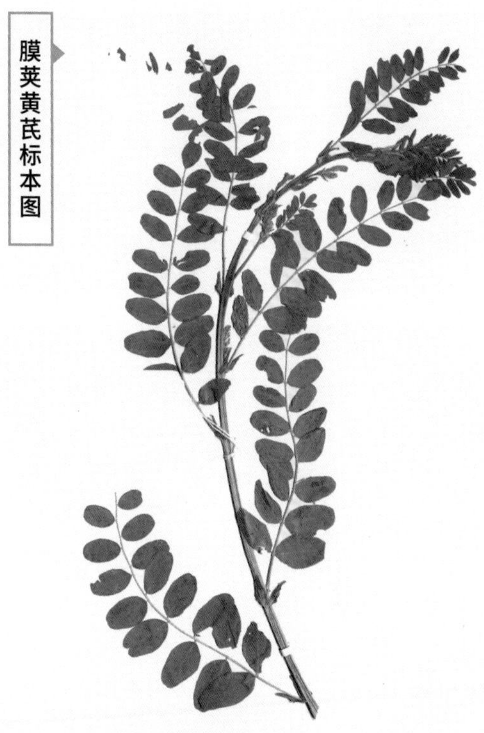

膜荚黄芪药材图

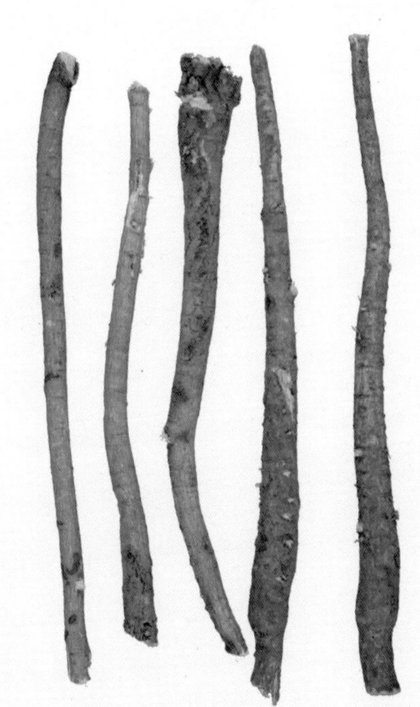

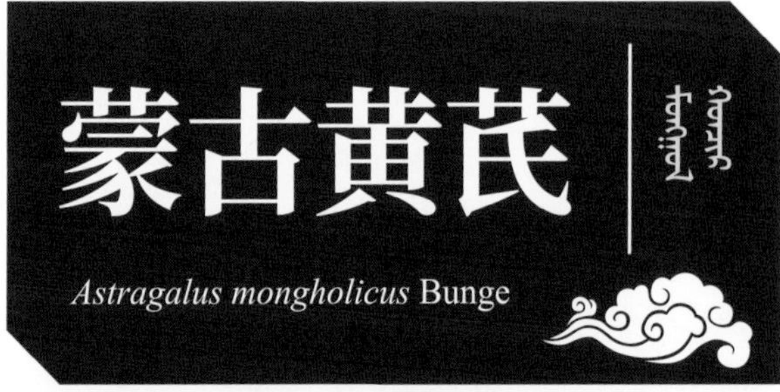

蒙古黄芪

Astragalus mongholicus Bunge

科名	豆科
别名	黄芪、绵黄芪、内蒙黄芪
药材名	黄芪
蒙药名	好恩其日
采集地	新巴尔虎左旗罕达盖苏木
标本编号	150726 130824 052LY

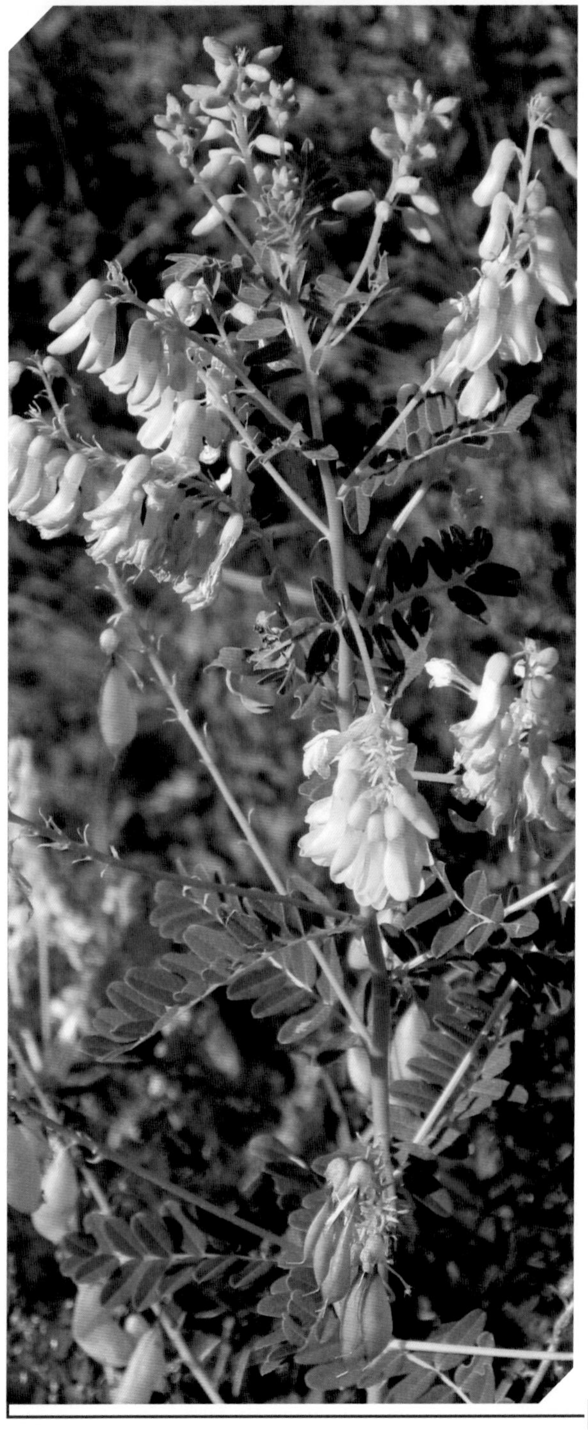

【形态特征】多年生草本，高 50 ～ 150cm。根直而长，圆柱形，稍带木质，长 20 ～ 50cm，根头部直径 1.5 ～ 3cm，表面淡棕黄色至深黄色。茎直立，上部有分枝，被长柔毛。奇数羽状复叶，互生；叶柄基部有披针形托叶，长约 6mm；小叶 25 ～ 37，小叶片宽椭圆形、椭圆形或长圆形，两端近圆形，长 4 ～ 9mm，先端稍钝，有短尖，基部楔形，全缘，两面被白色长柔毛。花期 6 ～ 8 月，果期 8 ～ 9 月。

【生境分布】生于草甸草原、草原化草甸、山地灌丛及林缘。分布于呼伦贝尔阿荣旗、新巴尔虎左旗、鄂温

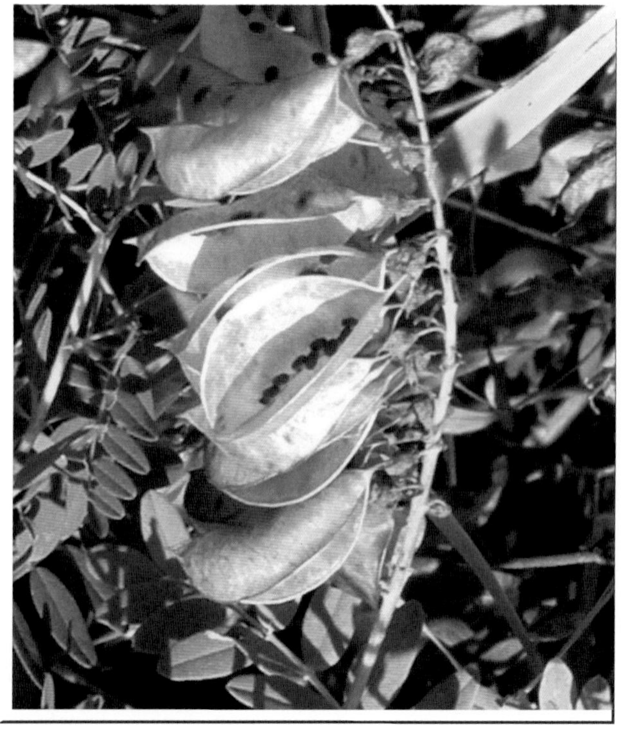

克族自治旗等地。

【药用部位】干燥根。

【采收加工】春、秋季采挖，除去须根和根头，晒干。

【药材性状】本品呈圆柱形，有的有分枝，上端较粗，长20～50cm，直径1～3cm。表面淡棕黄色或淡棕褐色，有不整齐的纵皱纹或纵沟。质硬而韧，不易折断，断面纤维性强，并显粉性，皮部黄白色，木部淡黄色，有放射状纹理和裂隙，老根中心偶呈枯朽状，黑褐色或呈空洞状。气微，味微甜，嚼之微有豆腥味。

【性味归经】①蒙医：味甘，性凉。②中医：味甘，性微温。归肺、脾经。

【功能主治】①蒙医：清热，愈伤，止血，生肌。用于刀伤、内伤、子宫脱垂、跌打损伤、脉热症。②中医：补气固表，利尿，托毒排脓，敛疮生肌。用于气虚乏力、食少便溏、中气下陷、久泻脱肛、便血崩漏、表虚自汗、气虚水肿、痈疽难溃、久溃不敛、血虚萎黄、内热消渴。

【用法用量】①蒙医：内服，煮散剂，3～5g；或入丸、散剂。②中医：9～30g。

【贮藏方法】置通风干燥处，防潮，防蛀。

蒙古黄芪标本图

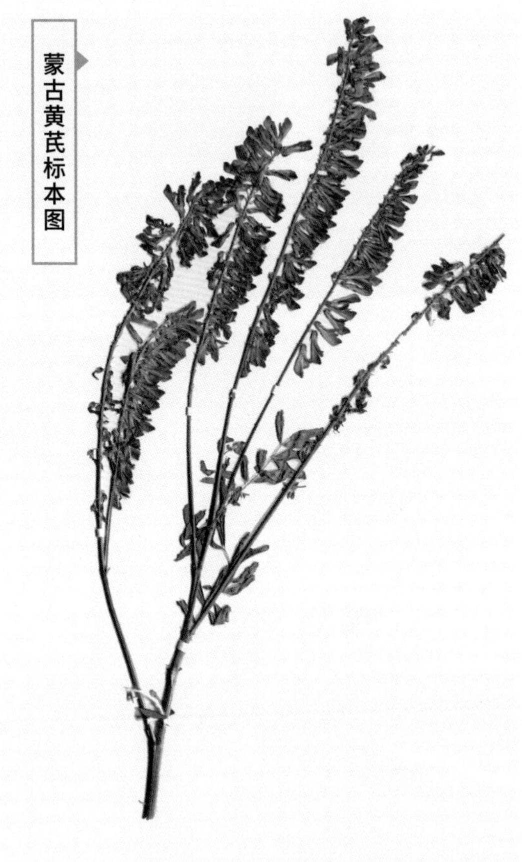

蒙古黄芪药材图

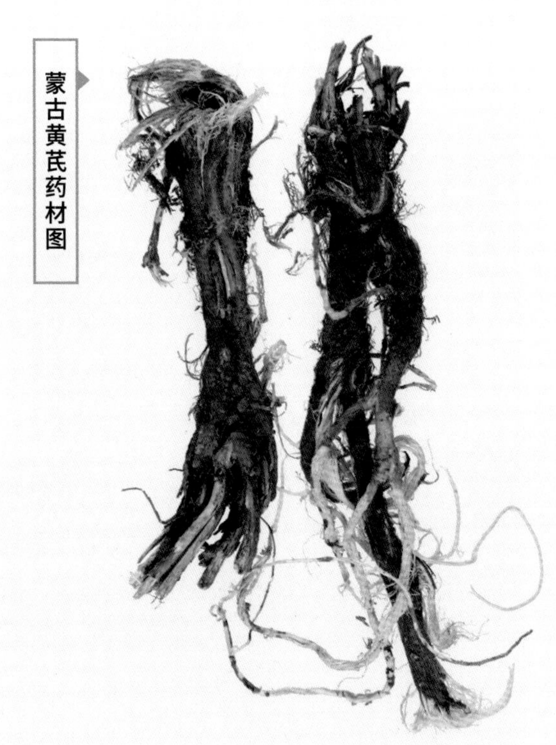

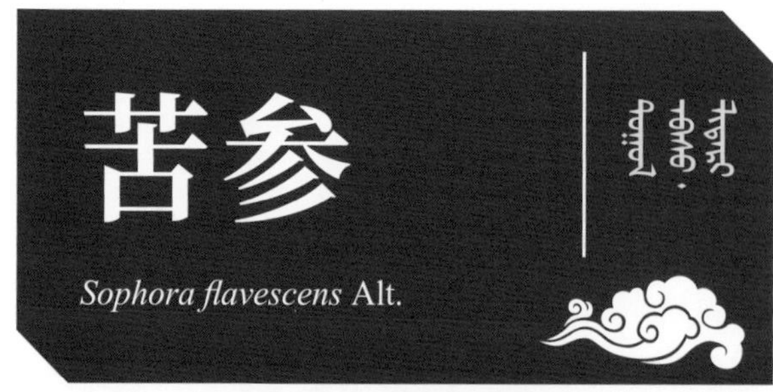

苦参

Sophora flavescens Alt.

科　名	豆科
别　名	地槐、野槐、苦参麻
药材名	苦参
蒙药名	道古勒-额布斯
采集地	新巴尔虎左旗罕达盖苏木
标本编号	150726 130825 136LY

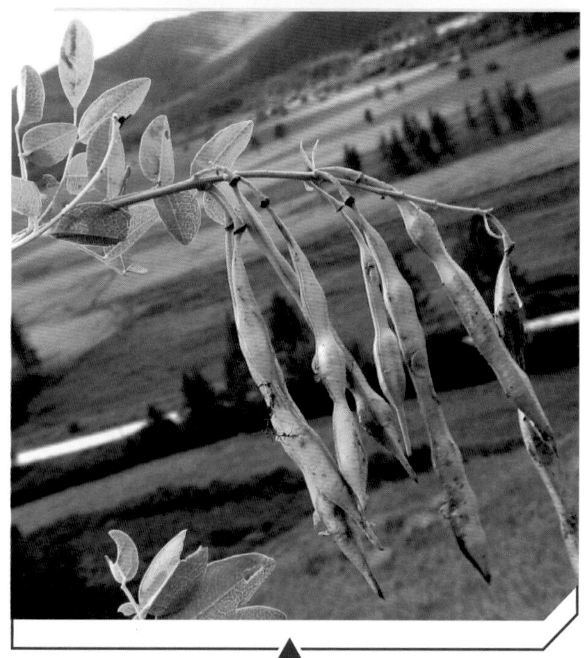

【形态特征】落叶半灌木，高 1.5 ～ 3m。根圆柱状，外皮黄白色。茎直立，多分枝，具纵沟，幼枝被疏毛，后变无毛。奇数羽状复叶，长 20 ～ 25cm，互生；小叶 15 ～ 29，叶片披针形至线状披针形，稀椭圆形，长 3 ～ 4cm，宽 1.2 ～ 2cm，先端渐尖，基部圆形，有短柄，全缘，背面密生平贴柔毛；托叶线形。总状花序顶生，长 15 ～ 20cm，被短毛；苞片线形；花萼钟状，扁平，长 6 ～ 7mm，5 浅裂；花冠蝶形，淡黄白色，旗瓣匙形，翼瓣无耳，与龙骨瓣等长；雄蕊 10，花丝分离；子房柄被细毛，柱头圆形。荚果线

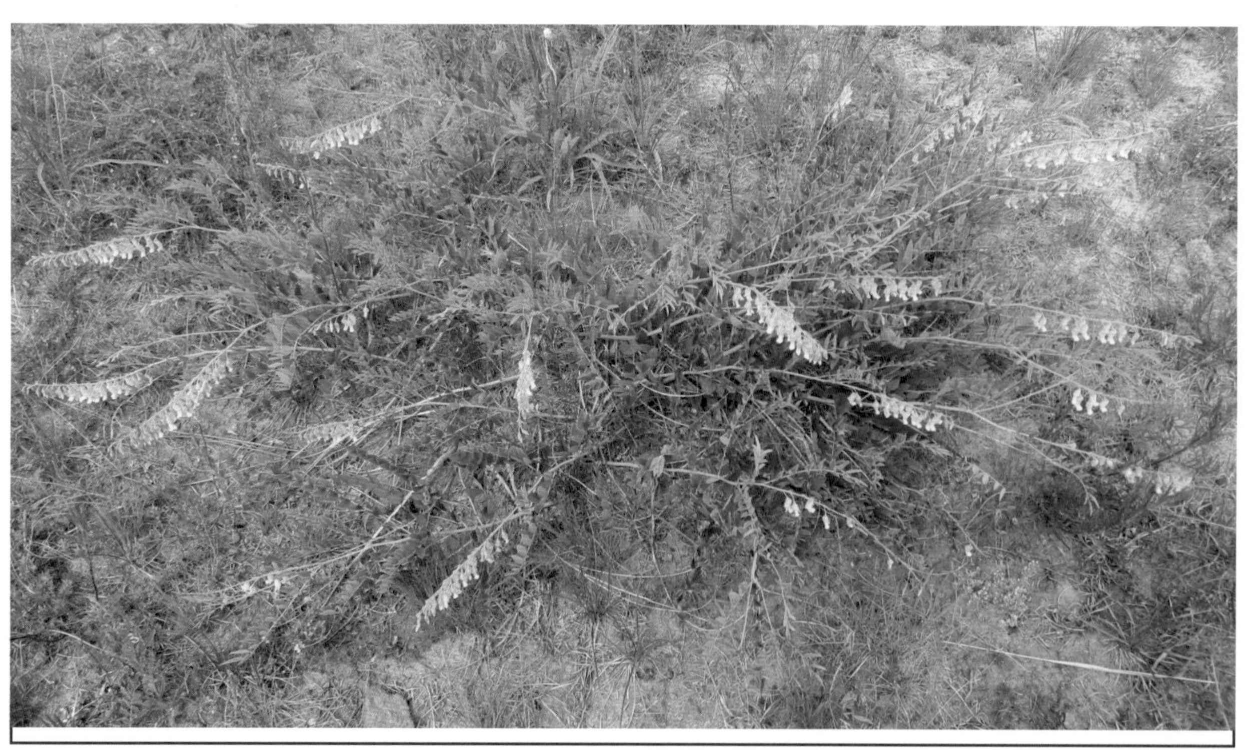

形，先端具长喙，成熟时不开裂，长 5 ～ 8cm；种子间微缢缩，呈不明显的串珠状，疏生短柔毛；种子 3 ～ 7，近球形，黑色。花期 6 ～ 7 月，果期 8 ～ 10 月。

【生境分布】生于草原带的沙地、田埂、山坡。分布于呼伦贝尔阿荣旗、额尔古纳市、根河市、牙克石市、扎兰屯市、鄂伦春自治旗等地。

【药用部位】干燥根。

【采收加工】春、秋季采挖，除去根头和小支根，洗净，干燥，或趁鲜切片，干燥。

【药材性状】本品呈长圆柱形，下部常有分枝，长 10 ～ 30cm，直径 1 ～ 6.5cm。表面灰棕色或棕黄色，具纵皱纹和横长皮孔样凸起，外皮薄，多破裂反卷，易剥落，剥落处显黄色，光滑。质硬，不易折断，断面纤维性；切片厚 3 ～ 6mm；切面黄白色，具放射状纹理和裂隙，有的具异型维管束，呈同心性环列或不规则散在。气微，味极苦。

【性味归经】①蒙医：味苦，性平。效腻、软。②中医：味苦，性寒。归心、肝、胃、大肠、膀胱经。

【功能主治】①蒙医：促使未成熟热成熟，透疹，发汗，燥“协日乌素”，调体素。用于伤风感冒、瘟病初起、天花、麻疹、痛风、游痛症、疮疡。②中医：清热燥湿，杀虫，利尿。用于热痢、便血、黄疸尿闭、赤白带下、阴肿阴痒、湿疹、湿疮、皮肤瘙痒、疥癣麻风。外用于滴虫性阴道炎。

【用法用量】①蒙医：内服，煮散剂，3 ～ 5g；或入丸、散剂。②中医：4.5 ～ 9g。外用适量，煎汤洗患处。

【贮藏方法】置干燥处。

【注意事项】不宜与藜芦同用。

苦参标本图

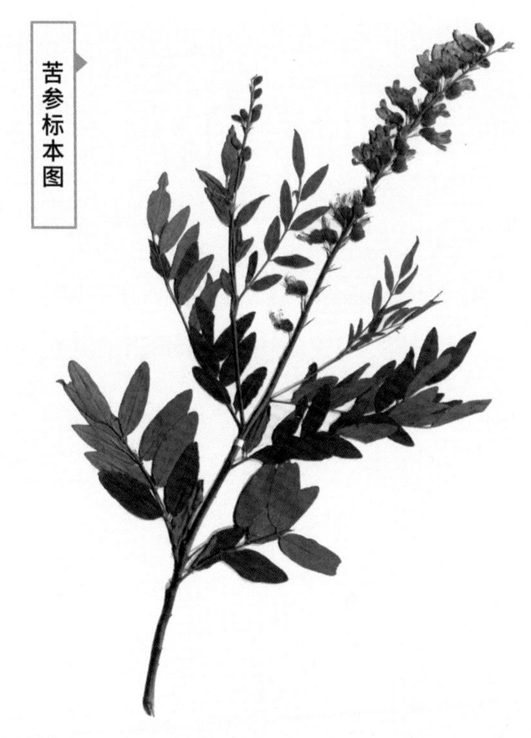

苦参药材图

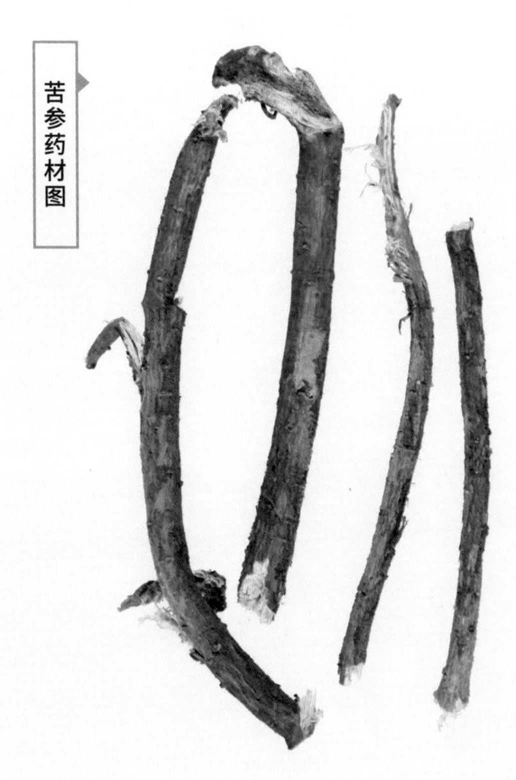

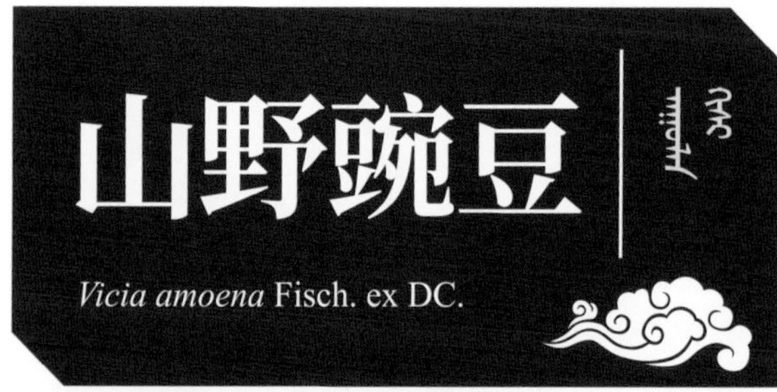

山野豌豆

Vicia amoena Fisch. ex DC.

科名	豆科
别名	落豆秧、山黑豆、透骨草
药材名	山野豌豆
蒙药名	乌拉音-给希
采集地	新巴尔虎左旗乌布尔宝力格苏木
标本编号	150726 130814 154LY

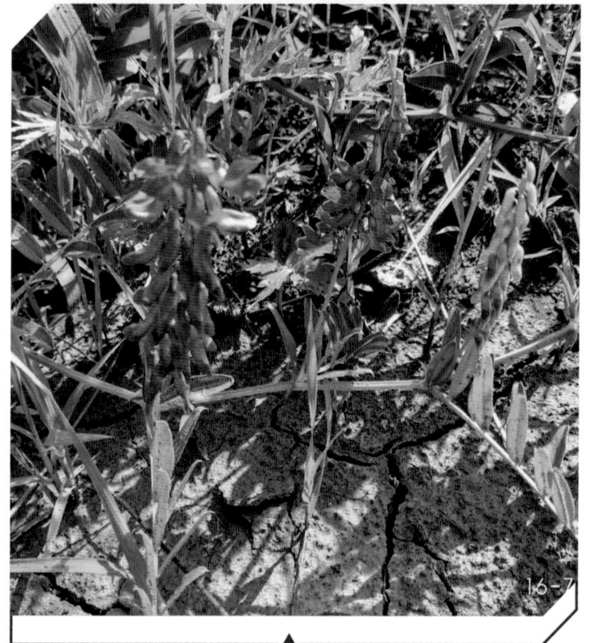

【形态特征】多年生草本，高 30 ～ 100cm。茎四棱形，攀缘，有疏长柔毛。偶数羽状复叶，互生，有卷须；小叶 4 ～ 6 对，叶片椭圆形或长圆形，长 1 ～ 3.5cm，先端钝或微凹，具短尖刺，基部圆形，背面有粉霜，两面被贴伏柔毛；托叶戟形，有毛。总状花序腋生，花 10 ～ 30，与叶近等长；花梗有毛，花冠紫色或淡紫色；花萼短筒形至钟形，萼齿 5，狭披针形或三角形；旗瓣倒卵形或圆形，先端微凹，翼瓣比龙骨瓣稍长，龙骨瓣先端渐狭，略呈三角形；雄蕊 10，二体，（9）+1，其中 1 枚与雄蕊管中部合生；子

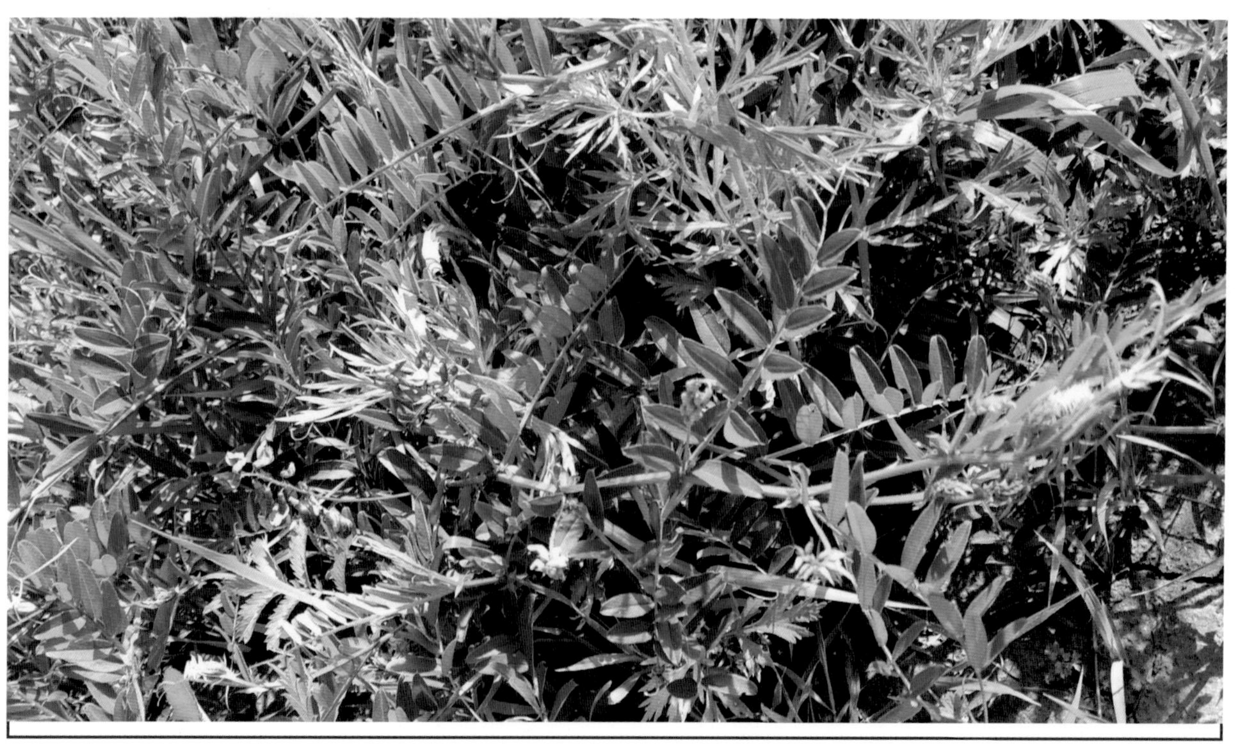

房无毛，具长柄，花柱顶部周围有腺毛。荚果长圆形，膨胀，棕褐色，长约20mm，两端急尖；种子2～4，近球形。花期6～7月，果期7～8月。

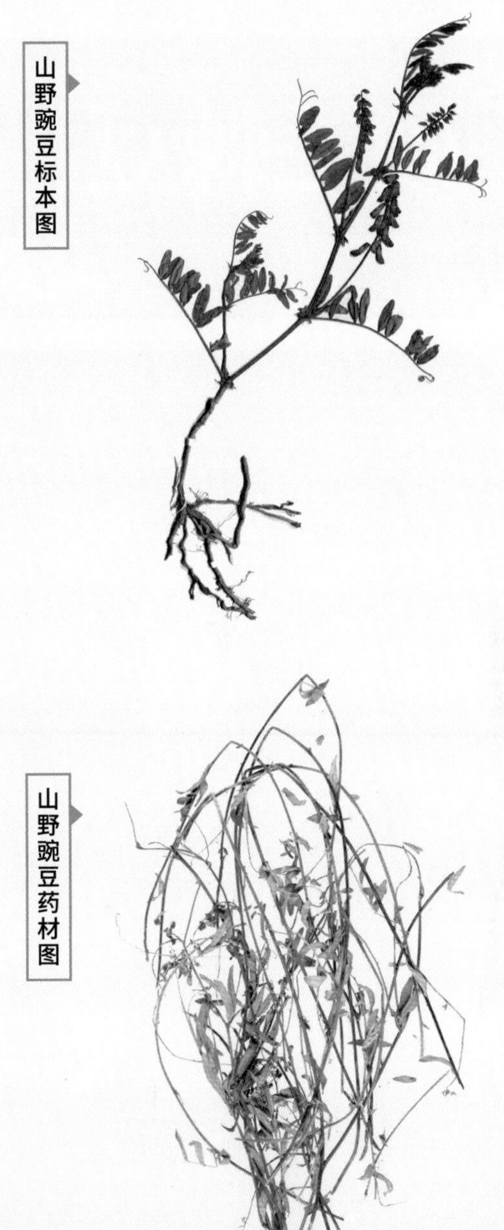

【生境分布】生于草甸草原、林缘草甸、山地林缘、灌丛。分布于呼伦贝尔阿荣旗、鄂温克族自治旗、新巴尔虎右旗等地。

【药用部位】干燥地上部分。

【采收加工】夏季采收植株上部的嫩茎叶，晒干。

【药材性状】本品干燥茎呈四棱形；质脆，易折断。叶为偶数羽状复叶，多卷曲皱缩，叶轴先端有卷须。残留小花呈蓝色或紫色。偶有荚果，呈棕色或深棕色，内含黑色种子。气微，味淡。

【性味归经】①蒙医：味苦，性平。效腻、软。②中医：味甘，性平。归肝经。

【功能主治】①蒙医：利水，消肿，愈伤，接筋骨。用于腹水、小便不利、浮肿、跌打损伤、久疮不愈。②中医：祛风湿，活血，舒筋，止痛。用于风湿痛、闪挫伤、无名肿毒、阴囊湿疹。

【用法用量】①蒙医：多配方用。②中医：内服煎汤，10～25g（鲜者50～75g）。外用适量，煎汤熏洗或研末调敷患处。

【贮藏方法】置干燥处。

【附　　注】与山野豌豆同等入药的野豌豆属植物还有大叶野豌豆、广布野豌豆等，区别如下。

1. 小叶椭圆形、矩圆形、卵形或长卵形，宽6mm以上。

2. 小叶较大，卵形或椭圆形，长3～6mm，宽1.3～3.5mm，侧脉不达到叶缘，在末端联合成波状；旗瓣的瓣片比旗爪稍短。……………………大叶野豌豆 *Vicia pseudorobus* Fisch. ex C. A. Meyer

2. 小叶较小，椭圆形或长圆形，长1.3～3.5mm，宽0.6～1.2mm，侧脉常达叶缘，不联合成波状；旗瓣的瓣片比旗爪稍长或等长。……………………山野豌豆 *Vicia amoena* Fisch. ex DC.

1. 小叶条形，通常宽4mm以下。

3. 龙骨瓣与旗瓣显著短；小叶侧脉不明显。……………………广布野豌豆 *Vicia cracca* L.

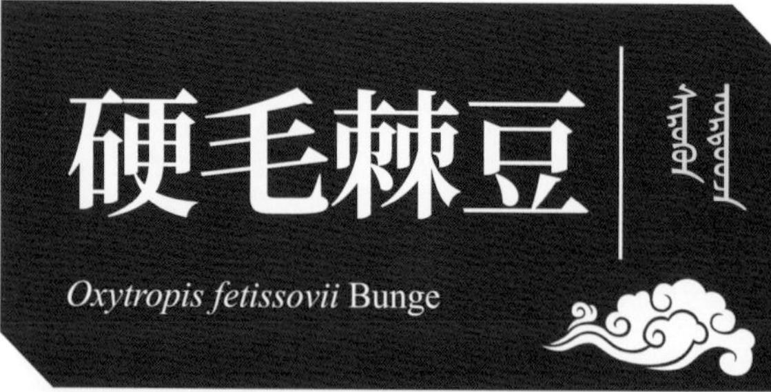

科　名	豆科
别　名	毛棘豆
药材名	硬毛棘豆
蒙药名	旭润-奥日都扎
采集地	阿荣旗库伦沟
标本编号	150721　201406　107LY

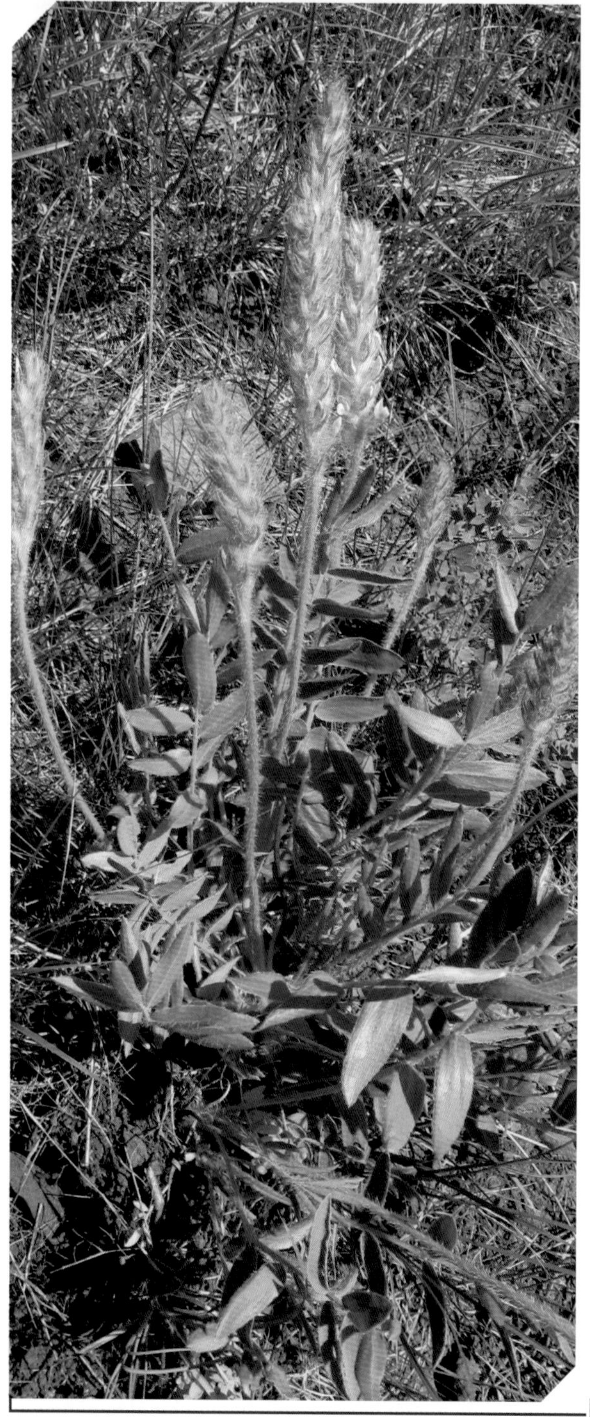

【形态特征】多年生草本，高 20 ～ 40cm，全株被长硬毛。叶基生，奇数羽状复叶，长 15 ～ 25cm，叶轴粗壮；托叶披针形，与叶柄基部合生，上部分离，膜质，密生长硬毛；小叶 5 ～ 19，对生或近对生，卵状披针形或长椭圆形，长 1.5 ～ 5cm，先端锐尖或稍钝，基部圆形，上面无毛或近无毛，下面和边缘疏生长毛。总状花序呈长穗状，长 5 ～ 15cm，花多而密，总花梗粗壮，通常显著长于叶；花黄白色，少蓝紫色，长 15 ～ 18mm；苞片披针形或条状披针形，比花萼长或近等长；花梗极短或近无梗；花萼筒状或

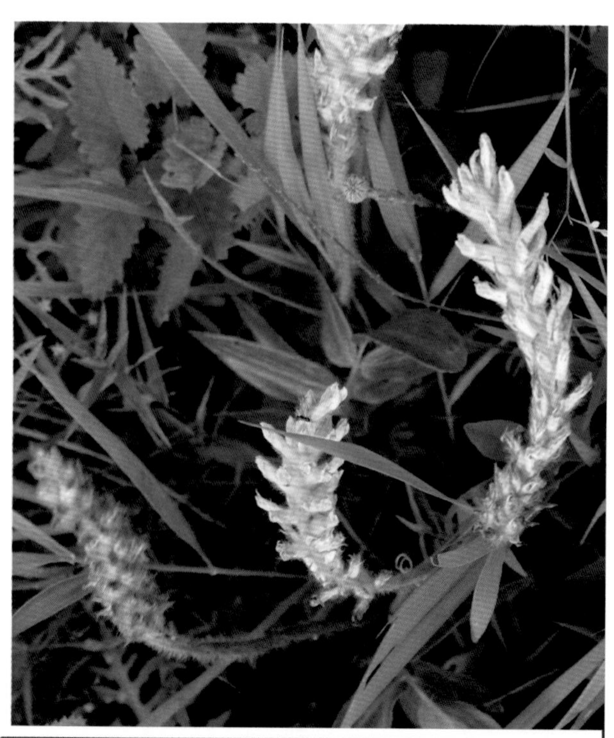

近筒状钟形，长 10 ～ 13mm，宽 3.5mm，密被毛，萼齿条形，与萼筒等长或稍短；花冠蝶形，旗瓣椭圆形，先端近圆形，基部渐狭成爪，翼瓣与旗瓣近等长或稍短，龙骨瓣较短，先端具喙，喙长 1 ～ 3mm；子房密被白毛。荚果藏于花萼内，长卵形，长约 12mm，宽约 4.5mm，密被长毛，具假隔膜，为不完全 2 室，先端具短喙。花期 6 ～ 7 月，果期 7 ～ 8 月。

【生境分布】生于森林草原及草原带的山地杂草类草原和草甸草原群落中。分布于呼伦贝尔鄂温克族自治旗、阿荣旗、扎兰屯市、海拉尔区等地。

【药用部位】干燥地上部分。

【采收加工】夏、秋季花盛开时采收，除去杂质，晒干。

【药材性状】本品为不带根的全草，多断碎。根呈短圆锥状，长 2 ～ 3cm，直径 0.5 ～ 1cm，数根扭生，表面黑褐色，具粗网状纹理；难折断，断面纤维性。根头残存基生叶柄，叶柄基部与托叶合生，有较长的硬毛。叶多从叶轴上脱落，较完整者可见小叶对生或近对生；小叶卵状披针形或长椭圆形，长 1.5 ～ 5cm，宽 0.5 ～ 1.5cm，先端尖或稍钝，基部圆形，表面无毛或近无毛，背面疏生长硬毛，边缘较密。总状花序呈长穗状，长 5 ～ 15cm，总花梗粗壮，花多而密；花长约 1.5cm；苞片披针形或条状披针形，比花萼长或近等长；花萼筒状，长 10～13mm，宽 3.5mm，萼齿条形；花瓣 5，浅棕色。荚果长卵形，坚硬，藏于萼筒内，被长毛，先端具短喙，内藏多数细小种子，肾形。气微，味淡。

【性味归经】蒙医：味苦、甘，性凉。效钝、轻、糙。

【功能主治】蒙医：杀“粘”，清热，燥“协日乌素”，愈伤，生肌，锁脉，止血，消肿，通便。用于瘟疫、发症、丹毒、腮腺炎、阵刺痛、肠刺痛、脑刺痛、颈强病、痛风、游痛症、麻疹、创伤、抽筋、鼻衄、月经过多、吐血、咯血。

【用法用量】蒙医：内服煎汤，3 ～ 5g；或入丸、散剂。

【贮藏方法】置干燥处。

硬毛棘豆标本图

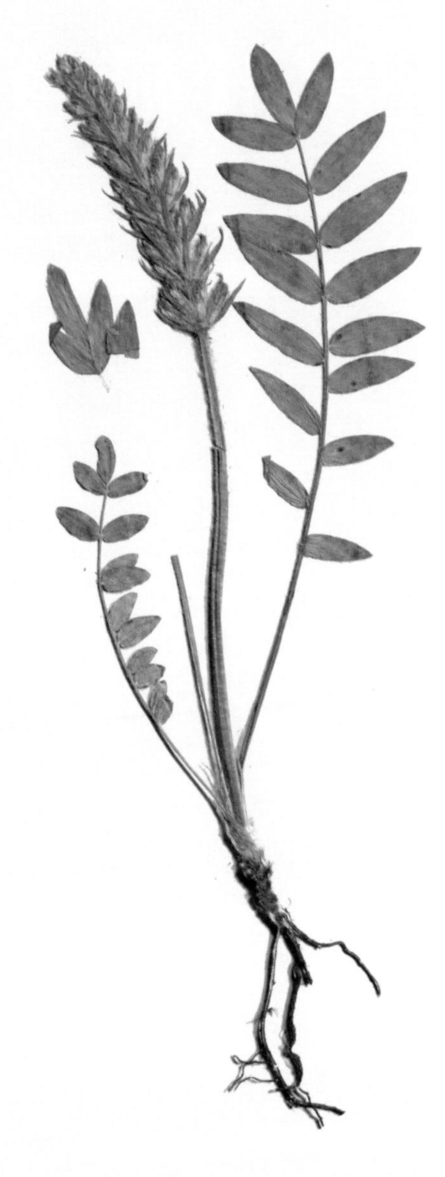

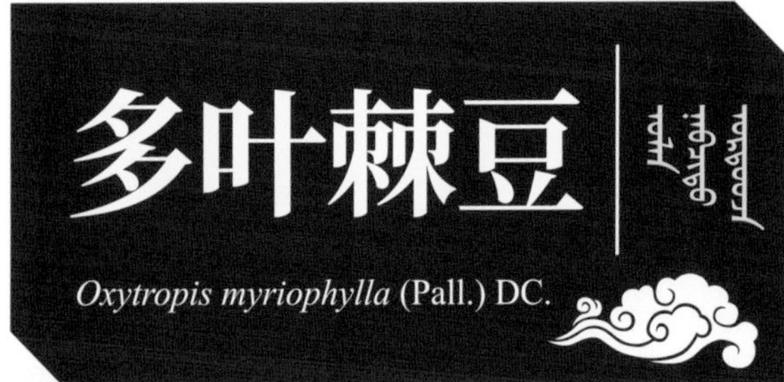

科 名	豆科
别 名	狐尾藻棘豆、鸡翎草
药材名	薄叶棘豆
蒙药名	那布其日哈格-奥日道扎
采集地	新巴尔虎左旗新宝力格苏木
标本编号	150726 130707 137LY

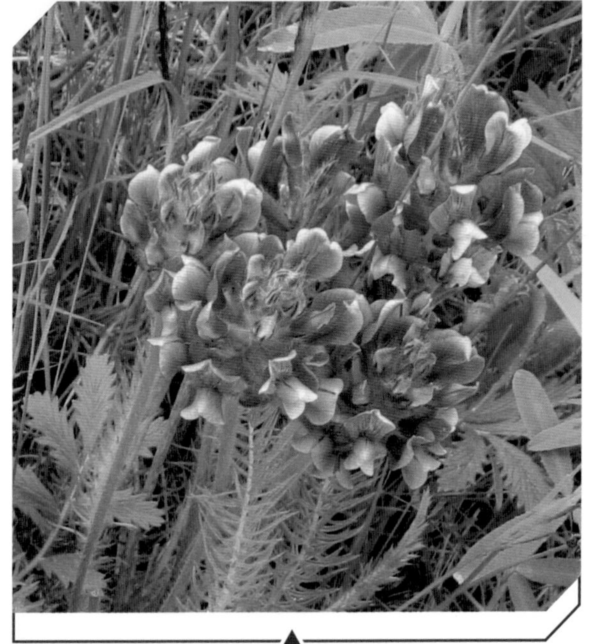

【形态特征】多年生草本，高 20 ～ 30cm。无地上茎或茎极缩短。羽状复叶，具轮生小叶，长 10 ～ 20cm，25 ～ 32 轮，每轮有小叶（4 ～）6 ～ 8（～ 10），小叶条状披针形，长 3 ～ 10mm，宽 0.5 ～ 1.5mm，先端渐尖，两面密被长柔毛；托叶卵状披针形，膜质，下部与叶柄合生，密被黄色长柔毛。总状花序具多花，密生，总花梗比叶长，被长柔毛；花红紫色，长 20 ～ 25mm，近无梗；苞片披针形，比花萼短；花萼筒状，长 8 ～ 12mm，萼齿条形，密被长柔毛；花冠蝶形，旗瓣矩圆形，先端圆形，翼瓣比

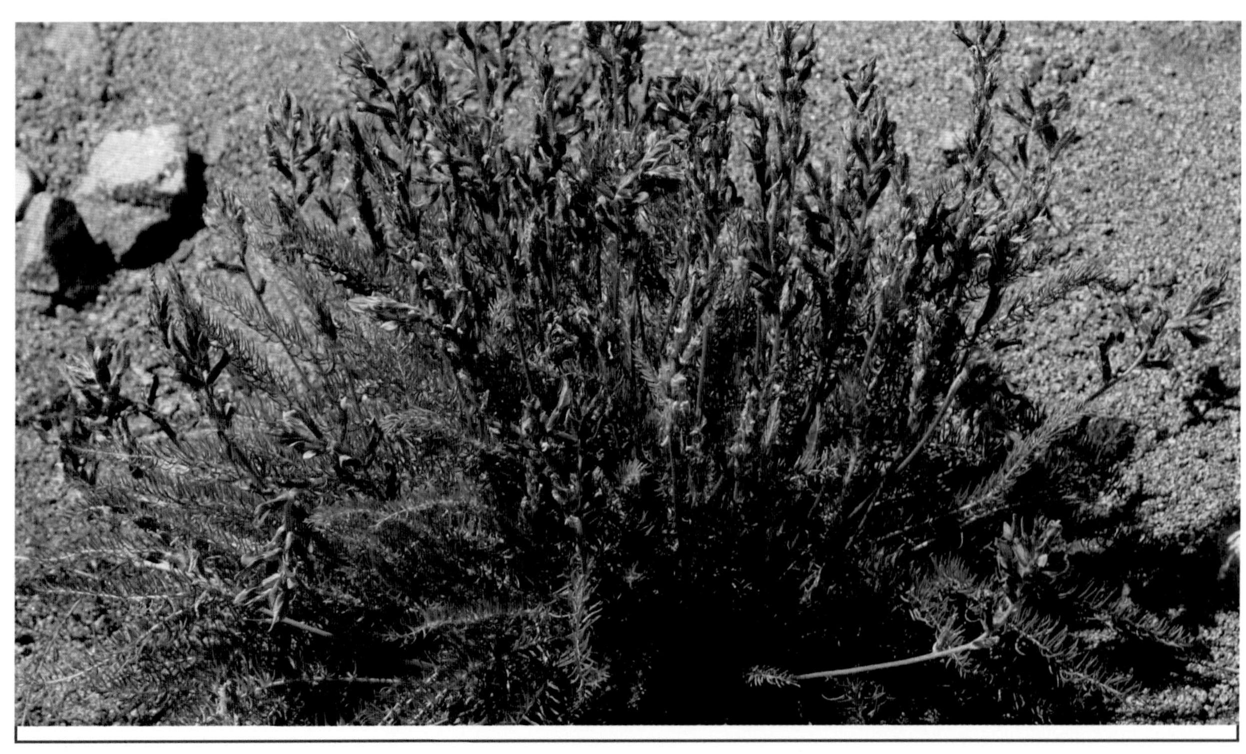

旗瓣稍短，龙骨瓣短于翼瓣，先端具长 2 ～ 3mm 的喙。荚果矩圆形，长约15mm，先端具尖喙，密被长柔毛。花期 6 ～ 7 月，果期 7 ～ 9 月。

【生境分布】生于森林草原带的丘陵顶部和山地砾石性土壤上，或草原地带和林区边缘山坡、平缓草原、丘陵、干河沟、沙丘上。分布于呼伦贝尔大兴安岭地区各地。

【药用部位】干燥全草。

【采收加工】夏季花盛开时采收，除去泥沙杂质，晒干。

【药材性状】本品根呈圆柱形，多扭曲，根头直径 0.5 ～ 1cm；外表面黑褐色，具粗网纹。叶基生，叶轴长可达 20 ～ 30cm；基部托叶与叶柄合生，质薄，密被白色长茸毛；小叶多脱落，较完整者，可见轮生复叶，每轮有小叶 6 ～ 8，小叶条状披针形，长 3 ～ 10mm，直径 0.5 ～ 1.5mm，边缘反卷，两面密被茸毛。总状花序；花淡蓝紫色，长约 2cm；花萼筒状，长约 8mm，密被茸毛，萼齿条形。偶见荚果，披针状矩圆形，长约 15mm，直径约 5mm，有尖喙，外有宿存萼，被茸毛。气微，味淡。

【性味归经】蒙医：味苦、微甘，性凉。效钝、轻、糙。

【功能主治】蒙医：杀“粘”，清热，燥“协日乌素”，愈伤，生肌，锁脉，止血，消肿，通便。用于瘟疫、发症、丹毒、腮腺炎、阵刺痛、肠刺痛、脑刺痛、麻疹、颈强病、痛风、游痛症、创伤、抽筋、鼻衄、月经过多、创伤出血、吐血、咳痰。

【用法用量】蒙医：多配方用。

【贮藏方法】置干燥处。

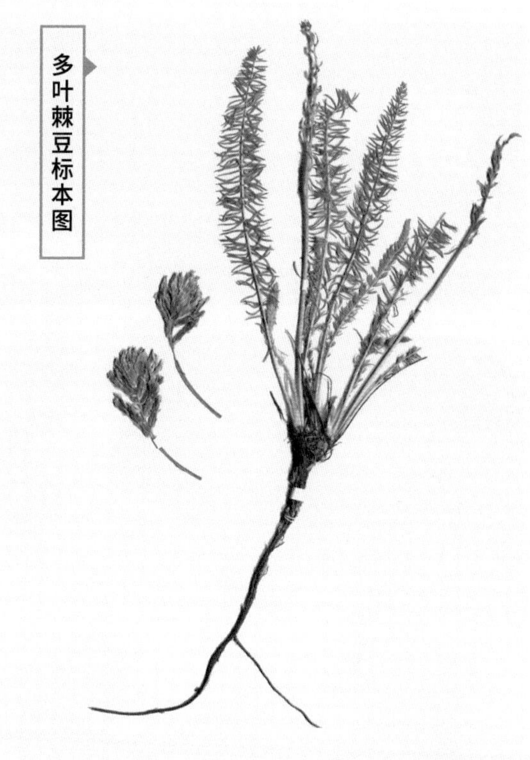

多叶棘豆标本图

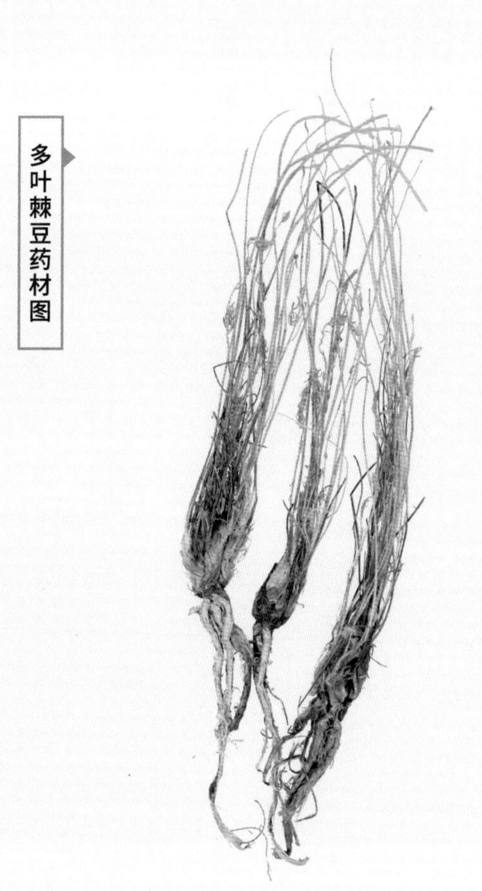

多叶棘豆药材图

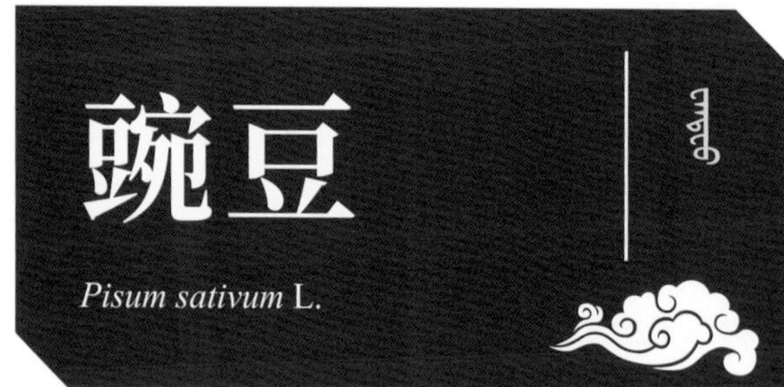

豌豆

Pisum sativum L.

科　名	豆科
别　名	寒豆、雪豆
药材名	豌豆花
蒙药名	豌豆-宝日其格
采集地	陈巴尔虎旗特尼河农牧场
标本编号	150725 180610 003LY

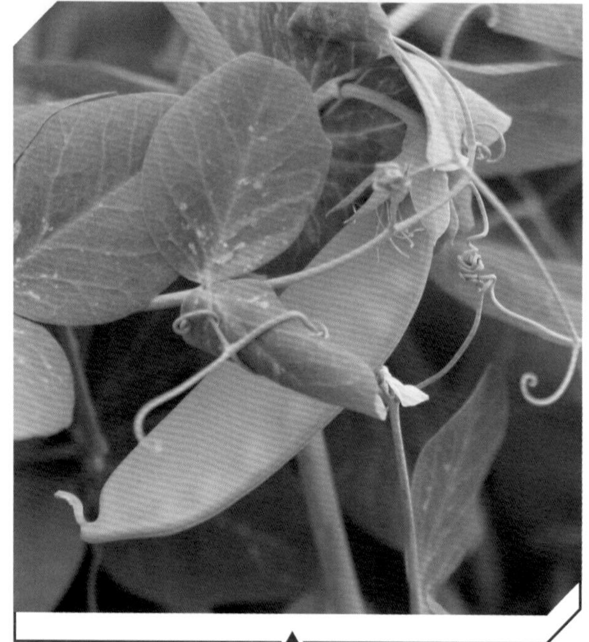

【形态特征】一年生或二年生攀缘草本，长达 2m，全株绿色，带白粉，光滑无毛。羽状复叶，互生，小叶 2 ～ 3 对，叶轴末端有羽状分枝的卷须；托叶卵形，叶状，常大于小叶，基部耳状，包围叶柄及茎，边缘下部有细锯齿；小叶片卵形、卵状椭圆形或倒卵形，长 2 ～ 4cm，宽 1.5 ～ 2.5cm，先端圆或稍尖，基部楔形，全缘，时有稀锯齿。花 2 ～ 3，腋生，白色或紫色；花萼钟状，萼齿披针形；旗瓣圆形，先端稍凹，翼瓣近圆形，下部具耳和爪，龙骨瓣近半圆形，与翼瓣贴生；雄蕊 10，二体，(9）+1；子房线状，长

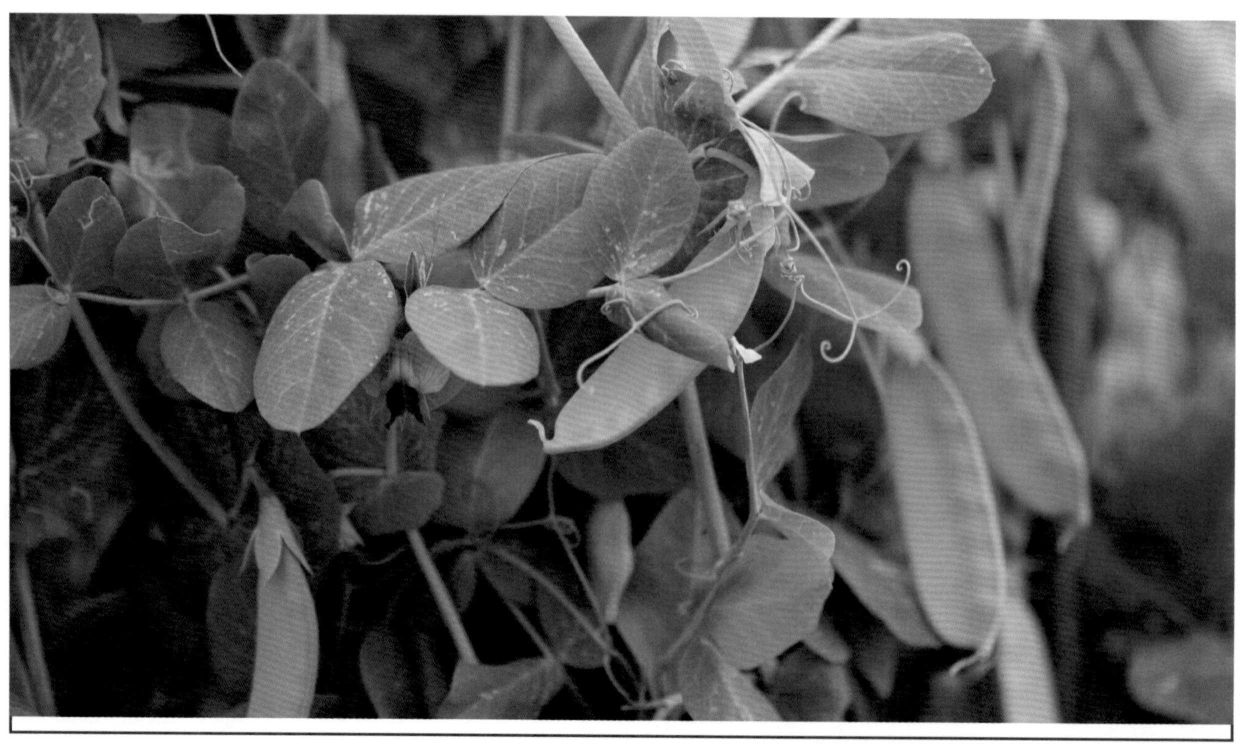

圆形，花柱弯曲，与子房成直角。荚果倒筒状，长 5 ～ 10cm，内含种子多粒；种子球形，淡绿黄色。花期 6 ～ 7 月，果期 7 ～ 9 月。

【生境分布】呼伦贝尔大兴安岭地区各地均有栽培。

【药用部位】干燥花。

【采收加工】6 ～ 7 月开花时采摘，阴干。

【药材性状】本品多皱缩，扁卵圆形，长 1 ～ 1.5cm。花萼钟形，绿色，长 0.5 ～ 1.3cm，5 齿裂，不等长，裂片披针形；花冠淡黄白色、浅紫红色至深紫红色；花瓣 5；雄蕊 10；子房条形，花柱弯曲，与子房成直角。气无，味甘、淡。

【功能主治】蒙医：止血，止泻。用于吐血、便血、崩漏等各种出血，肠刺痛，腹痛，腹泻，赤白带下。

【用法用量】蒙医：多配方用。

【贮藏方法】置干燥处，避光，防潮，防蛀。

豌豆标本图

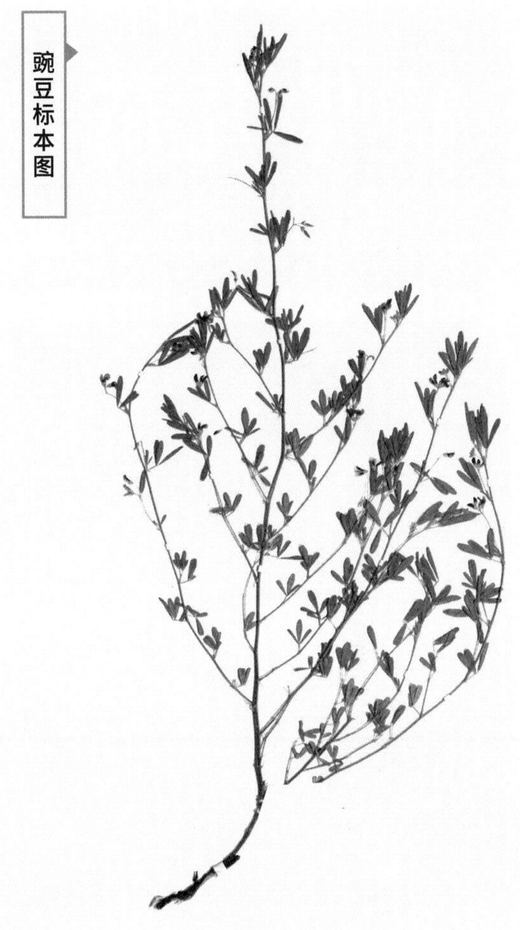

豌豆药材图

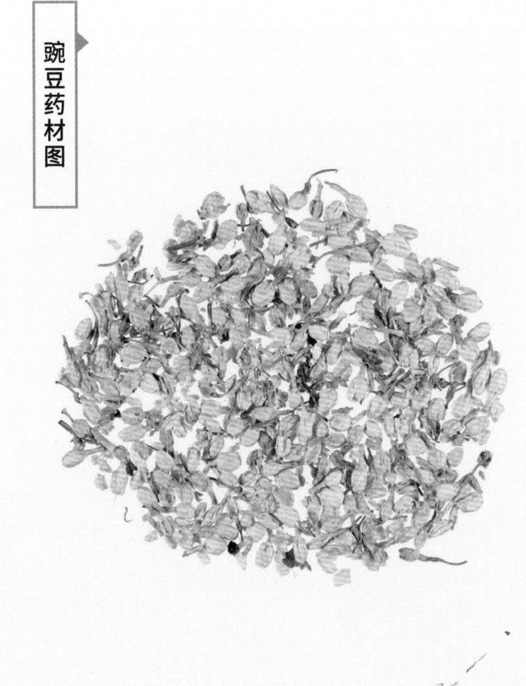

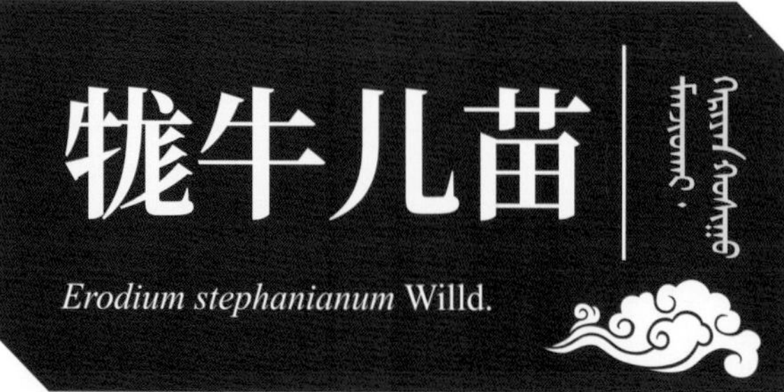

牻牛儿苗

Erodium stephanianum Willd.

科　名	牻牛儿苗科
别　名	太阳花、狼怕怕、长嘴老鹳草
药材名	老鹳草
蒙药名	包哈-额布苏
采集地	新巴尔虎左旗罕达盖苏木
标本编号	150726 201308 035LY

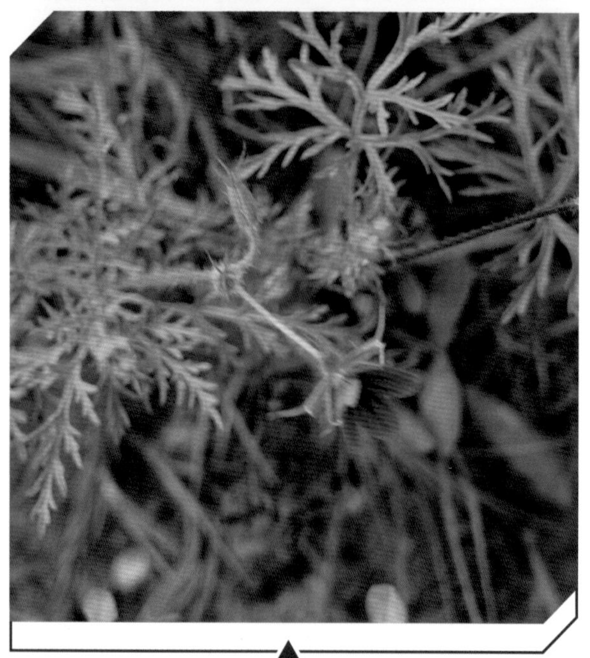

【形态特征】一年生或二年生草本，高 10 ～ 50cm。根圆柱形，茎平铺于地面或斜升，多分枝，有节，具柔毛。叶对生，叶柄长 4 ～ 6cm；托叶披针形，长 5 ～ 10mm，边缘膜质；叶片长卵形或卵状三角形，长 4 ～ 6cm，宽 3 ～ 4cm，二回羽状深裂，羽片 5 ～ 9 对，基部下延，小羽片条形，全缘或有 1 ～ 3 粗齿，两面具柔毛。伞形花序，腋生；花序梗长 5 ～ 15cm，通常有 2 ～ 5 花，花梗长 1 ～ 3cm；萼片长圆形，先端具芒尖，芒长 2 ～ 3cm；花瓣 5，倒卵形，淡紫色或蓝紫色，与萼片近等长，先端圆钝，基部被白毛；

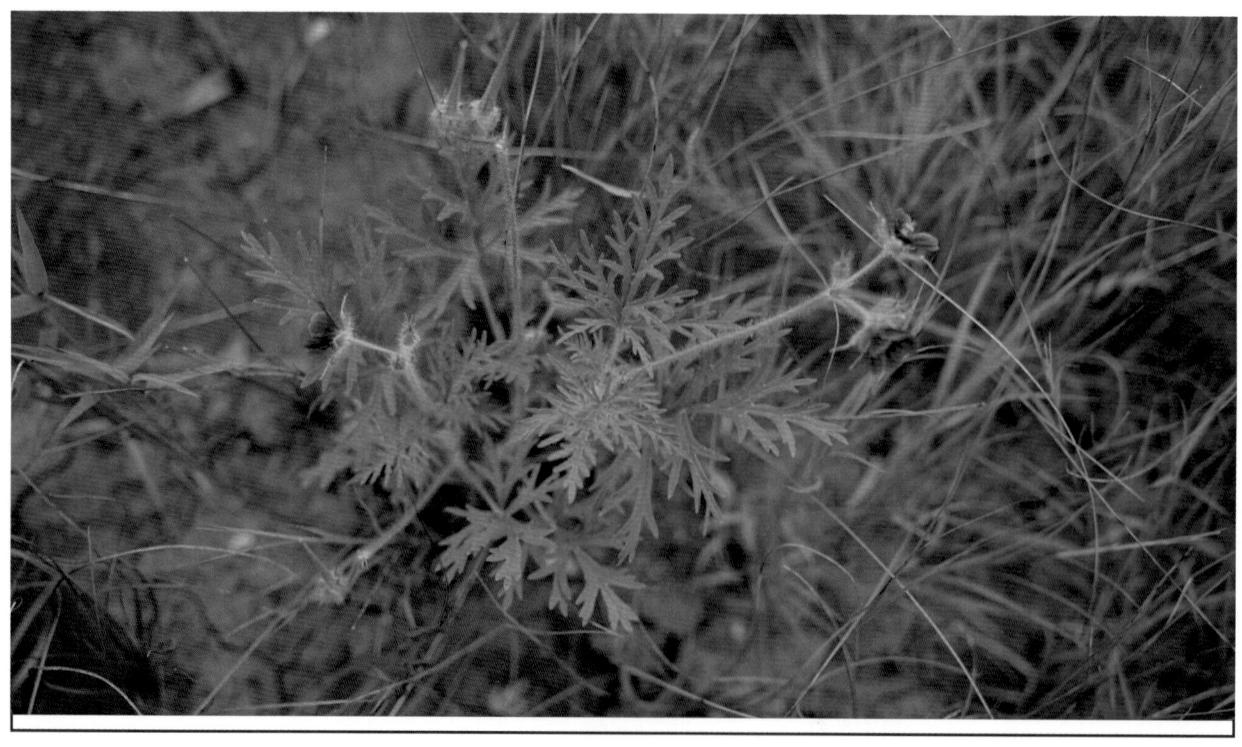

雄蕊 10，2 轮，外轮 5 无药，内轮 5 具药，蜜腺 5；子房密被白色柔毛。蒴果，长 3 ～ 4cm，先端具长喙，成熟时 5 个果瓣与中轴分离，喙部呈螺旋状扭曲，其内侧有棕色毛。花期 7 ～ 8 月，果期 8 ～ 9 月。

【生境分布】生于林内、林缘、灌丛间、河岸沙地、草甸。分布于呼伦贝尔各地。

【药用部位】干燥全草。

【采收加工】夏、秋季果实近成熟时采割，捆成把，晒干。

【药材性状】本品茎长 30 ～ 50cm，直径 0.3 ～ 0.7cm，多分枝，节膨大。表面灰绿色或淡紫色，有纵沟纹和稀疏茸毛。质脆，断面黄白色，有的中空。叶对生，具细长叶柄；叶片卷曲皱缩，质脆，易碎，完整者二回羽状深裂，裂片线状披针形。果实长圆形，长 3 ～ 4cm。宿存花柱长 2.5 ～ 4cm，形似鹳喙，有的裂成 5 瓣，呈螺旋形卷曲。气微，味淡。

【性味归经】①蒙医：味苦、微辛，性平。②中医：味苦、微辛，性平。归肝、肾、脾经。

【功能主治】①蒙医：清热，消“奇哈”。用于脉热、头痛、痈疮、咽喉肿痛、内毒症。②中医：祛风湿，通经络，止泻痢。用于风湿痹痛、麻木拘挛、筋骨酸痛、泄泻痢疾。

【用法用量】①蒙医：多入丸、散剂。②中医：9 ～ 15g。

【贮藏方法】置阴凉干燥处。

牻牛儿苗标本图

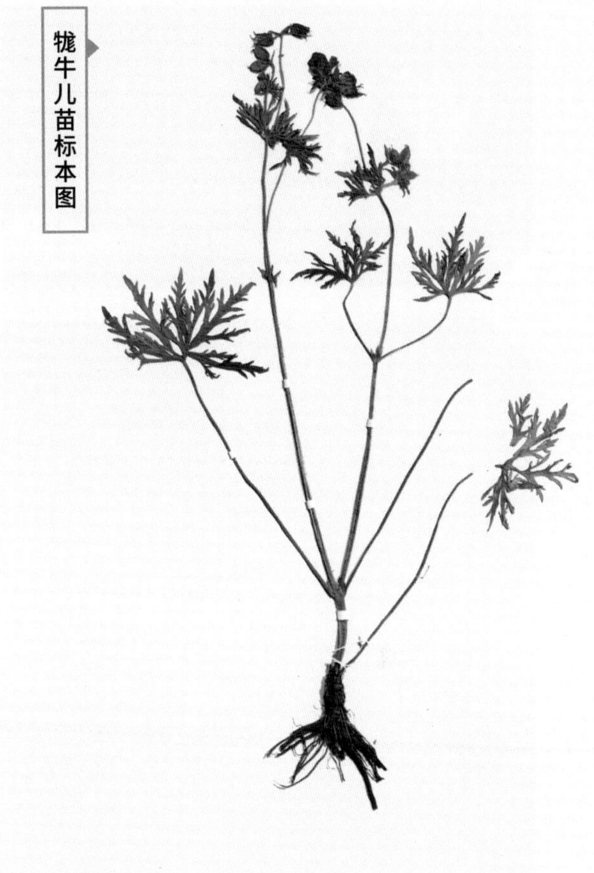

牻牛儿苗药材图

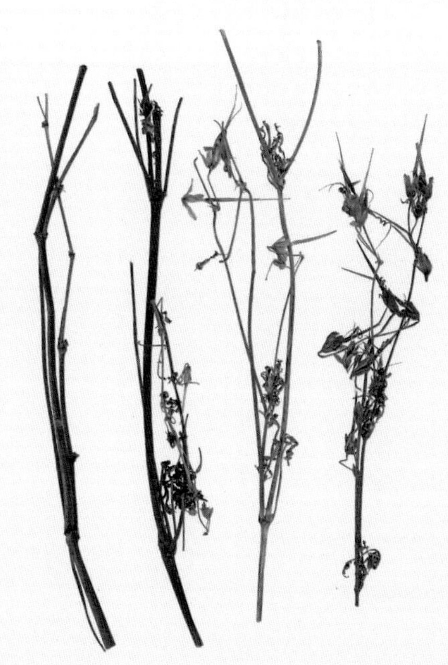

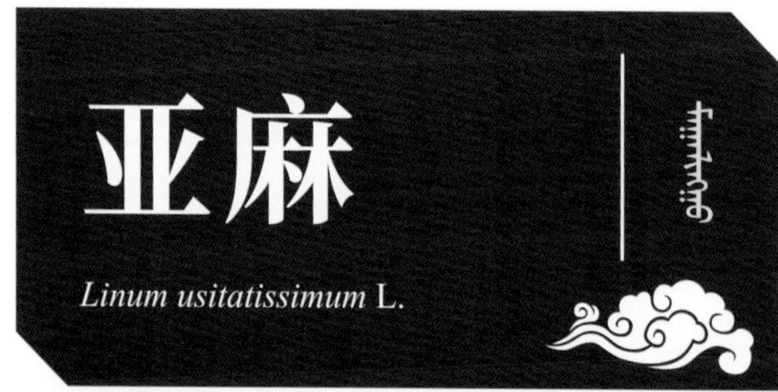

亚麻

Linum usitatissimum L.

科　名	亚麻科
别　名	胡麻
药材名	胡麻子
蒙药名	麻嘎领古
采集地	阿荣旗音河达斡尔鄂温克民族乡
标本编号	150721 201407 141LY

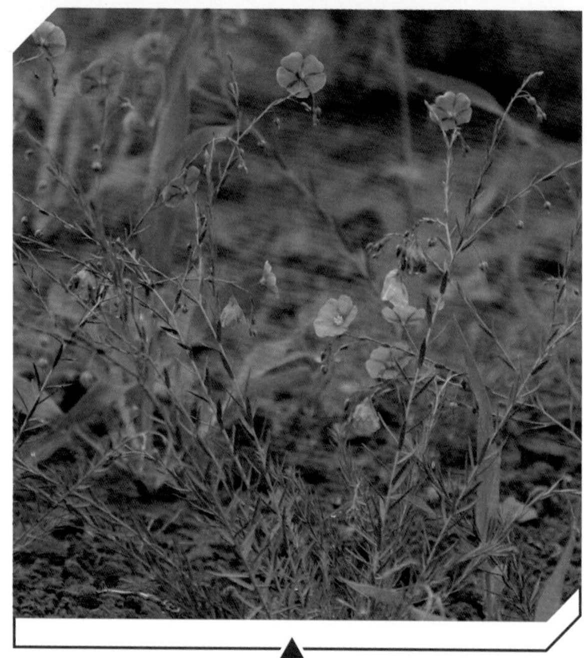

【形态特征】一年生草本，高 30 ～ 100cm。直根较细，淡黄色。茎直立，圆柱形，上部分枝，无毛。叶互生，条形或条状披针形，长 1.8 ～ 4cm，宽 0.2 ～ 0.5cm，先端锐尖，基部渐狭，全缘，有 3 脉，无叶柄。花生于茎先端或上部叶腋处，呈疏松聚伞花序；萼片 5，卵形或卵状披针形，长 5 ～ 7mm，先端突尖，具 3 脉，边缘膜质，无腺点；花瓣 5，卵形或卵状披针形，长 1 ～ 1.5cm，蓝色或蓝紫色，稀为白色或红紫色，早落；雄蕊 5，花丝基部合生，退化雄蕊 5，仅留齿状痕迹，与雄蕊互生；子房上位，5 室，花

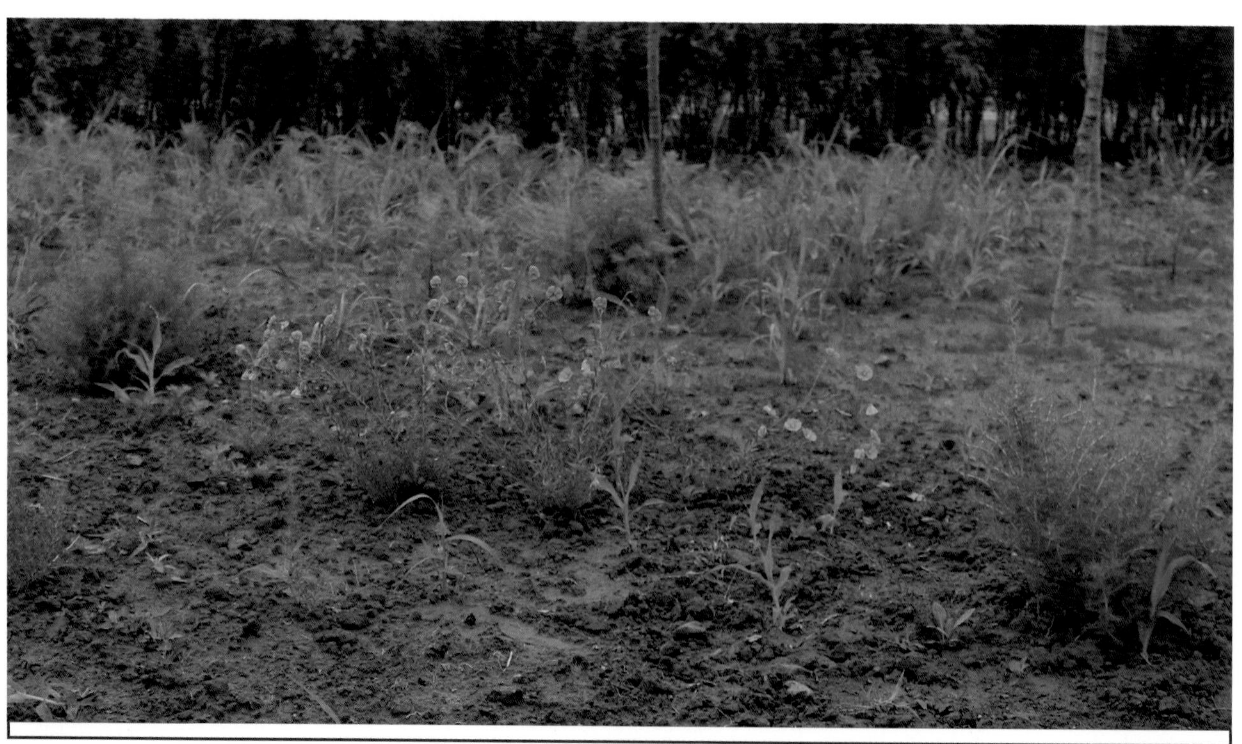

柱5，分离，柱头条形。蒴果球形，直径6～8mm，淡黄色，先端5瓣裂；种子通常10，褐色，光滑，呈矩圆形，扁平。花期6～7月，果期7～9月。

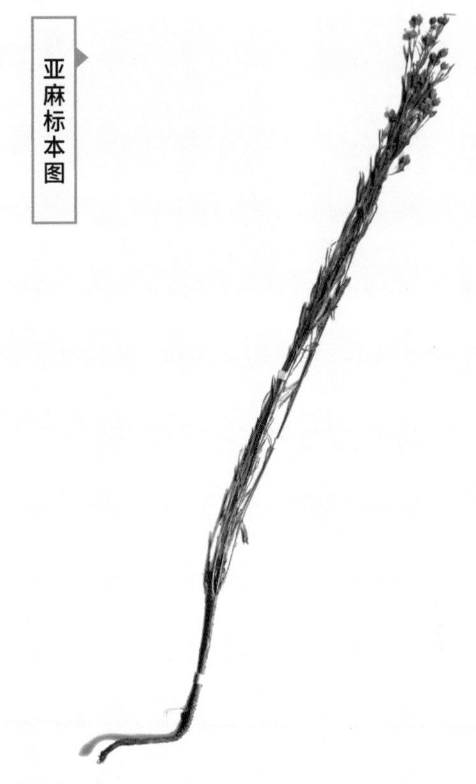
亚麻标本图

【生境分布】生于干燥山坡或草原上。分布于呼伦贝尔陈巴尔虎旗、新巴尔虎左旗。

【药用部位】干燥成熟种子。

【采收加工】秋季果实成熟时采收植株，晒干，打下种子，除去杂质，再晒干。

【药材性状】本品呈扁平卵圆形，长4～6mm，宽2～3mm。表面红棕色或灰褐色，平滑，有光泽，一端钝圆，另一端尖而略偏斜，放大镜下可见微小的凹点。种脐位于尖端的凹陷处，种脊浅棕色，位于一侧边缘。种皮薄而脆，胚乳棕色，薄膜状，子叶2，黄白色，富油性。无臭，嚼之有豆腥味。以饱满、光亮、色红棕者为佳。

【性味归经】①蒙医：味甘、微苦，性温。效腻、软、重。②中医：味甘，性平。归肺、肝、大肠经。

【功能主治】①蒙医：镇“赫依”，温中，滋补，通便，驱虫。用于“赫依”症、便秘、红斑狼疮、瘙痒、皮肤干燥、疮痈、睾丸肿痛、化脓。②中医：补益肝肾，养血润燥，祛风。用于病后虚弱、虚风、眩晕、便秘、皮肤瘙痒、疮痈肿毒、麻风等。

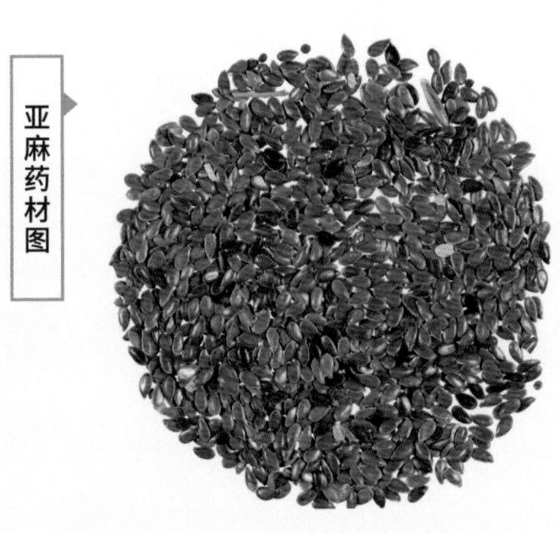
亚麻药材图

【用法用量】①蒙医：多配方用。②中医：10～15g，水煎服。外用全草适量，捣烂敷或煎汤熏洗患处。

【贮藏方法】置通风干燥处。

【注意事项】大便滑泄者忌用。

【附　　注】与亚麻同等入药的亚麻属植物还有宿根亚麻、野亚麻，区别如下。

1. 一年生或二年生草本；直根较细；茎自上部有分枝。

　2. 萼片边缘具黑色腺点；果径约4mm；花径约1mm；叶条形。……………野亚麻 *Linum stelleroides* Planch.

　2. 萼片边缘无腺点；果径约7mm；花径1.5～2mm；叶条形或条状披针形。…亚麻 *Linum usitatissimum* L.

1. 多年生草本；直根粗壮；茎自基部丛生。……………………………………宿根亚麻 *Linum perenne* L.

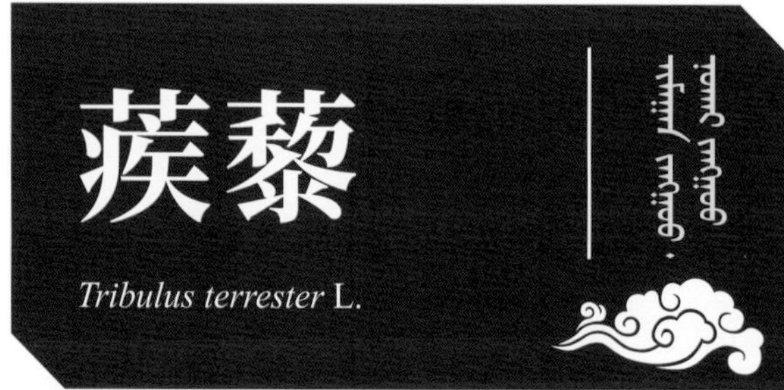

蒺藜

Tribulus terrester L.

科　名	蒺藜科
别　名	白蒺藜、屈人、名茨
药材名	刺蒺藜
蒙药名	伊曼-章古
采集地	阿荣旗查巴奇鄂温克民族乡
标本编号	150721 201407 208LY

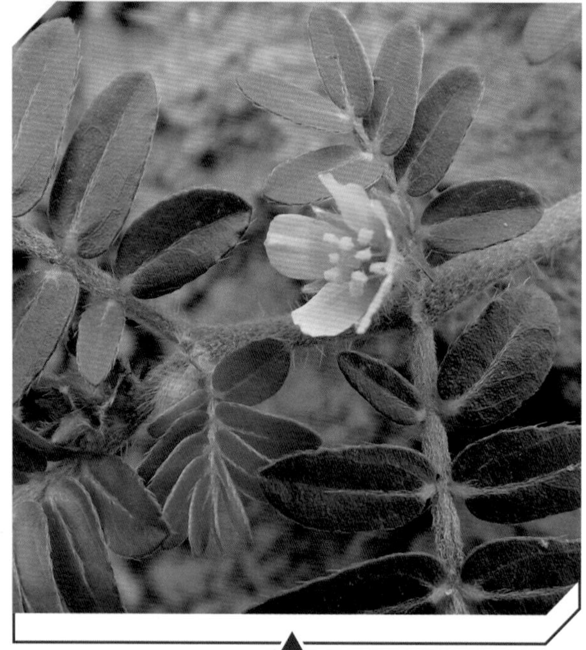

【形态特征】一年生草本。茎通常由基部分枝，平卧地面，具棱条，长可达1m左右；全株被绢丝状柔毛。托叶披针形，形小而尖，长约3mm；叶为偶数羽状复叶，对生，1长1短；长叶长3～5cm，宽1.5～2cm，通常具6～8对小叶；短叶长1～2cm，具3～5对小叶；小叶对生，长圆形，长4～15mm，先端尖或钝，表面无毛或仅沿中脉有丝状毛，背面被以白色伏生的丝状毛。花淡黄色，小型，整齐，单生于短叶的叶腋；花梗长4～10mm，有时达20mm；萼片5，卵状披针形，渐尖，长约4mm，背面有毛，

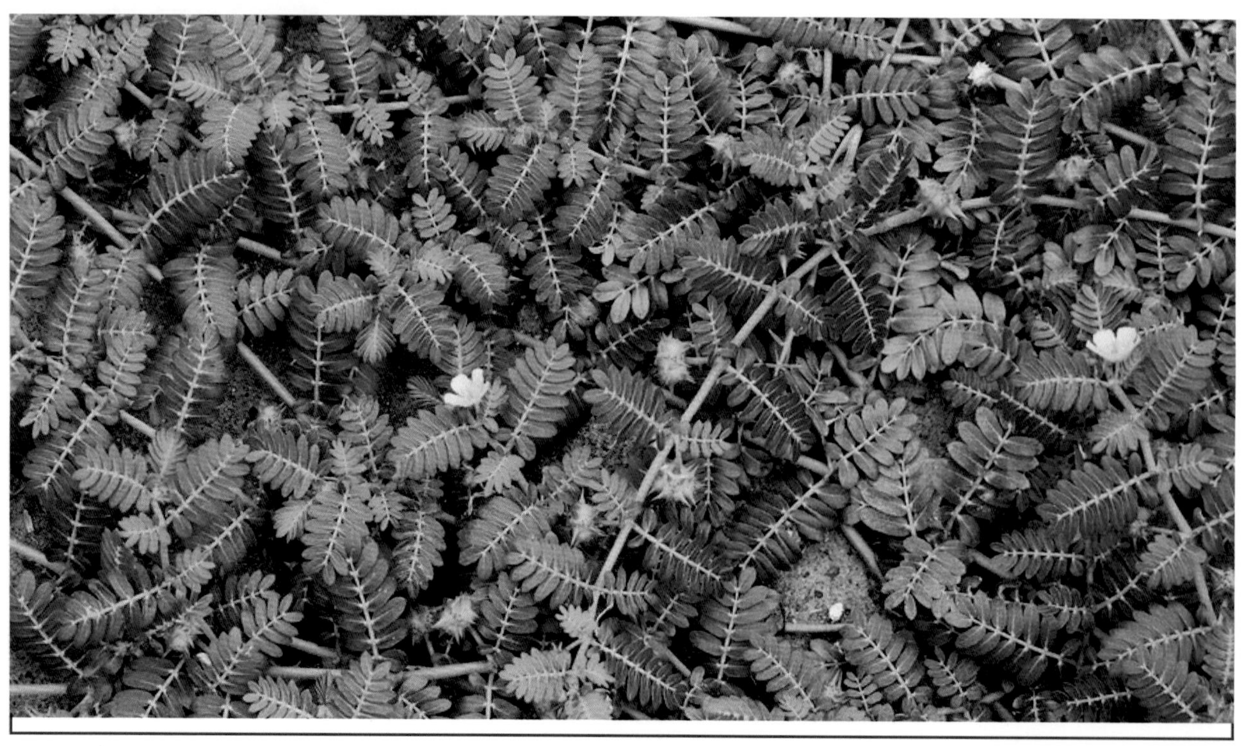

宿存；花瓣5，倒卵形，先端略呈截形，与萼片互生；雄蕊10，着生于花盘基部，基部有鳞片状腺体；子房5心皮。果实为离果，五角形或球形，由5个呈星状排列的果瓣组成，每个果瓣具长、短棘刺各1对，背面有短硬毛及瘤状突起。花期5～8月，果期6～9月。

【生境分布】生于荒丘、田边及田间、居民点附近，在荒漠区亦见于石质残丘坡地、白刺堆间沙地及干河床边。分布于呼伦贝尔各地。

【药用部位】干燥成熟果实。

【采收加工】秋季果实成熟时采割植株，晒干，打下果实，除去杂质。

【药材性状】本品由5个分果瓣组成，呈放射状排列，直径7～12mm。常裂为单一的分果瓣，分果瓣呈斧状，长3～6mm；背部黄绿色，隆起，有纵棱和多数小刺，并有对称的长刺和短刺各1对，两侧面粗糙，有网纹，灰白色。质坚硬。气微，味苦、辛。

【性味归经】①蒙医：味甘、微苦，性温。效锐、轻、稀。②中医：味辛、苦，性微温；有小毒。归肝经。

【功能主治】①蒙医：补肾，祛寒，利尿，消肿，强壮。用于肾寒腰痛、耳鸣、尿频、水肿、浮肿、尿闭、痛风、阳痿、遗精、久病体虚。②中医：平肝解郁，活血祛风，明目，止痒。用于头痛眩晕、胸胁胀痛、乳闭乳痈、目赤翳障、风疹瘙痒。

【用法用量】①蒙医：多配方用。②中医：6～10g。

【贮藏方法】置干燥处，防霉。

蒺藜标本图

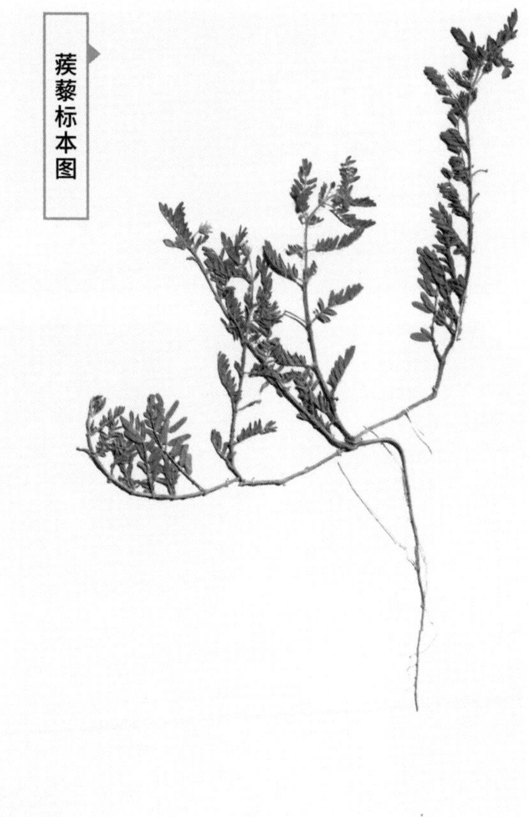

蒺藜药材图

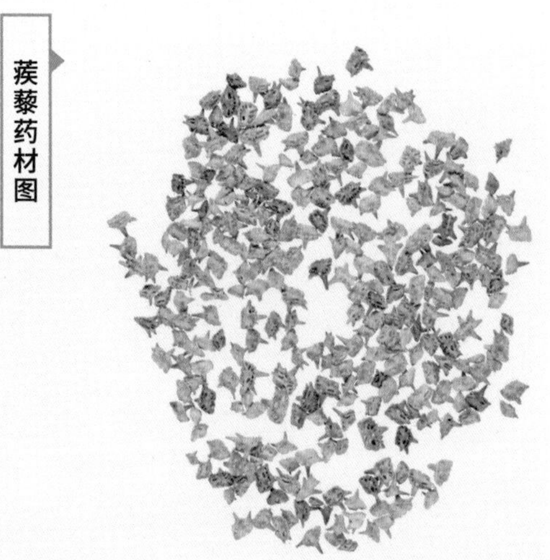

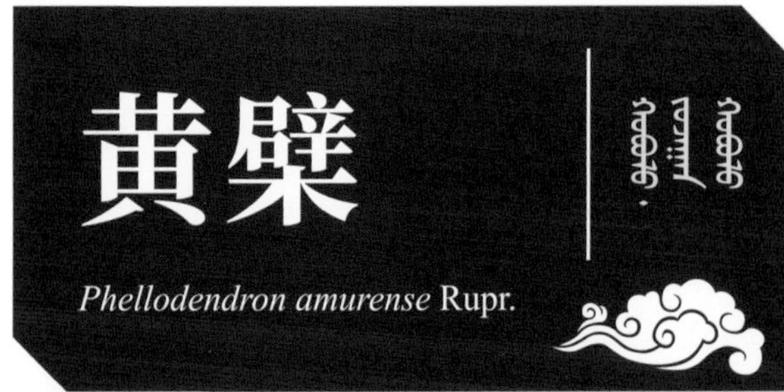

黄檗

Phellodendron amurense Rupr.

科　名	芸香科
别　名	黄柏、黄菠萝
药材名	黄柏
蒙药名	希拉毛都
采集地	阿荣旗得力其尔林场
标本编号	150721 150709 181LY

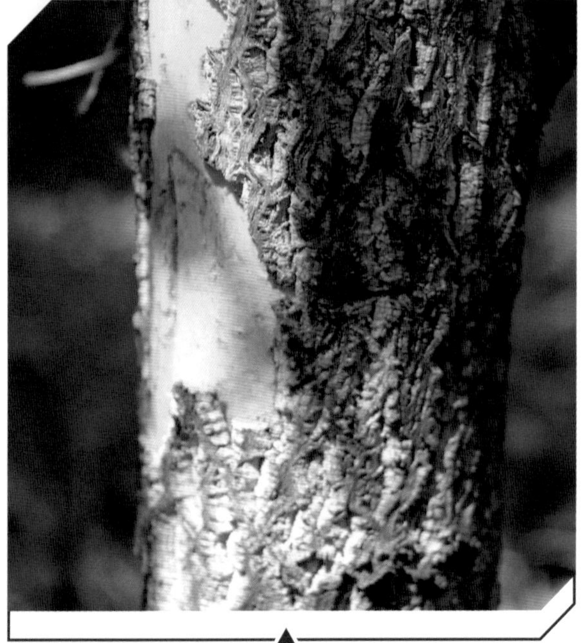

【形态特征】落叶乔木，高 10 ～ 25m。树皮厚，外皮灰褐色，木栓发达，有不规则的网状纵沟裂，内皮鲜黄色。小枝通常灰褐色或淡棕色，罕为红棕色，内有小皮孔。奇数羽状复叶对生，小叶柄短；小叶 5 ～ 15，披针形至卵状长圆形，长 3 ～ 11cm，宽 1.5 ～ 4cm，先端长渐尖，基部广楔形或近圆形，边缘有细钝齿，齿缝有腺点，上面暗绿色，无毛，下面苍白色，仅中脉基部两侧密被柔毛，薄纸质。雌雄异株；圆锥状聚伞花序，花序轴及花枝幼时被毛；花小，黄绿色；雄花雄蕊 5，伸出花瓣外，花丝基部有毛；雌花

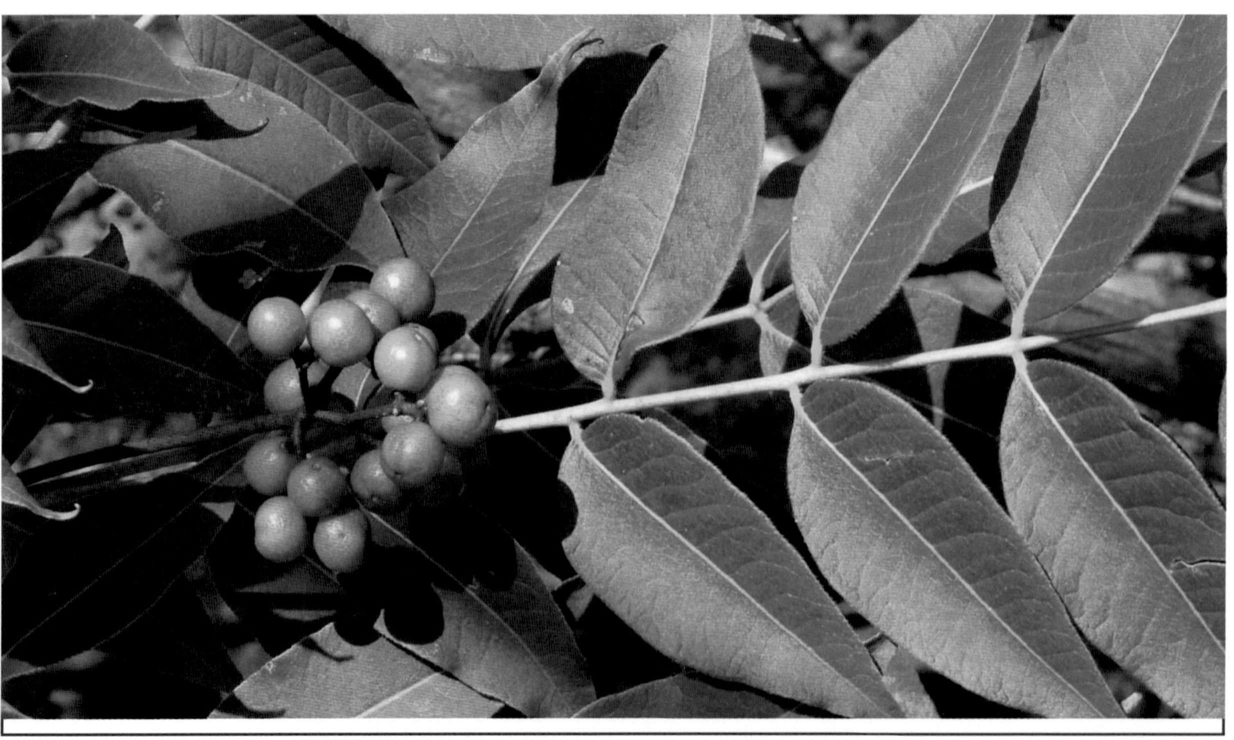

的退化雄蕊呈鳞片状；雌蕊1，子房有短柄，5室，花柱短，柱头5浅裂。浆果状核果呈球形，直径8～10mm，密集成团，成熟后紫黑色，内有种子2～5。花期6～7月，果期8～9月。

【生境分布】生于杂木林、干燥岩石缝（火山喷出岩）、林缘。分布于呼伦贝尔鄂伦春自治旗、扎兰屯市。

【药用部位】干燥树皮。

【采收加工】剥取树皮，除去粗皮，晒干。

【药材性状】本品呈板片状或浅槽状，长宽不一，厚2～4mm。外表面黄绿色或淡棕黄色，较平坦，有不规则的纵裂纹，皮孔痕小而少见，偶有灰白色的粗皮残留；内表面黄色或黄棕色。体轻，质较硬，断面纤维性，有的呈裂片状分层，鲜黄色或黄绿色。气微，味极苦，嚼之有黏性。

【性味归经】①蒙医：味苦，性凉。效糙、钝、稀。②中医：味苦，性寒。归肾、膀胱经。

【功能主治】①蒙医：燥"协日乌素"，清热，解毒，止血，止泻，明目。用于毒热、陶赖、赫如虎、秃疮、癣、疥、皮肤瘙痒、"吾雅曼"、鼻衄、吐血、月经过多、血痢、热性眼疾、云翳、肾热等。②中医：清热燥湿，泻火除蒸，解毒疗疮。用于湿热泻痢、黄疸尿赤、带下阴痒、热淋涩痛、骨蒸劳热、盗汗、遗精、疮疡肿毒、湿疹湿疮。盐黄柏滋阴降火，用于阴虚火旺、盗汗骨蒸。

【用法用量】①蒙医：单用1.5～3g，研末冲服；或水煎服；或入丸、散剂。②中医：3～12g。外用适量。

【贮藏方法】置通风干燥处，防潮。

黄檗标本图

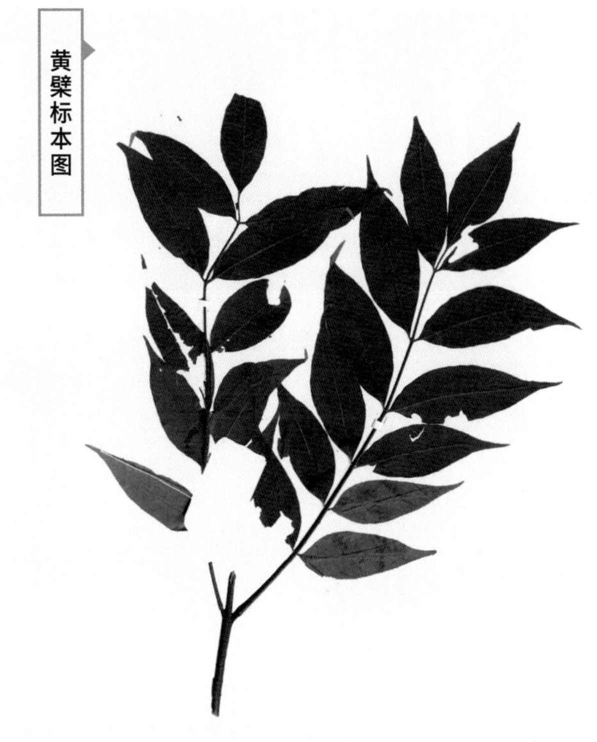

黄檗药材图

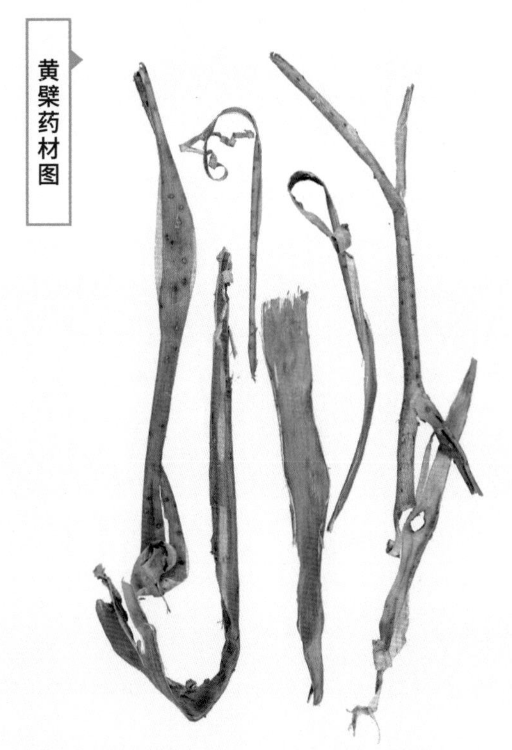

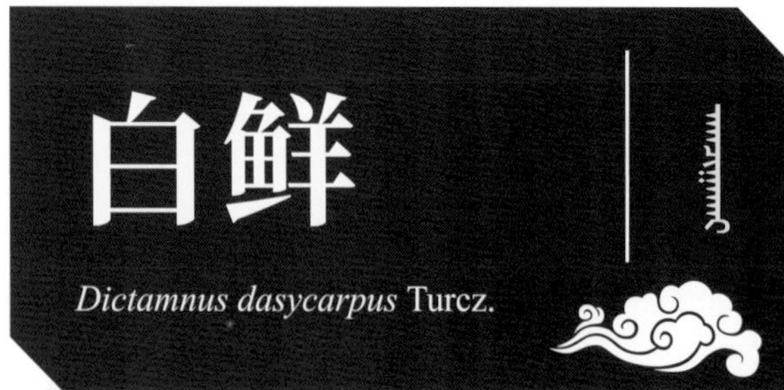

白鲜

Dictamnus dasycarpus Turcz.

科　名	芸香科
别　名	白膻、好汉拔、山牡丹
药材名	白鲜皮
蒙药名	阿格其嘎海
采集地	阿荣旗霍尔奇镇索尔奇村
标本编号	150721 201306 161LY

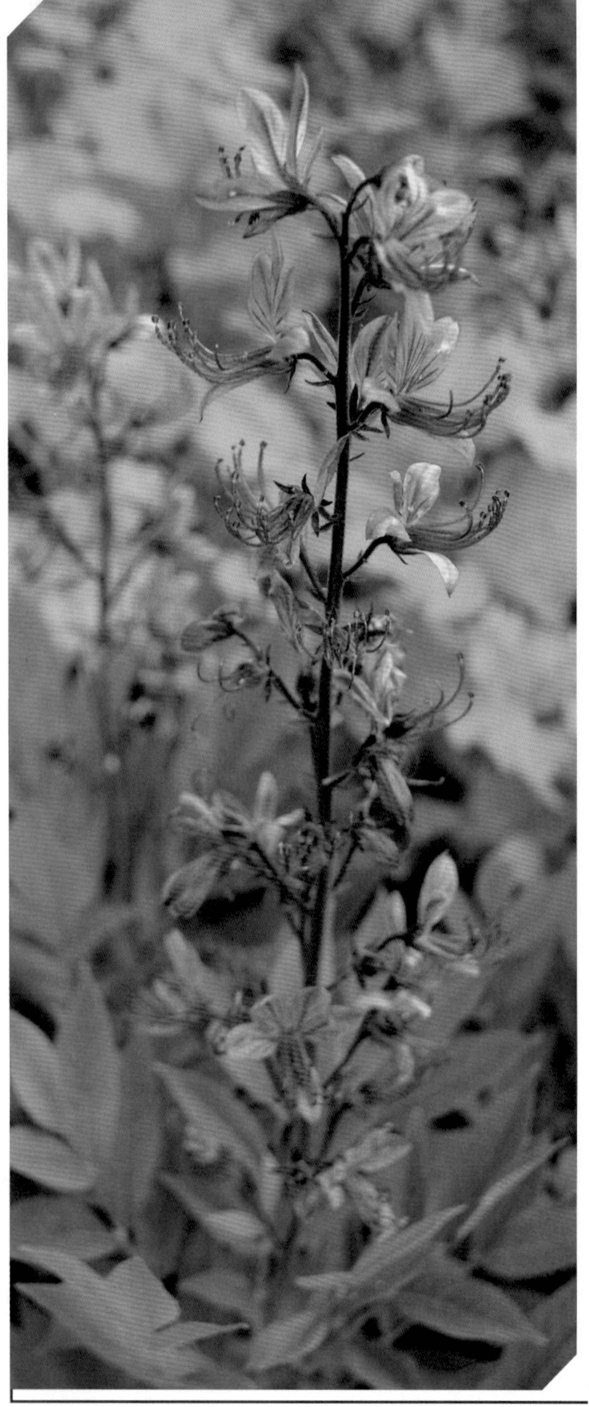

【形态特征】多年生草本，基部木质，高达 1m。全株有特异的香味，根肉质，多侧根，外皮黄白色至黄褐色。奇数羽状复叶互生；叶轴有狭翼，无叶柄；小叶 9 ～ 13，叶片卵形至椭圆形，长 3.5 ～ 9cm，宽 2 ～ 4cm，先端锐尖，基部楔形，边缘有细锯齿，上面深绿色，密布腺点，下面白绿色，腺点较稀，沿脉被毛。总状花序顶生，长达 30cm，花序轴及花柄混生白色的柔毛及黑色腺毛；花柄长 1 ～ 2.5cm，基部有线形苞片 1；萼片 5，卵状披针形，长约 5mm，宽约 2mm，基部愈合，宿存；花瓣 5，淡红色而有紫红

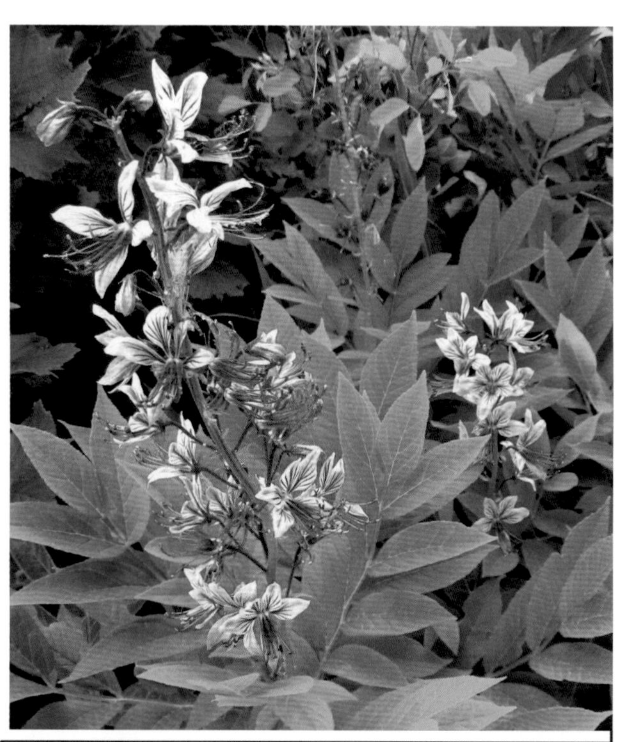

色线条，倒披针形或长圆形，长 25mm，宽 5 ～ 7mm，基部渐细，呈柄状；雄蕊 10；子房上位，5 室。蒴果，密被腺毛，成熟时 5 裂，每瓣片先端有 1 针尖；种子 2 ～ 3，近球形，直径约 3mm，先端短尖，黑色，有光泽。花期 7 月，果期 8 ～ 9 月。

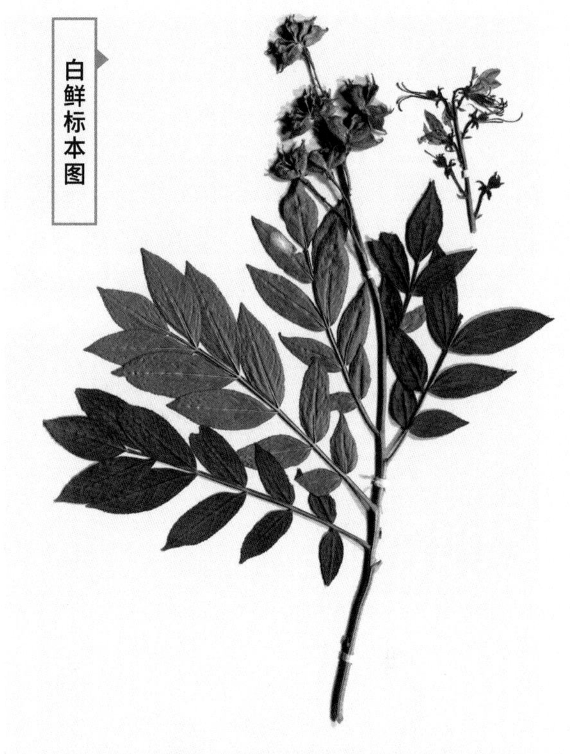

【生境分布】生于山坡林缘、疏林灌丛、草甸。分布于呼伦贝尔额尔古纳市、鄂伦春自治旗、牙克石市、扎兰屯市、海拉尔区、鄂温克族自治旗、新巴尔虎右旗。

【药用部位】干燥根皮。

【采收加工】春、秋季采挖根部，除去泥沙和粗皮，剥取根皮，干燥。

【药材性状】本品呈卷筒状，长 5 ～ 15cm，直径 1 ～ 2cm，厚 0.2 ～ 0.5cm。外表面灰白色或淡灰黄色，具细纵皱纹和细根痕，常有凸起的颗粒状小点；内表面类白色，有细纵纹。质脆，折断时有粉尘飞扬，断面不平坦，略呈层片状，剥去外层，迎光可见闪烁的小亮点。有羊膻气，味微苦。

【性味归经】味苦，性寒。归脾、胃、膀胱经。

【功能主治】①蒙医：燥“协日乌素”，止痒，止血，清热解毒。用于关节疼痛、肝热、疥癣、湿疹、外伤出血等。②中医：清热燥湿，祛风解毒。用于湿热疮毒、黄水淋漓、湿疹、风疹、疥癣疮癞、风湿热痹、黄疸尿赤。

【用法用量】5 ～ 10g。外用适量，煎汤洗或研粉敷。

【贮藏方法】置通风干燥处。

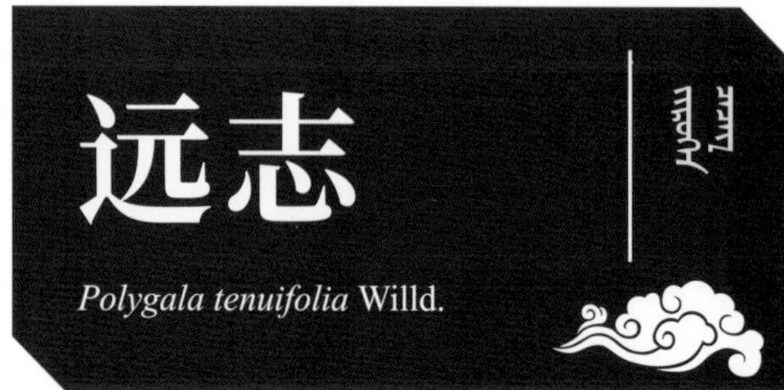

远志

Polygala tenuifolia Willd.

科　名	远志科
别　名	葽绕、蕀蒬、小草
药材名	远志
蒙药名	吉如很-其其格
采集地	阿荣旗复兴镇
标本编号	150721 201306 069LY

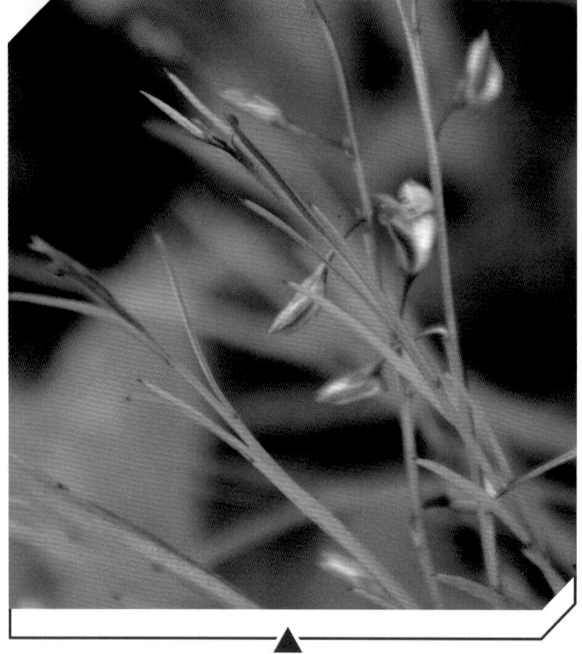

【形态特征】多年生草本，高25～40cm。根圆柱形，长而微弯。茎直立或斜生，多数，由基部丛生，细柱形，质坚硬，带绿色，上部多分枝。单叶互生，叶柄短或近于无柄；叶片线形，长1～3cm，宽1.5～3mm，先端尖，基部渐狭，全缘，中脉在上面下陷，下面隆起，无毛或稍被柔毛。春季茎顶抽出总状花序，长5～12cm，花小，稀疏；萼片5，其中2枚呈花瓣状，绿白色；花瓣3，淡紫色，其中1枚较大，呈龙骨瓣状，先端着生流苏状附属物；雄蕊8，花丝基部合生；雌蕊1，子房倒卵形，扁平，2室，花柱弯曲，柱头2裂。蒴果扁平，圆状倒心形，长、宽均

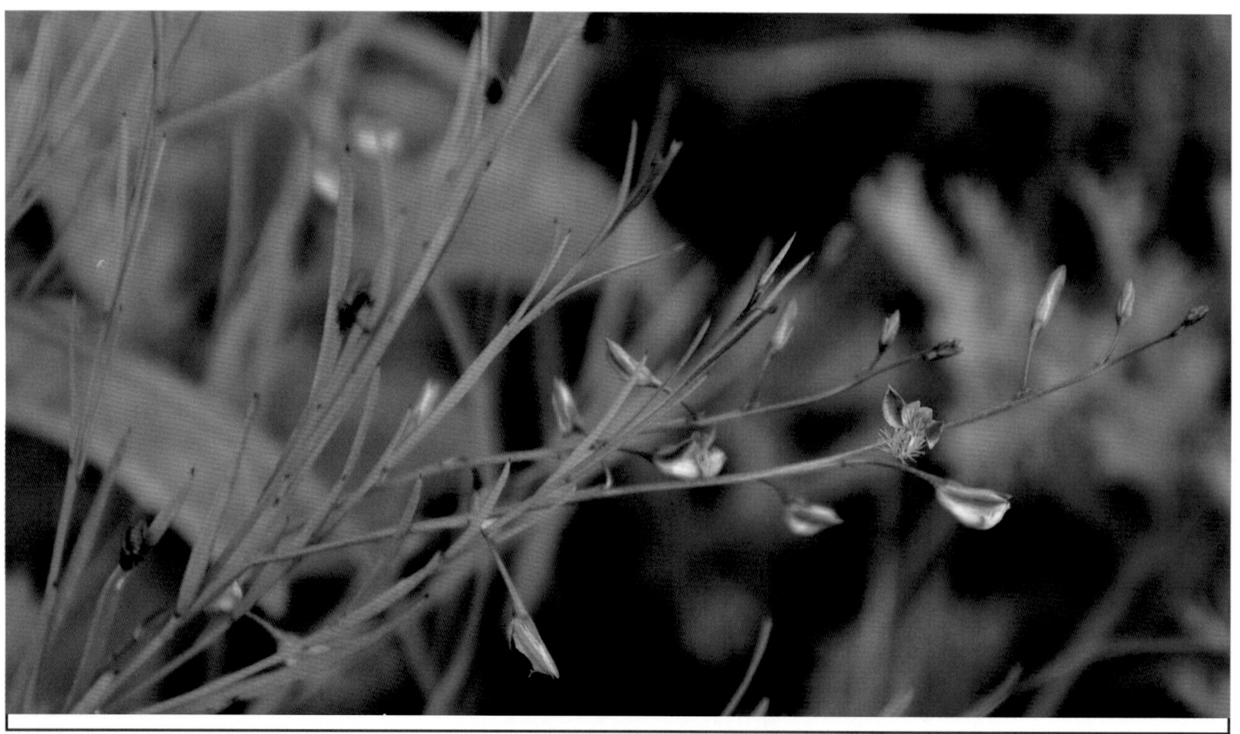

为 4 ～ 5mm，绿色，光滑，边缘狭翅状，无睫毛，基部有宿存的萼片，成熟时边缘开裂；种子卵形，微扁，棕黑色，密被白色茸毛。花期 7 ～ 8 月，果期 8 ～ 9 月。

【生境分布】生于向阳山坡或路旁，多见于石质草原及山坡、草地、灌丛中。分布于呼伦贝尔各地。

【药用部位】干燥根。

【采收加工】春、秋季采挖，除去须根和泥沙，晒干。

【药材性状】本品呈圆柱形，略弯曲，长 3 ～ 15cm，直径 0.3 ～ 0.8cm。表面灰黄色至灰棕色，有较密并深陷的横皱纹、纵皱纹及裂纹，老根的横皱纹较密且深陷，略呈结节状。质硬而脆，易折断，断面皮部棕黄色，木部黄白色，皮部易与木部剥离。气微，味苦、微辛，嚼之有刺喉感。

【性味归经】①蒙医：味甘、苦，性平。效软、柔、动。②中医：味苦、辛，性温。归心、肾、肺经。

【功能主治】①蒙医：排脓祛痰，润肺，锁脉，消肿，愈伤。用于肺脓肿、胸伤、咳嗽、痰多。②中医：安神益智，交通心肾，祛痰，消肿。用于心肾不交引起的失眠多梦、健忘惊悸、神志恍惚，咳痰不爽，疮疡肿毒，乳房肿痛。

【用法用量】①蒙医：单用 1.5 ～ 3g，研末冲服；或水煎服；或入丸、散剂。②中医：3 ～ 10g。

【贮藏方法】置通风干燥处。

【附　　注】呼伦贝尔地区远志属植物可作“远志”入药的还有卵叶远志，区别如下。

1. 叶条形或狭条形；花小，直径 3 ～ 4mm，龙骨状花瓣先端流苏状缨较短，长 2 ～ 3mm；蒴果光滑无毛。……
…………………………………… 远志 *Polygala tenuifolia* Willd.

1. 叶卵状披针形；花稍大，直径 4 ～ 5mm，龙骨状花瓣先端流苏状缨较长，长 4 ～ 5mm；蒴果有短睫毛。……
………………………………… 卵叶远志 *Polygala japonica* Houtt.

据文献记载，卵叶远志全草亦可入药，药材被称为瓜子金。该药材能活血散瘀，祛痰镇咳，解痛止毒；用于咽喉肿痛、乳痈、口舌生疮、咳嗽多痰、跌仆损伤、毒蛇咬伤。

远志标本图

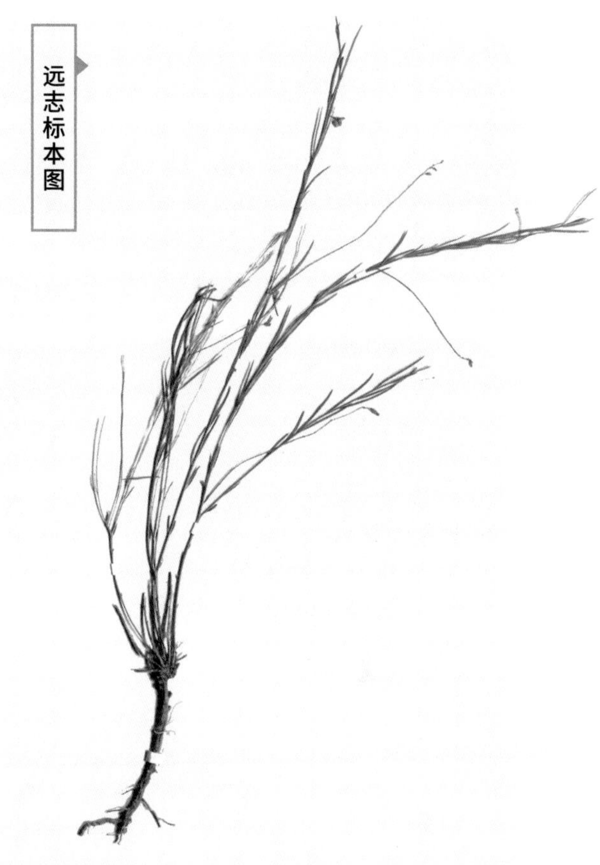

远志药材图

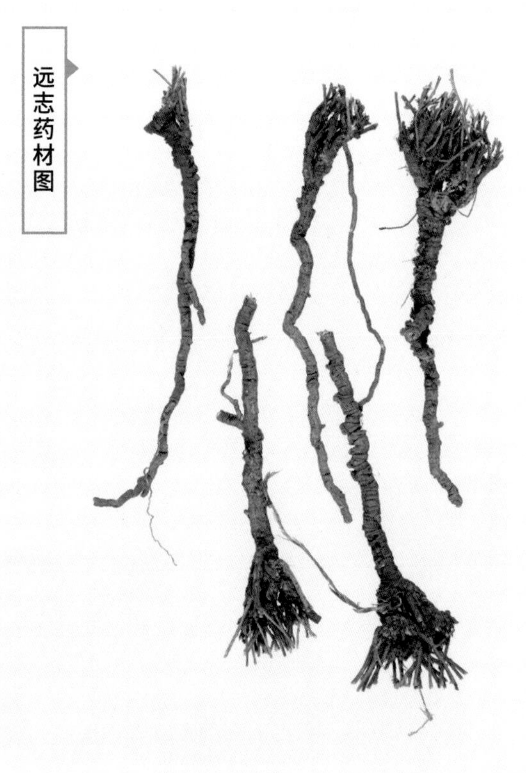

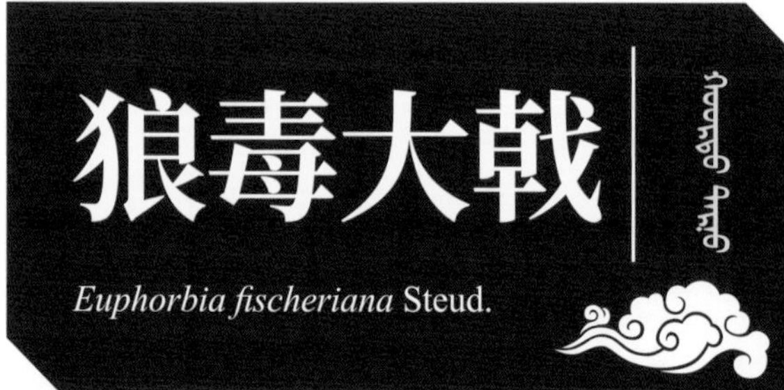

狼毒大戟

Euphorbia fischeriana Steud.

科　名	大戟科
别　名	猫眼草、山红萝卜、狼毒疙瘩
药材名	狼毒
蒙药名	塔日奴
采集地	新巴尔虎左旗罕达盖苏木
标本编号	150726 130823 044LY

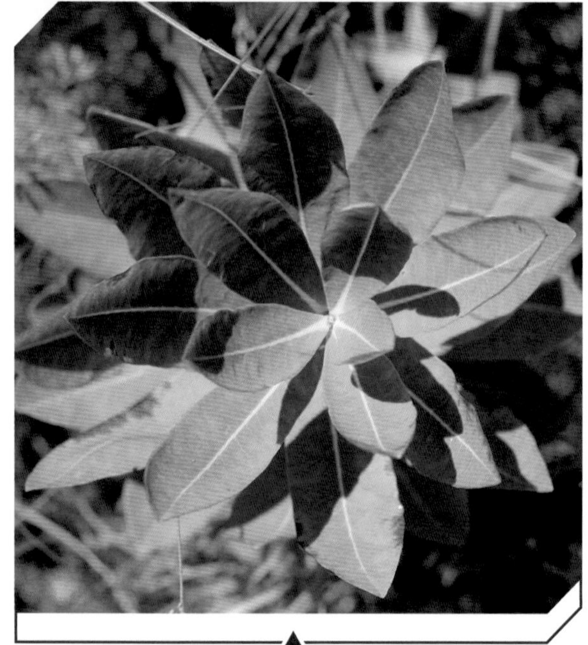

【形态特征】草本植物，高 20 ～ 60cm，全株含白色乳汁。根肥大，肉质，呈圆柱形，直径 3 ～ 7cm，外皮红褐色或褐色，薄而疏松，断面白色，粉性大，有黄白相间的筋脉花纹。茎单一，直立。单叶无柄，下部叶鳞片状，中部叶轮生或互生，上部叶 4 ～ 5 轮生，长圆形或长椭圆形，长 3 ～ 7cm，宽 1 ～ 3cm，先端钝，基部圆形，全缘。顶生多歧聚伞花序；总苞片 5，卵状披针形，轮生，伞梗 5，先端各有 3 三角状卵形的小总苞片；花单性，均无花被，同生于杯状花序中，杯内有多数雄花，每花具雄蕊 1，雌花 1，具雌蕊

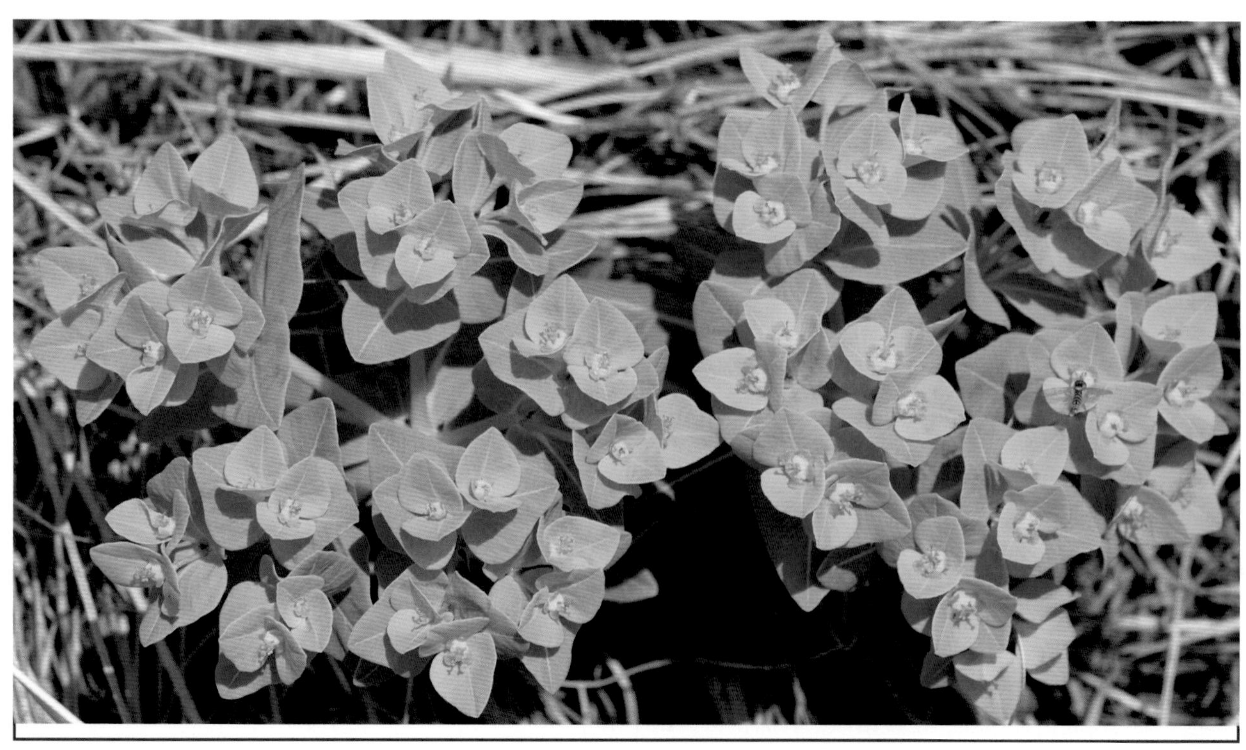

1，子房扁圆形，被白色长柔毛，3室，花柱3。蒴果宽卵形，有3纵沟，密生微毛。花期6月，果期7月。

【生境分布】生于较干燥的山坡、丘陵坡地、砂质草原和阳坡稀疏的松林下，是森林草原带的松柞树林下和草甸化草原群落中的常见伴生种，草原带东部的砂质草原或山地丘陵也有伴生。分布于呼伦贝尔鄂伦春自治旗、海拉尔区、牙克石市。

【药用部位】干燥根。

【采收加工】春、秋季采挖，除去残茎，洗净泥土，晒干切片。

【药材性状】本品根的切片为类圆形或长圆形的块片，直径4～7cm，厚0.5～3cm。表面黄棕色或淡棕色。栓皮呈重叠的薄片状，易剥落。切面不平坦，有暗棕色与黄白色相间的明显同心环，偶有环纹不显著者。体轻，质脆，易折断，断面有粉性。水浸后有黏性，撕开时可见黏丝。气微，味甘，有刺激性辣味。

【性味归经】①蒙医：味辛，性温；有毒。效稀、钝、燥、动。②中医：味辛，性平；有大毒。归肝、脾经。

【功能主治】①蒙医：峻泻，制“奇哈”，除“协日乌素”，杀粘虫。用于白喉、炭疽、黏肿、“协日乌素”疮、疥癣、水肿、“陶赖”“赫如虎”“协日乌素”病。②中医：散结，灭蛆，杀虫。外用于淋巴结结核、皮癣。

【用法用量】①蒙医：多入丸、散剂。②中医：外用适量，熬膏外敷。

【贮藏方法】置通风干燥处，防蛀。

【注意事项】不宜与密陀僧同用。

狼毒大戟标本图

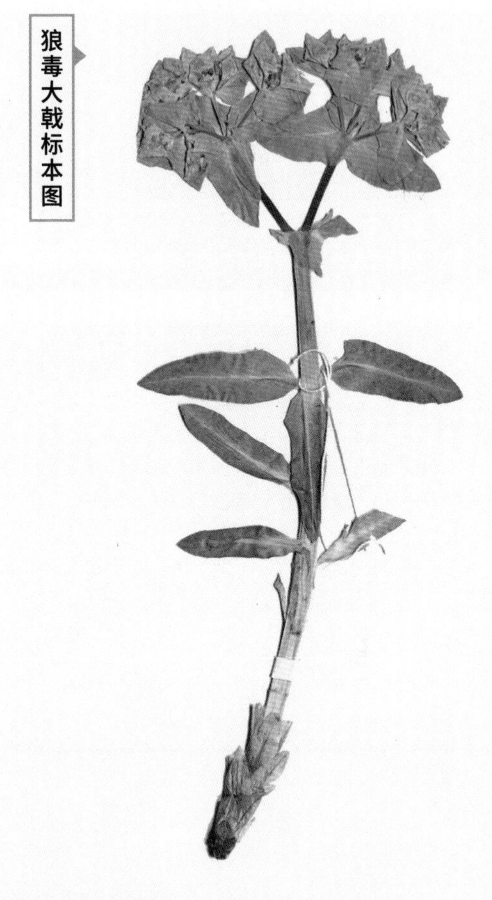

狼毒大戟药材图

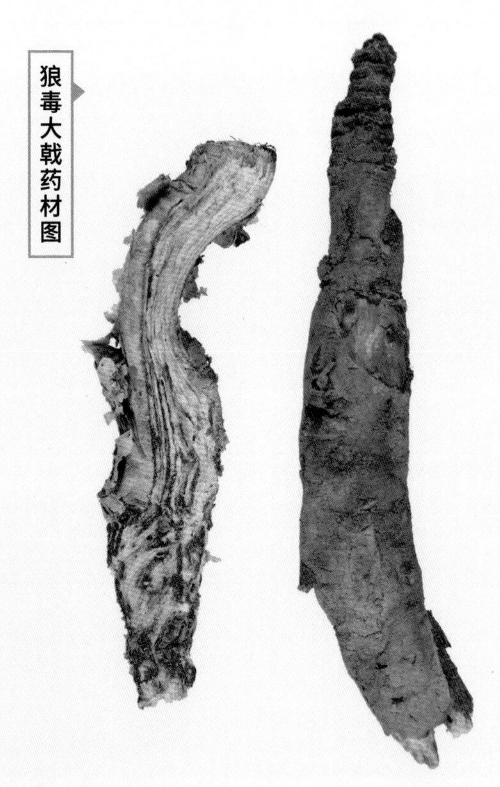

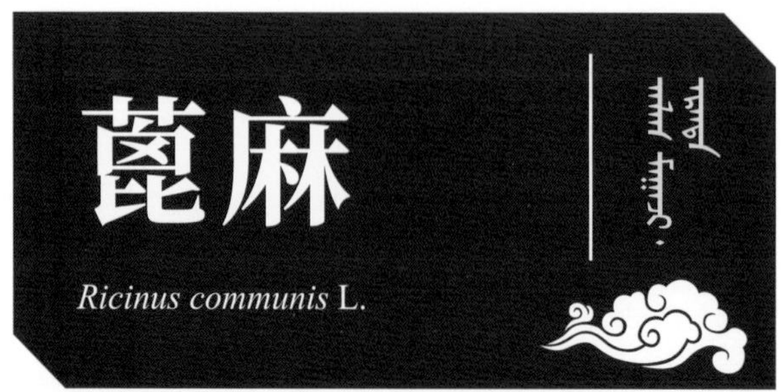

蓖麻

Ricinus communis L.

科　名	大戟科
别　名	大麻子、草麻
药材名	蓖麻子
蒙药名	阿拉嘎马吉

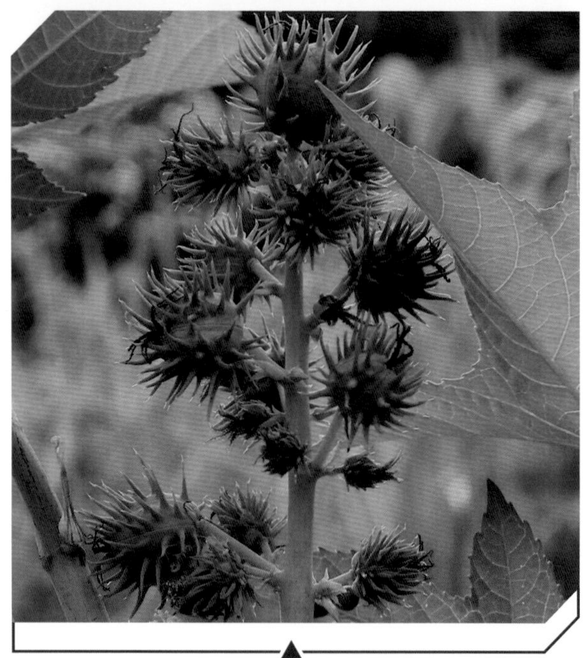

【形态特征】一年生草本，在热带或我国南部地区常为多年生灌木或小乔木。幼嫩部分被白粉，绿色或稍呈紫色，无毛。单叶互生，具长柄；叶片盾状圆形，直径 15 ～ 60cm，有时大至 90cm，掌状分裂至叶片的一半以下，裂片 5 ～ 11，卵状披针形至长圆形，先端渐尖，边缘有锯齿，主脉掌状。圆锥花序与叶对生及顶生，长 10 ～ 30cm，或更长，下部生雄花，上部生雌花；花单性，无花瓣；雄花萼 3 ～ 5 裂；雄蕊多数，花丝多分枝；雌花萼 3 ～ 5 裂，子房 3 室，每室胚珠 1；花柱 3，深红色，2 裂。蒴果球形，长 1 ～ 2cm，有软刺，成熟时开裂；种子长圆形，光滑，有斑纹。花期 7 ～ 8 月，果期 9 ～ 10 月。

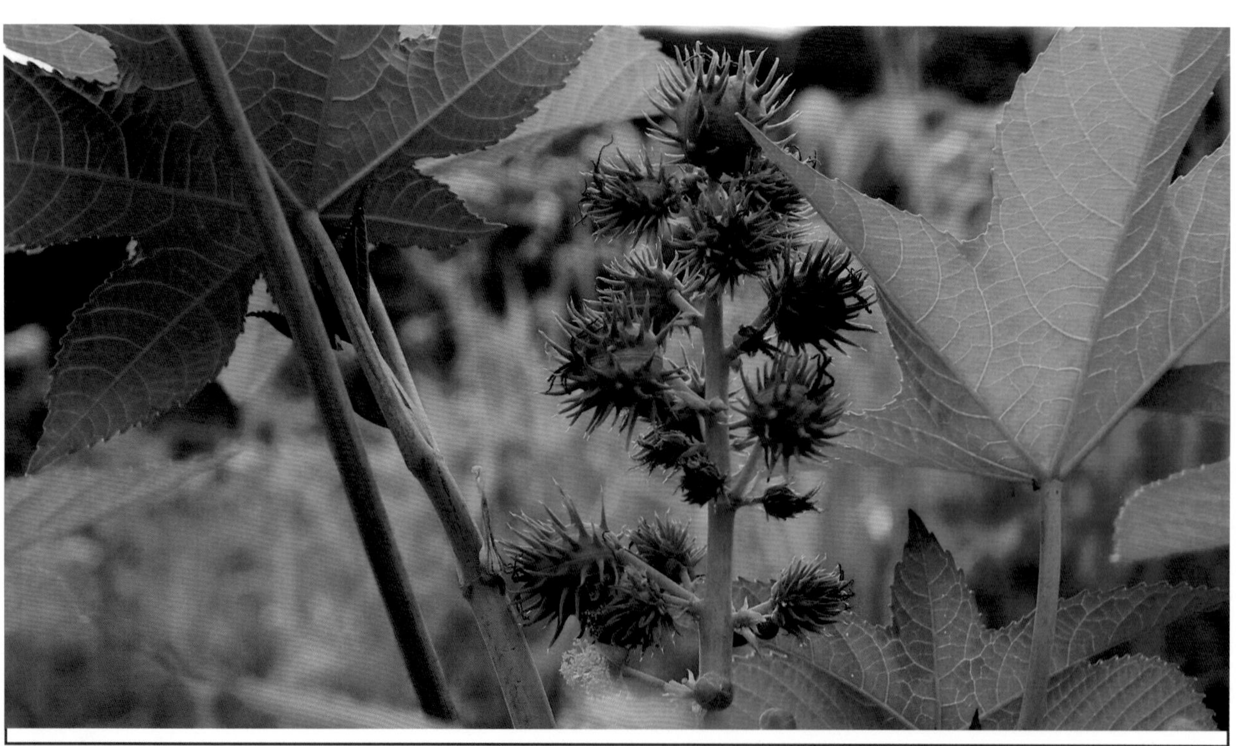

【生境分布】呼伦贝尔各地均有栽培。

【药用部位】干燥成熟种子。

【采收加工】秋季采摘成熟果实，晒干，除去果壳，收集种子。

【药材性状】本品呈椭圆形或卵形，稍扁，长 0.9 ～ 1.8cm，宽 0.5 ～ 1cm。表面光滑，有灰白色与黑褐色或黄棕色与红棕色相间的花斑纹。一面较平，另一面较隆起，较平的一面有一隆起的种脊；一端有灰白色或浅棕色凸起的种阜。种皮薄而脆。胚乳肥厚，白色，富油性，子叶 2，菲薄。气微，味微苦、辛。

【性味归经】①蒙医：味甘、辛，性平；有小毒。②中医：味甘、辛，性平；有毒。归大肠、肺经。

【功能主治】①蒙医：泻下，祛“巴达干”，消肿，拔毒。用于“巴达干”病、痈疖、跌打肿痛、“包如”症、便秘、痞症、浮肿、水肿、虫积、难产、胎衣不下。②中医：泻下通滞，消肿拔毒。用于大便燥结、痈疽肿毒、喉痹、瘰疬。

【用法用量】①蒙医：多入丸、散剂。②中医：2 ～ 5g。外用适量。

【贮藏方法】置阴凉干燥处。

蓖麻药材图

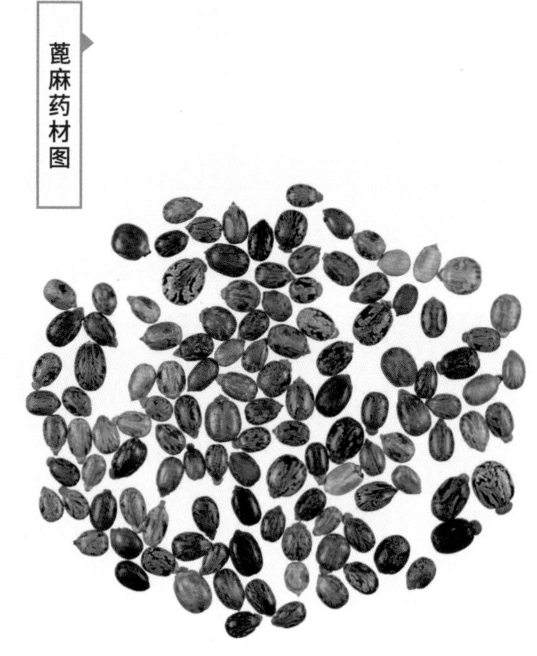

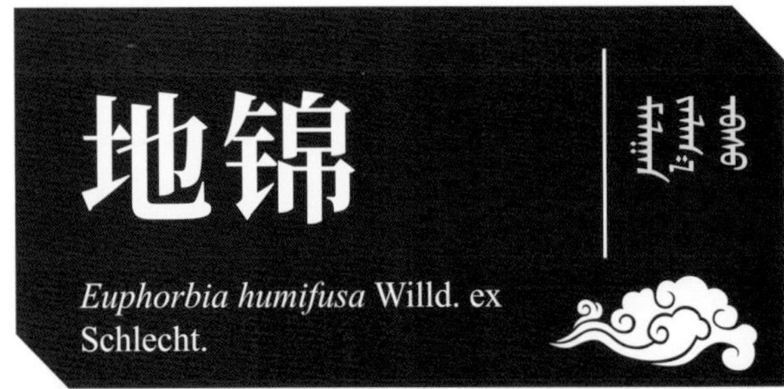

地锦

Euphorbia humifusa Willd. ex Schlecht.

科　名	大戟科
别　名	血见愁、铁线草、铺地锦
药材名	地锦草
蒙药名	马拉盖音-扎拉-额布斯
采集地	阿荣旗查巴奇鄂温克民族乡
标本编号	150721 201406 311LY

【形态特征】一年生草本。茎纤细，匍匐，近基部分枝，带红紫色，无毛。叶对生，叶柄极短；托叶线形，通常 3 裂；叶片长圆形，长 4 ～ 10mm，宽 4 ～ 6mm，先端钝圆，基部偏狭，边缘有细齿，绿色或带淡红色，两面无毛或有时具疏生柔毛。杯状花序单生于叶腋；总苞倒圆锥形，浅红色，先端 4 裂，裂片长三角形；腺体 4，长圆形，具白色花瓣状附属物；子房 3 室，花柱 3，2 裂。蒴果三棱状球形，光滑无毛；种子卵形，黑褐色，外被白色蜡粉，长约 1.2mm，宽约 0.7mm。花期 6 ～ 7 月，果期 8 ～ 9 月。

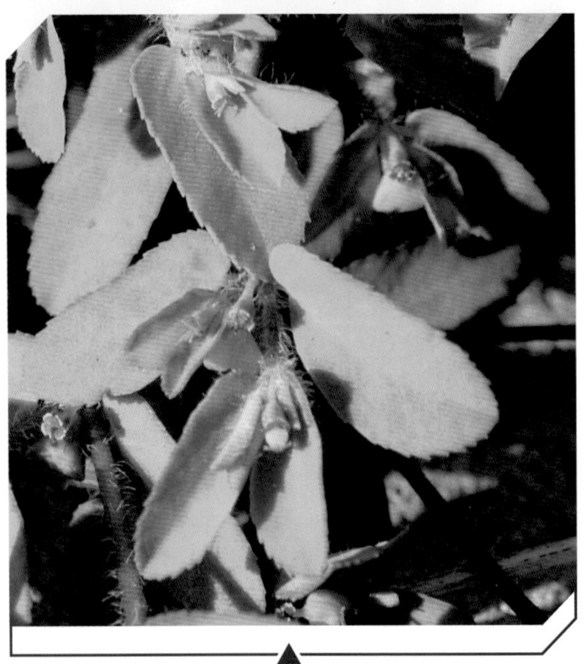

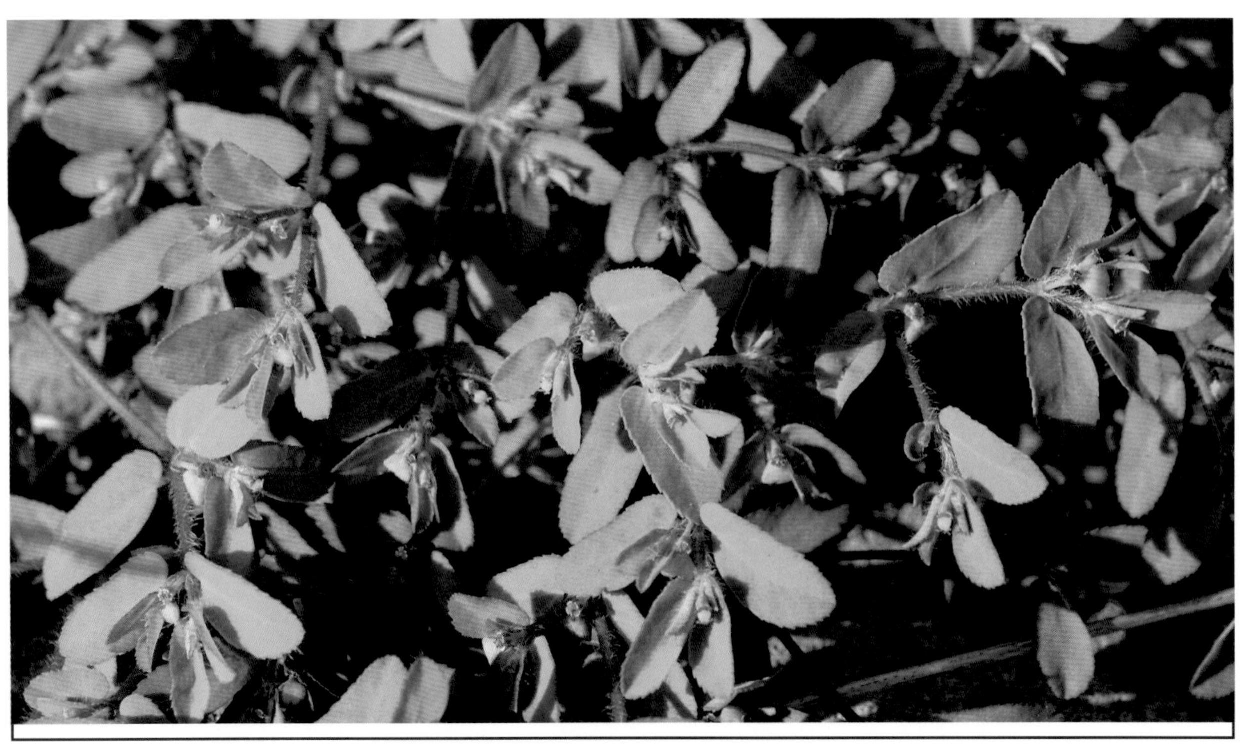

【生境分布】生于原野荒地、路旁及田间。分布于呼伦贝尔各地。

【药用部位】干燥全草。

【采收加工】夏、秋季采收，除去杂质，晒干。

【药材性状】本品常皱缩卷曲，根细小。茎细，呈叉状分枝，表面带紫红色，光滑无毛或疏生白色细柔毛；质脆，易折断，断面黄白色，中空。单叶对生，具淡红色短柄或几无柄；叶片多皱缩或已脱落，展平后呈长椭圆形，长 5 ～ 10mm，宽 4 ～ 6mm；绿色或带紫红色，通常无毛或疏生细柔毛；先端钝圆，基部偏斜，边缘具小锯齿或呈微波状。杯状聚伞花序腋生，细小。蒴果三棱状球形，表面光滑；种子细小，卵形，褐色。气微，味微涩。

【性味归经】①蒙医：味苦，性平。效钝、动。②中医：味辛，性平。归肝、大肠经。

【功能主治】①蒙医：止血，燥“协日乌素”，愈伤，清脉热。用于鼻衄、外伤出血、吐血、咯血、月经过多、便血等各种出血，皮肉伤、脉伤、筋伤、骨伤等各种外伤，“白脉”病，“协日乌素”病。②中医：清热解毒，凉血止血，利湿退黄。用于痢疾、泄泻、咯血、便血、崩漏、疮疖痈肿、湿热黄疸。

【用法用量】①蒙医：单用 1.5 ～ 3g，研末冲服；或水煎服；或入丸、散剂。②中医：9 ～ 20g。外用适量。

【贮藏方法】置通风干燥处。

地锦标本图

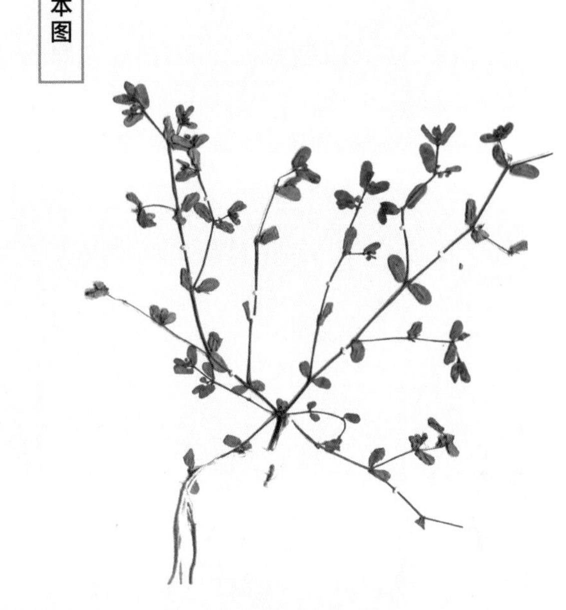

地锦药材图

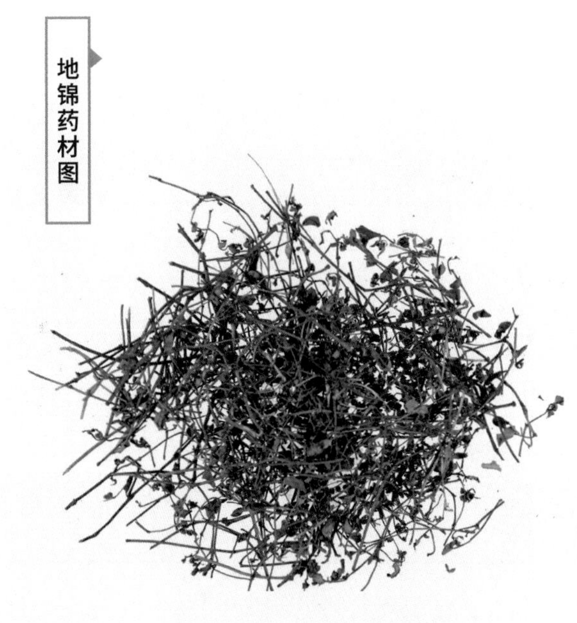

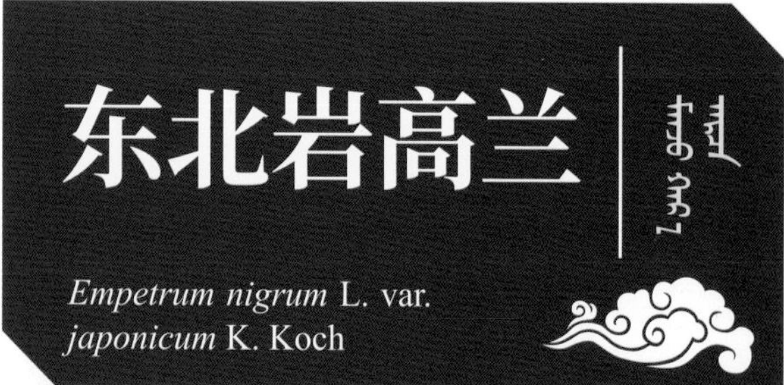

东北岩高兰

Empetrum nigrum L. var. *japonicum* K. Koch

科　名	岩高兰科
别　名	岩高兰
药材名	黑果子、夜明豆
蒙药名	曼吉-哈日阿查
采集地	阿尔山市
标本编号	152202 201408 063LY

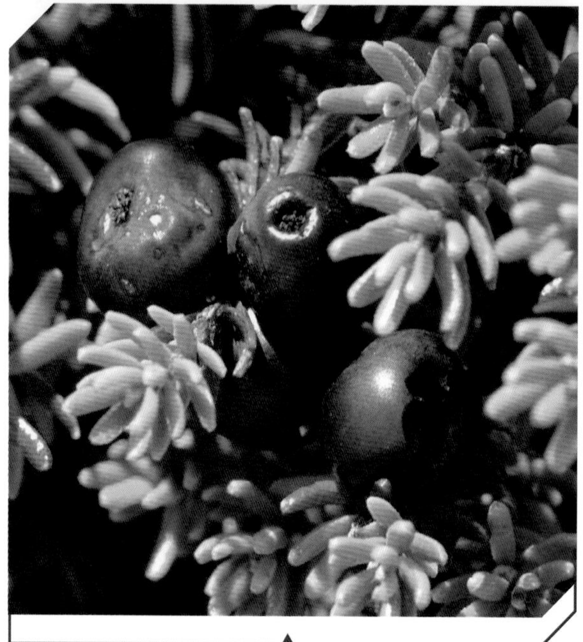

【形态特征】常绿匍匐状小灌木，高 20 ～ 50cm，稀达 1m。多分枝，小枝红褐色，幼枝多少被微柔毛。叶轮生或交互对生，下倾或水平伸展，线形，长 4 ～ 5mm，宽 1 ～ 1.5mm，先端钝，边缘略反卷，无毛，叶面具皱纹，有光泽，幼叶边缘具稀疏腺状缘毛，叶面中脉凹陷；无柄。花单性异株，1 ～ 3 生于上部叶腋，无花梗；苞片 3 ～ 4，鳞片状，卵形，长约 1mm，边缘具细睫毛；萼片 6，外层卵圆形，长约 1.5mm，里层披针形，与外层等长，暗红色，花瓣状，先端内卷；无花瓣；雄蕊 3，花丝线形，长约 4mm，花药

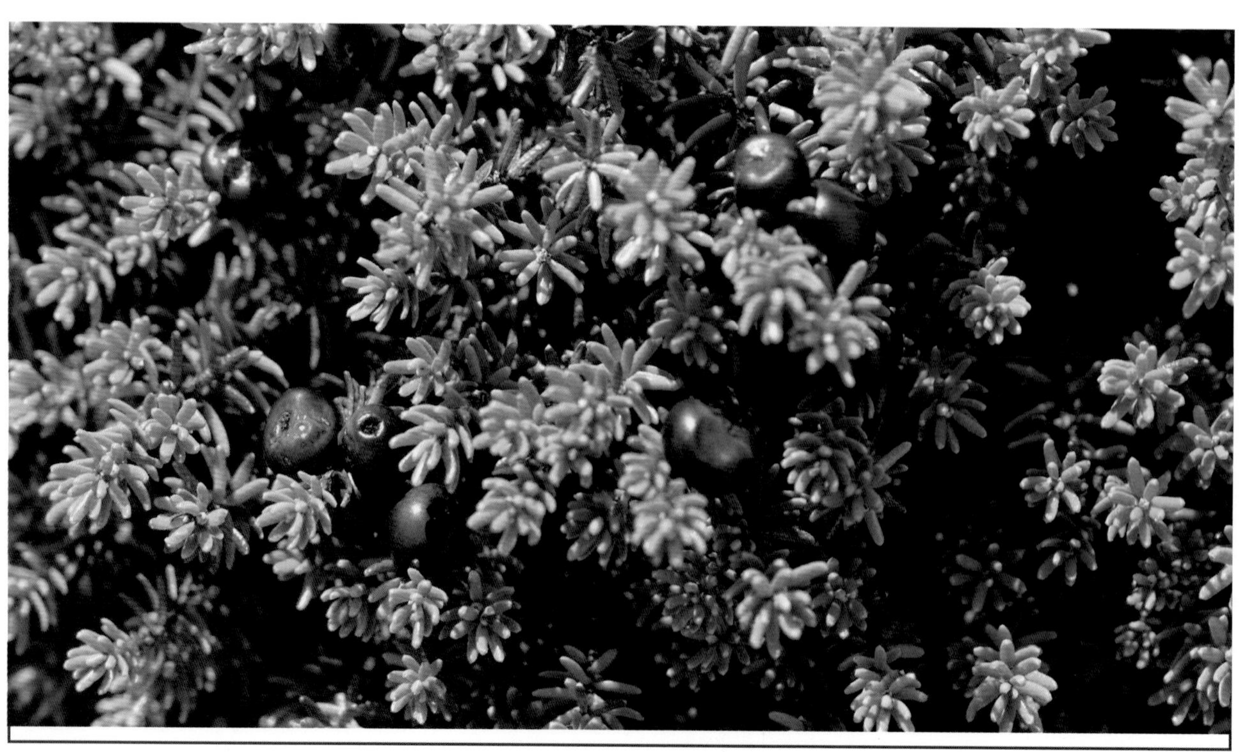

较小；子房近陀螺形，长约 0.6mm，上部直径 0.8mm，无毛，花柱极短，柱头辐射状 6 ～ 9 裂。果径约 5mm，成熟时紫红色至黑色。花期 6 ～ 7 月，果期 8 月。

【生境分布】生于松下或高山多石砾处。分布于呼伦贝尔大兴安岭地区。

【药用部位】全株。

【采收加工】秋季采收，除去杂质，晒干。

【药材性状】本品多皱缩，茎枝圆柱形，呈叉状分枝，表面棕黄色或棕褐色，微被柔毛；质韧，不易折断，断面不平坦。叶无柄，易脱落，轮生或交互对生，叶片皱缩，中脉呈凹陷状，边缘多反卷，叶痕三角形或类圆形，无毛，绿色或暗绿色。

【功能主治】补脾和胃，滋阴保肝，明目。用于肚腹胀满、消化不良等。

【贮藏方法】置通风干燥处。

东北岩高兰标本图

东北岩高兰药材图

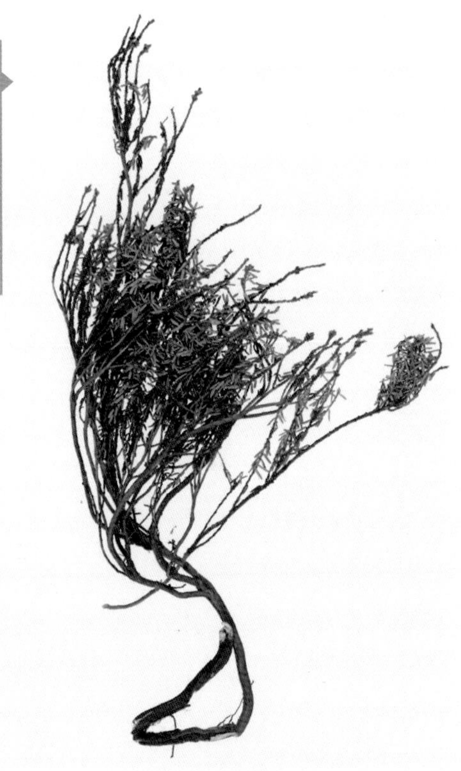

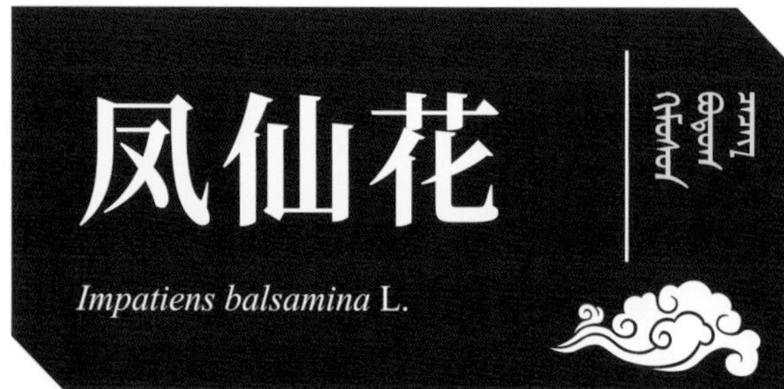

科　名	凤仙花科
别　名	急性子、指甲花
药材名	透骨草
蒙药名	好木孙-宝都格-其其格
采集地	阿荣旗查巴奇鄂温克民族乡
标本编号	150721 201407 254LY

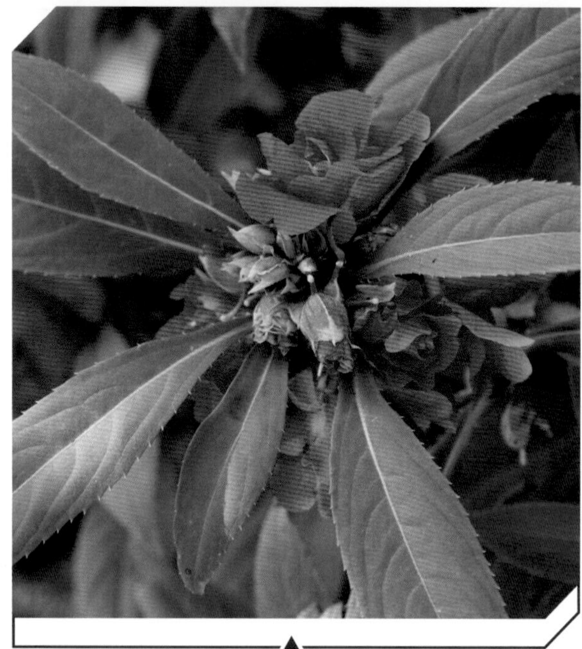

【形态特征】一年生草本，高 40 ～ 60cm。茎直立，肉质。叶互生，披针形，长 4 ～ 12cm，宽 1 ～ 2.5cm，先端长渐尖，基部渐狭，边缘具锐锯齿；叶柄长 1 ～ 3cm。花单生或数朵簇生于叶腋，大型，粉红色、紫色、白色；萼片 3，侧生 2 较小，下面 1 较大；花瓣状舟形，基部延长成内弯的距，旗瓣近圆形，长约 1.5cm，翼瓣 2 裂，长约 2.5cm；雄蕊 5，花丝短，花药聚合成帽状；子房纺锤形，被短柔毛。蒴果纺锤形或椭圆形，被茸毛，成熟时 5 瓣开裂，弹出种子。花期 7 ～ 8 月，果期 8 ～ 9 月。

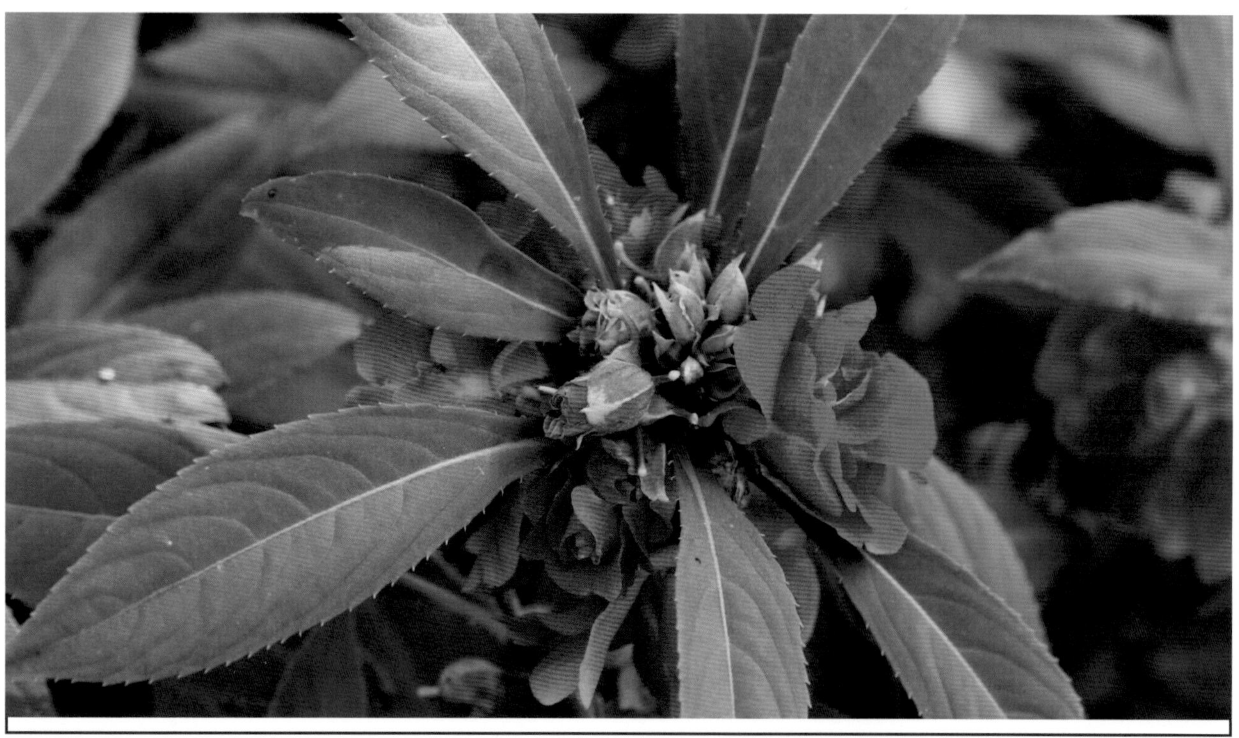

【生境分布】呼伦贝尔各地均有栽培。

【药用部位】干燥花。

【采收加工】夏、秋季开花期，下午采收，晒干。

【药材性状】本品多皱缩，花梗短，被短柔毛。萼片 3，侧生 2 片较小，下面 1 片花瓣状舟形，基部延长成距，距长约 1.5cm，绿色、暗绿色、紫色或紫褐色，被短柔毛。花瓣浅棕色、红色、红褐色、紫色或紫褐色，单瓣或重瓣。气微，味微苦。

【性味归经】①蒙医：味甘，性凉。②中医：味甘，性温。归肺、大肠、膀胱经。

【功能主治】①蒙医：利尿，敛伤，燥“协日乌素”。用于尿闭、水肿、膀胱热、关节肿痛、“协日乌素”病。②中医：活血通经。用于经闭腹痛、产后瘀血作痛。

【用法用量】①蒙医：多配方用。②中医：3 ～ 9g，水煎服。外用适量，煎汤熏洗患处。

【贮藏方法】置通风干燥处。

【注意事项】虚弱无瘀积者及孕妇忌用。

凤仙花标本图

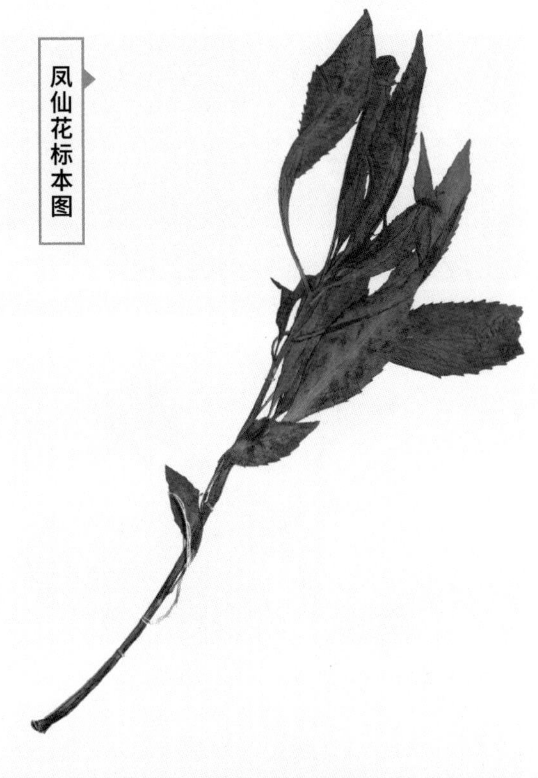

凤仙花药材图

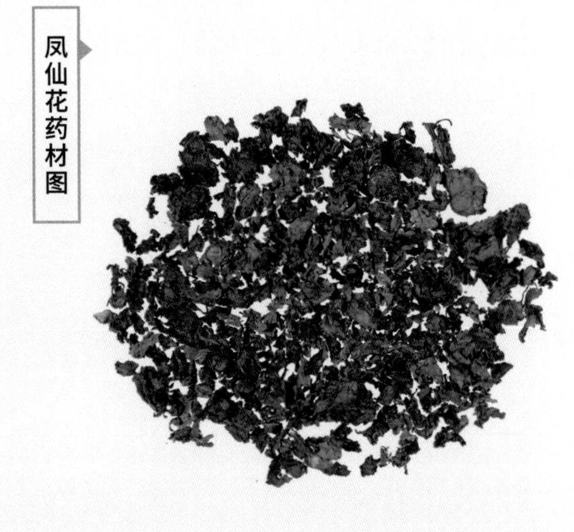

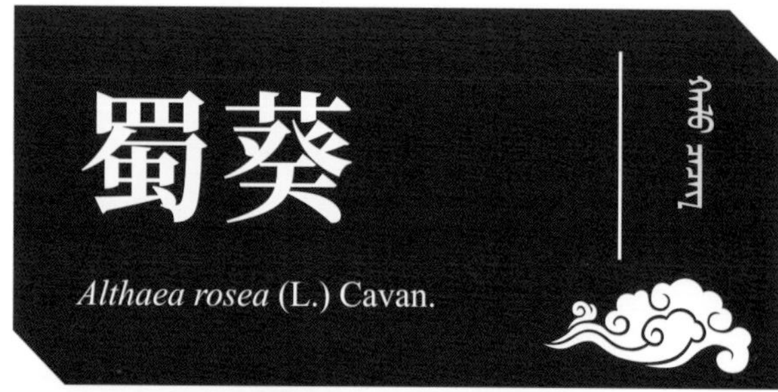

蜀葵

Althaea rosea (L.) Cavan.

科　名	锦葵科
别　名	一丈红、大蜀季、戎葵
药材名	蜀葵花
蒙药名	额日-占巴
采集地	鄂温克族自治旗伊敏苏木
标本编号	150724 130711 034LY

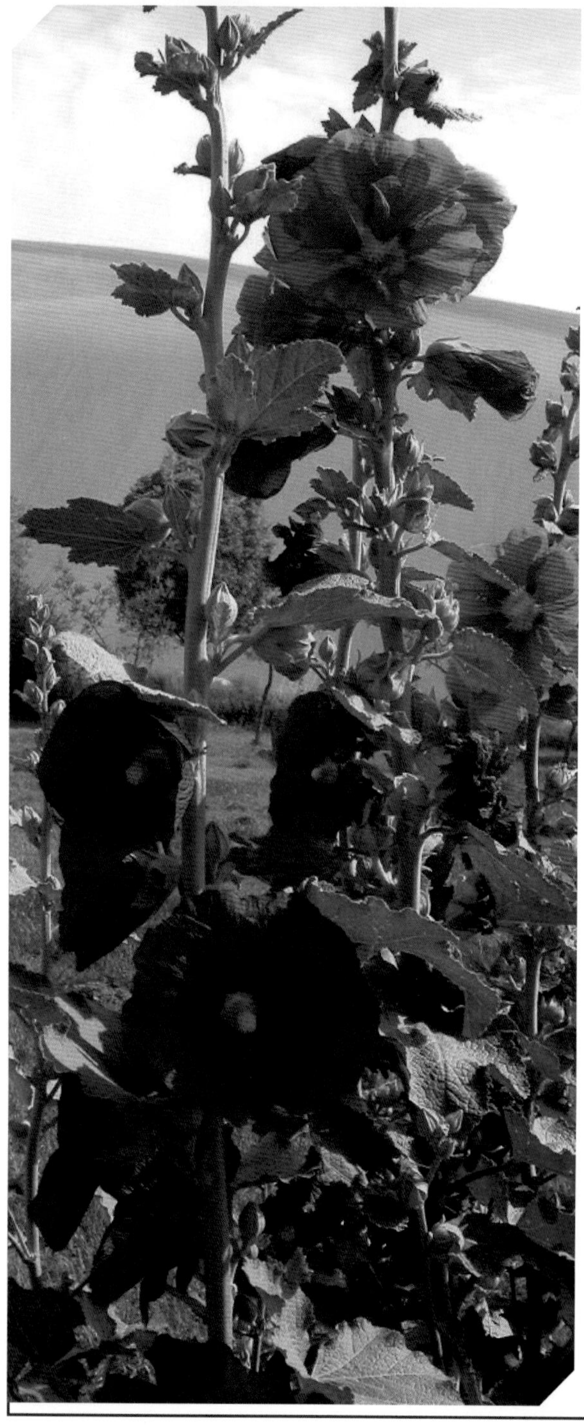

【形态特征】二年生直立草本，高达2m。茎枝密被刺毛。叶互生；叶柄长5～15cm，被星状长硬毛；托叶卵形，长约8mm，先端具3尖；叶近圆心形，直径6～16cm，掌状5～7浅裂或波状棱角，裂片三角形或圆形，中裂片长约3cm，宽4～6cm，上面疏被星状柔毛，粗糙，下面被星状长硬毛或茸毛。花腋生，单生或近簇生，排列成总状花序式，具叶状苞片，花梗长约5mm，果时延长至1～2.5cm，被星状长硬毛；小苞片杯状，常6～7裂，裂片卵状披针形，长8～10mm，密被星状粗硬毛，基部合生；花

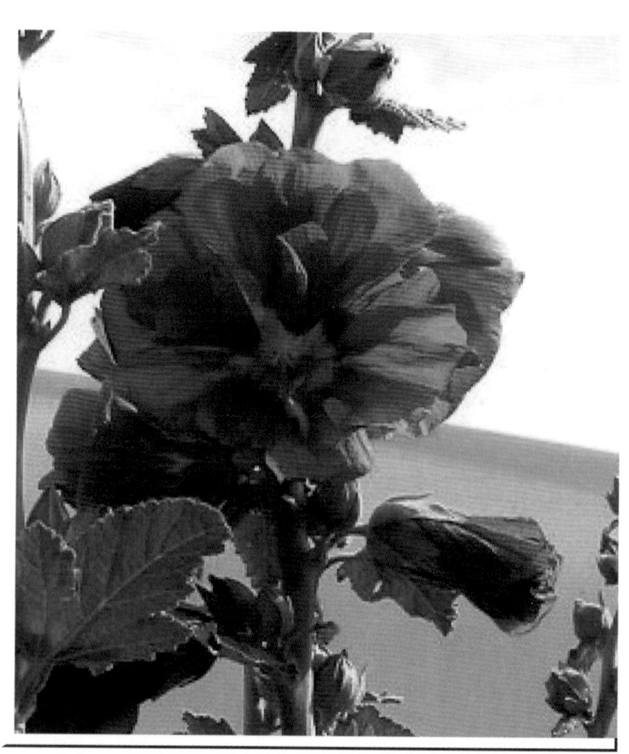

萼钟状，直径 2 ~ 3cm，5 齿裂，裂片卵状三角形，长 1.2 ~ 1.5cm，密被星状粗硬毛；花大，直径 6 ~ 10cm，有红色、紫色、白色、粉红色、黄色和黑紫色等，花瓣倒卵状三角形，单瓣或重瓣，长约 4cm，先端凹缺，基部狭，爪被长髯毛；雄蕊柱无毛，长约 2cm，花丝纤细，长约 2mm；花柱分枝多数，微被细毛。果实盘状，直径约 2cm，被短柔毛，分果爿近圆形，多数，背部厚达 1mm，具纵槽。花期 6 ~ 9 月。

【生境分布】呼伦贝尔各地均有栽培。

【药用部位】干燥花。

【采收加工】夏季花盛开时挑选紫红者采摘，除去杂质，及时干燥。

【药材性状】本品皱缩卷曲，呈不规则圆柱形或扇形，长 2 ~ 4cm，直径 1 ~ 2cm。有的有花萼和副萼，花萼钟状，5 裂，裂片三角形，长 1.2 ~ 1.5cm；副萼 6 ~ 7 裂，长 5 ~ 10mm，二者均呈黄绿色至黄褐色，并被有较密的星状毛。花瓣皱缩卷曲，紫红色或暗紫色，单瓣或重瓣，展平后呈倒卵状三角形，爪被长髯毛。雄蕊多数，花丝联合成筒状；花柱上部分裂成丝状。气微，味微苦。

【性味归经】①蒙医：味甘、咸，性寒。②中医：味甘，性寒。归肺、大肠、膀胱经。

【功能主治】①蒙医：清热，利尿，利水，固精，止血。用于尿闭、肾热、膀胱热、水肿、滑精、月经过多。②中医：利尿通淋。用于石淋、小便不利、水肿。

【用法用量】①蒙医：多配方用。②中医：3 ~ 9g，水煎服；或入丸、散剂。

【贮藏方法】置阴凉干燥处。

蜀葵标本图

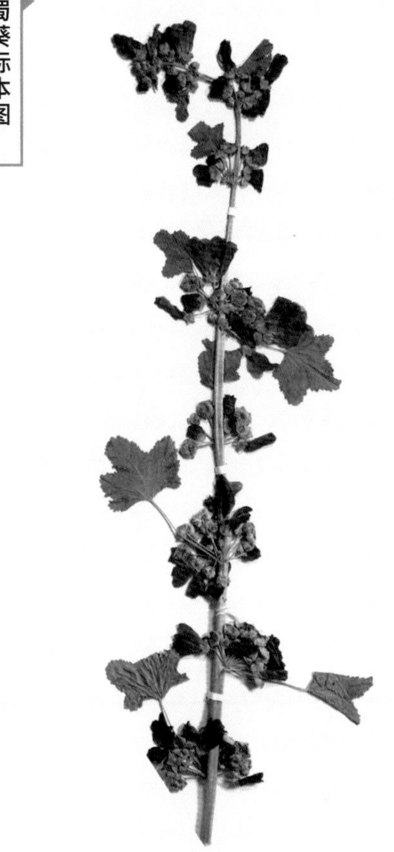

蜀葵药材图

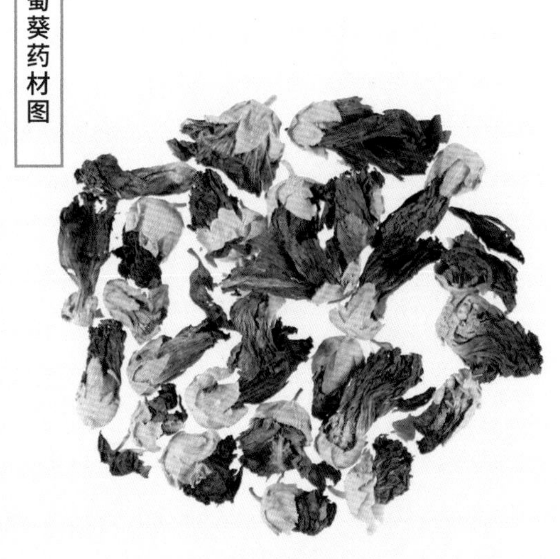

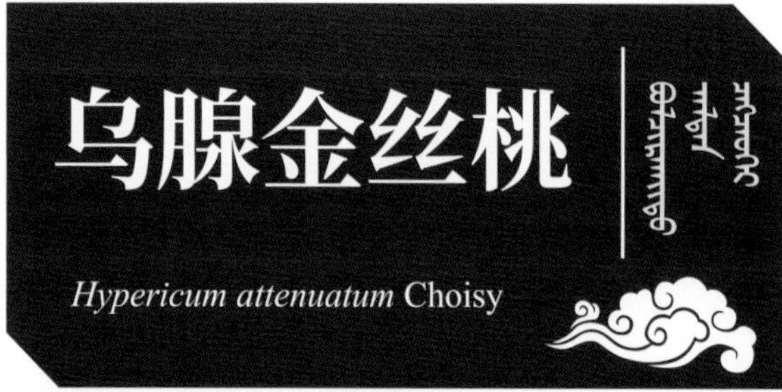

乌腺金丝桃

Hypericum attenuatum Choisy

科　名	藤黄科
别　名	小金丝桃、小旱莲、赶山鞭
药材名	赶山鞭
蒙药名	阿拉坦-其格初海
采集地	新巴尔虎左旗罕达盖苏木
标本编号	150726 130630 123LY

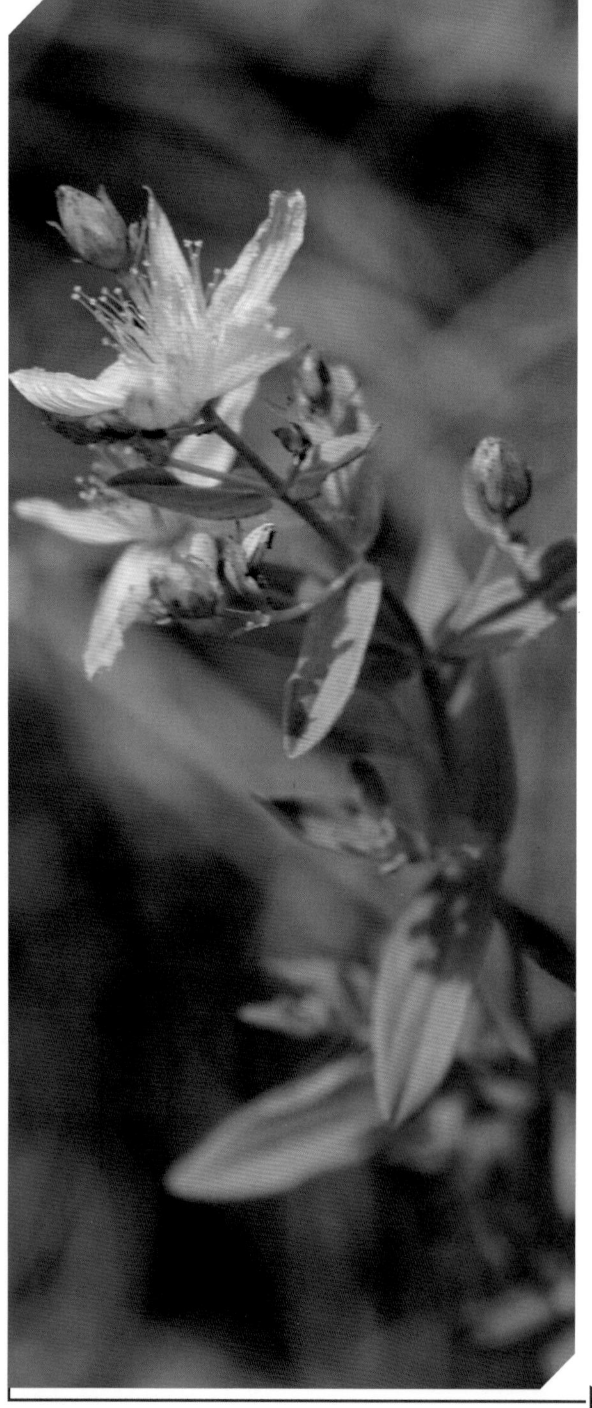

【形态特征】多年生直立草本，高 30 ～ 60cm，上部多分枝。茎圆柱形，两侧各有一凸起的纵肋，并散生黑色腺点或黑点。单叶对生，无柄；叶片卵形、长圆状卵形或卵状长圆形，长 1 ～ 3.5cm，宽 0.3 ～ 1cm，先端钝，基部渐狭而多少抱茎，两面及边缘散生黑色腺点，下面无乳头状突起。花多数，呈顶生圆锥状花序或聚伞花序；萼片 5，卵形，先端急尖，表面及边缘有黑色腺点；花瓣 5，淡黄色，不等边形，旋转状排列，沿表面及边缘有稀疏的黑色腺点；雄蕊多数，联合成 3 束，花药上有黑色腺点；子房上位，3 室，花

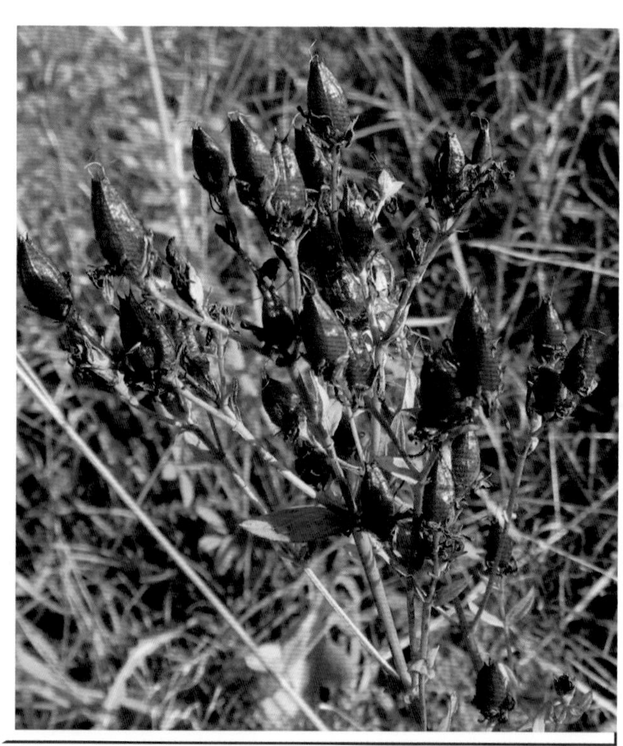

柱 3，分离。蒴果卵圆形或卵状长椭圆形，室间开裂。花期 7 ～ 8 月，果期 8 ～ 9 月。

【生境分布】生于干燥岩石缝中、山坡草地、林下及林缘。分布于呼伦贝尔大兴安岭地区各地。

【药用部位】干燥全草。

【采收加工】秋季采集，晒干。

【药材性状】本品为干燥全草，全株散生黑色腺点。茎圆柱形，褐色，中空，两侧有凸起的纵棱。单叶对生，黄褐色，多皱缩。花数朵，呈聚伞花序，易脱落。蒴果卵圆形，深棕色。气微，味苦。

【性味归经】味苦，性平。归心经。

【功能主治】①蒙医：清毒热，清心热，敛伤。用于肺、心、肾热，尤其对毒热、心热疗效良好。②中医：止血，镇痛，通乳。用于咯血、吐血、子宫出血、风湿关节痛、乳汁缺乏、乳房肿痛、乳痈。外用于创伤出血、疮疖肿毒。

【用法用量】①蒙医：多配方用。②中医：10 ～ 15g，水煎服。外用适量，鲜品捣敷或干粉撒患处。

【贮藏方法】置阴凉干燥处。

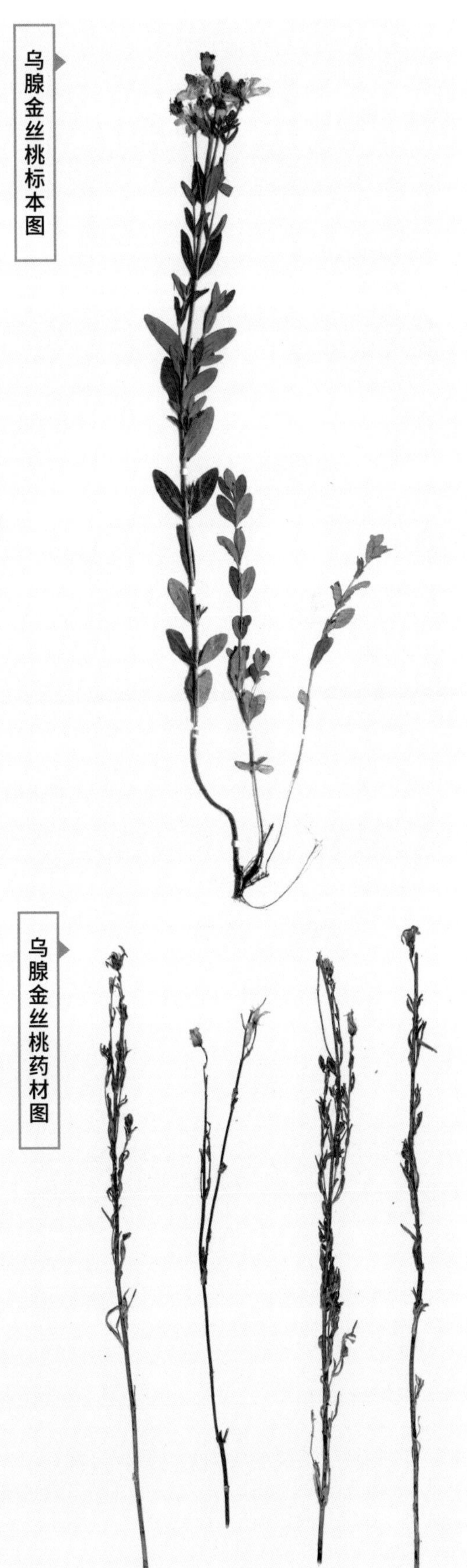

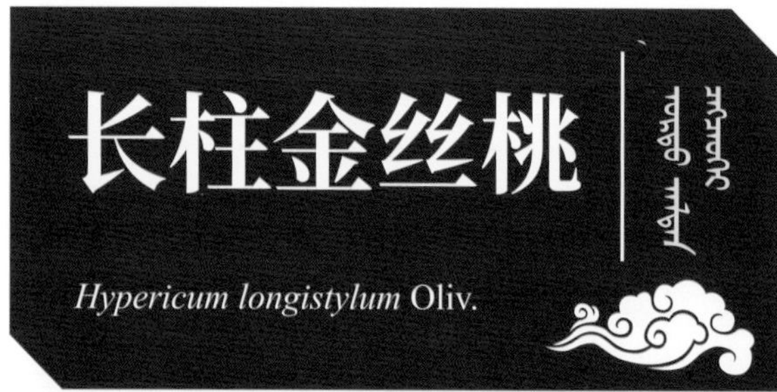

长柱金丝桃

Hypericum longistylum Oliv.

科名	藤黄科
别名	湖南连翘、黄海棠、红旱莲
药材名	黄海棠
蒙药名	陶日格-阿拉坦-车格其乌海
采集地	鄂温克族自治旗辉苏木
标本编号	150724 130725 012LY

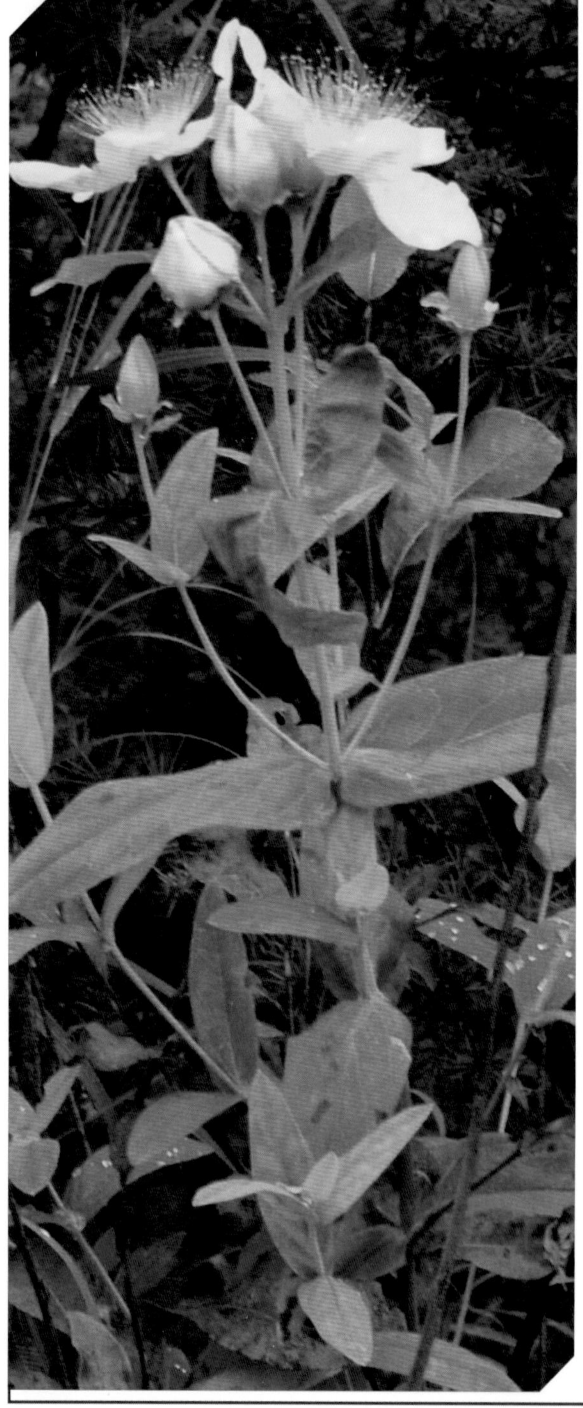

【形态特征】多年生草本，高达 1.3m，全株光滑无毛。茎四棱形，淡棕色，上部有分枝。单叶对生，无叶柄；叶片宽披针形，长 5 ~ 10cm，宽 1 ~ 3cm，先端钝尖，基部抱茎，全缘，两面密布细小透明的腺点。花数朵排成顶生的二歧聚伞花序；花黄色，大型，直径 2.8 ~ 5cm；萼片 5，卵圆形，具半透明腺点；花瓣 5，镰状倒卵形，各瓣稍偏斜而旋转；雄蕊多数，基部联合成 5 束，每束与花瓣对生；子房上位，圆锥形，花柱长，在中部以上 5 裂。蒴果圆锥形，长 1.5 ~ 2cm，宽 0.8 ~ 1cm；种子多数，长椭圆形，

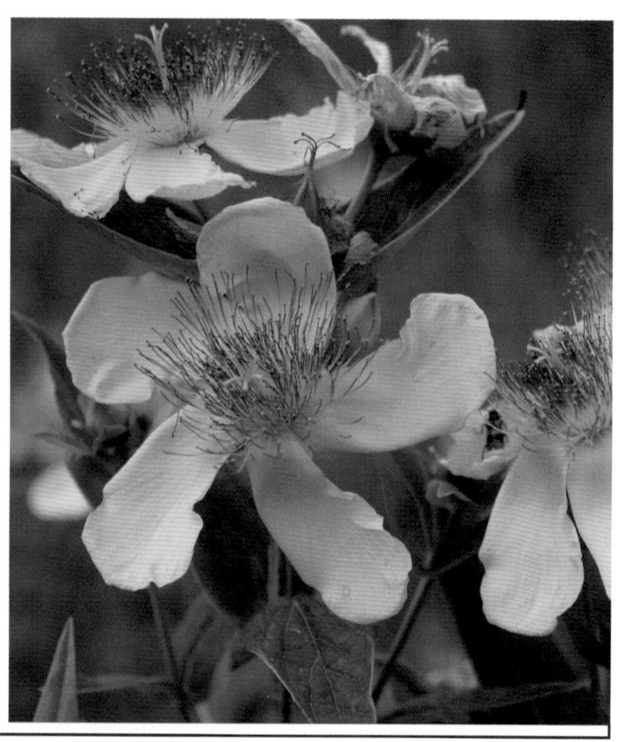

褐色。花期7～8月，果期8～9月。

【生境分布】生于山坡林下、河岸草甸、湿草地。分布于呼伦贝尔鄂伦春自治旗、根河市、阿荣旗、扎兰屯市、牙克石市、鄂温克族自治旗。

【药用部位】干燥全草。

【采收加工】7～8月果实成熟时，割取地上部分，用热水浸泡后，晒干。

【药材性状】本品为干燥全草，叶通常脱落。茎四棱，中空，表面红棕色，节处有叶痕，节间长约3.5cm。蒴果圆锥形，3～5生于茎顶，长约1.5cm，直径约0.8cm，表面红棕色，先端5瓣裂，裂片先端细尖，内面灰白色；质坚硬，中轴处着生多数种子。种子红棕色，有细密小点，圆柱形。气微香，味苦。以去根、有叶、茎红棕色、果实内种子饱满者为佳。

【性味归经】味苦，性寒。归肝经。

【功能主治】①蒙医：通脉，利尿消肿，清“协日”，燥脓，止泻，止渴。用于肾热、膀胱热、尿闭、膀胱结石、浮肿、水肿、烦渴症、疮疡。②中医：凉血，止血，清热解毒，消肿。用于咯血、吐血、崩漏、外伤出血、热病头痛、黄疸、肝炎、跌打损伤、痈肿疖疮、烫火伤、湿疹。

【用法用量】①蒙医：多配方用。②中医：5～15g，水煎服；或浸酒服。外用适量，煎汤洗患处；或鲜品捣烂绞汁涂患处。

【贮藏方法】置阴凉干燥处。

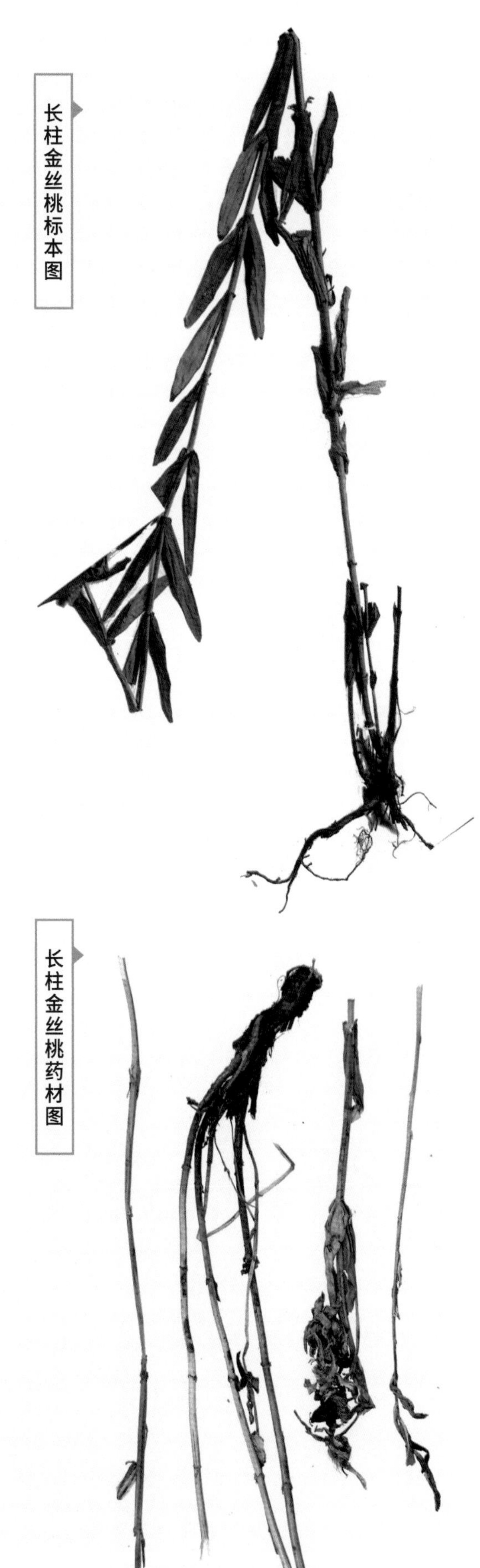

长柱金丝桃标本图

长柱金丝桃药材图

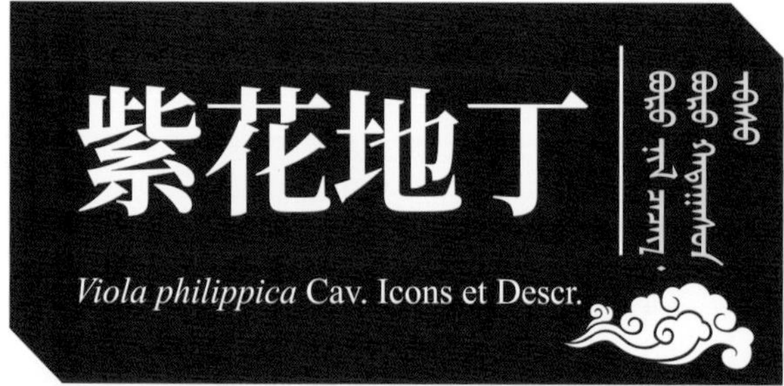

紫花地丁

Viola philippica Cav. Icons et Descr.

科　名	堇菜科
别　名	野堇菜、光瓣堇菜、地丁草
药材名	紫花地丁
蒙药名	尼勒-其其格
采集地	阿荣旗查巴奇鄂温克民族乡
标本编号	150721 201307 045LY

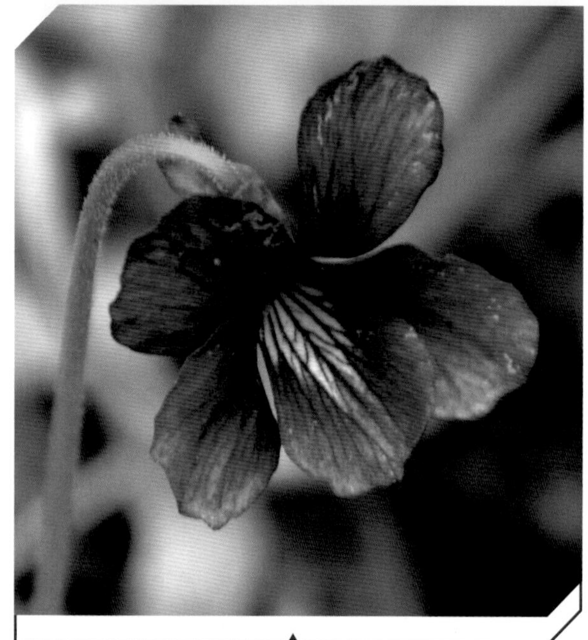

【形态特征】多年生草本，高 4 ～ 14cm，果期高可达 20 ～ 30cm。根茎短，垂直，淡褐色，长 4 ～ 13mm，直径 2 ～ 7mm，节密生，上有数条细根。叶多数，基生，莲座状；叶柄在花期长于叶片 1 ～ 2 倍，具狭翅，果期长可达 10 ～ 20cm，上部具较宽的翅；叶片下部者通常较小，呈三角状卵形或狭卵形，上部者较长，呈长圆形、狭卵状披针形或长圆状卵形，长 1.5 ～ 4cm，宽 0.5 ～ 1cm，先端圆钝，基部截形或楔形，稀微心形，边缘具较平的圆齿，两面无毛或被细短毛，果期叶片增大；托叶膜质，苍白色或淡绿

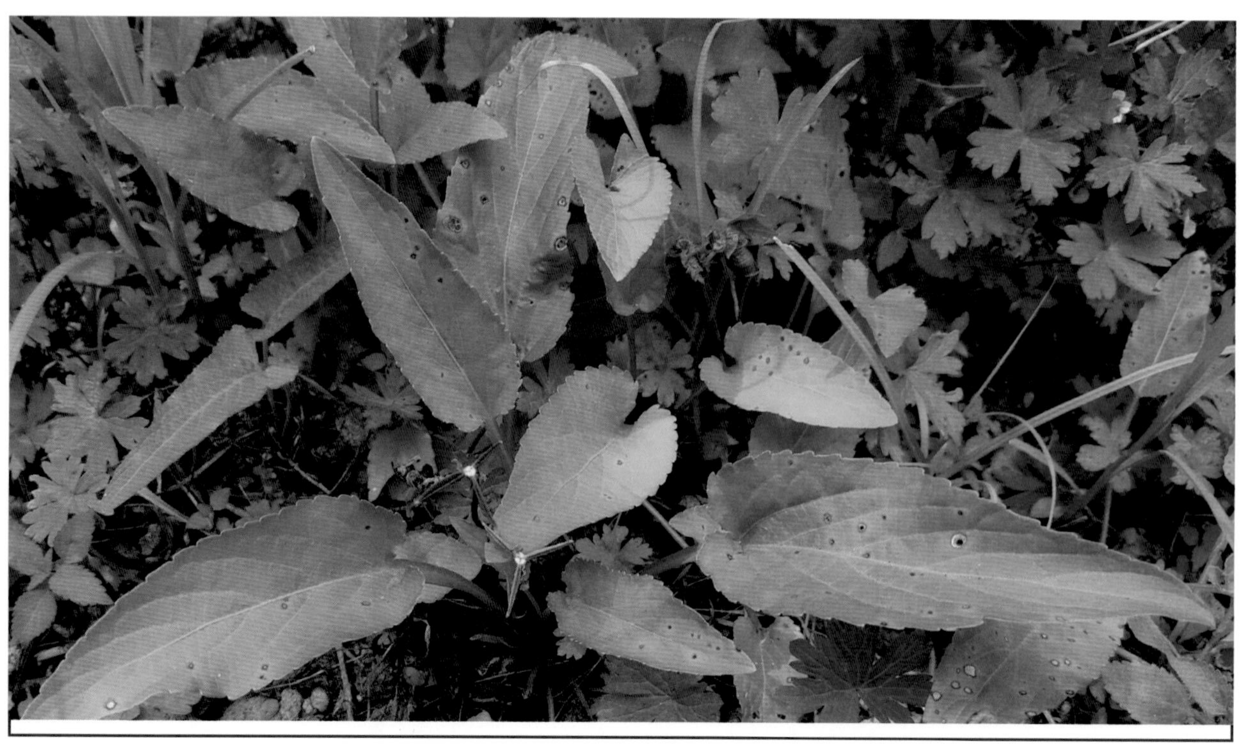

色，2/3～4/5与叶柄合生，离生部分线状披针形；花梗通常多数，细弱，与叶片等长或高出叶片；萼片5，卵状披针形或披针形，基部附属物短，末端圆或截形；花瓣5，倒卵形或长圆状倒卵形；距细管状，长4～8mm，末端圆；雄蕊5，花药长约2mm，药隔先端的附属物长约1.5mm；子房卵形，花柱棍棒状，柱头三角形。蒴果长圆形，长5～12mm，无毛；种子卵球形，长1.8mm，淡黄色。花果期4月中旬至9月。

【生境分布】生于田野、荒地、路旁、灌丛及林缘、庭园。分布于呼伦贝尔阿荣旗、扎兰屯市等地。

【药用部位】干燥全草。

【采收加工】春、秋季采收，除去杂质，晒干。

【药材性状】本品多皱缩成团。主根长圆锥形，直径1～3mm，淡黄棕色，有细纵皱纹。叶基生，灰绿色，展平后叶片呈披针形或卵状披针形，长1.5～4cm，宽0.5～1cm；先端钝，基部截形或稍心形，边缘具钝锯齿，两面有毛；叶柄细，长2～6cm，上部具明显狭翅。花茎纤细；花瓣5，紫堇色或淡棕色；花距细管状。蒴果椭圆形或3裂；种子多数，淡棕色。气微，味微苦而稍黏。

【性味归经】①蒙医：味苦、甘，性凉。效软、钝、轻。②中医：味苦、辛，性寒。归心、肝经。

【功能主治】①蒙医：清“协日”，解毒。用于“协日”热、“赫依”热、头痛、肝胆热。②中医：清热解毒，凉血消肿。用于疔疮肿毒、痈疽发背、丹毒、毒蛇咬伤。

【用法用量】①蒙医：单用1.5g，水煎服；或入丸、散剂。②中医：15～30g。

【贮藏方法】置干燥处。

紫花地丁标本图

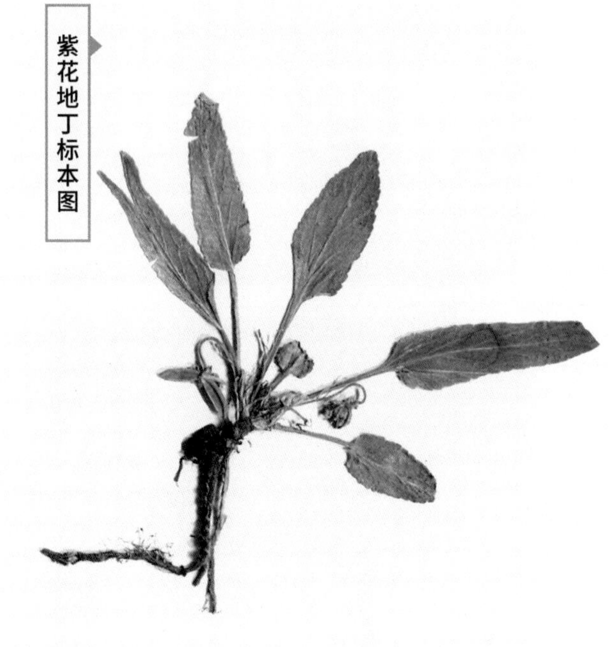

紫花地丁药材图

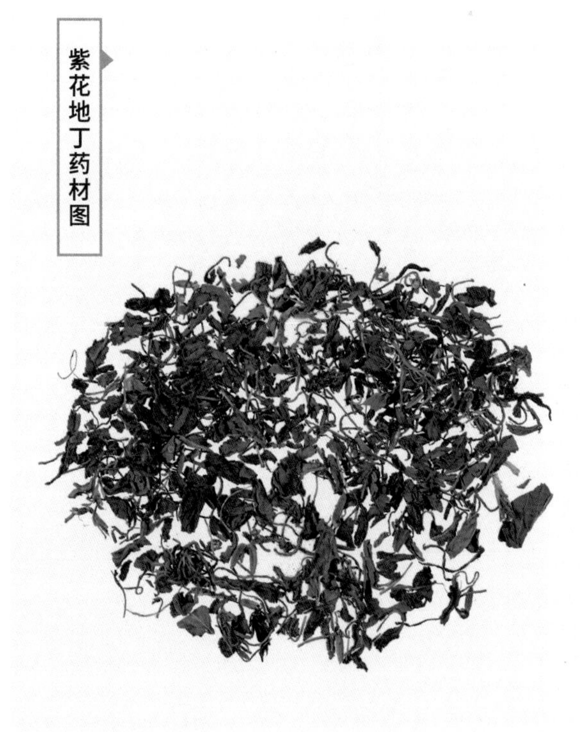

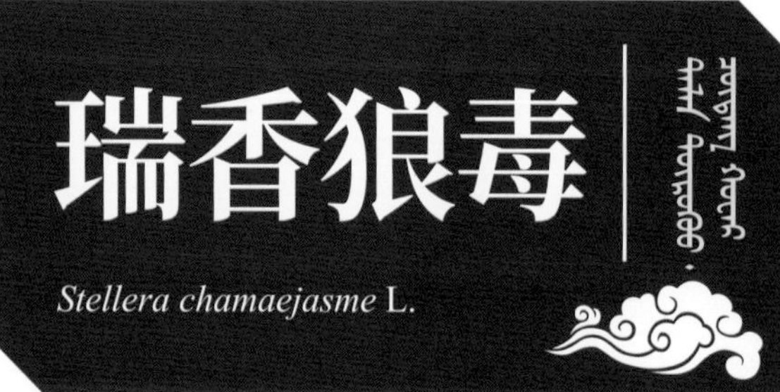

瑞香狼毒

Stellera chamaejasme L.

科　名	瑞香科
别　名	断肠草、红火柴头花、小狼毒
药材名	狼毒
蒙药名	达伏图如
采集地	新巴尔虎左旗罕达盖苏木
标本编号	150726 130423 043LY

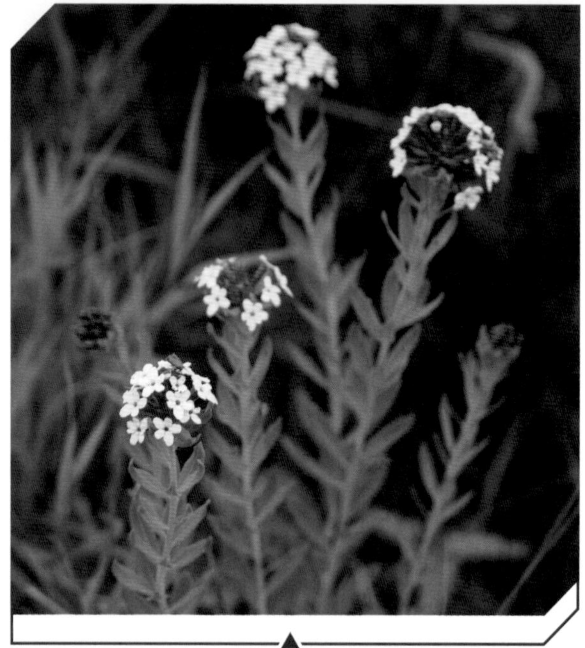

【形态特征】多年生草本，高 20 ～ 50cm。根粗大，木质，外皮棕褐色。茎丛生，直立，不分枝，光滑无毛。叶较密生，椭圆状披针形，长 1 ～ 3cm，宽 0.2 ～ 0.8cm，先端渐尖，基部钝圆或楔形，两面无毛。顶生头状花序；萼筒细瘦，长 8 ～ 12cm，宽约 0.2cm，下部常为紫色，具明显纵纹，先端 5 裂，裂片近卵圆形，长 2 ～ 3mm，具紫红色网纹；雄蕊 10，2 轮，着生于萼喉部与萼筒中部，花丝极短；子房椭圆形，1 室，上部密被淡黄色细毛，花柱极短，近头状；子房基部一侧有长约 1mm 的矩圆形蜜腺。小坚

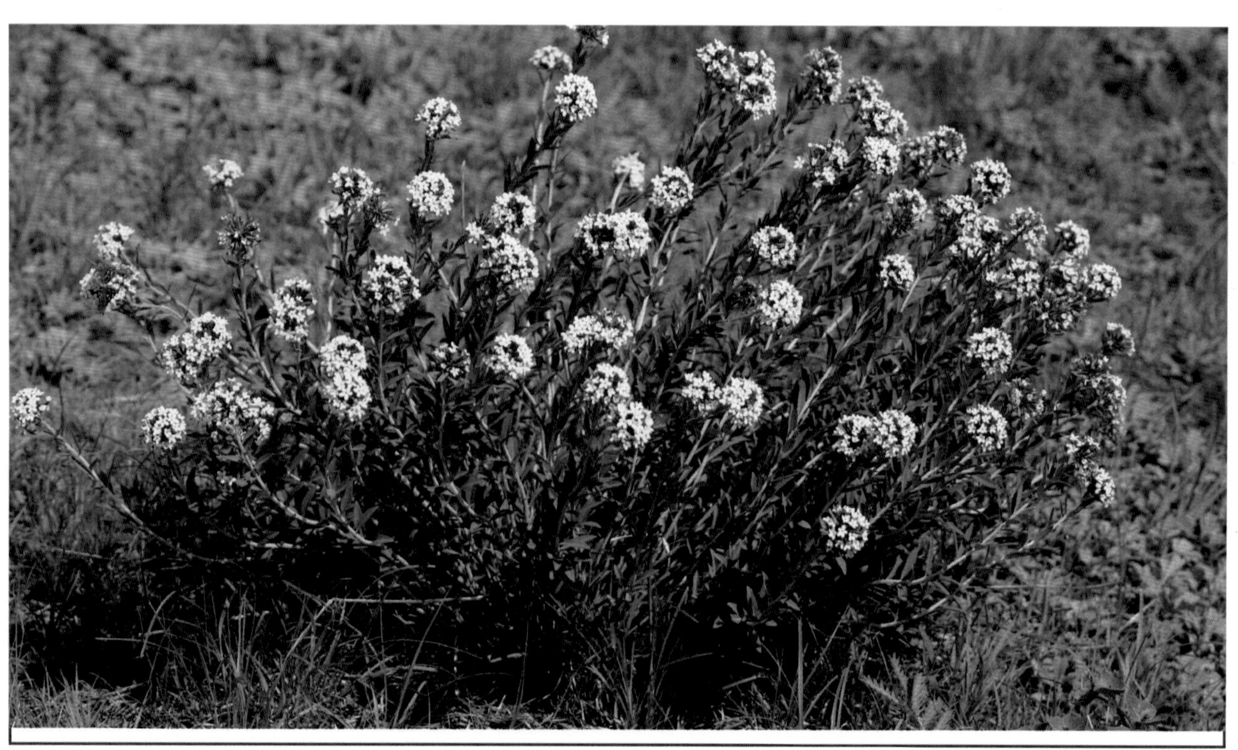

具短尖头，基部两侧常不等大，沿叶轴下延成翅状，托叶简化成无叶的、显著膨大的囊状叶鞘，外面无毛。复伞形花序顶生或侧生，直径 10 ～ 30cm，花序梗长 5 ～ 20cm；伞幅 5 ～ 10，线状披针形；花白色；无萼齿；花瓣倒卵形，先端内凹；花柱基短圆锥状。果实长圆形至卵圆形，黄棕色，有时带紫色，长 4 ～ 7mm，宽 4 ～ 6mm，无毛，背棱扁，厚而钝圆，近海绵质，侧棱翅状，较果体狭；棱槽中有油管 1，合生面有油管 2。花期 7 ～ 8 月，果期 8 ～ 9 月。

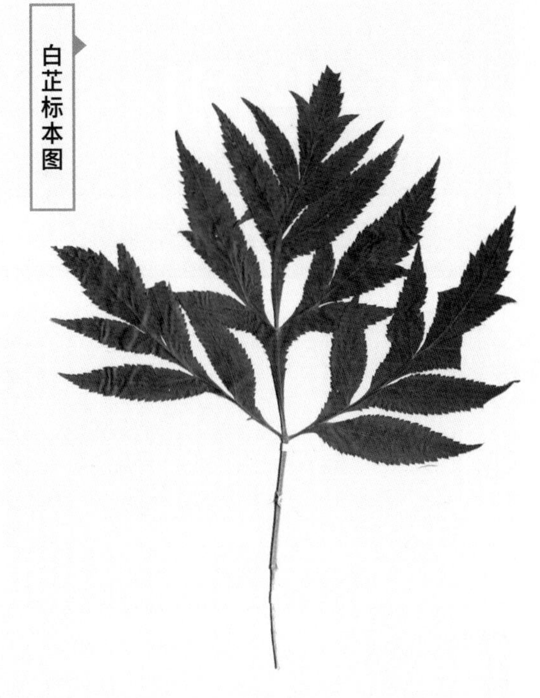

白芷标本图

【生境分布】生于针叶林和落叶阔叶林区、山沟溪旁灌丛下、林缘草甸。分布于呼伦贝尔鄂温克族自治旗、阿荣旗、额尔古纳市、根河市等地。

【药用部位】干燥根。

【采收加工】夏、秋季叶黄时采挖，除去须根和泥沙，晒干或低温干燥。

【药材性状】本品呈长圆锥形，长 10 ～ 25cm，直径 3 ～ 5cm。表面灰棕色或黄棕色，根头部钝四棱形或近圆形，具纵皱纹、支根痕及皮孔样的横向凸起，有的排列成 4 纵行。先端有凹陷的茎痕。质坚实，断面白色或灰白色，粉性，形成层环棕色，近方形或近圆形，皮部散有多数棕色油点。气芳香，味辛、微苦。

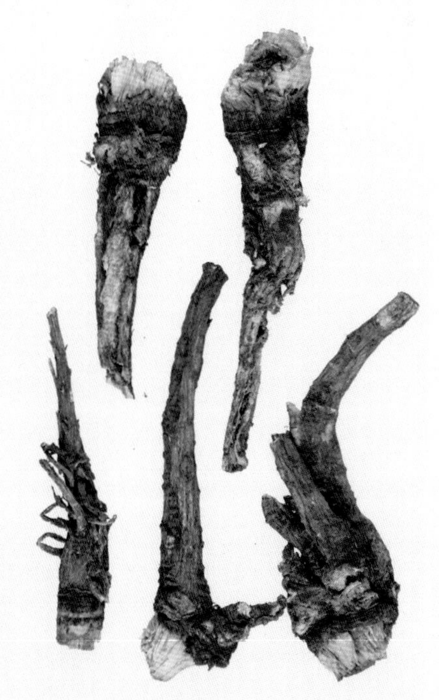

白芷药材图

【性味归经】①蒙医：味辛，性温。②中医：味辛，性温。归胃、大肠、肺经。

【功能主治】①蒙医：通关开窍，排脓，止痛。用于头痛、牙痛、鼻窦炎、耳聋、痈肿、疮疡 。②中医：解表散寒，祛风止痛，宣通鼻窍，燥湿止带，消肿排脓。用于感冒头痛、眉棱骨痛、鼻塞流涕、牙痛、疮疡肿痛。

【用法用量】①蒙医：多配方用。②中医：3 ～ 10g。

【贮藏方法】置阴凉干燥处，防蛀。

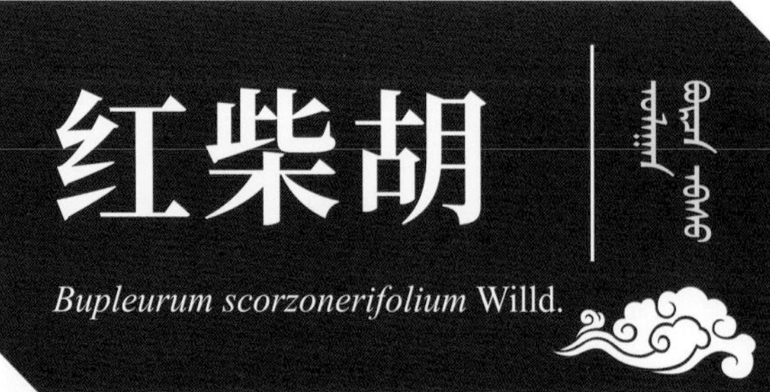

科　名	伞形科
别　名	软柴胡、南柴胡、狭叶柴胡
药材名	红柴胡
蒙药名	希拉子拉
采集地	鄂温克族自治旗巴音查岗苏木
标本编号	150724 130709 014LY

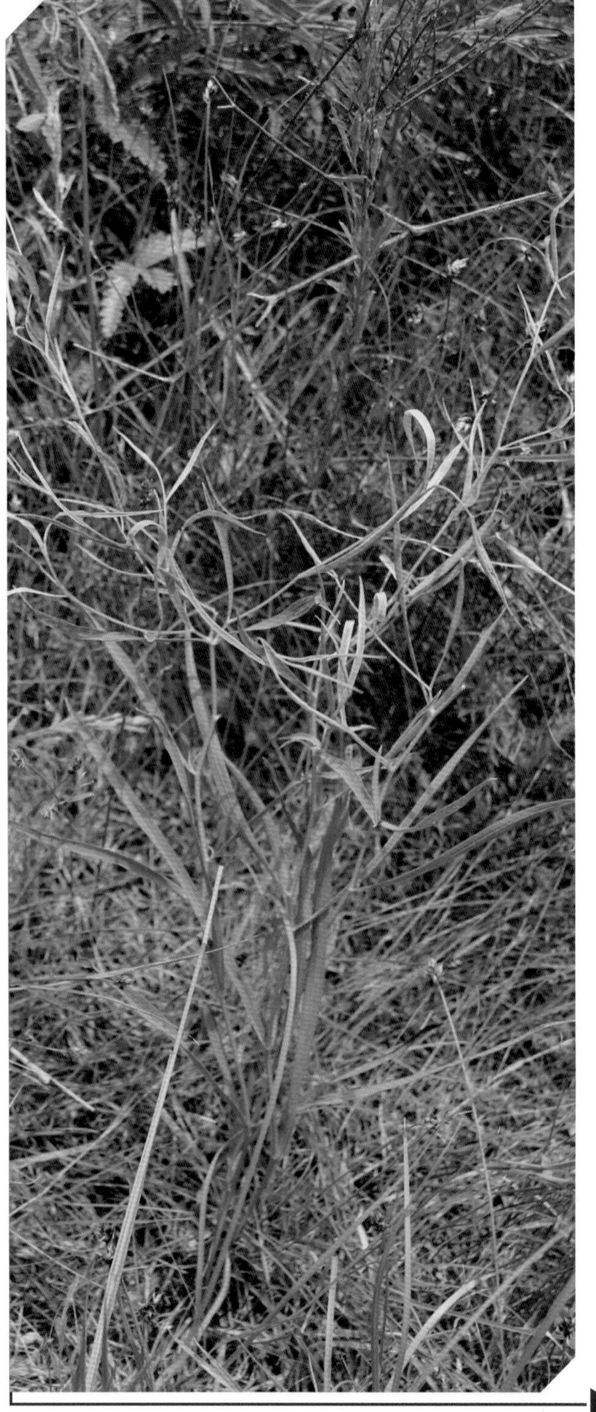

【形态特征】多年生草本，高 30 ～ 60cm。主根发达，圆锥形，外皮红褐色，质疏松而稍脆。茎单一或分枝，基部有多数棕红色或黑棕色的叶柄残留纤维。叶细线形，长 6 ～ 16cm，宽 0.2 ～ 0.7cm，先端常渐尖，基部稍变窄，抱茎，质厚，稍硬挺，常对折或内卷，叶脉 3 ～ 7，叶缘白色，骨质，上部叶小，同形。总苞片 1 ～ 4，针形，极细小，脉 1 ～ 3，常早落；小总苞片 5，线状披针形，细而尖锐；小伞形花序有花 6 ～ 15；花柄长 1 ～ 1.5mm。双悬果深褐色，棱浅褐色，粗钝，略凸，每棱槽中有油管 5 ～ 6，合生面

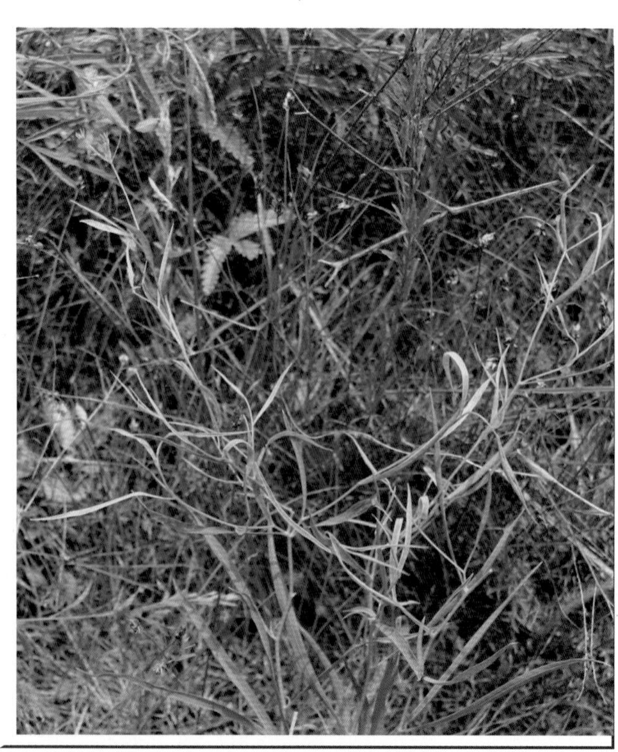

4～6。花期7～9月，果期9～11月。

【生境分布】生于草原、丘陵坡地、固定沙丘。分布于呼伦贝尔鄂温克族自治旗、新巴尔虎左旗、阿荣旗、根河市、鄂伦春自治旗、牙克石市、海拉尔区等地。

【药用部位】干燥根。

【采收加工】春、秋季采挖，除去茎叶和泥沙，干燥。

【药材性状】本品根较细，圆锥形，先端有多数细毛状枯叶纤维，下部多不分枝或稍分枝。表面红棕色或黑棕色，靠近根头处多具细密环纹。质稍软，易折断，断面略平坦，不显纤维性。具败油气。

【性味归经】①蒙医：味辛、微苦，性凉。②中医：味辛、苦，性微寒。归肝、胆、肺经。

【功能主治】①蒙医：清肺，止咳。用于肺热咳嗽、寒性肺病。②中医：疏散退热，疏肝解郁，升举阳气。用于感冒发热、胸胁胀痛、月经不调、子宫脱垂、脱肛。

【用法用量】3～10g。

【贮藏方法】置通风干燥处，防蛀。

【注意事项】大叶柴胡 *Bupleurum longiradiatum* Turcz. 的干燥根茎，表面密生环节，有毒，不可当柴胡用。

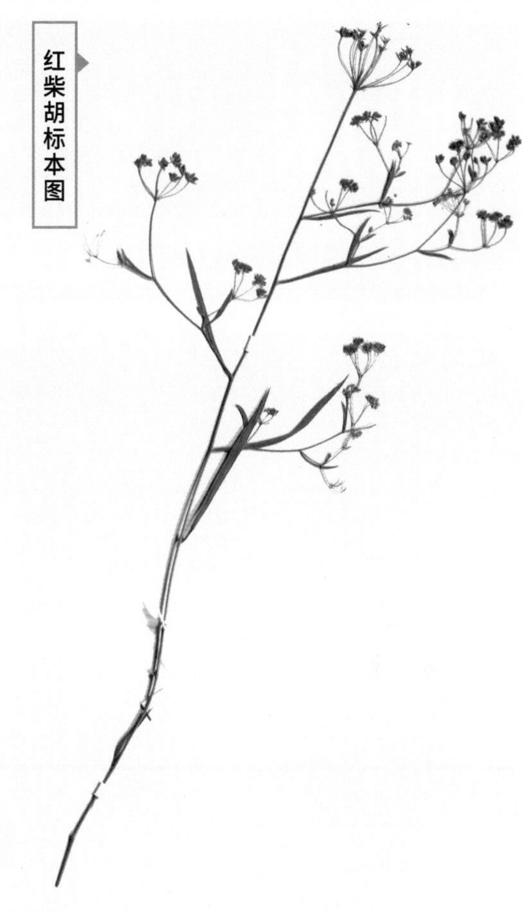

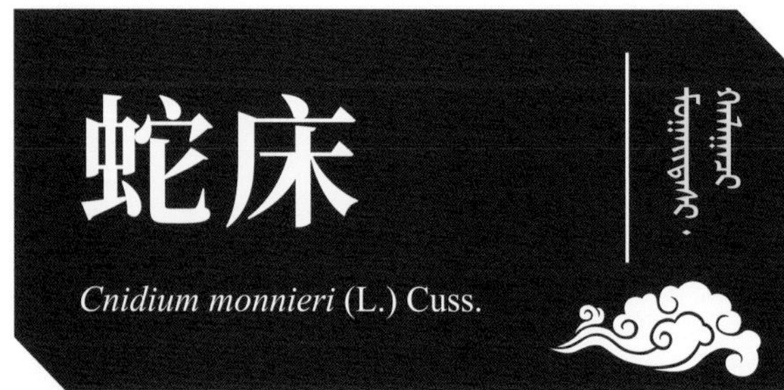

蛇床

Cnidium monnieri (L.) Cuss.

科　名	伞形科
别　名	野茴香、野芫荽、蛇米
药材名	蛇床子
蒙药名	呼希格图-乌热（拉拉普德）
采集地	新巴尔虎左旗罕达盖苏木
标本编号	150726 130823 046LY

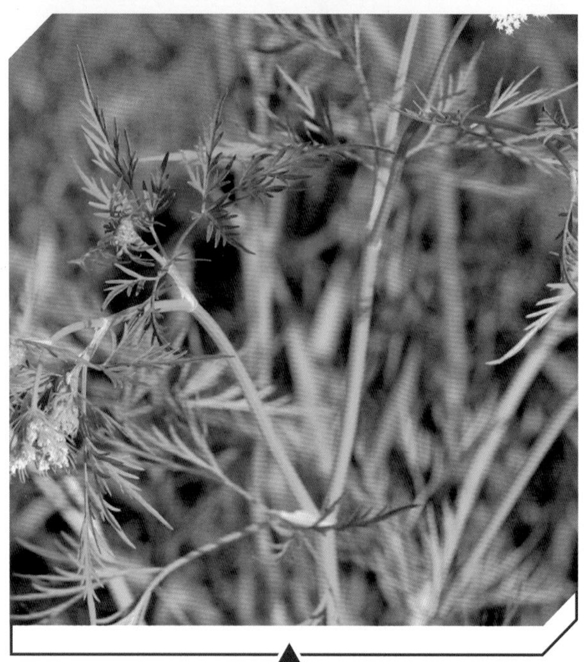

【形态特征】一年生草本，高 10 ～ 60cm。根圆锥状，较细长。茎直立或斜上，多分枝，中空，表面具深条棱，粗糙。下部叶具短柄，叶鞘短宽，边缘膜质，上部叶柄全部鞘状；叶片卵形至三角状卵形，长 3 ～ 8cm，宽 2 ～ 5cm，二至三回三出式羽状全裂，羽片卵形至卵状披针形，长 1 ～ 3cm，宽 0.5 ～ 1cm，先端常略呈尾状，末回裂片线形至线状披针形，长 3 ～ 10mm，宽 1 ～ 1.5mm，具小尖头，边缘及脉上粗糙。复伞形花序直径 2 ～ 3cm；总苞片 6 ～ 10，线形至线状披针形，长约 5mm，边缘膜质，具细睫毛；

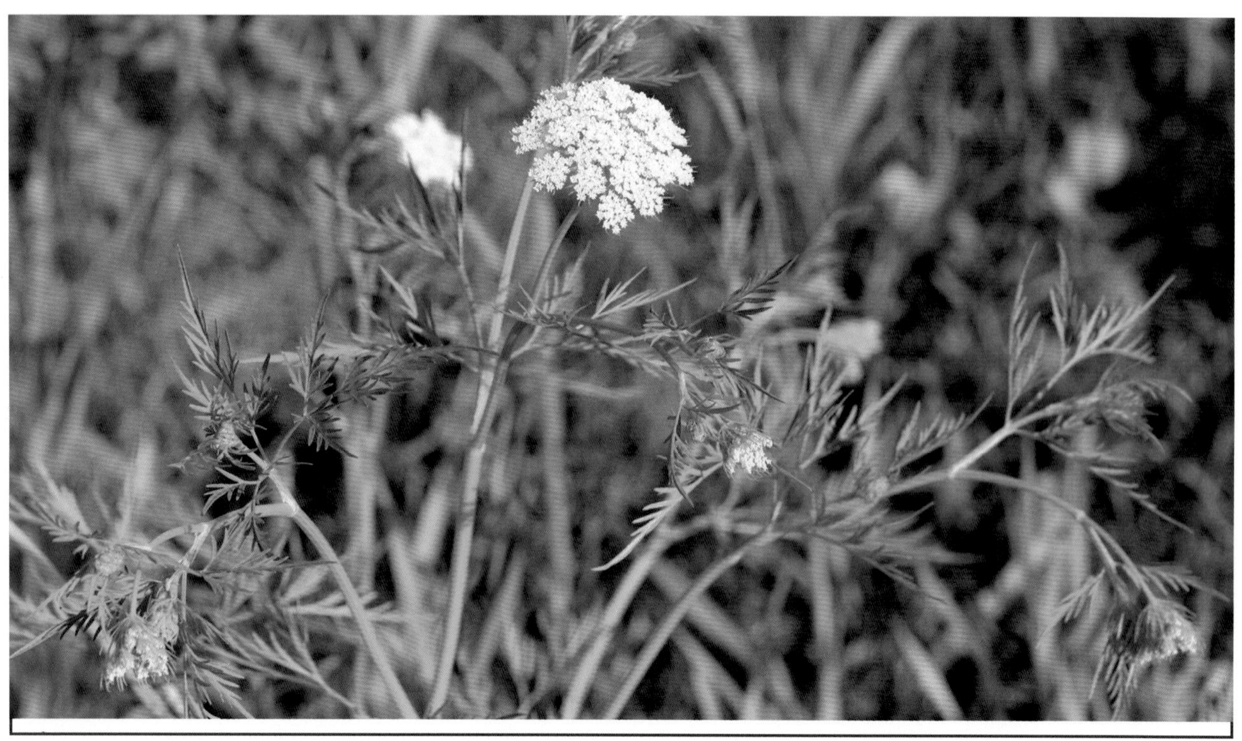

伞幅 8 ～ 20，不等长，长 0.5 ～ 2cm，棱上粗糙；小总苞片多数，线形，长 3 ～ 5mm，边缘具细睫毛；小伞形花序具花 15 ～ 20，萼齿无；花瓣白色，先端具内折小舌片；花柱基略隆起，花柱长 1 ～ 1.5mm，向下反曲。分果长圆状，长 1.5 ～ 3mm，宽 1 ～ 2mm，横剖面近五角形，主棱 5，均扩大成翅；每棱槽内有油管 1，合生面有油管 2；胚乳腹面平直。花期 6 ～ 7 月，果期 7 ～ 8 月。

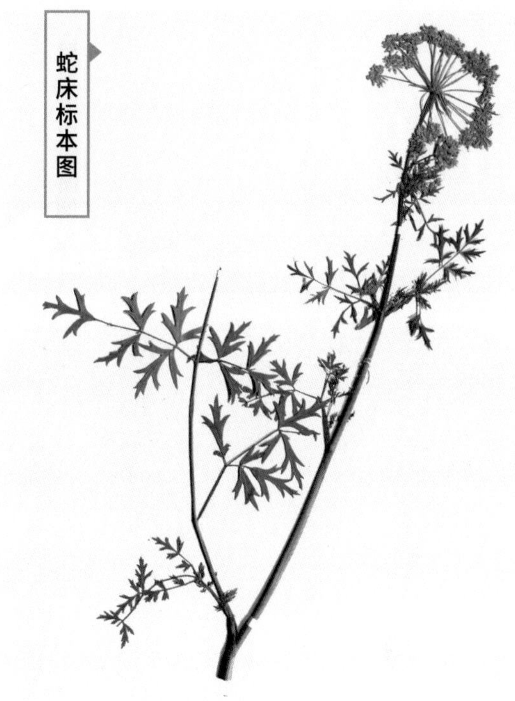

蛇床标本图

【生境分布】生于河边或湖边草地、田边。分布于呼伦贝尔鄂温克族自治旗、新巴尔虎左旗、阿荣旗、根河市、新巴尔虎右旗等地。

【药用部位】干燥成熟果实。

【采收加工】夏、秋季果实成熟时采收，除去杂质，晒干。

【药材性状】本品为双悬果，呈椭圆形，长 2 ～ 4mm，直径约 2mm 。表面灰黄色或灰褐色，先端有 2 向外弯曲的柱基，基部偶有细梗。分果的背面有薄而凸起的纵棱 5，接合面平坦，有 2 棕色略凸起的纵棱线。果皮松脆，揉搓易脱落。种子细小，灰棕色，显油性。气香，味辛凉，有麻舌感。

【性味归经】①蒙医：味辛、苦，性温；有小毒。②中医：味辛、苦，性温；有小毒。归肾经。

【功能主治】①蒙医：调理胃火，杀虫。用于腹胀嗳气、消化不良、胃火衰败、阴道虫症、皮肤瘙痒、“巴木”病、“协日乌素”病、“赫如虎”病。②中医：燥湿祛风，杀虫止痒，温肾壮阳。用于阴痒带下、肾虚阳痿、宫冷不孕。

【用法用量】①蒙医：多配方用。②中医：3 ～ 10g。外用适量，多煎汤熏洗；或研末调敷。

【贮藏方法】置干燥处。

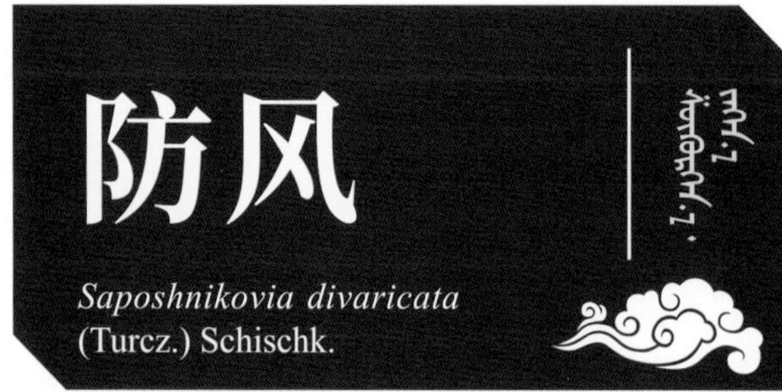

科　名	伞形科
别　名	北防风、关防风、旁风
药材名	防风
蒙药名	疏古日根
采集地	鄂温克族自治旗锡尼河东苏木
标本编号	150724 130811 008LY

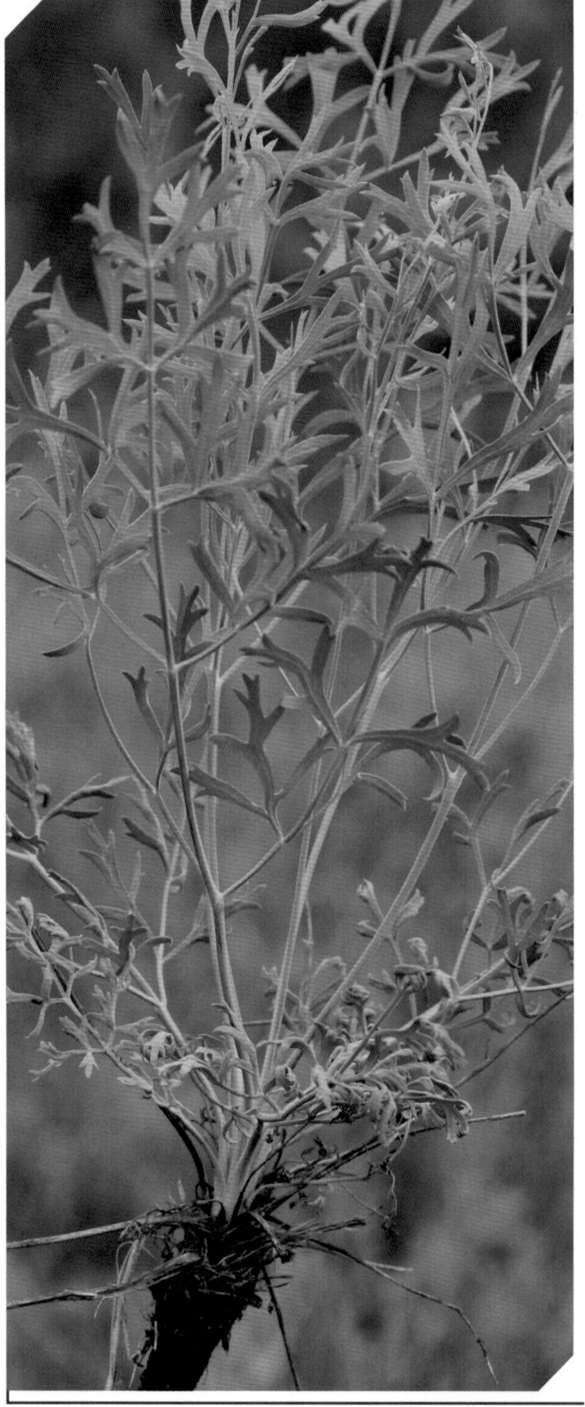

【形态特征】多年生草本，高 20 ～ 80cm，全体无毛。根粗壮。茎单生，二歧分枝，茎基密生褐色纤维状的叶柄残基。基生叶矩圆状披针形，长 7 ～ 19cm，一至二回羽状全裂，最终裂片条形至披针形，长 5 ～ 40mm，宽 1 ～ 9mm，全缘，叶柄长 2 ～ 6.5cm，顶生叶简化，具扩展叶鞘。复伞形花序，直径 1.5 ～ 3.5cm，总花梗长 2 ～ 5cm，无总苞片，少有 1 片，伞幅 5 ～ 9，小总苞片 4 ～ 5，条形至披针形，花梗 4～9，花白色。双悬果矩圆状宽卵形，长3～5mm，宽 2 ～ 2.5mm，扁平，侧棱具翅。花期 7 ～ 8 月，果

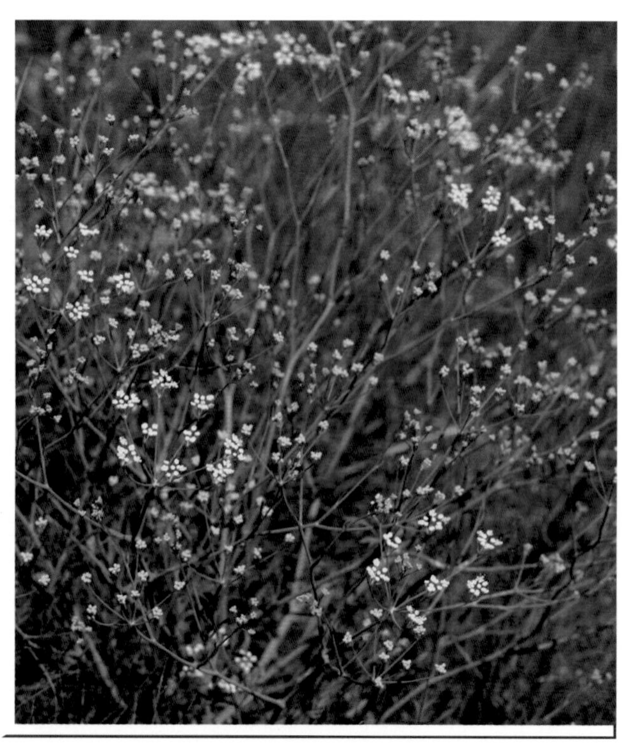

期8～9月。

【生境分布】生于草原、丘陵坡地、固定沙丘。分布于呼伦贝尔各地。

【药用部位】干燥根。

【采收加工】春、秋季采挖未抽花茎植株的根，除去须根和泥沙，晒干。

【药材性状】本品呈长圆锥形或长圆柱形，下部渐细，有的略弯曲，长15～30cm，直径0.5～2cm。表面灰棕色或棕褐色，粗糙，有纵皱纹、多数横长皮孔样凸起及点状的细根痕，根头部有明显密集的环纹，有的环纹上残存棕褐色毛状叶基。体轻，质松，易折断，断面不平坦，皮部棕黄色至棕色，有裂隙，木部黄色。气特异，味微甘。

【性味归经】味辛、甘，性微温。归膀胱、肝、脾经。

【功能主治】①蒙医：镇“赫依”，燥“协日乌素”，止痛。用于风寒感冒、无汗头痛、关节酸痛、半身不遂、神经痛、破伤风等。②中医：祛风解表，胜湿止痛，止痉。用于感冒头痛、风湿麻痹、破伤风。

【用法用量】5～10g。

【贮藏方法】置阴凉干燥处，防蛀。

防风标本图

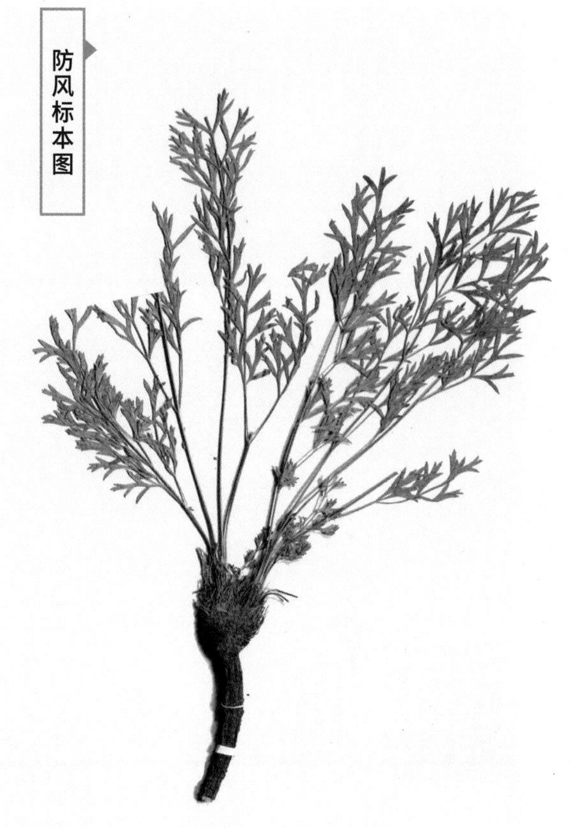

防风药材图

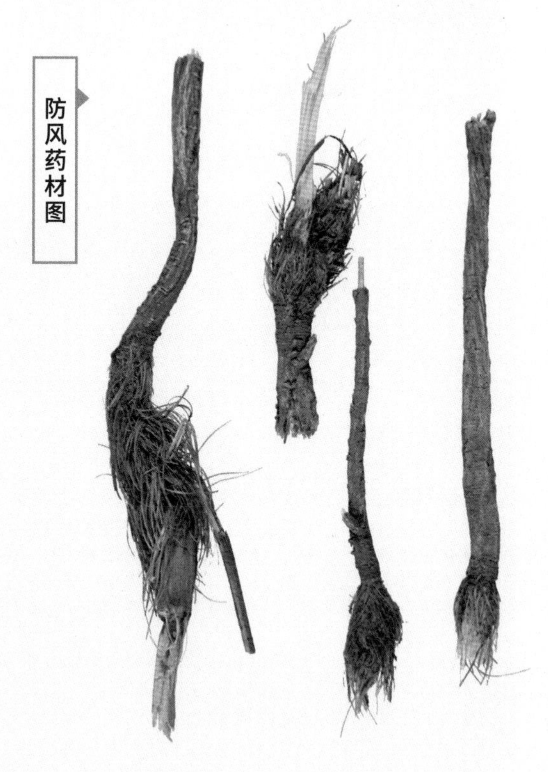

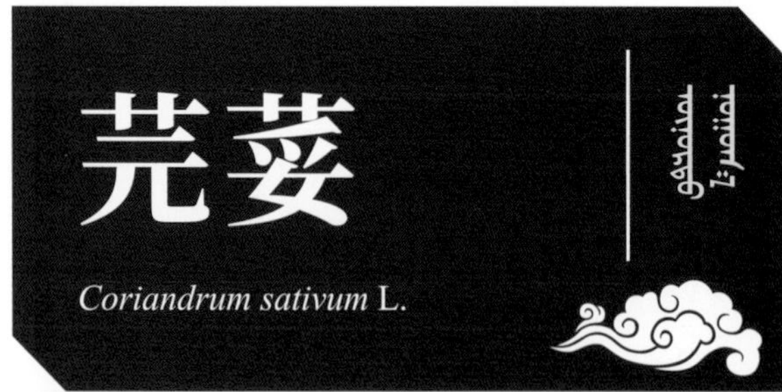

芫荽

Coriandrum sativum L.

科　名	伞形科
别　名	香菜、胡荽
药材名	胡荽
蒙药名	乌努日图-淖干-乌热

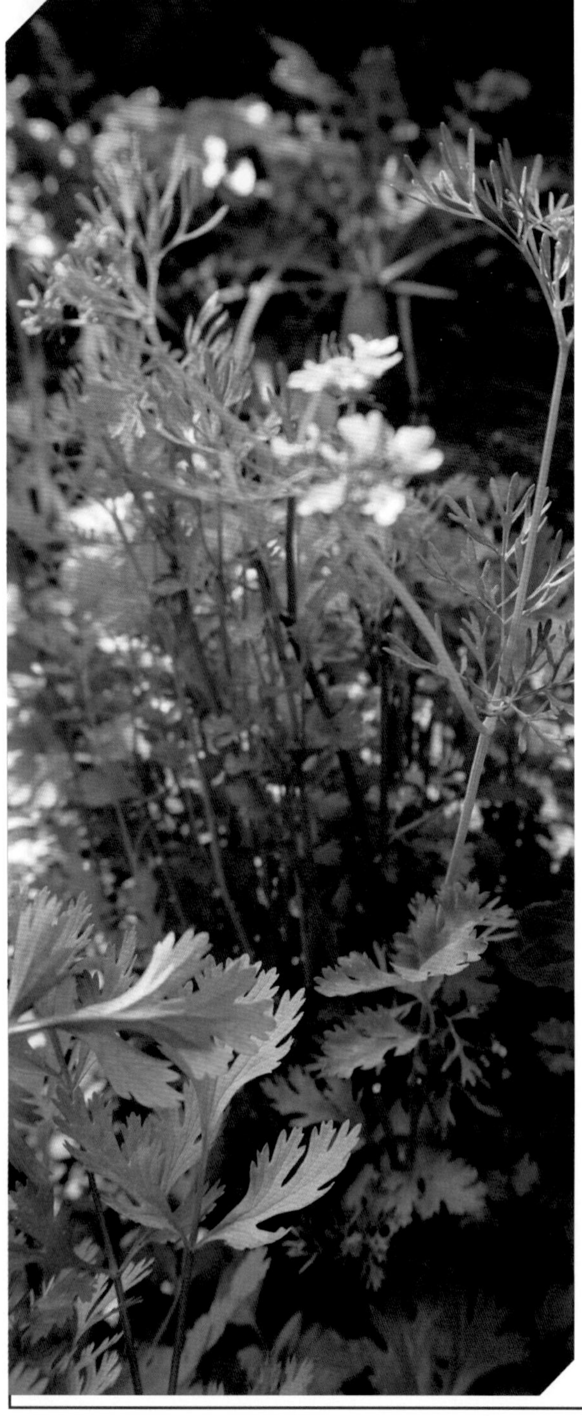

【形态特征】一年生或二年生、有强烈气味的草本，高 20 ～ 100cm。根纺锤形，细长，有多数纤细的支根。茎圆柱形，直立，多分枝，有条纹，通常光滑。根生叶有柄，叶柄长 2 ～ 8cm，叶片一或二回羽状全裂，羽片广卵形或扇形半裂，长 1 ～ 2cm，宽 1 ～ 1.5cm，边缘有钝锯齿、缺刻或深裂；上部的茎生叶三至多回羽状分裂，末回裂片狭线形，长 5 ～ 10mm，宽 0.5 ～ 1mm，先端钝，全缘。伞形花序顶生或与叶对生，花序梗长 2 ～ 8cm；伞幅 3 ～ 7，长 1 ～ 2.5cm；小总苞片 2 ～ 5，线形，全缘；小伞形花序有孕花 3 ～ 9，花白色或带淡紫色；萼齿通常大小不等，小的卵状三角形，大的长卵形；花瓣倒卵

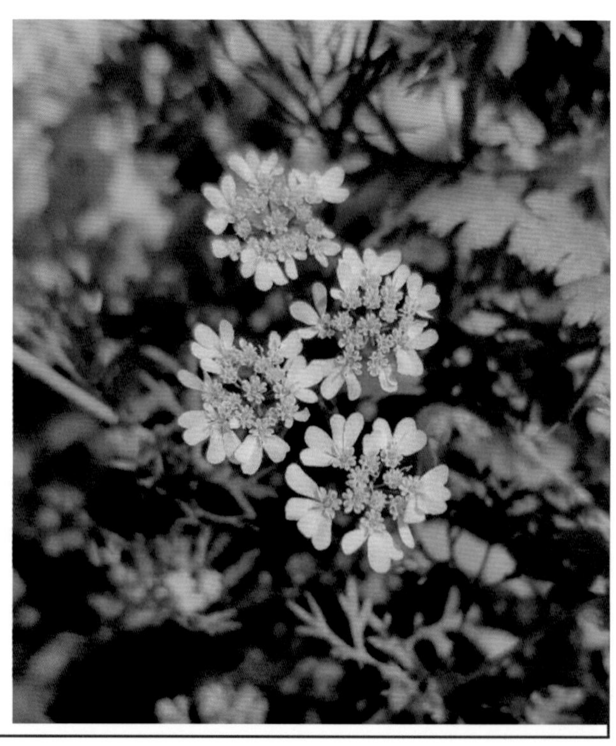

形，长 1 ～ 1.2mm，宽约 1mm，先端有内凹的小舌片，辐射瓣长 2 ～ 3.5mm，宽 1 ～ 2mm，通常全缘，有脉 3 ～ 5；花丝长 1 ～ 2mm，花药卵形，长约 0.7mm；花柱幼时直立，果熟时向外反曲。果实圆球形，背面主棱及相邻的次棱明显；胚乳腹面内凹；油管不明显，或有 1 个位于次棱的下方。花期 7 ～ 8 月，果期 8 ～ 9 月。

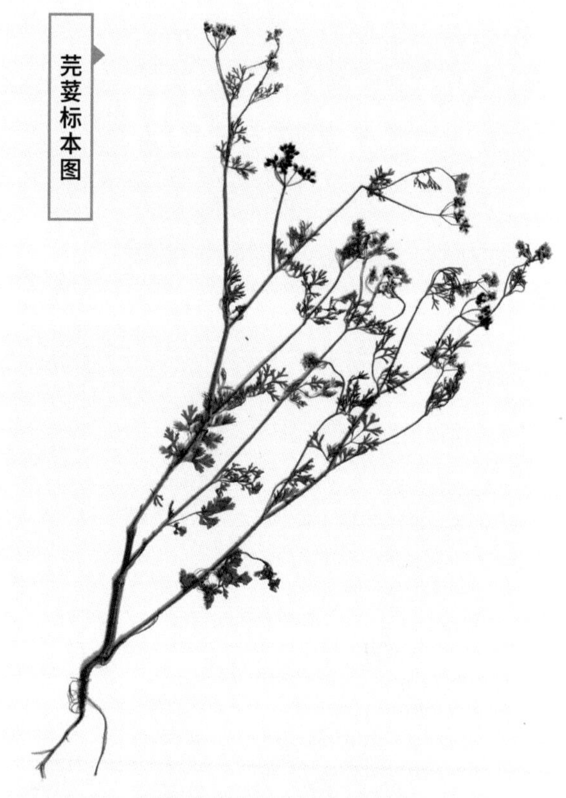

芫荽标本图

【生境分布】呼伦贝尔各地均有栽培。

【药用部位】干燥成熟果实。

【采收加工】秋季果实成熟时，采收果枝，晒干，打下果实，除净枝梗等杂质，晒干。

【药材性状】本品呈圆球形，直径 3 ～ 5mm，表面淡黄棕色至黄棕色，较粗糙，先端可见极短的柱头残迹及 5 个萼齿残痕，有不甚明显而呈波浪形弯曲的初生棱脊 10 及较为明显而纵直的次生棱脊 10，主棱脊与次生棱脊相间排列，有时可见长约 1.5cm 的小果柄或果柄痕。果实较坚硬。气香，味微辣。

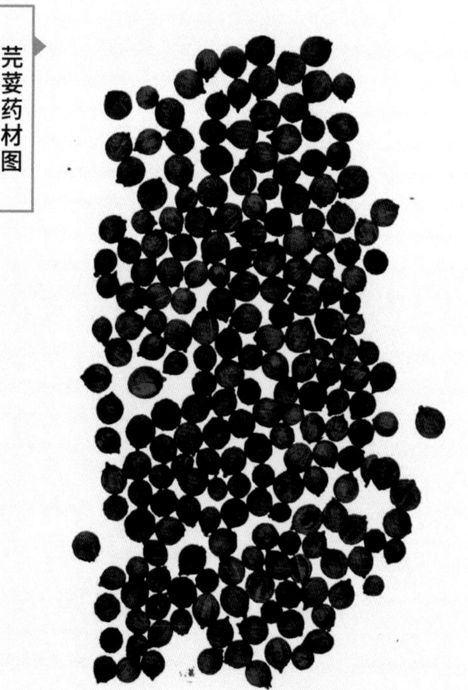

芫荽药材图

【性味归经】①蒙医：味辛，性温。效糙、轻、稀、腻。②中医：味辛，性平。

【功能主治】①蒙医：消“巴达干”热，消食，开胃，止渴，止痛，透疹。用于胃灼热、吐酸、不思饮食、“宝日”病、口干、麻疹不透。②中医：发表，透疹，健胃。用于感冒鼻塞、痘疹透发不畅、食欲不振、齿痛。

【用法用量】①蒙医：多配方用。②中医：5 ～ 10g。外用适量，煎汤含漱或熏洗。

【贮藏方法】置通风干燥处。

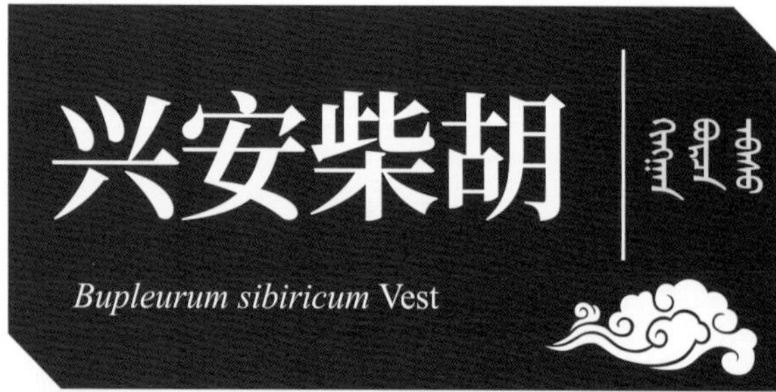

科　名	伞形科
药材名	北柴胡
蒙药名	希拉子拉
采集地	鄂温克族自治旗巴彦嵯岗苏木
标本编号	150724 130709 014LY

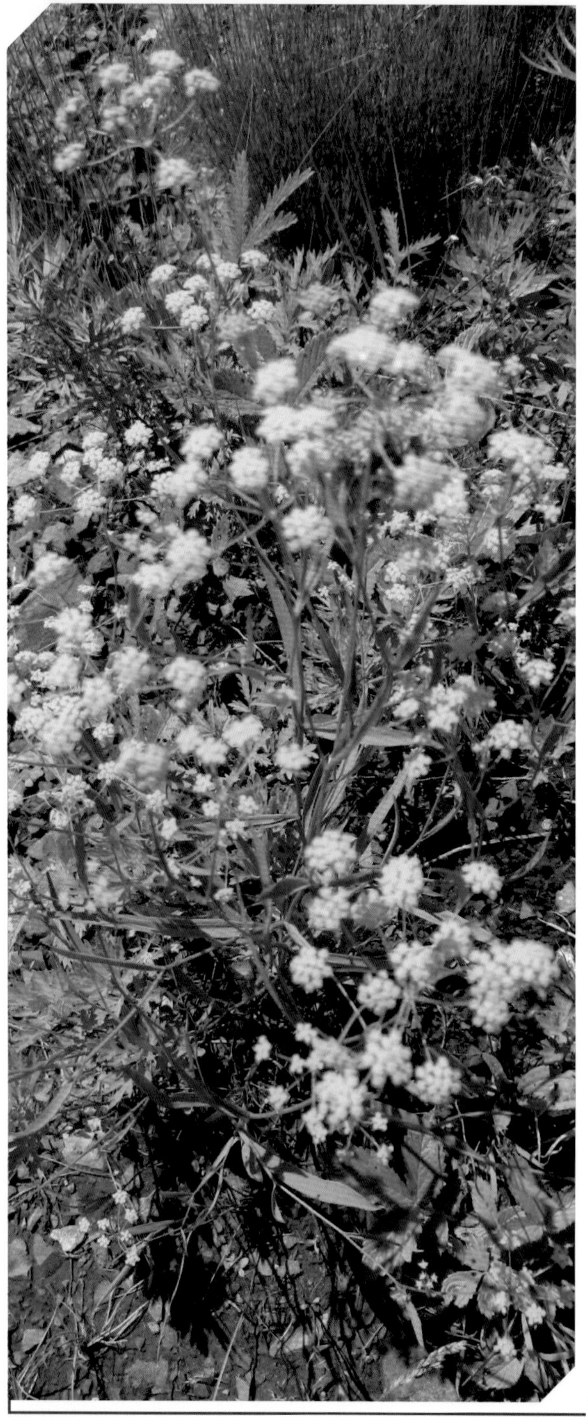

【形态特征】植株高 15 ～ 60cm。根长圆锥形，黑褐色，有支根；根茎圆柱形，黑褐色，上部包被枯叶鞘与叶柄残留物，先端分出数茎。茎直立，略呈“之”字形弯曲，具纵细棱，上部少分枝。基生叶具长柄，叶鞘与叶柄下部常带紫色，叶片条状倒披针形，长 3 ～ 10cm，宽 0.5 ～ 1.2cm，先端钝或尖，具小突尖头，基部渐狭，具平行叶脉 5 ～ 7，叶脉在叶下面凸起；茎生叶与基生叶相似，但无叶柄且较小。复伞形花序顶生和腋生，直径 3 ～ 4.5cm；伞幅 6 ～ 12，长 5 ～ 15mm，不等长；总苞片 1 ～ 3（～ 5），与茎顶部小叶相似但较小；小伞形花序直径 5 ～ 12mm，具花

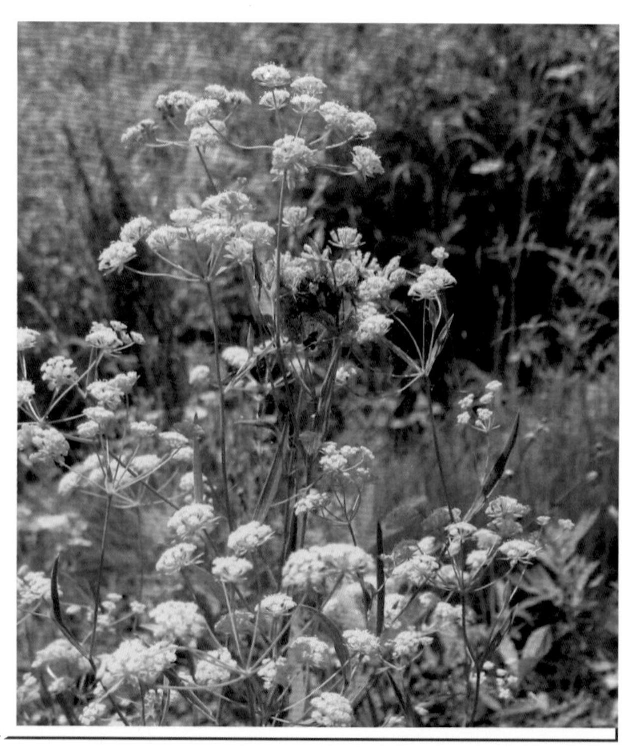

10～20；花梗长1～3mm，不等长；小总苞片5～8，黄绿色，椭圆形、卵状披针形或狭倒卵形，长4～7mm，宽1.5～3mm，先端渐尖，具（3～）5～7脉，显著超出并包围伞形花序；萼齿不明显；花瓣黄色。果实椭圆形，长约3mm，宽约2mm，淡棕褐色。花期7～8月，果期9月。

【生境分布】生于森林草原及山地草原，亦见于山地灌丛及林缘草甸。分布于呼伦贝尔扎兰屯市。

【药用部位】干燥根。

【采收加工】春、秋季采挖，除去茎叶及泥沙，干燥。

【药材性状】本品呈圆锥形，略弯曲，多不分枝或下部稍分枝，长5～10cm，直径0.5～1cm，表面黑褐色或棕褐色，甚粗糙，具纵沟纹、支根痕及皮孔样的瘤状突起，有的呈类纵列排列。根头部膨大，多为2个以上分歧；偶有稀疏的膜质残留叶基，棕色至棕褐色或棕红色。质脆，易折断，断面不平坦，不显纤维性。皮部浅棕色，木部黄白色。具败油气。

【性味归经】味苦，性微寒。

【功能主治】疏散退热，舒肝，升阳。用于感冒发热、寒热往来、疟疾、胸胁胀痛、月经不调、子宫脱垂、脱肛。

【用法用量】3～9g。

【贮藏方法】置通风干燥处，防蛀。

【附　　注】呼伦贝尔地区柴胡属植物中可同等入药的还有1种，即锥叶柴胡。

兴安柴胡标本图

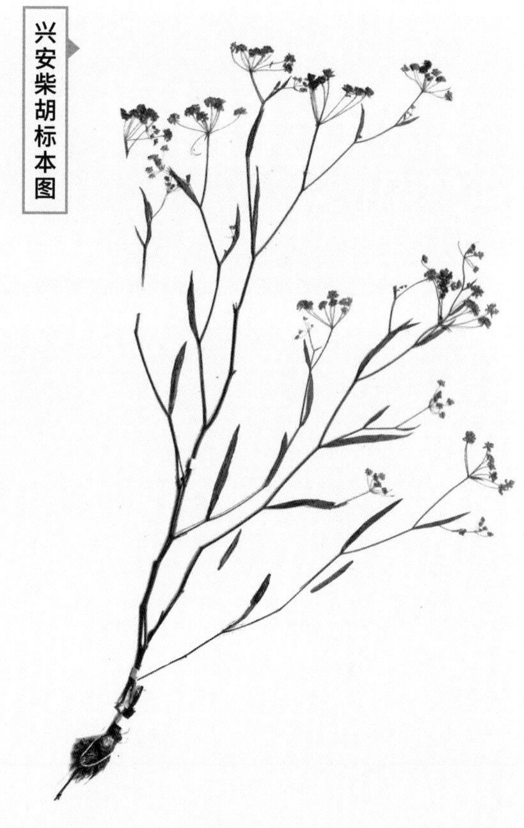

兴安柴胡药材图

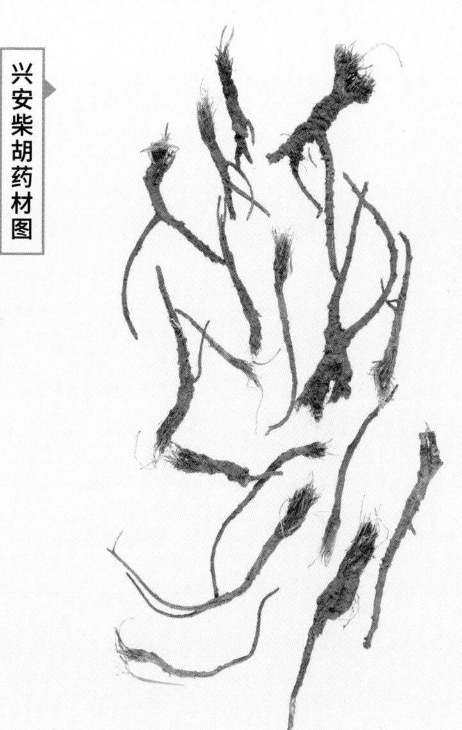

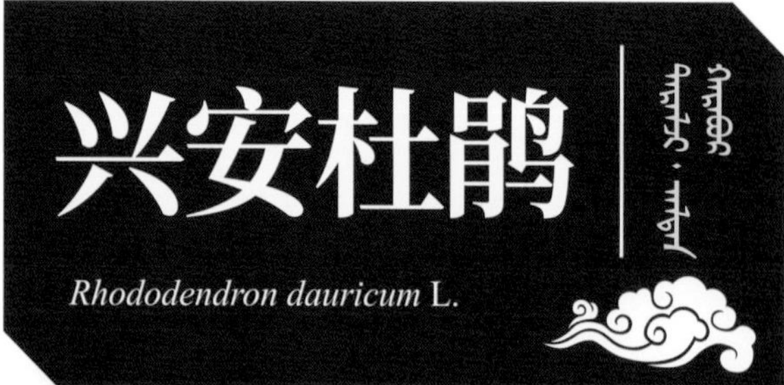

兴安杜鹃

Rhododendron dauricum L.

科　名	杜鹃花科
别　名	满山红、达子香、达达香、达乌里杜鹃
药材名	满山红、冬青叶
蒙药名	哈日布日
采集地	阿荣旗查巴奇鄂温克民族乡
标本编号	150721 201307 002LY

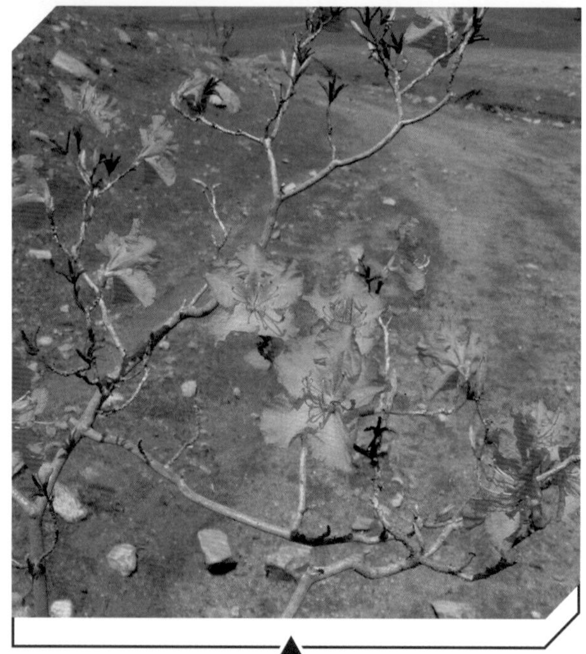

【形态特征】半常绿灌木，高 1 ～ 2m。树皮淡灰色，多分枝，小枝细而弯曲，暗灰色，有鳞片和柔毛。芽卵形，鳞片广卵形。叶互生；叶柄长 2 ～ 5mm，有微毛；叶片近革质，集生于小枝上部，椭圆形或卵状长圆形，长 1 ～ 7cm，宽 1 ～ 3cm，先端钝，有短尖，基部楔形，全缘，上面深绿色，散生白色腺鳞，下面淡绿色，密生腺鳞。冬季卷成筒状，揉后有香气。花 1 ～ 4 生于枝顶，先叶开放，粉红色或紫红色；萼片短小，分裂，外面密生鳞片；花冠漏斗状，长约 1.8cm，5 裂，外生柔毛；雄蕊 10，伸出花冠，

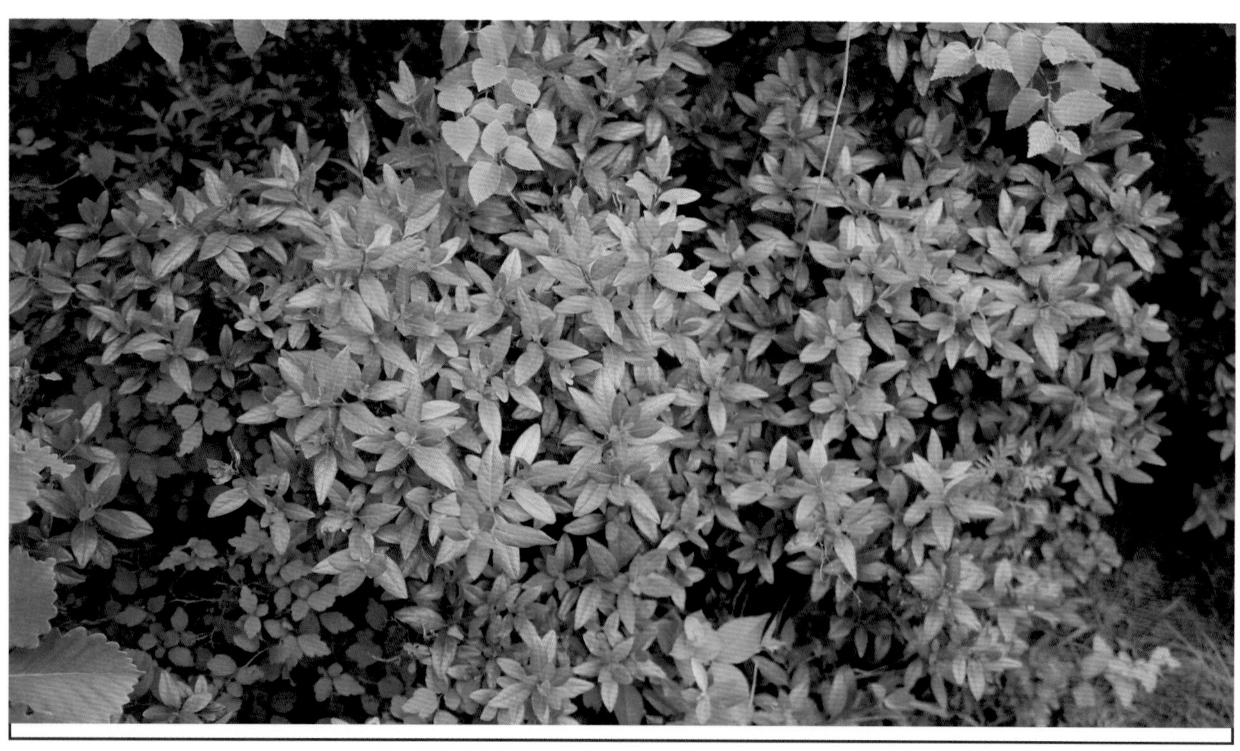

花丝基部有柔毛；子房 1，子房壁上密生腺鳞，花柱比花瓣长，宿存。蒴果长圆形，长约 1.2cm，先端开裂。花期 5～6 月，果期 7～8 月。

【生境分布】生于山地落叶松林、桦木林下及林缘。分布于呼伦贝尔阿荣旗、额尔古纳市、鄂伦春自治旗、牙克石市、大兴安岭地区等地。

【药用部位】干燥叶。

【采收加工】夏、秋季采收，阴干。

【药材性状】本品多反卷成筒状，有的皱缩破碎，完整叶片展平后呈椭圆形或长倒卵形，长 2～7cm，宽 1～3cm。先端钝，基部近圆形或宽楔形，全缘；上表面暗绿色至褐绿色，散生浅黄色腺鳞；下表面灰绿色，腺鳞甚多；叶柄长 3～5mm。近革质。气芳香，味较苦、微辛。

【性味归经】①蒙医：味甘、苦，性温；有毒。效轻、柔。②中医：味辛、苦，性寒。归肺、脾经。

【功能主治】①蒙医：调胃火，开胃，祛“巴达干”，止痛，止咳，祛痰，消肿，滋补，调节体素。用于消化不良、剑突痞、胃痛、食欲不振、肺赫依性喘咳、咳痰不利、呼吸急促、浮肿、营养不良、痈疖、抽搐僵直。②中医：止咳祛痰。用于咳嗽、气喘、痰多。

【用法用量】①蒙医：多入丸、散剂；或用于药浴。②中医：内服煎汤，10～15g。外用适量，鲜品捣敷或煎汤洗患处。

【贮藏方法】置阴凉干燥处，防潮，防热。

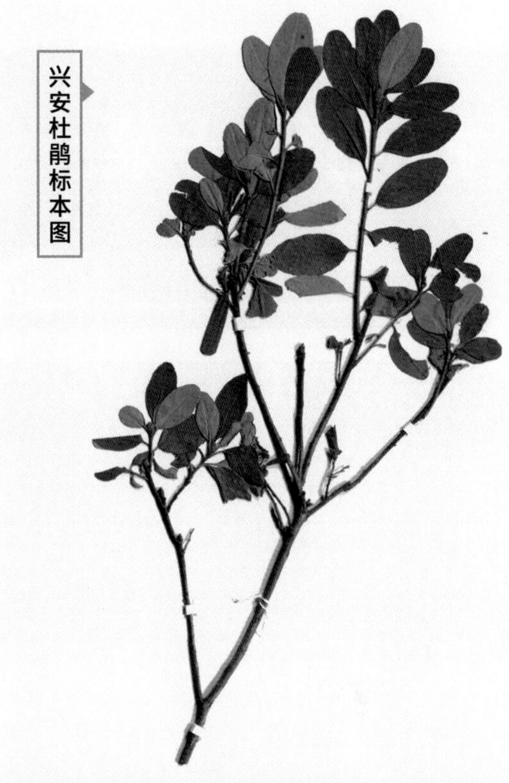

兴安杜鹃标本图

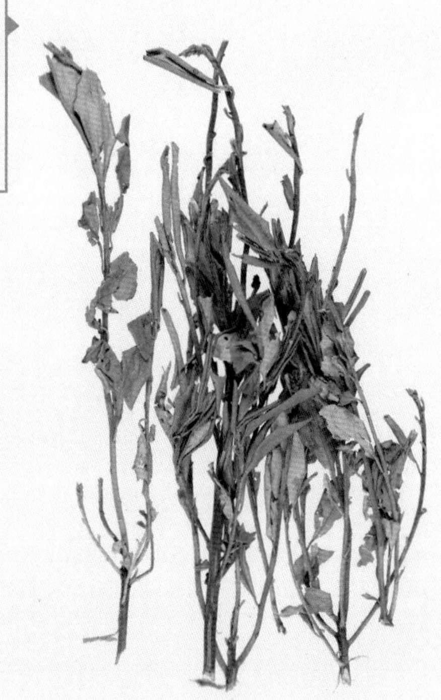

兴安杜鹃药材图

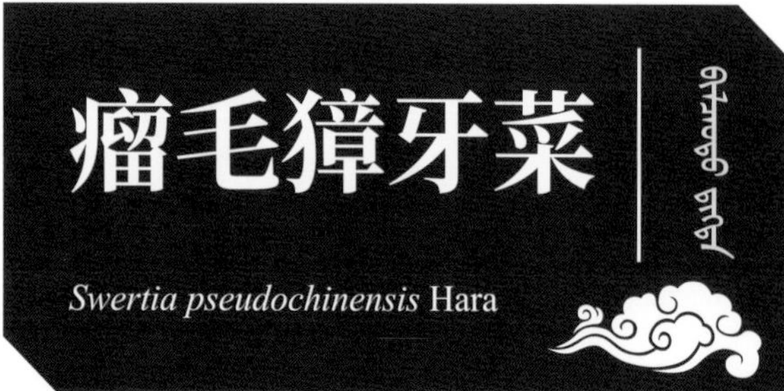

瘤毛獐牙菜

Swertia pseudochinensis Hara

科　名	龙胆科
别　名	紫花当药
药材名	当药
蒙药名	比拉出特-地格达
采集地	新巴尔虎左旗诺干湖
标本编号	150726 130802 169LY

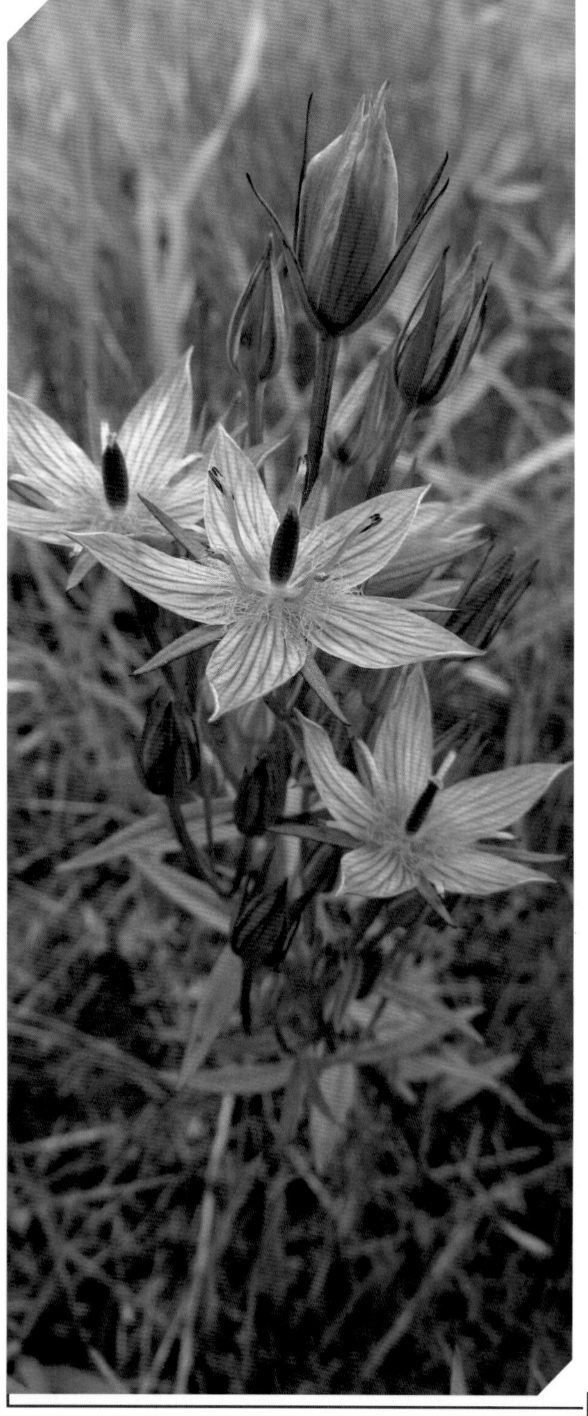

【形态特征】一年生草本，高10～15cm。主根明显。茎直立，四棱形，棱上有窄翅，从下部起多分枝，基部直径2～3mm。叶无柄，线状披针形至线形，长达3.5cm，宽至0.6cm，两端渐狭，下面中脉明显凸起。圆锥状复聚伞花序多花，开展；花梗直立，四棱形，长至2cm；花5基数，直径达2cm；花萼绿色，与花冠近等长，裂片线形，长达15mm，先端渐尖，下面中脉明显凸起；花冠蓝紫色，具深色脉纹，裂片披针形，长9～16mm，先端锐尖，基部具2腺窝，腺窝矩圆形、沟状，基部浅囊状，边缘具长柔毛状流

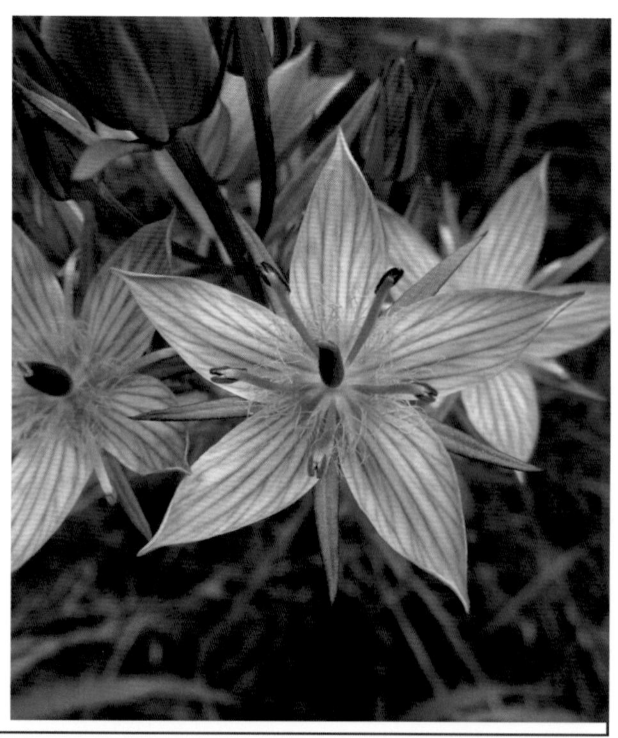

苏，流苏表面有瘤状突起；花丝线形，长 6 ～ 8mm，花药窄椭圆形，长约 3mm；子房无柄，狭椭圆形，花柱短，不明显，柱头 2 裂，裂片半圆形。花期 9 ～ 10 月。

【生境分布】生于山坡草甸、河滩、林缘。分布于呼伦贝尔阿荣旗、牙克石市、海拉尔区等地。

【药用部位】干燥全草。

【采收加工】夏、秋季采挖，除去杂质，晒干。

【药材性状】本品根呈长圆锥形，长 2 ～ 7cm，表面黄色或黄褐色，断面类白色。茎方柱形，常具狭翅，多分枝，直径 1 ～ 2.5mm，表面黄绿色或黄棕色带紫色，节处略膨大；质脆，易折断，断面中空。叶对生，无柄；叶片多皱缩或破碎，完整者展平后呈条状披针形，长 2 ～ 3.5cm，宽 0.3 ～ 0.6cm，先端渐尖，基部狭，全缘。圆锥状聚伞花序顶生或腋生；花萼 5 深裂，裂片线形；花冠淡蓝紫色或暗黄色，5 深裂，裂片内侧基部有 2 腺窝，腺窝周围有长毛。蒴果椭圆形。气微，味苦。

【性味归经】①蒙医：味苦，性寒。效钝、糙、轻、燥。②中医：味苦，性寒。归肝、胃、大肠经。

【功能主治】①蒙医：平息“协日”，清热，健胃，愈伤。用于“协日”热、瘟疫、流行性感冒、伤寒、中暑头痛、肝胆热、黄疸、胃“协日”、伤热。②中医：清湿热，健胃。用于湿热黄疸、胁痛、痢疾腹痛、食欲不振。

【用法用量】①蒙医：煎汤，3 ～ 5g；或入丸、散剂。②中医：6 ～ 12g，儿童酌减。

【贮藏方法】置干燥处。

瘤毛獐牙菜标本图

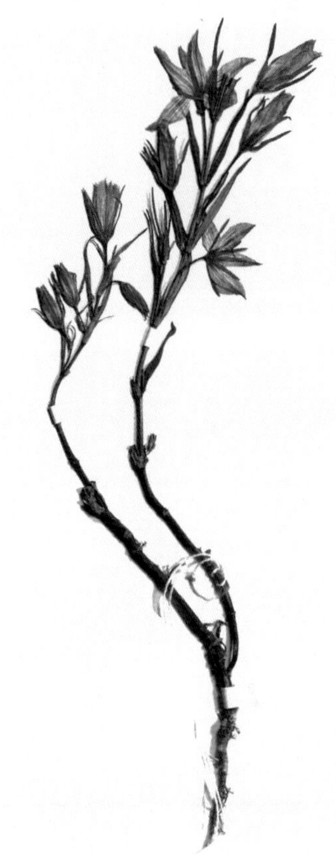

瘤毛獐牙菜药材图

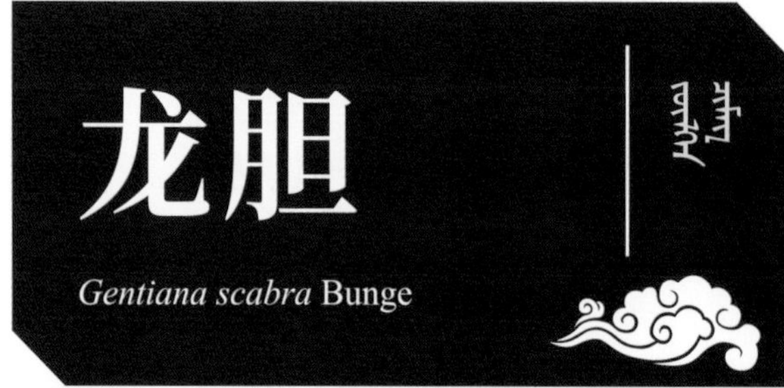

龙胆

Gentiana scabra Bunge

科　名	龙胆科
别　名	苦地胆、磨地胆、鹿耳草
药材名	龙胆
蒙药名	主力根-温都苏
采集地	新巴尔虎左旗罕达盖苏木
标本编号	150726 130825 129LY

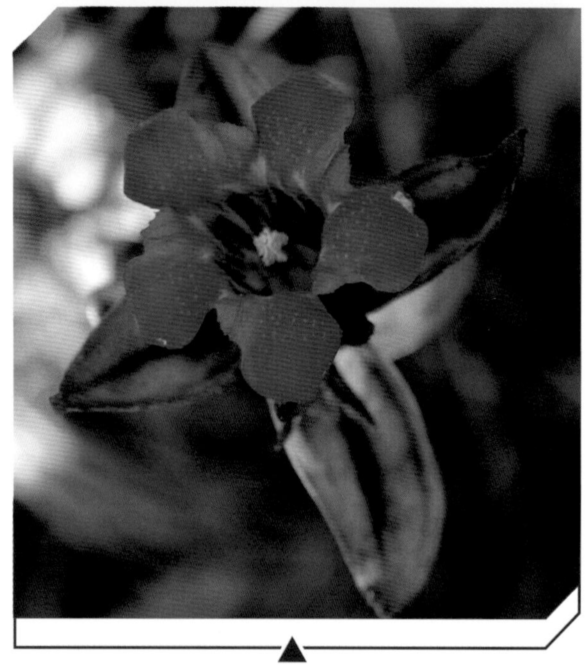

【形态特征】多年生草本，高 30 ～ 60cm。根茎平卧或直立，短缩或长达 5cm，具多数粗壮、略肉质的须根。花枝单生，直立，黄绿色或紫红色，中空，近圆形，具条棱，棱上具乳突，稀光滑。枝下部叶膜质，淡紫红色，鳞片形，长 4 ～ 6mm，先端分离，中部以下连合成筒状抱茎；中部、上部叶近革质，无柄，卵形或卵状披针形至线状披针形，长 2 ～ 7cm，宽 2 ～ 3cm，有时宽仅约 0.4cm，愈向茎上部叶愈小，先端急尖，基部心形或圆形，边缘微外卷，粗糙，上面密生极细乳突，下面光滑，叶脉 3 ～ 5，在上面不明显，在下面凸起，粗糙。花多数，簇生于枝顶和叶

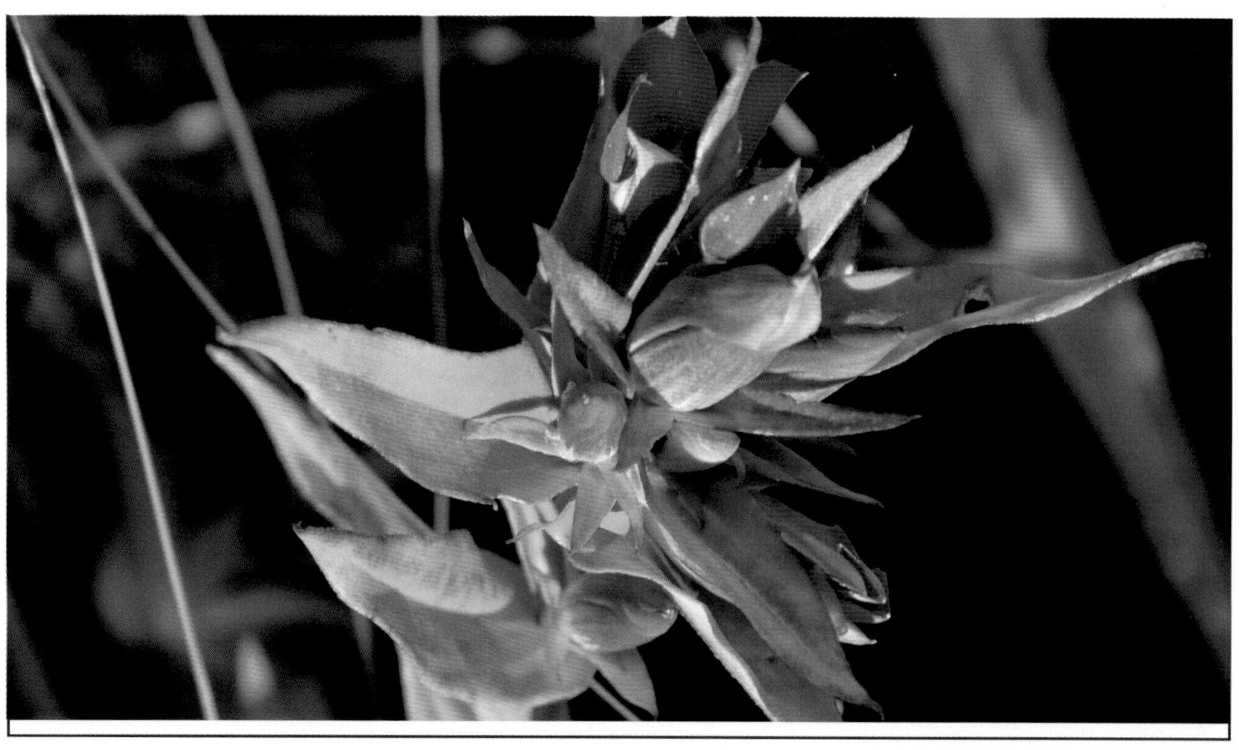

腋；无花梗；每花下具苞片2，苞片披针形或线状披针形，与花萼近等长，长2～2.5cm；萼筒倒锥状筒形或宽筒形，长10～12mm，裂片常外反或开展，不整齐，线形或线状披针形，长8～10mm，先端急尖，边缘粗糙，中脉在背面凸起，弯缺截形；花冠蓝紫色，有时喉部具多数黄绿色斑点，筒状钟形，长4～5cm，裂片卵形或卵圆形，长7～9mm，先端有尾尖，全缘，褶偏斜，狭三角形，长3～4mm，先端急尖或2浅裂；雄蕊着生于花冠筒中部，整齐，花丝钻形，长9～12mm，花药狭矩圆形，长3.5～4.5mm；子房狭椭圆形或披针形，长1.2～1.4cm，两端渐狭或基部钝，柄粗，长0.9～1.1cm，花柱短，连柱头长3～4mm，柱头2裂，裂片矩圆形。蒴果内藏，宽椭圆形，长2～2.5cm，两端钝，柄长至1.5cm；种子褐色，有光泽，线形或纺锤形，长1.8～2.5mm，表面具增粗的网纹，两端具宽翅。花果期9～10月。

【生境分布】生于山地林缘、灌丛、草甸。分布于呼伦贝尔扎兰屯市、额尔古纳市、新巴尔虎左旗、鄂温克族自治旗等。

【药用部位】干燥根和根茎。

【采收加工】春、秋季采挖，洗净，干燥。

【药材性状】本品根茎呈不规则块状，长1～3cm，直径0.3～1cm。表面暗灰棕色或深棕色，上端有茎痕或残留茎基，周围和下端着生多数细长的根。根圆柱形，略扭曲，长10～20cm，直径0.2～0.5cm；表面淡黄色或黄棕色，上部多有显著的横皱纹，下部较细，有纵皱纹及支根痕。质脆，易折断，断面略平坦，皮部黄白色或淡黄棕色，木部色较浅，呈点状环列。气微，味甚苦。

【性味归经】①蒙医：味苦、辛，性凉。效稀、钝、轻、动、淡、糙。②中医：味苦，性寒。归肝、胆经。

【功能主治】①蒙医：清热，消肿，燥“协日乌素”。用于丹毒、痈疖、黄水疮、咽喉肿痛、关节肿痛、肝热、胆热。

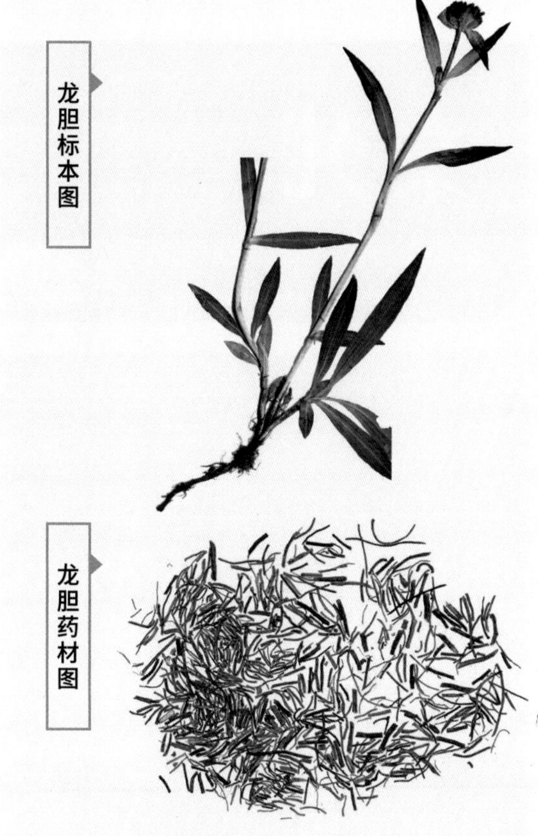

龙胆标本图

龙胆药材图

②中医：清热燥湿，泻肝胆火。用于湿热黄疸、阴肿阴痒、带下、湿疹瘙痒、肝火目赤、耳鸣耳聋、胁痛口苦、强中、惊风抽搐。

【用法用量】①蒙医：多入汤剂，3～5g；或入丸、散剂，口服。②中医：3～6g。

【贮藏方法】置干燥处。

【附　　注】呼伦贝尔地区龙胆属植物有3种，均可作“龙胆”入药，形态区别如下。

1. 叶卵形至卵状披针形，具三出或五出脉，叶缘与下面主脉粗糙。生于林缘草甸及灌丛中。…………………… 龙胆 *Gentiana scabra* Bunge

1. 叶线形或披针形，叶缘及主脉不粗糙。

　2. 花冠裂片先端钝或圆。生于草甸或林缘。………… 三花龙胆 *Gentiana triflora* Pall.

　2. 花冠裂片先端尖或骤尖。生于草地、林缘等。…………………………………………………………

　……… 条叶龙胆 *Gentiana manshurica* Kitag.

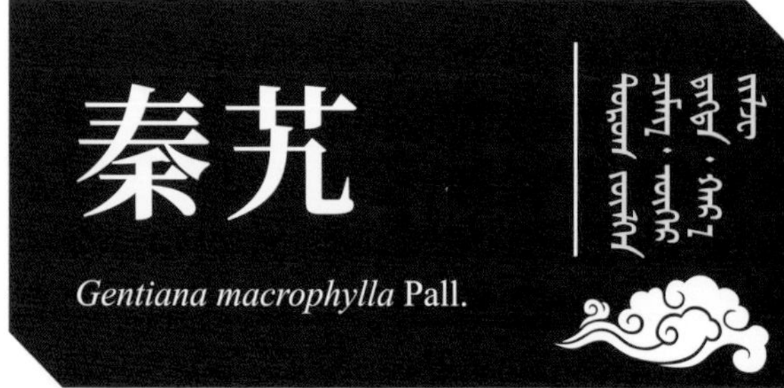

科 名	龙胆科
别 名	大叶龙胆、萝卜艽、西秦艽
药材名	秦艽
蒙药名	呼合吉力吉
采集地	新巴尔虎左旗罕达盖苏木
标本编号	150726 130825 061LY

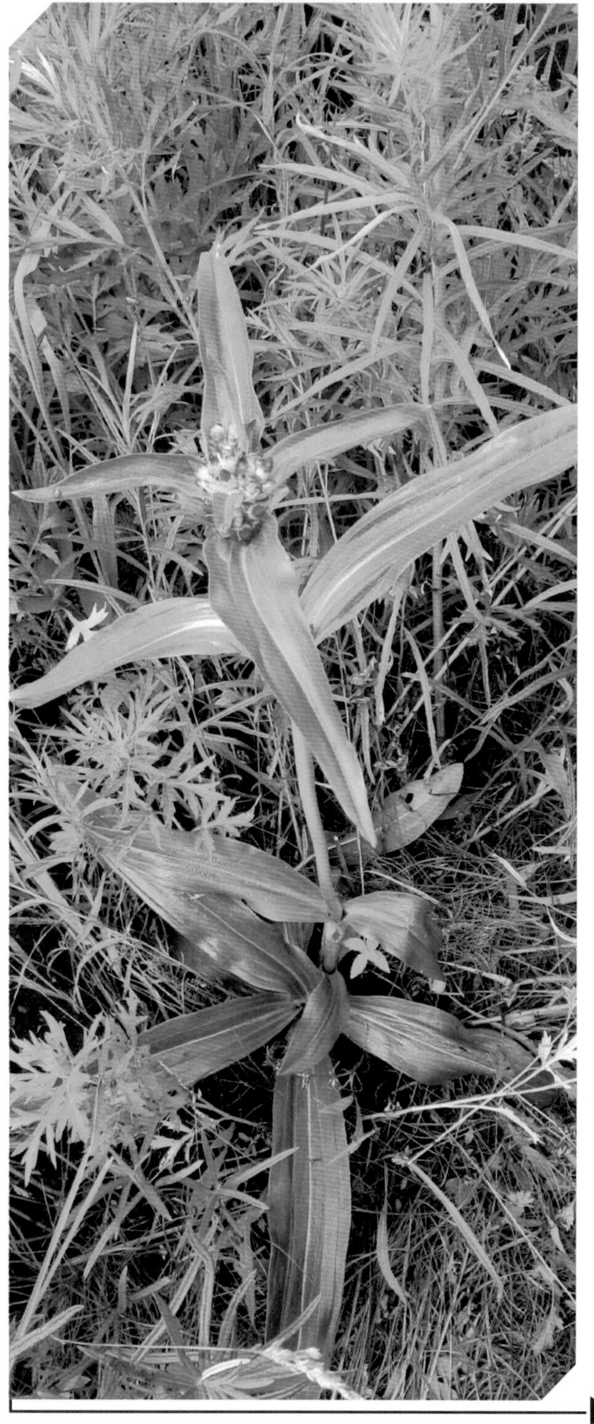

【形态特征】多年生草本，高 30～60cm，全株光滑无毛，基部被枯存的纤维状叶鞘包裹。须根多数，扭结或粘结成一圆柱形的根。枝少数丛生，直立或斜升，黄绿色或有时上部带紫红色，近圆形。莲座丛叶卵状椭圆形或狭椭圆形，长 6～28cm，宽 2.5～6cm，先端钝或急尖，基部渐狭，边缘平滑，叶脉 5～7，在两面均明显，并在下面凸起，叶柄宽，长 3～5cm，包被于枯存的纤维状叶鞘中；茎生叶椭圆状披针形或狭椭圆形，长 4.5～15cm，宽 1.2～3.5cm，先端钝或急尖，基部钝，边缘平滑，叶脉

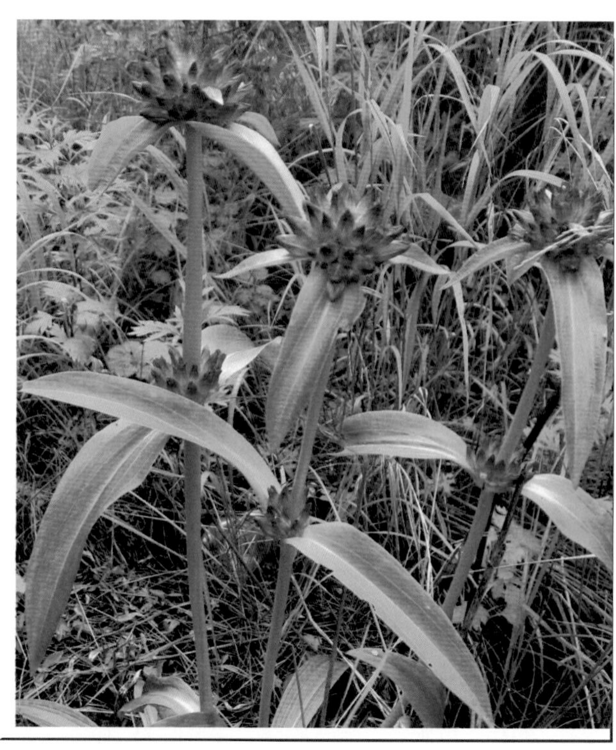

3～5，在两面均明显，并在下面凸起，无叶柄至叶柄长达4cm。花多数，无花梗，簇生于枝顶，呈头状，或腋生作轮状；萼筒膜质，黄绿色或有时带紫色，长（3～）7～9mm，一侧开裂呈佛焰苞状，先端截形或圆形，萼齿4～5，稀1～3，甚小，锥形，长0.5～1mm；花冠筒部黄绿色，冠檐蓝色或蓝紫色，壶形，长1.8～2cm，裂片卵形或卵圆形，长3～4mm，先端钝或钝圆，全缘，褶整齐，三角形，长1～1.5mm，或截形，全缘；雄蕊着生于花冠筒中下部，整齐，花丝线状钻形，长2～2.5mm；子房无柄，椭圆状披针形或狭椭圆形，长9～11mm，先端渐狭，花柱线形，连柱头长1.5～2mm，柱头2裂，裂片矩圆形。蒴果内藏或先端外露，卵状椭圆形，长15～17mm；种子红褐色，有光泽，矩圆形，长1.2～1.4mm，表面具细网纹。花果期7～10月。

【生境分布】生于山地草甸、林缘、灌丛或沟谷。分布于呼伦贝尔鄂温克族自治旗、额尔古纳市、鄂伦春自治旗、新巴尔虎左旗、阿荣旗等地。

【药用部位】干燥根。

【采收加工】春、秋季采挖，除去泥沙，晒干。小秦艽趁鲜时搓去黑皮，晒干。

【药材性状】本品呈类圆柱形，上粗下细，扭曲不直，长10～30cm，直径1～3cm。表面黄棕色或灰黄色，有纵向或扭曲的纵皱纹，先端有残存茎基及纤维状叶鞘。质硬而脆，易折断，断面略显油性，皮部黄色或棕黄色，木部黄色。气特异，味苦、微涩。

【性味归经】①蒙医：味苦、辛，性凉。效稀、钝、轻、动、淡、糙。②中医：味辛、苦，性平。归胃、肝、胆经。

【功能主治】①蒙医：清热解毒，杀“粘”，止痛。用于瘟疫、毒热、血热、发症、结喉、震热、讧热。②中医：祛风湿，清湿热，止痹痛，退虚热。用于风湿痹痛、中风半身不遂、筋脉拘挛、骨节酸痛、湿热黄疸、骨蒸潮热、小儿疳积发热。

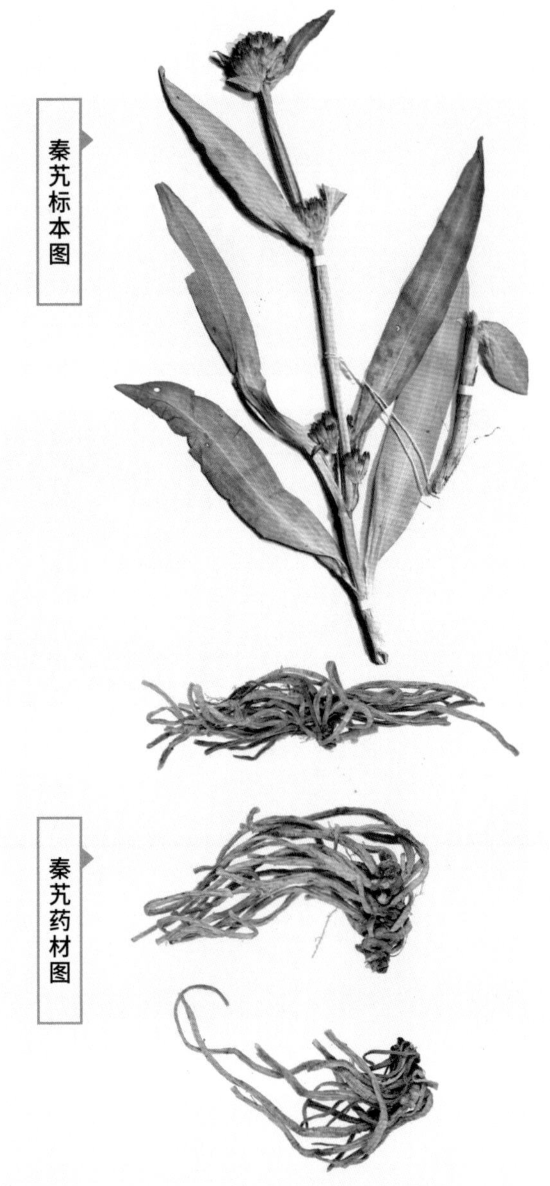

【用法用量】①蒙医：多配方用。②中医：3～10g。

【贮藏方法】置通风干燥处。

【附　　注】呼伦贝尔地区龙胆属植物达乌里龙胆的根亦可作“秦艽”入药，二者形态区别如下。

1. 聚伞花序多花，呈头状，花萼非筒状，一侧开裂，萼齿小，不明显。生于山坡、林缘、灌丛。……………………………… 秦艽 *Gentiana macrophylla* Pall.

1. 聚伞花序花较少，疏松，花萼筒状，萼齿线形，明显。生于草原、草甸草原、灌丛等。……………………………… 达乌里龙胆 *Gentiana dahurica* Fisch.

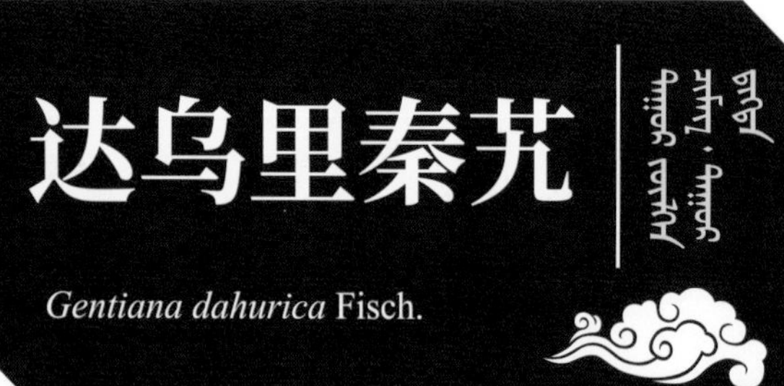

达乌里秦艽

Gentiana dahurica Fisch.

科名	龙胆科
别名	达乌里龙胆、小叶秦艽
药材名	小秦艽花
蒙药名	呼和-朱力根-其木格、呼合棒仗
采集地	新巴尔虎左旗罕达盖苏木
标本编号	150726 130824 051LY

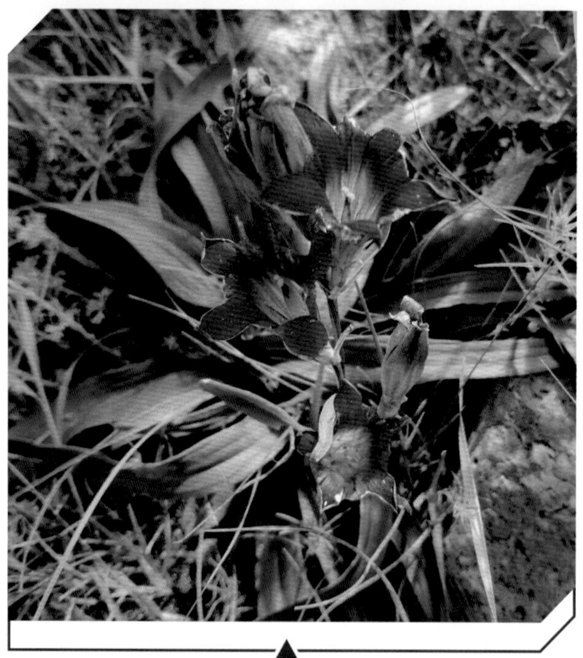

【形态特征】多年生草本，高 10 ～ 25cm，全株光滑无毛，基部被枯存的纤维状叶鞘包裹。须根多数，向左扭结成一圆锥形的根。枝多数丛生，斜升，黄绿色或紫红色，近圆形，光滑。莲座丛叶披针形或线状椭圆形，长 5 ～ 15cm，宽 0.8 ～ 1.4cm，先端渐尖，基部渐狭，边缘粗糙，叶脉 3 ～ 5，在两面均明显，并在下面凸起，叶柄宽，扁平，膜质，长 2 ～ 4cm，包被于枯存的纤维状叶鞘中；茎生叶少数，线状披针形至线形，长 2 ～ 5cm，宽 0.2 ～ 0.4cm，先端渐尖，基部渐狭，边缘粗糙，叶脉 1 ～ 3，在两面均明显，

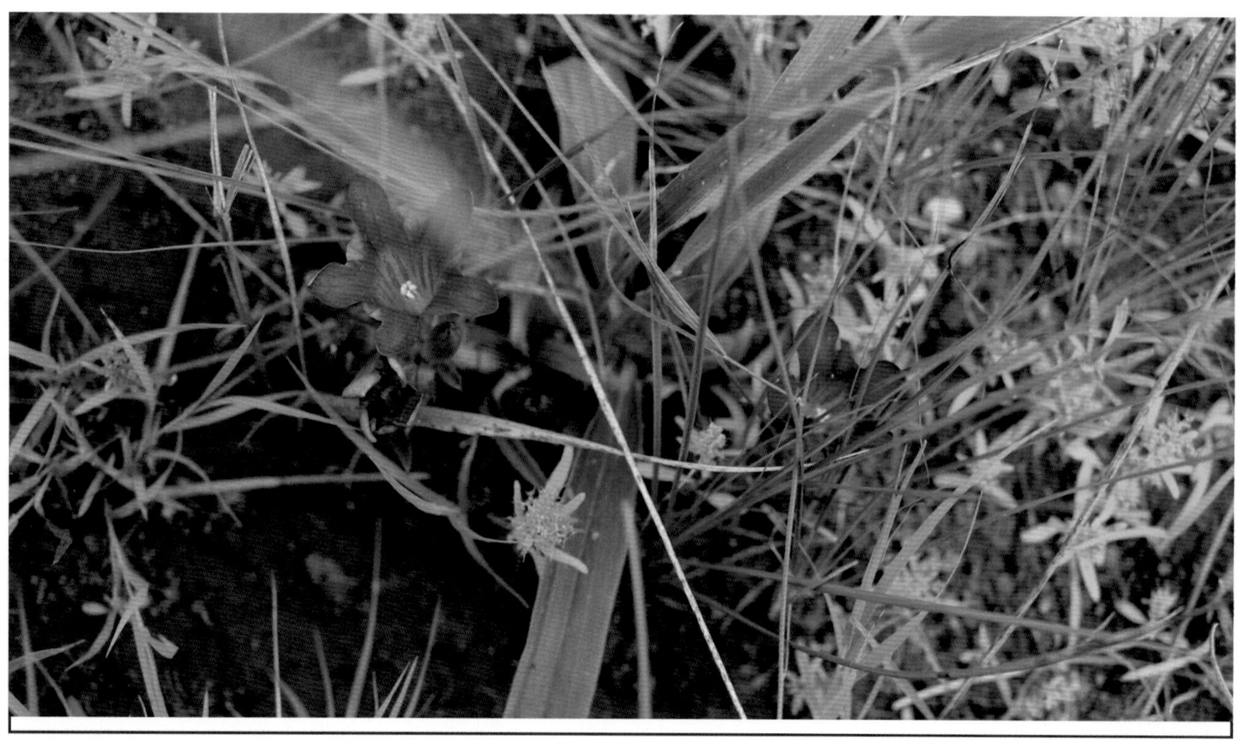

中脉在下面凸起，叶柄宽，长 0.5 ～ 10cm，愈向茎上部叶愈小、柄愈短。聚伞花序顶生及腋生，排列疏松；花梗斜伸，黄绿色或紫红色，极不等长，总花梗长至 5.5cm，小花梗长至 3cm；萼筒膜质，黄绿色或带紫红色，筒形，长 7 ～ 10mm，不裂，稀一侧浅裂，裂片 5，不整齐，线形，绿色，长 3 ～ 8mm，先端渐尖，边缘粗糙，背面脉不明显，弯缺宽，圆形或截形；花冠深蓝色，有时喉部具多数黄色斑点，筒形或漏斗形，长 3.5 ～ 4.5cm，裂片卵形或卵状椭圆形，长 5 ～ 7mm，先端钝，全缘，褶整齐，三角形或卵形，长 1.5 ～ 2mm，先端钝，全缘或边缘啮蚀形；雄蕊着生于花冠筒中下部，整齐，花丝线状钻形，长 1 ～ 1.2cm，花药矩圆形，长 2 ～ 3mm；子房无柄，披针形或线形，长 18 ～ 23mm，先端渐尖，花柱线形，连柱头长 2 ～ 4mm，柱头 2 裂。蒴果内藏，无柄，狭椭圆形，长 2.5 ～ 3cm；种子淡褐色，有光泽，矩圆形，长 1.3 ～ 1.5mm，表面有细网纹。花果期 7 ～ 9 月。

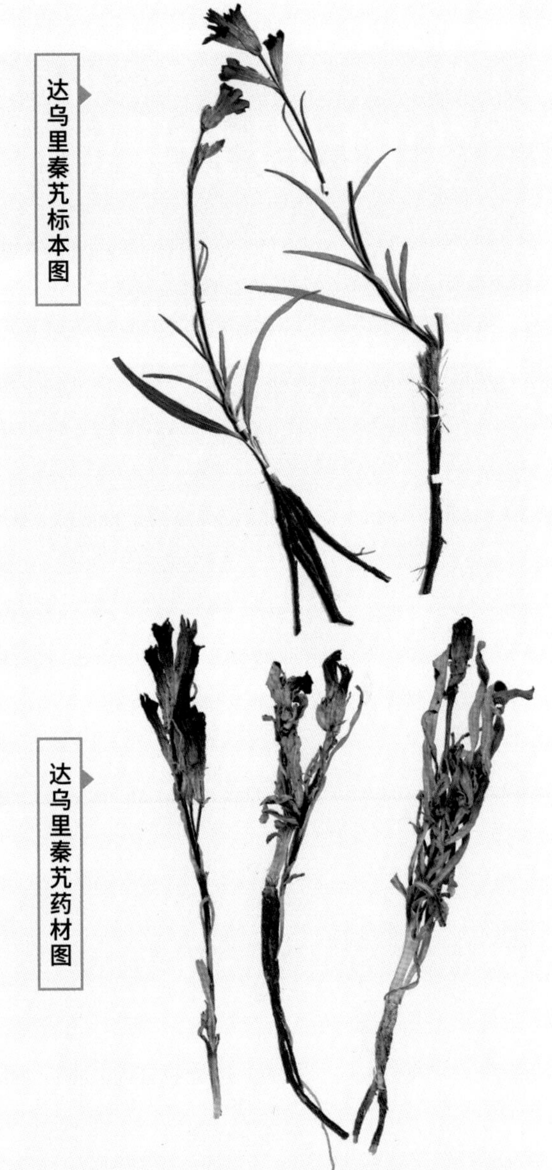

【生境分布】生于草原、草甸草原、山地草甸及灌丛。分布于呼伦贝尔各地。

【药用部位】干燥花。

【采收加工】夏、秋季花将开放时采收，除去杂质，及时干燥。

【药材性状】本品多皱缩，1 ～ 3 簇生，中间的花稍大，有的残留有花序梗。完整花长 3 ～ 4cm，直径 0.5 ～ 0.8cm；花萼钟形，长 1.5 ～ 2cm，绿色、黄绿色或浅褐色，裂片 5，长短不等，长 3 ～ 8mm，条形，质薄而脆，多破碎；花冠筒状钟形，长 3 ～ 4cm，下部浅绿色，向上渐呈蓝色；裂片 5，卵形，长约 5mm；裂片间有皱褶，三角形；雄蕊 5，长 2.5 ～ 3cm，贴于花冠筒中下部；子房披针形或线形，长约 2cm，有的子房已发育成果实。果实包裹于花冠筒内，成熟者长 3cm，圆柱形，稍扁，内有多数细小种子。气微，味苦。

【性味归经】①蒙医：味苦、辛，性凉。效稀、钝、轻、动、淡、糙。②中医：味辛、苦，性平。归胃、肝、胆经。

【功能主治】①蒙医：清热，解毒，止咳，祛痰。用于肺热咳嗽、咽喉热、咽喉肿痛、毒热、瘟热。②中医：祛风湿，舒筋络，清虚热，利湿退黄。用于风湿痹痛、筋骨拘挛、手足不遂、骨蒸潮热、小儿疳热、湿热黄疸。

【用法用量】①蒙医：多配方用。②中医：内服煎汤，5 ～ 10g；或浸酒；或入丸、散剂。外用适量，研末撒患处。

【贮藏方法】置阴凉干燥处。

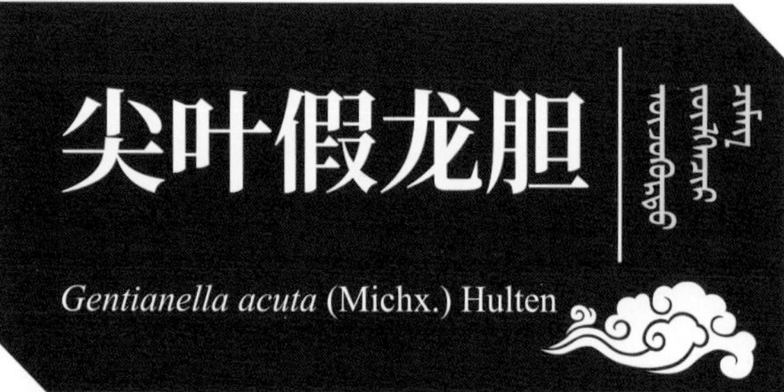

尖叶假龙胆

Gentianella acuta (Michx.) Hulten

科　名	龙胆科
别　名	苦龙胆
药材名	归心草
蒙药名	阿古特-其其格

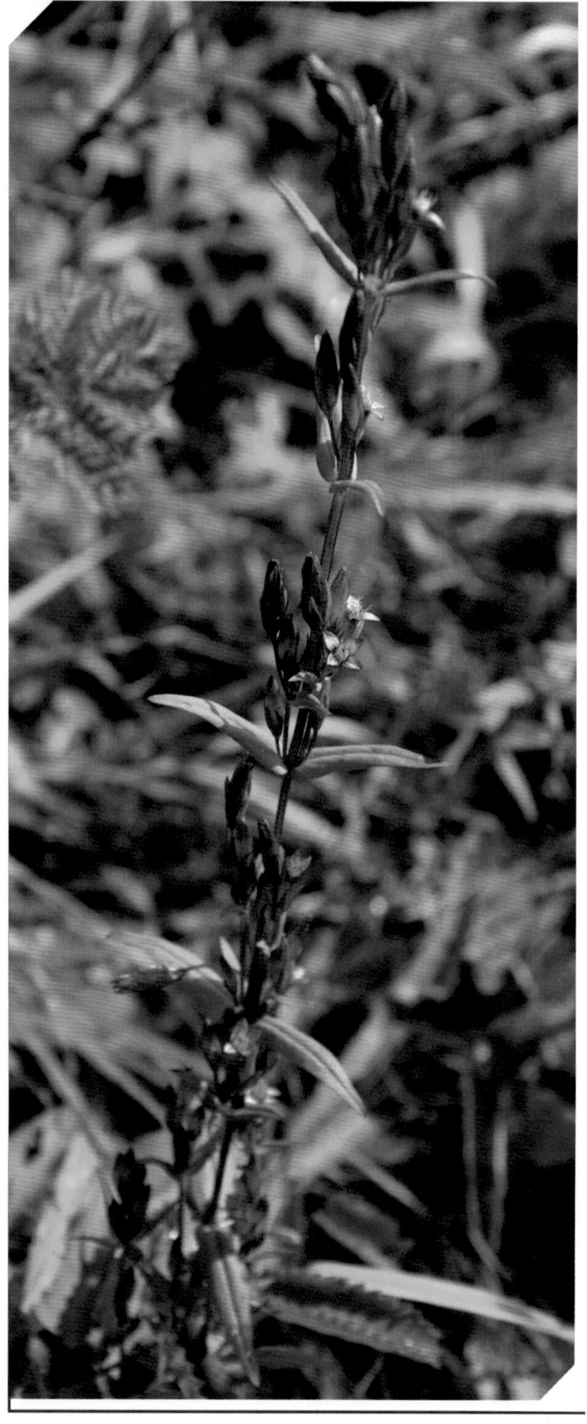

【形态特征】一年生草本，高24～35cm。主根细长。茎直立，单一，上部有短的分枝，近四棱形。基生叶早落；茎生叶无柄，披针形或卵状披针形，长1.5～3.5cm，宽0.3～1cm，先端急尖，基部稍宽，不连合，叶脉3～7，在下面较明显。聚伞花序顶生和腋生，组成狭窄的总状圆锥花序；花5基数，稀4基数；花梗细而短，长2～8mm，四棱形；花萼长为花冠的1/2～2/3，深裂，萼筒浅钟形，长1～2mm，裂片狭披针形，长4～7mm，宽约1mm，先端渐尖，边缘略增厚，背部中脉隆起，脊状；花冠蓝色，狭圆筒形，长8～11mm，喉部宽约3mm，裂片矩圆状披针形，长3～4mm，宽约1.5mm，先端急尖，基

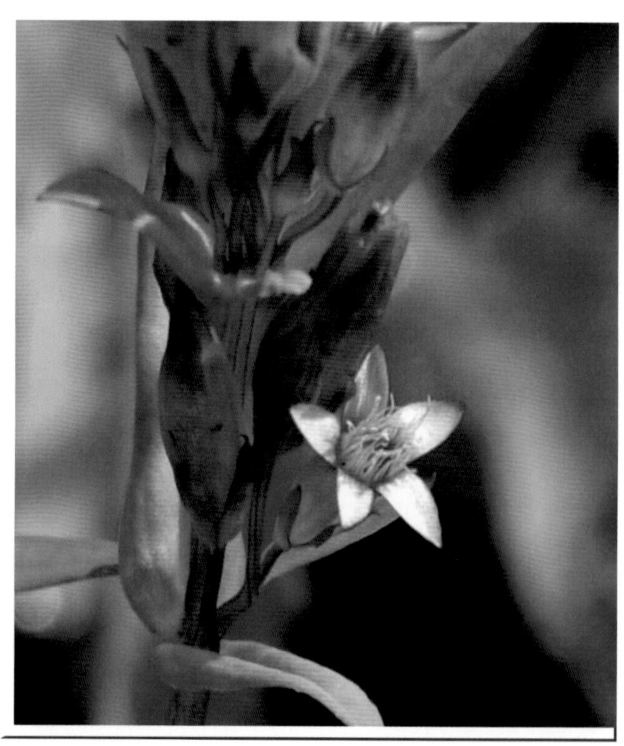

部具6～7排列不整齐的流苏，流苏长柔毛状，内有维管束，花冠筒基部具8～10小腺体；雄蕊着生于花冠筒中部，花丝线形，长约2mm，基部下延成狭翅，花药蓝色，矩圆形，长约1mm；子房无柄，圆柱形，长5～6mm，花柱不明显。蒴果无柄，圆柱形；种子褐色，圆球形，直径0.6～0.8mm，表面具小点状凸起。花果期7～9月。

【生境分布】生于山地林下、灌丛及低湿草甸。分布于呼伦贝尔鄂伦春自治旗、额尔古纳市。

【药用部位】干燥全草。

【采收加工】秋季采收，晾干。

【药材性状】本品茎呈四棱形，多分枝，长短不等，直径1～4mm；表面黄色或黄绿色，光滑。质脆，易折断，断面中空。叶对生，多皱缩破碎，完整叶片展平后呈披针形，全缘，无叶柄，表面黄绿色或灰绿色。质脆，易碎。花淡蓝紫色，花冠管状钟形，喉部具流苏状鳞片。气微，味微苦。

【功能主治】①蒙医：清热，退黄，利胆。用于肝热、胆热、黄疸、头痛、发热、牙痛、扁桃体炎。②中医：清热利湿，解毒。用于黄疸性肝炎、外感头痛发热。

【用法用量】①蒙医：多配方用。②中医：内服煎汤，1.5～3g；或入丸、散剂。

【贮藏方法】置阴凉干燥处。

尖叶假龙胆标本图

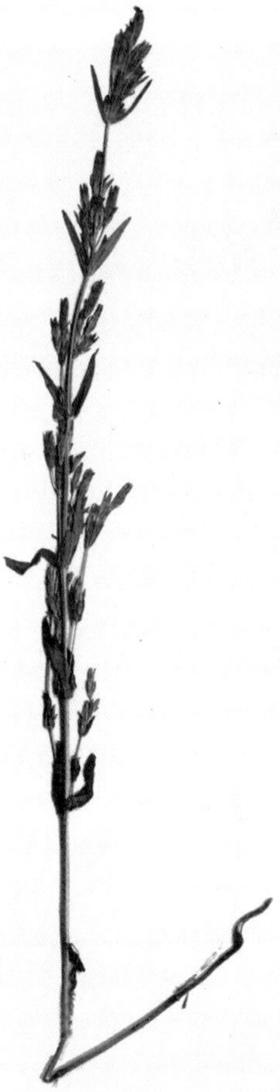

尖叶假龙胆药材图

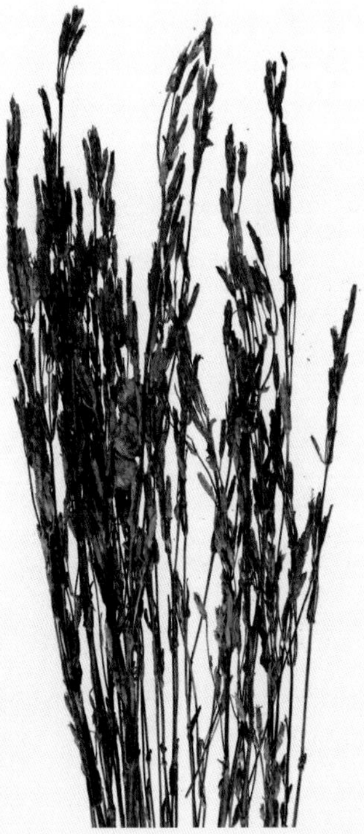

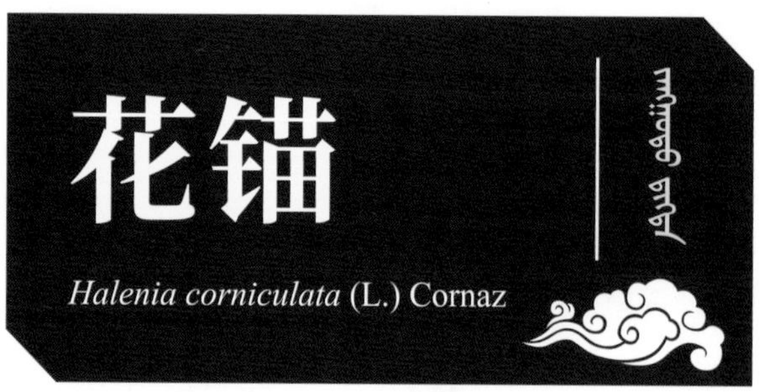

科　名	龙胆科
别　名	西伯利亚花锚、金锚
药材名	花锚
蒙药名	系给拉-地格达
采集地	新巴尔虎左旗罕达盖苏木
标本编号	150726 130825 127LY

【形态特征】一年生草本，直立，高 20 ～ 70cm。根具分枝，黄色或褐色。茎近四棱形，具细条棱，自基部分枝。基生叶倒卵形或椭圆形，长 1 ～ 3cm，宽 0.5 ～ 0.8cm，先端圆或钝尖，基部楔形、渐狭成宽扁的叶柄，叶柄长 1 ～ 1.5cm，通常早枯萎；茎生叶椭圆状披针形或卵形，长 3 ～ 8cm，宽 1 ～ 1.5cm，先端渐尖，基部宽楔形或近圆形，全缘，有时粗糙、密生乳突，叶片上面幼时常密生乳突，后脱落，叶脉 3，在下面沿脉疏生短硬毛，无柄或具极短而宽扁的叶柄，叶柄长 1 ～ 3mm，两边疏被短硬毛。聚伞花序顶生和腋生；花梗长 0.5 ～ 3cm；花 4 基数，直径

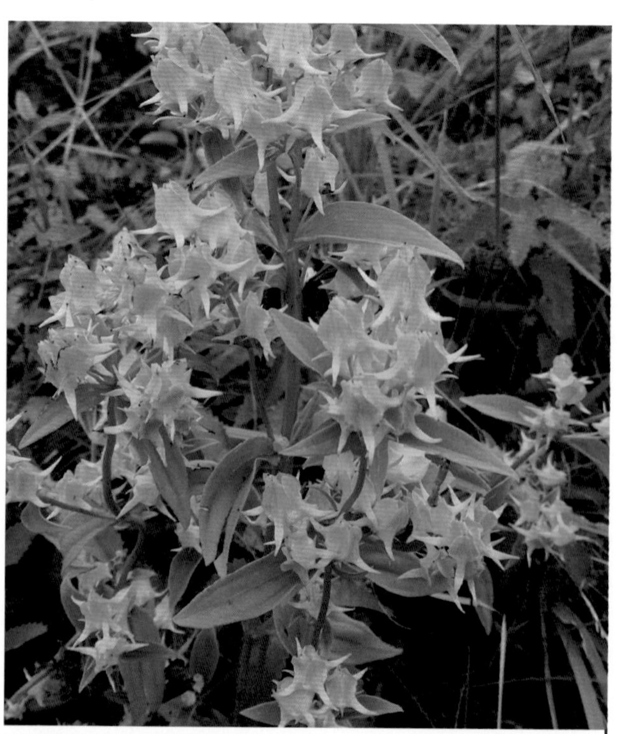

1.1～1.4cm；花萼裂片狭三角状披针形，长5～8mm，宽1～1.5mm，先端渐尖，具脉1，两边及脉粗糙，被短硬毛；花冠黄色，钟形，花冠筒长4～5mm，裂片卵形或椭圆形，长5～7mm，宽3～5mm，先端具小尖头，距长4～6mm；雄蕊内藏，花丝长2～3mm，花药近圆形，直径约0.8mm；子房纺锤形，长约6mm，无花柱，柱头2裂，外卷。蒴果卵圆形、淡褐色，长11～13mm，先端2瓣开裂；种子褐色，椭圆形或近圆形，长1～1.4mm，宽或直径约1mm。花果期7～8月。

【生境分布】生于山地林缘及低湿草甸。分布于呼伦贝尔鄂温克族自治旗、新巴尔虎左旗、鄂伦春自治旗、牙克石市、额尔古纳市、根河市等。

【药用部位】干燥全草。

【采收加工】夏、秋季花开期采挖，除去杂质，阴干。

【药材性状】本品根呈圆锥形，表面褐色，栓皮易脱落，皮部浅黄色，长2～3cm，直径2～3mm，茎类圆柱形，直径2～3mm，有4较明显的纵棱。表面绿色或黄绿色，质脆，易折断，断面中空。叶对生，多皱缩破碎，完整者展平后呈椭圆状披针形，长2～5cm，宽4～10mm，先端尖，基部渐尖，全缘，具明显的3脉，无柄。聚伞花序顶生或腋生；萼片条形或线状披针形；花冠黄色或淡黄色，长8～10mm，基部具4斜向长距。蒴果矩圆状披针形，棕褐色。气微，味苦。

【性味归经】①蒙医：味甘、微苦，性平。效柔、腻。②中医：味甘、苦，性寒。归心、肝经。

【功能主治】①蒙医：平息“协日”，清热，愈伤。用于目黄、口苦、高热、头痛、尿黄、“协日”热、伤热、脉热。②中医：清热解毒，凉血止血。用于肝炎、脉管炎、胃肠炎、外伤感染发热、外伤出血、神经衰弱。

【用法用量】①蒙医：多配方用。入汤剂，3～5g；或入丸、散剂，口服。②中医：内服煎汤，5～10g；或入丸、散剂。外用适量，捣敷。

【贮藏方法】置阴凉干燥处。

花锚标本图

花锚药材图

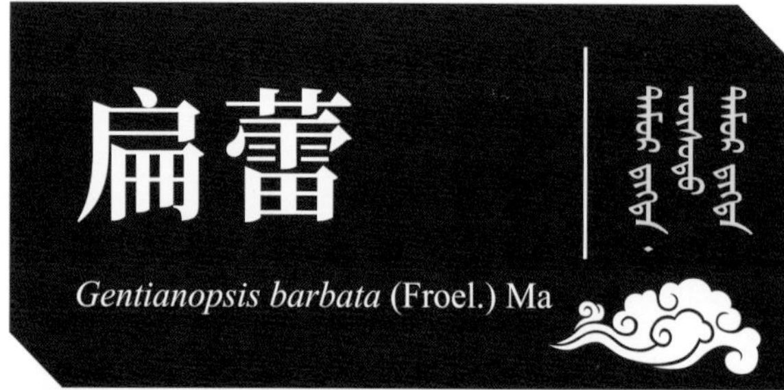

科　名	龙胆科
别　名	剪割龙胆
药材名	肋柱花
蒙药名	哈日-特木日-地格达
采集地	鄂温克族自治旗巴彦嵯岗苏木
标本编号	150726 130823 046LY

【形态特征】一年生或二年生草本，高 8～40cm。茎单生。基生叶有柄，长约 0.6cm，叶片匙形或线状披针形，长 1.5～8cm，宽 0.3～0.9cm，先端渐尖，基部钝。单花顶生；花梗长达 15cm，果时更长；花萼筒形，稍扁，稍短于花，或与花冠筒等长，萼筒长 0.6～1cm，萼裂片 4，不等长，异形，具白色膜质边缘；花冠筒状漏斗形，筒部黄白色，檐部蓝色或淡蓝色，长 2～5cm，裂片 4，下部两侧有短的细条裂齿；腺体 4，近球形，着生于花冠筒基部，与雄蕊互生；雄蕊 4，生于花冠筒中部；子房狭椭圆形，长 2.5～

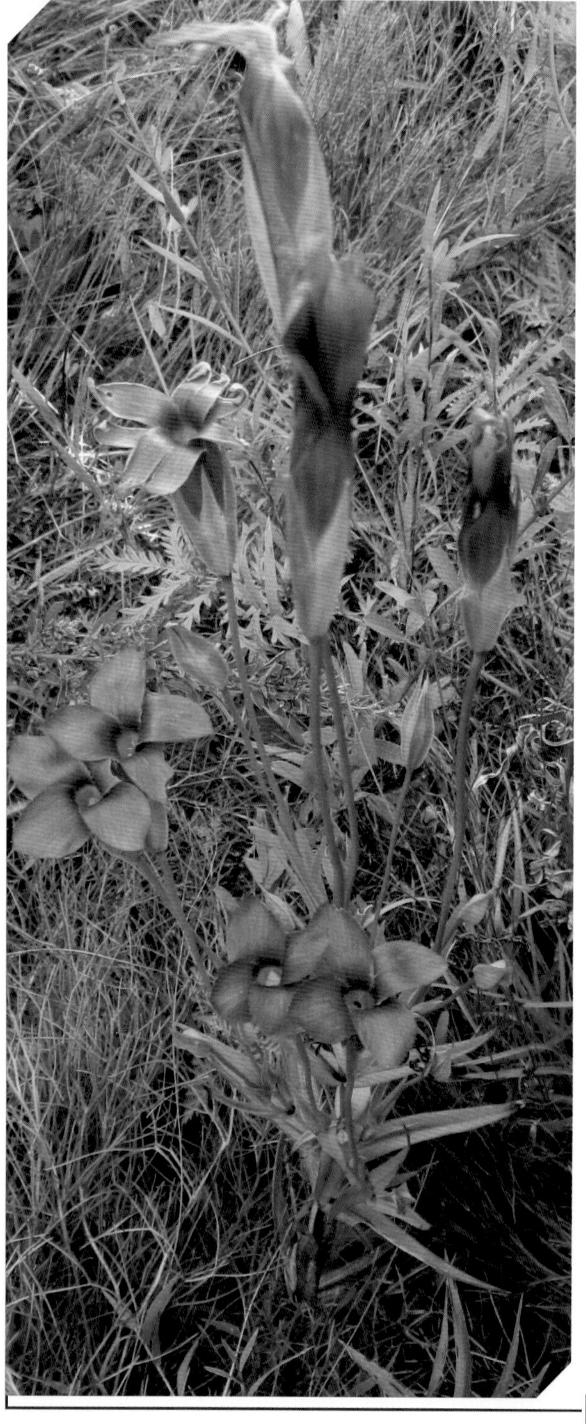

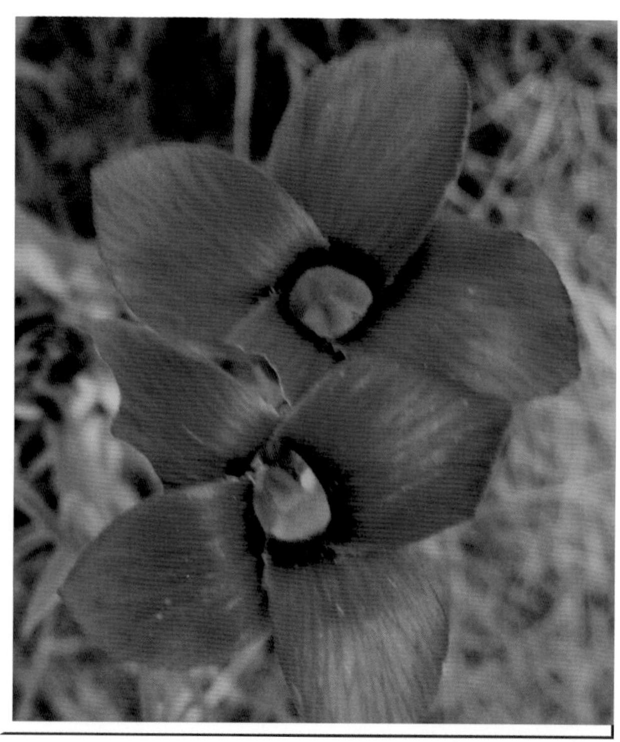

3cm，子房柄长 2 ～ 4mm，花柱短。蒴果长圆形；种子小，长约 1mm，表面有较密的凸起。花果期 7 ～ 9 月。

【生境分布】生于山坡林缘、灌丛、低湿草甸、沟谷及河滩砾石层中。分布于呼伦贝尔阿荣旗、鄂温克族自治旗、新巴尔虎左旗、额尔古纳市、根河市、陈巴尔虎旗、海拉尔区、牙克石市等。

【药用部位】干燥全草。

【采收加工】夏、秋季花开时采收，除去杂质，晒干。

【药材性状】本品根呈圆锥形，具须根，淡黄色，直径约 2mm。茎类四棱形，直径 2 ～ 4mm，节部稍膨大，表面绿色或紫褐色；质脆，易折断，断面中空。叶对生，多脱落破碎，完整叶条形或条状倒披针形，长 2 ～ 6cm，宽 0.2 ～ 0.6cm，先端渐尖，基部略抱茎，全缘，背面主脉明显。花蕾椭圆形，稍扁，花萼管状钟形，长 1.2 ～ 2.5cm，萼裂片披针形或条状披针形。花冠管状皱缩，管部淡黄色，檐部淡蓝色，裂片 4。蒴果狭矩圆形；种子椭圆形，棕褐色，密被小疣状突起。气微，味苦。

【性味归经】①蒙医：味苦，性寒。效钝、糙、轻、燥。②中医：味苦，性寒。归心、肝经。

【功能主治】①蒙医：平息“协日”，清热，愈伤。用于“协日”引起的头痛、“协日”热、中暑、黄疸、肝热、伤热。②中医：清热解毒，消肿止痛。用于外感发热、肝炎、胆囊炎、头痛目赤、外伤肿痛、疮疖肿痛。

【用法用量】①蒙医：多配方用。②中医：内服煎汤，6 ～ 10g；或入丸、散剂。外用适量，捣敷。

【贮藏方法】置阴凉干燥处。

扁蕾标本图

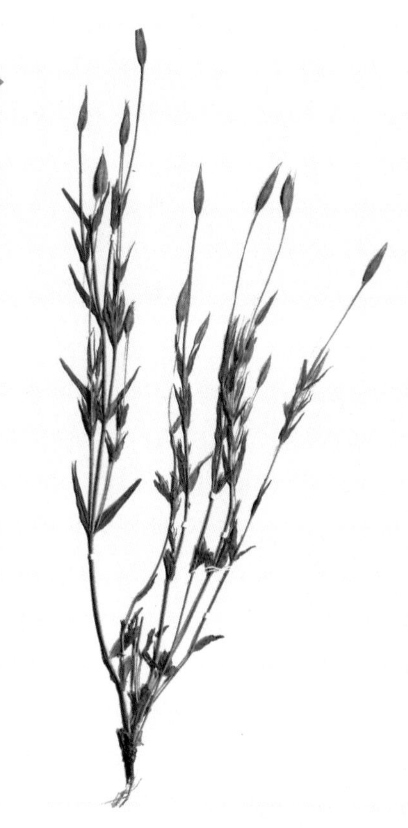

扁蕾药材图

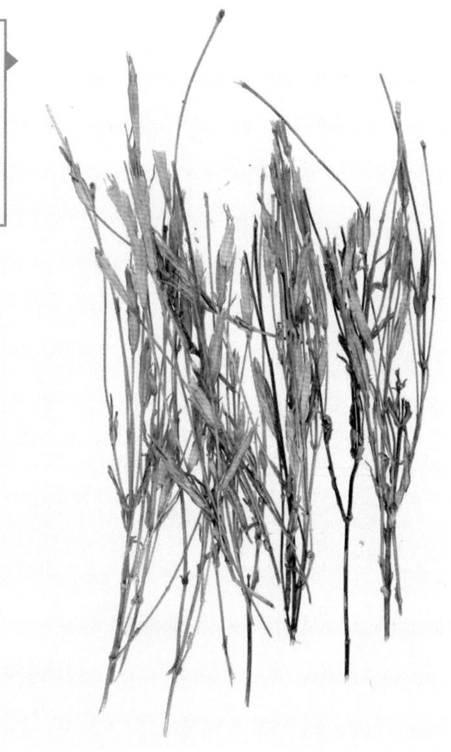

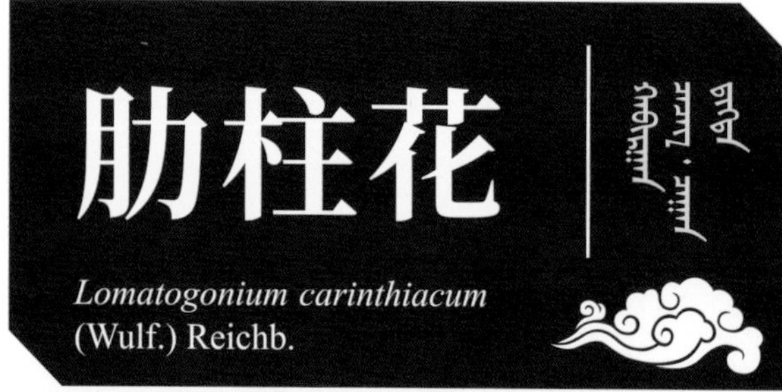

科　名	龙胆科
别　名	辐花侧蕊、加地侧蕊、加地肋柱花
药材名	肋柱花
蒙药名	哈比日干-地格达
采集地	阿荣旗得力其尔鄂温克民族乡
标本编号	150721 201407 139LY

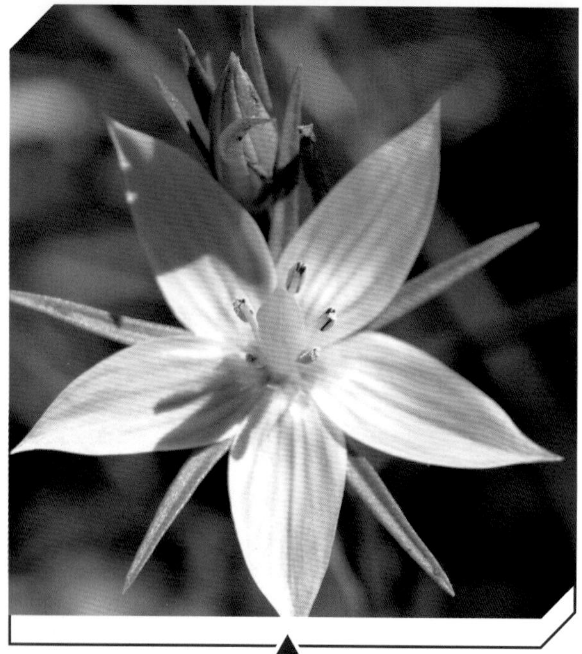

【形态特征】一年生草本，高 3 ～ 30cm。茎带紫色，自下部多分枝，枝细弱，斜升，几四棱形，节间较叶长。基生叶早落，具短柄，莲座状，叶片匙形，长 15 ～ 20mm，宽 6 ～ 8mm，基部狭缩成柄；茎生叶无柄，披针形、椭圆形至卵状椭圆形，长 4 ～ 20mm，宽 3 ～ 7mm，先端钝或急尖，基部钝，不合生，仅中脉在下面明显。聚伞花序或花生于分枝先端；花梗斜上升，几四棱形，不等长，长达 6cm；花 5 基数，大小不等，直径常为 8 ～ 20mm；花萼长为花冠的 1/2，萼筒长不及 1mm，裂片卵状披针形或椭圆形，

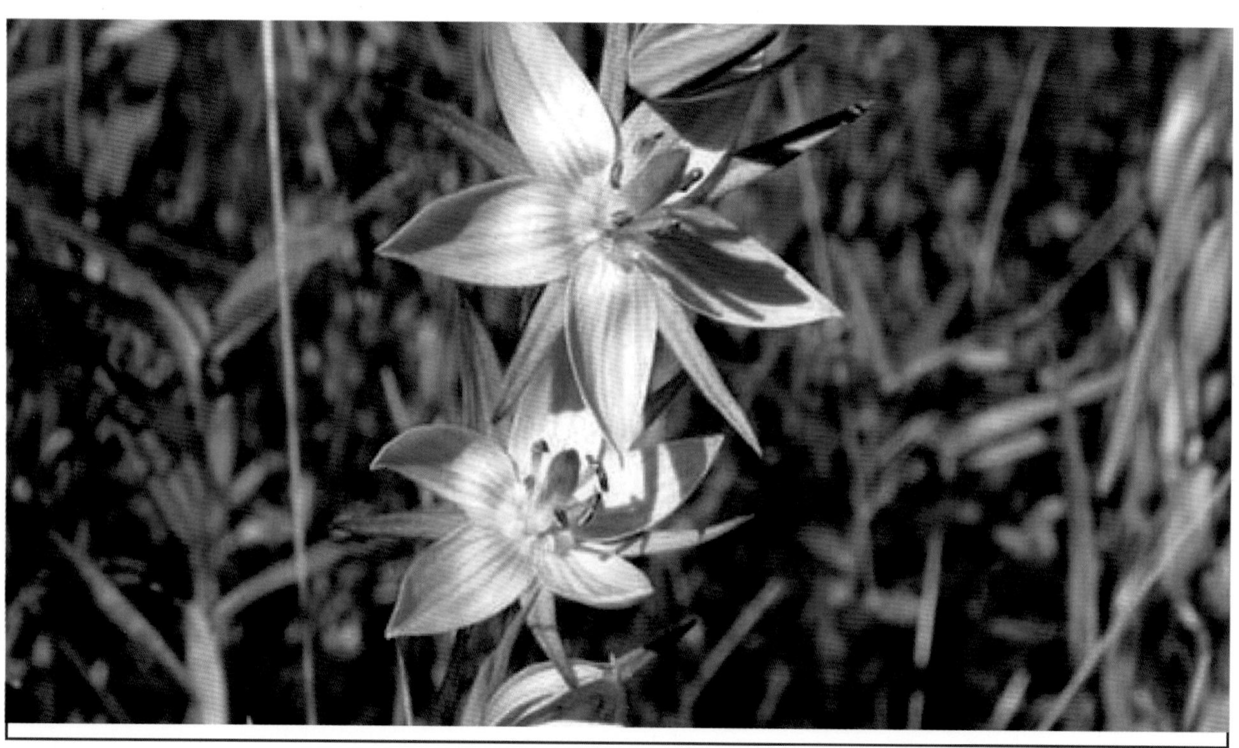

长 4 ～ 8（～ 11）mm，宽 1.5 ～ 2.5mm，先端钝或急尖，边缘微粗糙，叶脉 1 ～ 3，细而明显；花冠蓝色，裂片椭圆形或卵状椭圆形，长 8 ～ 14mm，先端急尖，基部两侧各具 1 腺窝，腺窝管形，下部浅囊状，上部具裂片状流苏；花丝线形，长 5 ～ 7mm，花药蓝色，矩圆形，长 2 ～ 2.5mm，子房无柄，柱头下延至子房中部。蒴果无柄，圆柱形，与花冠等长或稍长；种子褐色，近圆形，直径 1mm。花果期 8 ～ 10 月。

肋柱花标本图

【生境分布】生于高山草甸。分布于呼伦贝尔阿荣旗。

【药用部位】干燥全草。

【采收加工】夏、秋季花开时采收，除去杂质，阴干。

【药材性状】本品根呈细圆柱形，上部多须根，黄色，断面黄白色。茎类圆柱形，具 4 棱，有节，节间长 2 ～ 7cm，上部多分枝，黄绿色，有的紫褐色；质脆，易折断，断面中空。叶多破碎，完整叶呈条形或条状披针形，长 1.5 ～ 2cm，宽 0.2 ～ 0.5cm，先端尖，基部略抱茎，全缘，无柄，背面主脉明显，绿色。花序顶生或腋生，聚伞花序组成复总状；花具长梗，长 2 ～ 5cm，具 4 棱；花萼 5，狭条形，长 6 ～ 15mm，宽 1 ～ 2mm，先端尖，不等长；花冠淡紫色，具裂片 5，矩圆状椭圆形，先端尖。蒴果条形，淡棕色。气微香，味苦。

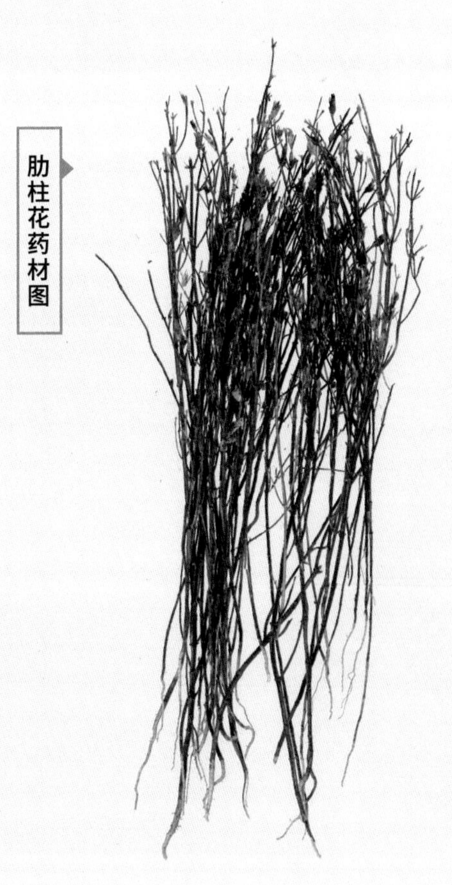

肋柱花药材图

【性味归经】①蒙医：味苦，性寒。效钝、糙、轻、燥。②中医：味苦，性寒。归肝、胆经。

【功能主治】①蒙医：平息“协日”，清热，健胃，愈伤。用于“协日”热、瘟疫、流行性感冒、伤寒、中暑头痛、肝胆热、黄疸、胃“协日”、伤热。②中医：清热利湿，解毒。用于黄疸性肝炎、外感头痛发热。

【用法用量】①蒙医：多配方用。②中医：内服煎汤，10 ～ 15g。

【贮藏方法】置阴凉干燥处。

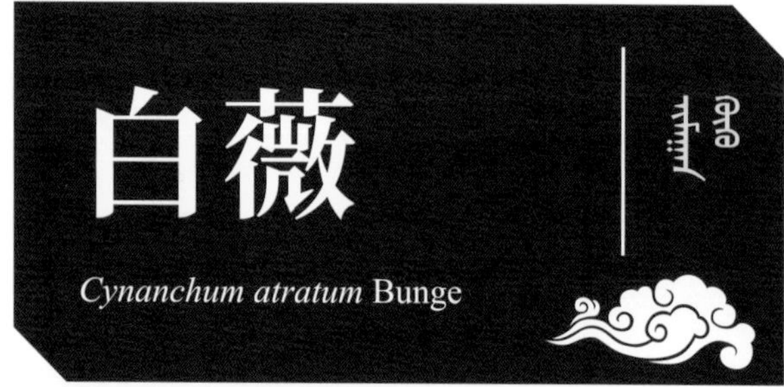

科　名	萝藦科
别　名	白前、老君须、白龙须
药材名	白薇
蒙药名	伊麻干-呼和
采集地	阿荣旗复兴镇
标本编号	150721 150710 189LY

【形态特征】直立多年生草本，高达 50cm。根须状，有香气。叶卵形或卵状长圆形，长 5 ～ 8cm，宽 3 ～ 4cm，先端渐尖或急尖，基部圆形，两面均被有白色茸毛，特别以叶背及脉上为密；侧脉 6 ～ 7 对。伞形聚伞花序，无总花梗，生于茎的四周，着花 8 ～ 10；花深紫色，直径约 10mm；花萼外面有茸毛，内面基部有小腺体 5；花冠辐状，外面有短柔毛，并具缘毛；副花冠 5 裂，裂片盾状、圆形，与合蕊柱等长；花药先端具 1 圆形膜片；花粉块每室 1，下垂，长圆状，膨胀；柱头扁平。蓇葖果单生，向端部渐尖，基

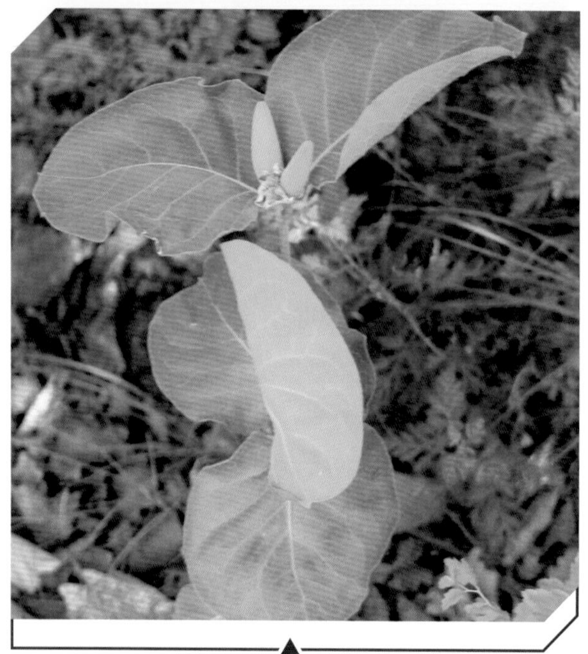

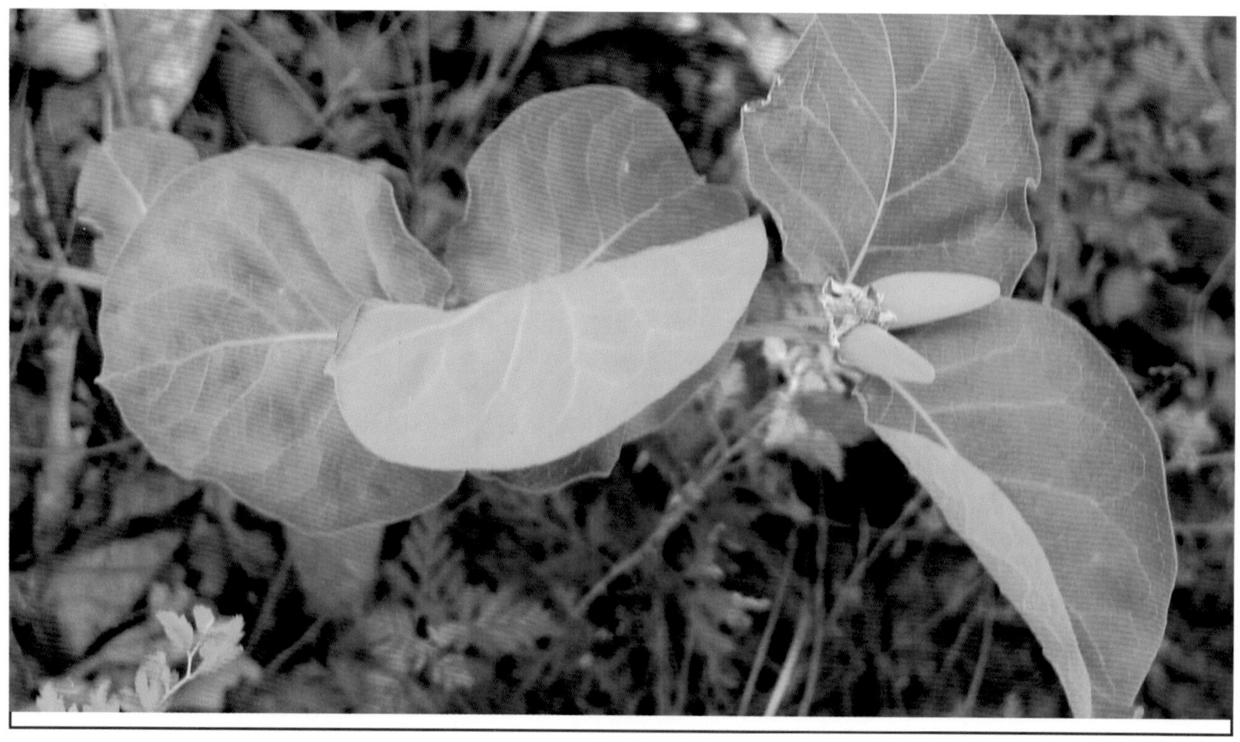

部钝形，中间膨大，长 9cm，直径 5 ～ 10mm；种子扁平，种毛白色，长约 3cm。花期 6 月，果期 8 ～ 9 月。

【生境分布】生于山坡草甸、林缘、河边。分布于呼伦贝尔阿荣旗、扎兰屯市。

【药用部位】干燥根和根茎。

【采收加工】春、秋季采挖，洗净，干燥。

【药材性状】本品根茎粗短，有结节，多弯曲。上面有圆形的茎痕，下面及两侧簇生多数细长的根，根长 10 ～ 25cm，直径 0.1 ～ 0.2cm。表面棕黄色。质脆，易折断，断面皮部黄白色，木部黄色。气微，味微苦。

【性味归经】味苦、咸，性寒。归胃、肝、肾经。

【功能主治】清热凉血，利尿通淋，解毒疗疮。用于温邪伤营发热、阴虚发热、骨蒸劳热、产后血虚发热、热淋、血淋、痈疽肿毒。

【用法用量】内服煎汤，3 ～ 15g；或入丸、散剂。外用适量，研末贴患处；或鲜品捣烂敷患处。

【贮藏方法】置通风干燥处。

白薇标本图

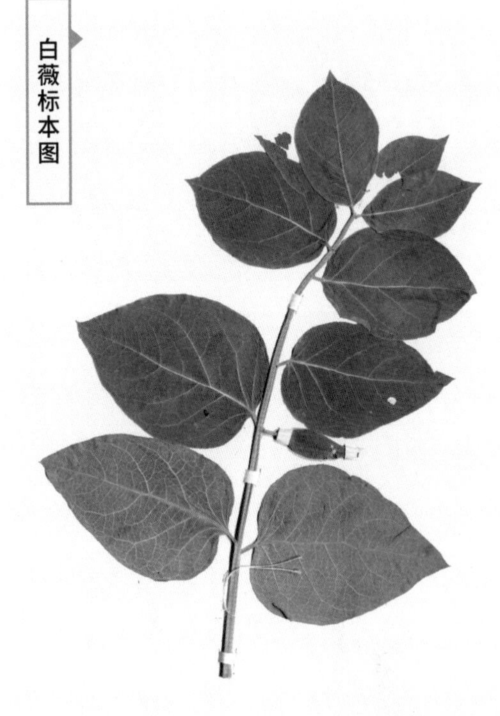

白薇药材图

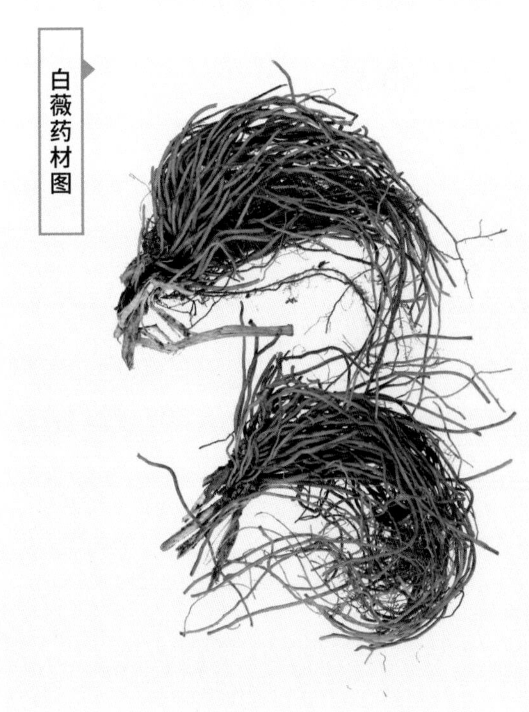

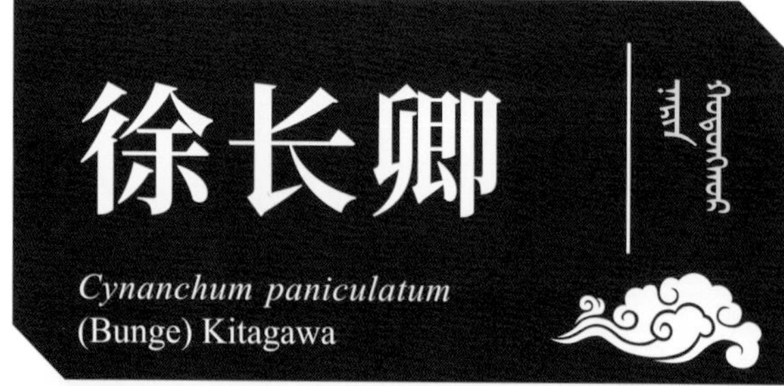

科　名	萝藦科
别　名	寮刁竹、土细辛、竹叶细辛
药材名	徐长卿
蒙药名	那林-好同和日
采集地	阿荣旗复兴镇
标本编号	150721 201406 129LY

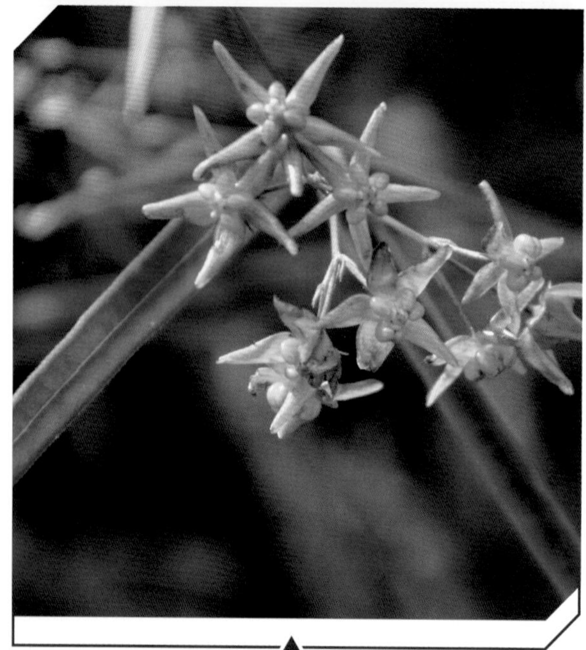

【形态特征】多年生直立草本，高约 1m。根须状，多至50余条。茎不分枝，稀从根部发出几条，无毛或被微毛。叶对生，纸质，披针形至线形，长 5 ～ 13cm，宽 0.5 ～ 1.5cm（最大达 13cm×1.5cm），两端锐尖，两面无毛或叶面具疏柔毛，叶缘有边毛；侧脉不明显；叶柄长约 3mm。圆锥状聚伞花序生于先端叶腋内，长达 7cm，着花 10 ～ 20；花萼内的腺体或有或无；花冠黄绿色，近辐状，裂片长达 4mm，宽 3mm；副花冠裂片 5，基部增厚，先端钝；花粉块每室 1，下垂；子房椭圆形；柱头五角形，先端略为

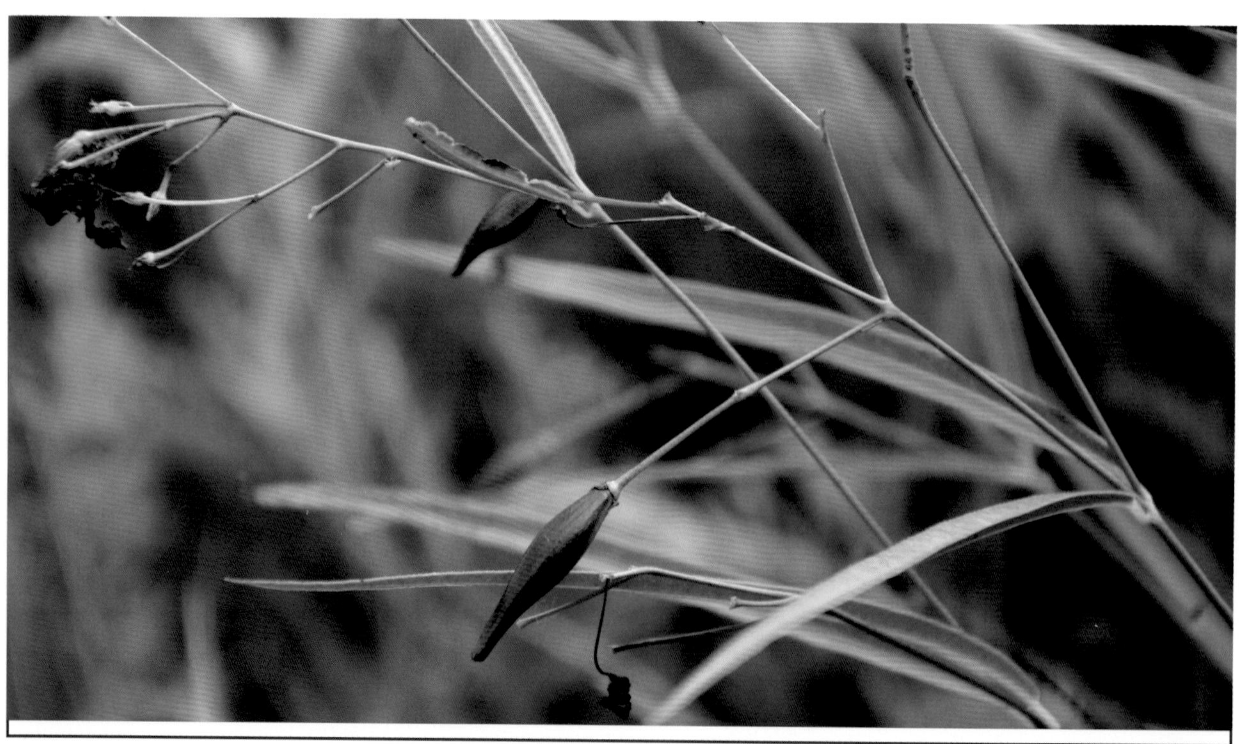

凸起。蓇葖果单生，披针形，长 6cm，直径 6mm，向端部长渐尖；种子长圆形，长 3mm；种毛白色绢质，长 1cm。花期 5 ～ 7 月，果期 9 ～ 12 月。

【生境分布】生于石质山地及丘陵的阳坡，多散生于草甸草原及灌丛中。分布于呼伦贝尔额尔古纳市、鄂伦春自治旗。

【药用部位】干燥根和根茎，或带根全草。

【采收加工】秋季采挖，除去杂质，阴干。

【药材性状】本品根茎呈不规则柱状，有盘节，长 0.5 ～ 3.5cm，直径 2 ～ 4mm。有的先端带有残茎，细圆柱形，长约 2cm，直径 1 ～ 2mm，断面中空；根茎节处周围着生多数根。根呈细长圆柱形，弯曲，长 10 ～ 16cm，直径 1 ～ 1.5mm。表面淡黄白色至淡棕黄色或棕色，具微细的纵皱纹，并有纤细的须根。质脆，易折断，断面粉性，皮部类白色或黄白色，形成层环淡棕色，木部细小。气香，味微辛凉。

【性味归经】味辛，性温。归肝、胃经。

【功能主治】祛风除湿，行气活血，去痛止痒，解毒消肿。用于风湿痹痛、腰痛、脘腹疼痛、牙痛、跌仆伤痛、小便不利、泄泻、痢疾、湿疹、荨麻疹、毒蛇咬伤。

【用法用量】内服煎汤，3 ～ 10g，不宜久煎；或研末，1 ～ 3g；或入丸剂；或浸酒。

【贮藏方法】置通风干燥处。

徐长卿标本图

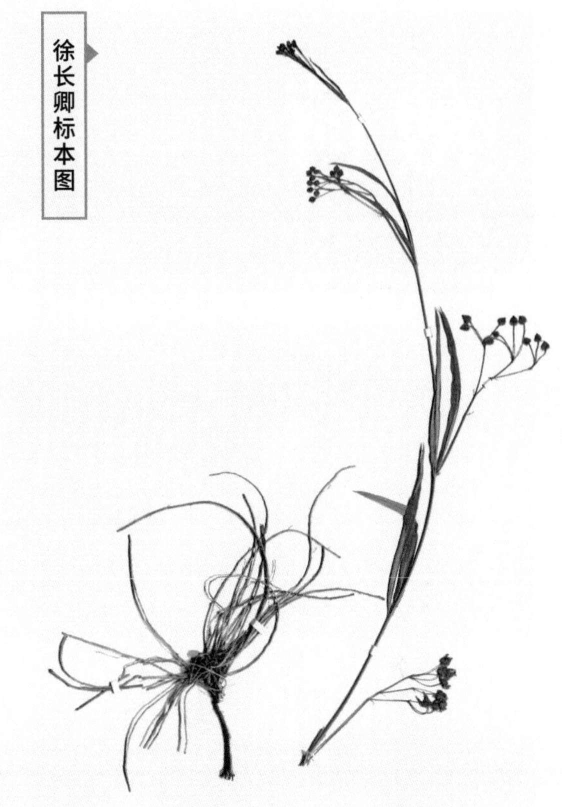

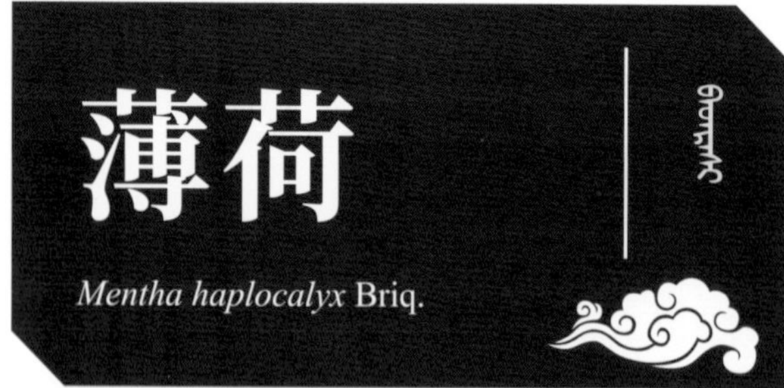

科名	唇形科
别名	夜息香、野仁丹草、野薄荷
药材名	薄荷
蒙药名	巴得日阿希
采集地	新巴尔虎左旗罕达盖苏木
标本编号	150726 130802 013LY

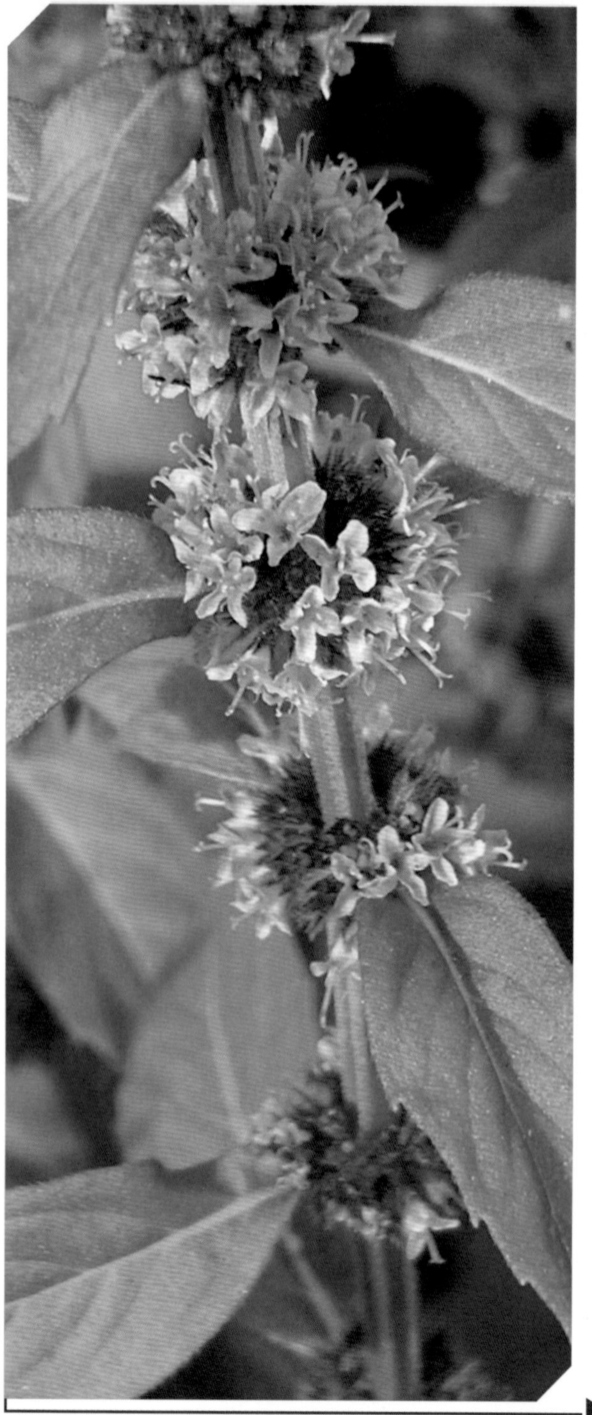

【形态特征】多年生芳香草本，高 30 ～ 80cm。具匍匐的根茎，深入土壤可至 13cm，质脆，易折断。茎直立，锐四棱形，多分枝，四侧无毛或略具倒生的柔毛。单叶对生，叶柄长 2 ～ 15mm；叶形变化较大，披针形、卵状披针形、长圆状披针形至椭圆形，长 2 ～ 7cm，宽 1 ～ 3cm，先端锐尖或渐尖，基部楔形至近圆形，边缘在基部以上疏生粗大的牙齿状锯齿，侧脉 5 ～ 6 对，上面深绿色，下面淡绿色，两面具柔毛及黄色腺鳞，以下面分布较密。轮伞花序腋生，球形，花时直径约 18mm，愈向茎顶，则节间、叶及花序递渐变小；总梗上有小苞片数枚，线状披针形，

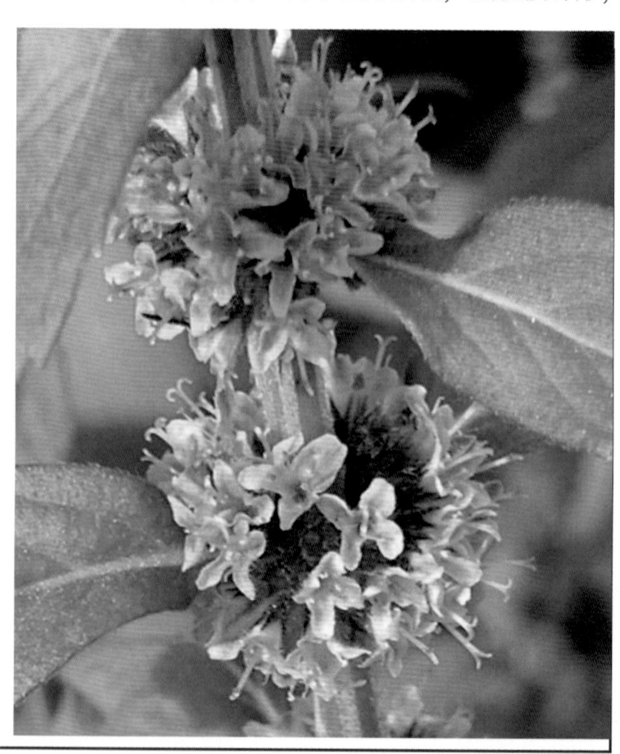

长 2mm 以下，具缘毛；花柄纤细，长 2.5mm，略被柔毛或近无毛；花萼管状钟形，长 2 ～ 3mm，外被柔毛及腺鳞，具 10 脉，萼齿 5，狭三角状钻形，长约 0.7mm，边缘有纤毛；花冠淡紫色至白色，冠檐 4 裂，上裂片先端 2 裂，较大，其余 3 片近等大，花冠喉内部被微柔毛；雄蕊 4，前对较长，常伸出花冠外或包于花冠内，花丝丝状，无毛，花药卵圆形，2 室，药室平行；花柱略超出雄蕊，先端近相等 2 浅裂，裂片钻形。小坚果长卵球形，长 0.9mm，宽 0.6mm，黄褐色或淡褐色，具小腺窝。花期 7 ～ 9 月，果期 10 ～ 11 月。

薄荷标本图

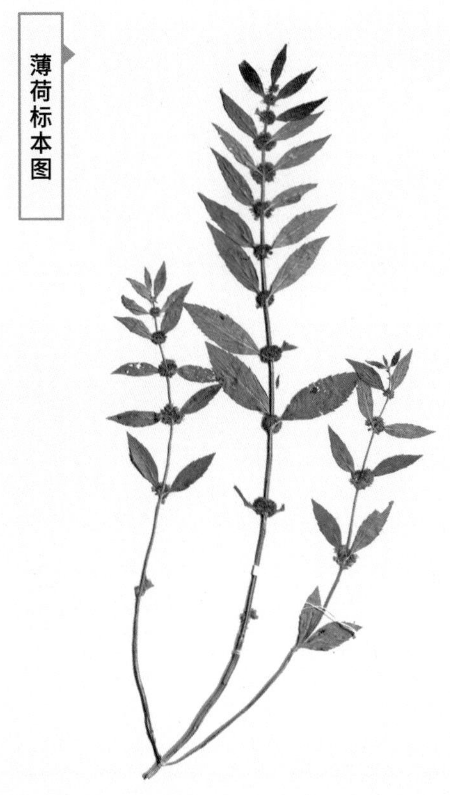

【生境分布】生于水旁低湿地、湖滨草甸、河滩沼泽草甸。分布于呼伦贝尔新巴尔虎左旗、鄂温克族自治旗、鄂伦春自治旗、牙克石市、陈巴尔虎旗、阿荣旗等地。

【药用部位】干燥地上部分。

【采收加工】夏、秋季茎叶茂盛或花开至 3 轮时，选晴天，分次采割，晒干或阴干。

【药材性状】本品茎呈方柱形，有对生分枝，长 15 ～ 40cm，直径 0.2 ～ 0.4cm；表面紫棕色或淡绿色，棱角处具茸毛，节间长 2 ～ 5cm；质脆，断面白色，髓部中空。叶对生，有短柄；叶片皱缩卷曲，完整者展平后呈宽披针形、长椭圆形或卵形，长 2 ～ 7cm，宽 1 ～ 3cm；上表面深绿色，下表面灰绿色，稀被茸毛，有凹点状腺鳞。轮伞花序腋生，花萼钟状，先端 5 齿裂，花冠淡紫色。揉搓后有特殊清凉香气，味辛凉。

薄荷药材图

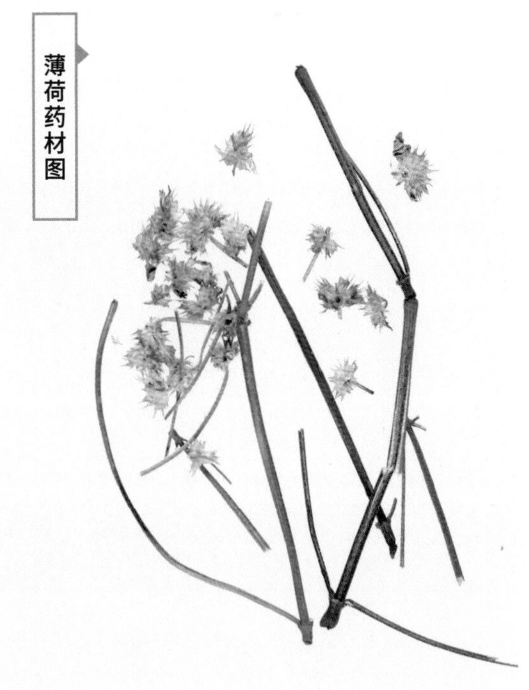

【性味归经】味辛，性凉。归肺、肝经。

【功能主治】①蒙医：清血热，清肝热，清疮热，止痛，止痒。用于血热、肝热、感冒头痛、鼻塞、皮肤瘙痒。②中医：疏散风热，清利头目，利咽，透疹，疏肝行气。用于风热感冒、风温初起、头痛、目赤、喉痹、口疮、风疹、麻疹、胸胁胀闷。

【用法用量】①蒙医：多配方用。②中医：3 ～ 6g，后下。

【贮藏方法】置阴凉干燥处。

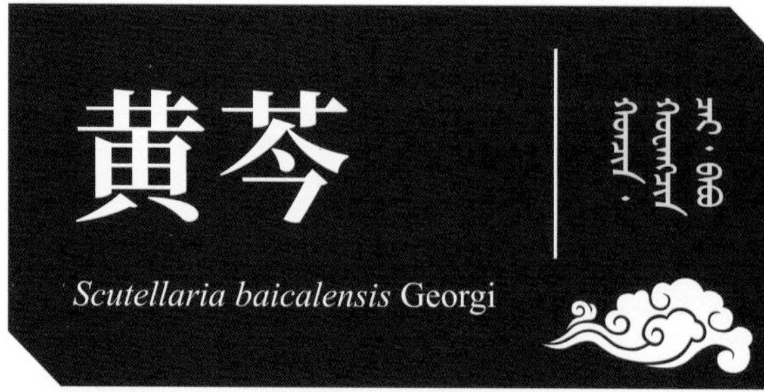

黄芩

Scutellaria baicalensis Georgi

科　名	唇形科
别　名	黄芪茶、香水水草、山茶根
药材名	黄芩
蒙药名	混钦
采集地	鄂温克族自治旗锡尼河
标本编号	150724 130721 001LY

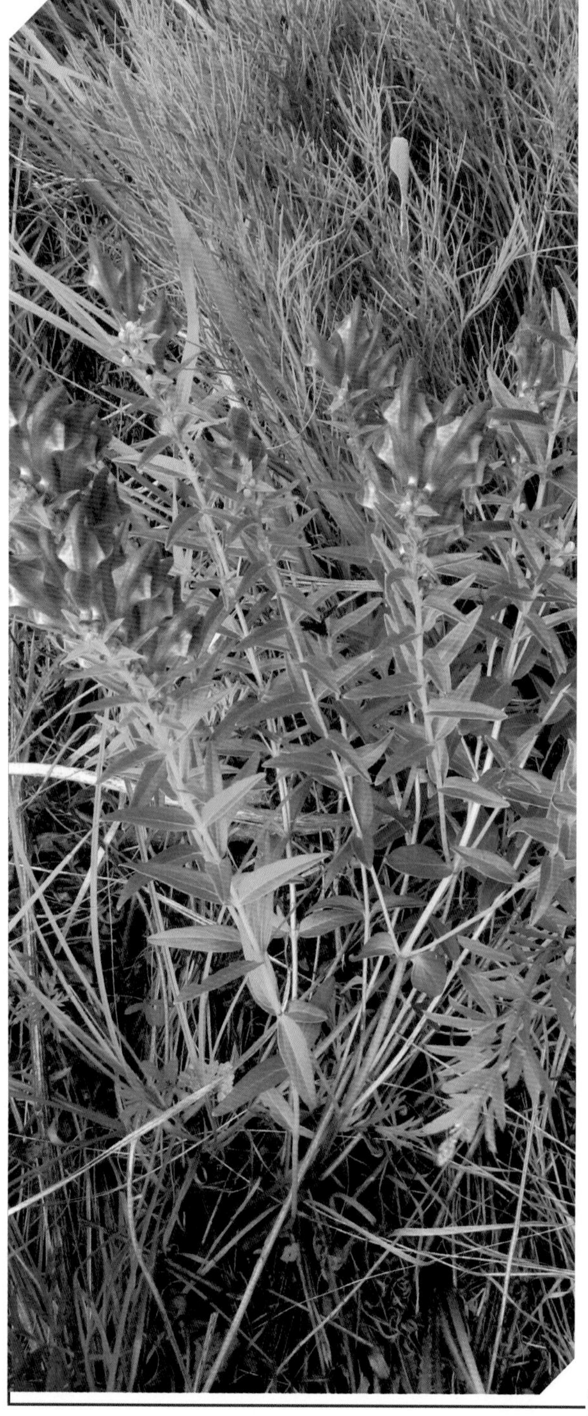

【形态特征】多年生草本，高 30 ～ 80cm。茎钝四棱形，具细条纹，无毛或被上曲至开展的微柔毛，绿色或常带紫色，自基部分枝多而细。叶交互对生，无柄或几无柄；叶片披针形至线状披针形，长 1.5 ～ 4.5cm，宽 0.3 ～ 1.2cm，先端钝，基部近圆形，全缘，上面深绿色，无毛或微有毛，下面淡绿色，沿中脉被柔毛，密被黑色下陷的腺点。总状花序顶生或腋生，偏向一侧，长 7 ～ 15cm；苞片叶状，卵圆状披针形至披针形，长 4 ～ 11mm，近无毛；花萼二唇形，紫绿色，上唇背部有盾状附属物，果时增大，膜

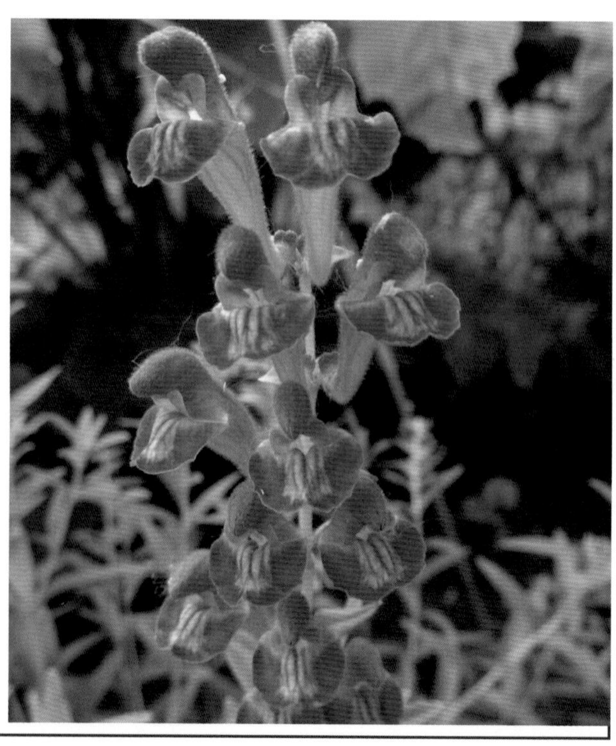

质；花冠二唇形，蓝紫色或紫红色，上唇盔状，先端微缺，下唇宽，中裂片三角状卵圆形，宽 7.5mm，两侧裂片向上唇靠合。花冠管细，基部骤曲；雄蕊 4，稍露出，药室裂口有白色髯毛；子房褐色，无毛，4 深裂，生于环状花盘上，花柱细长，先端微裂。小坚果 4，卵球形，长 1.5mm，直径 1mm，黑褐色，有瘤。花期 7 ～ 8 月，果期 8 ～ 9 月。

【生境分布】生于山地、丘陵的砾石坡地及砂质土上，及草甸草原、山地草原。分布于呼伦贝尔鄂温克族自治旗、阿荣旗、新巴尔虎左旗、额尔古纳市、鄂伦春自治旗、牙克石市、海拉尔区等地。

【药用部位】干燥根。

【采收加工】春、秋季采挖，除去须根和泥沙，晒后撞去粗皮，晒干。

【药材性状】本品呈圆锥形，扭曲，长 8 ～ 25cm，直径 1 ～ 3cm。表面棕黄色或深黄色，有稀疏的疣状细根痕，上部较粗糙，有扭曲的纵皱纹或不规则的网纹，下部有顺纹和细皱纹。质硬而脆，易折断，断面黄色，中心红棕色；老根中心呈枯朽状或中空，暗棕色或棕黑色。气微，味苦。

【性味归经】①蒙医：味苦，性寒。效钝、轻。②中医：味苦，性寒。归肺、胆、胃、大肠经。

【功能主治】①蒙医：清热，解毒。用于毒热症。②中医：清热燥湿，泻火解毒，止血，安胎。用于湿温、暑湿、胸闷呕恶、湿热痞满、泄泻、痢疾、黄疸、肺热咳嗽、高热烦渴、血热吐衄、痈肿疮毒、胎动不安。

【用法用量】①蒙医：多配方用；也可单服，1 ～ 3g。②中医：3 ～ 9g。

【贮藏方法】置通风干燥处，防潮。

黄芩标本图

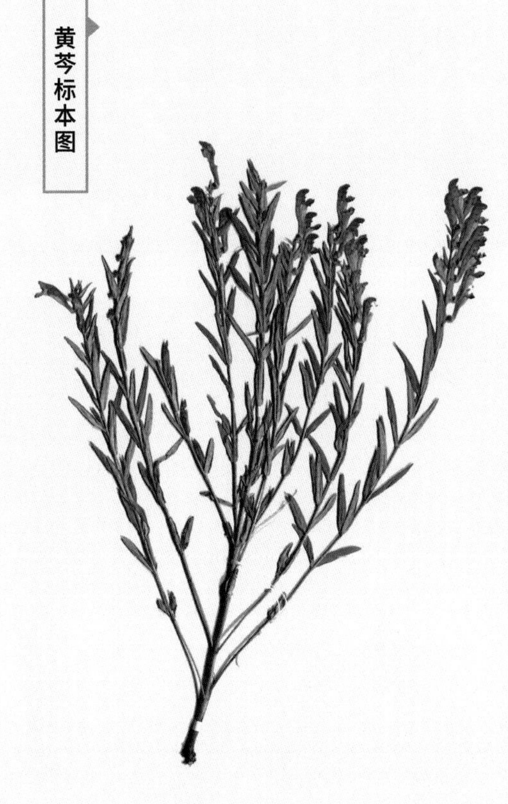

黄芩药材图

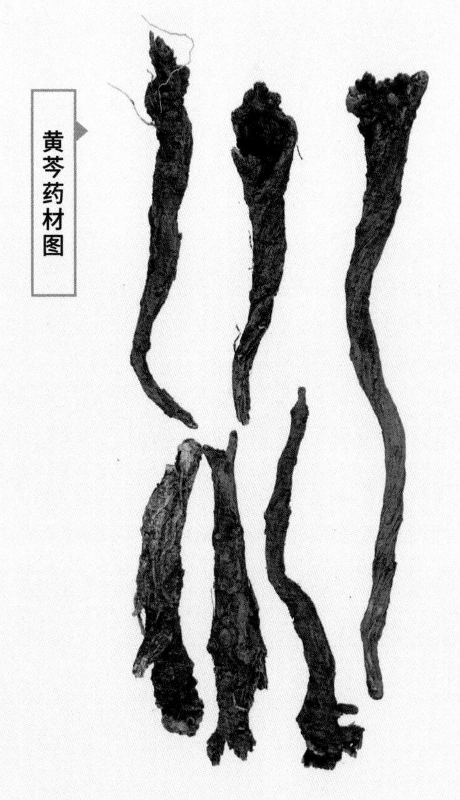

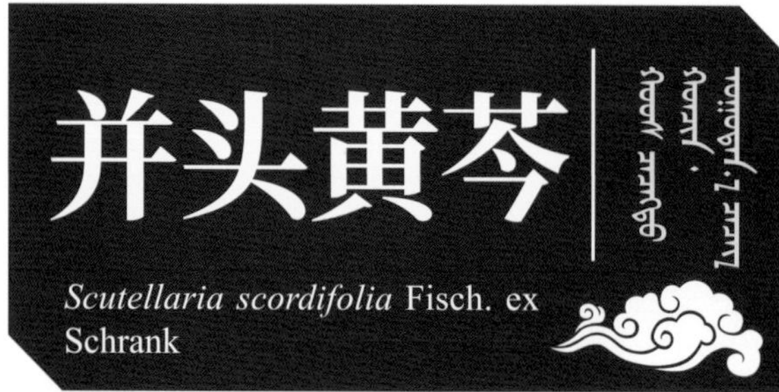

并头黄芩

Scutellaria scordifolia Fisch. ex Schrank

科　名	唇形科
别　名	山麻子、头巾草
药材名	头巾草
蒙药名	好斯-其其格图-混芩
采集地	阿荣旗红花梁子镇
标本编号	150726 130707 092LY

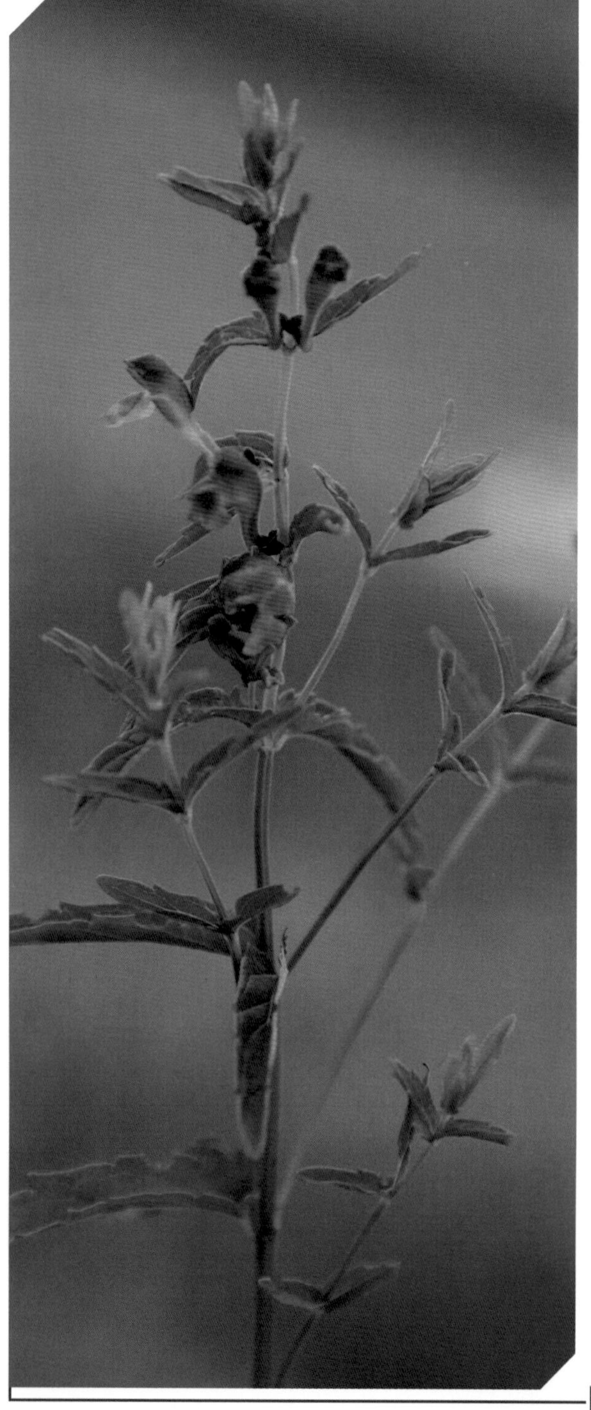

【形态特征】多年生直立草本。茎高 12～36cm，四棱形，在棱上疏被上曲的微柔毛，或几无毛。叶具短柄，柄长 1～3mm；叶片三角状狭卵形、三角状卵形或披针形，长 1.5～3.8cm，宽 0.4～1.4cm，上面无毛，下面沿脉上疏被小柔毛，有时几无毛，具多数凹腺点。花单生于茎上部的叶腋内，偏向一侧；花萼长 3～4mm，盾片高约 1mm，果时均明显增大；花冠蓝紫色，长 2～2.2cm，花冠筒基部前方浅囊状膝曲，下唇中裂片圆状卵形；雄蕊 4，二强；花盘前方隆起；子房 4 裂，裂片等大。小坚果椭圆形，具瘤，

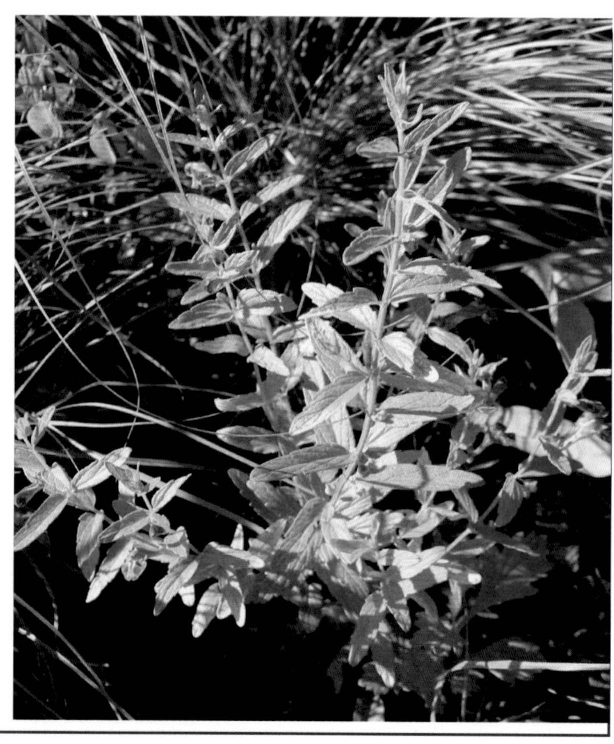

腹面近基部具果脐。花期 6 ～ 8 月，果期 8 ～ 9 月。

【生境分布】生于河滩草甸、山地草甸、山地林缘、林下及荒地、路旁、村舍附近。分布于呼伦贝尔陈巴尔虎旗、海拉尔区、鄂温克族自治旗、牙克石市、额尔古纳市、根河市等地。

【药用部位】干燥全草。

【采收加工】夏季花盛开时采挖，除去杂质，阴干。

【药材性状】本品根茎呈圆柱形，细长，直径 1 ～ 2mm，有节，节间长 0.5 ～ 1.5cm，节上有须根或须根痕，表面淡黄白色。茎四棱形，直径约 1mm，绿色至紫色，被疏短毛，多分枝。叶对生，易脱落，多皱缩、破碎，完整叶三角状披针形、条状披针形或披针形，长 1.7 ～ 3cm，直径 3 ～ 10mm，边缘具疏锯齿。小花紫蓝色、紫褐色，二唇形；花萼二唇形，有毛，上萼片紫色，下萼片绿色，果期膨大，上萼盾片呈盔状凸起。果实被包于花萼中，小坚果近球形，直径约 1mm，褐色，具瘤状突起。气微，味苦。

【性味归经】①蒙医：味苦，性凉。②中医：味苦，性凉。归肺、膀胱经。

【功能主治】①蒙医：清热，消肿。用于肝热、肝大、牙龈肿痛。②中医：清热，消肿。用于肝热、肝大、牙龈脓肿。

【用法用量】①蒙医：多配方用。②中医：内服煎汤，15 ～ 30g；或绞汁。外用适量，鲜品捣敷。

【贮藏方法】置干燥处。

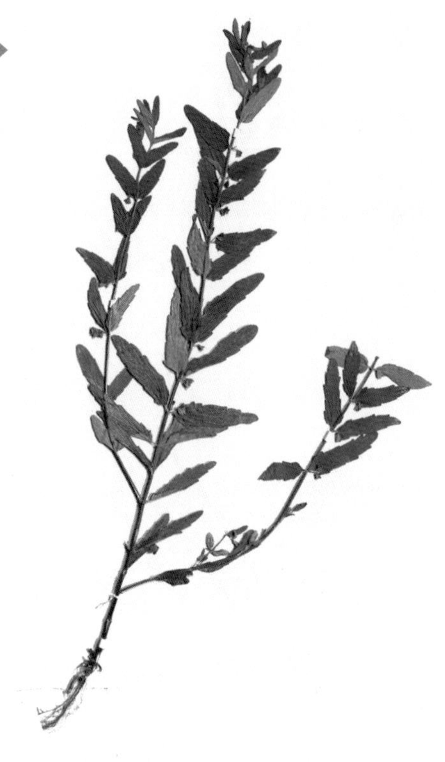

并头黄芩标本图

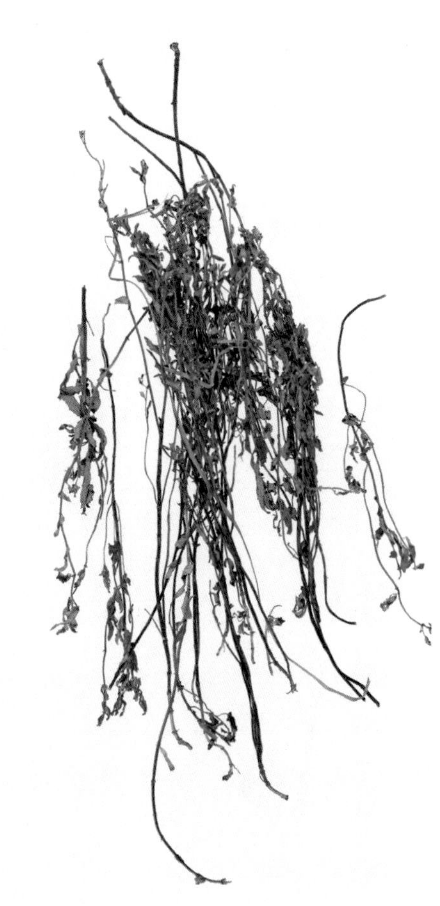

并头黄芩药材图

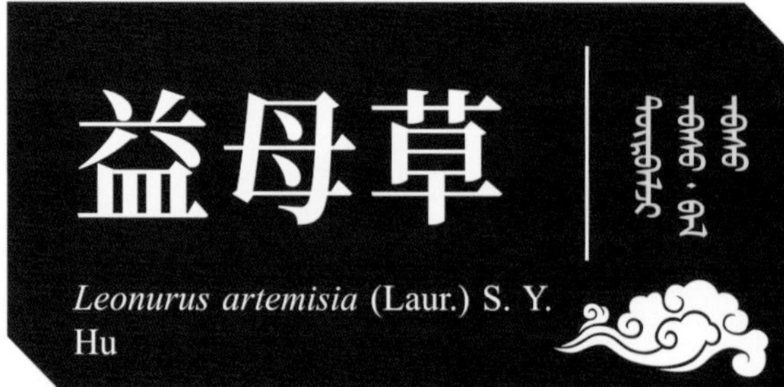

益母草

Leonurus artemisia (Laur.) S. Y. Hu

科名	唇形科
别名	茺蔚、坤草、益母蒿
药材名	益母草
蒙药名	都日伯乐吉-额布斯
采集地	阿荣旗复兴镇
标本编号	150726 201306 019LY

【形态特征】一年生或二年生草本，高 60 ～ 100cm。茎直立，四棱形，被微毛。叶对生，叶形多种，叶柄长 0.5 ～ 8cm；一年生植物基生叶具长柄，叶片略呈圆形，直径 4 ～ 8cm，5 ～ 9 浅裂，裂片具 2 ～ 3 钝齿，基部心形；茎中部叶有短柄，3 全裂，裂片近披针形，中央裂片常再 3 裂，两侧裂片 1 ～ 2 裂，最终小裂片宽度通常在 3mm 以上，先端渐尖，边缘疏生锯齿或近全缘；最上部叶不分裂，线形，近无柄，上面绿色，被糙伏毛，下面淡绿色，被疏柔毛及腺点。轮伞花序腋生，具花 8 ～ 15；小苞片针刺状，无花梗；

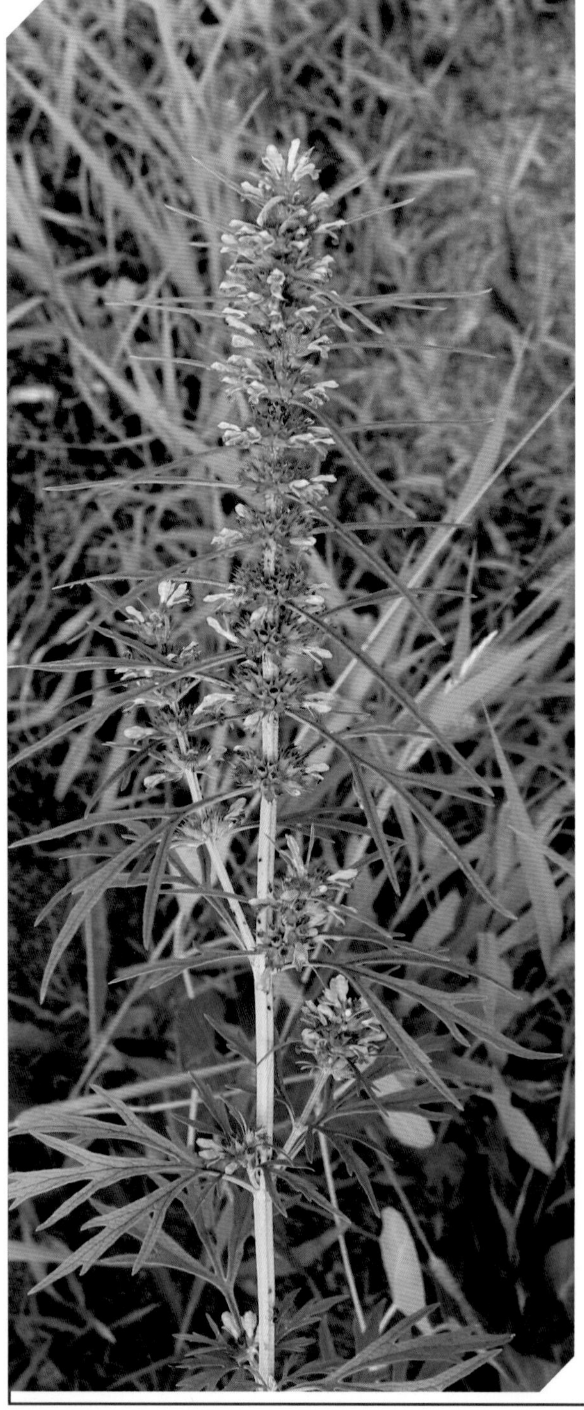

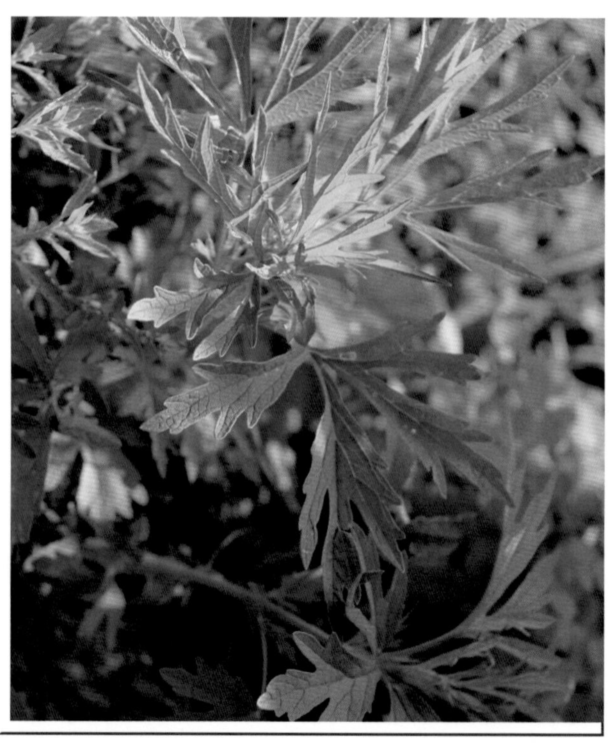

花萼钟形，外面贴生微柔毛，先端5齿裂，具刺尖，下方2齿比上方3齿长，宿存；花冠唇形，淡红色或紫红色，长9～12mm，外面被柔毛，上唇与下唇几等长，上唇长圆形，全缘，边缘具纤毛，下唇3裂，中央裂片较大，倒心形；雄蕊4，二强，着生于花冠内面近中部，花丝疏被鳞状毛，花药2室；雌蕊1，子房4裂，花柱丝状，略长于雄蕊，柱头2裂。小坚果褐色，三棱形，先端较宽而平截，基部楔形，长2～2.5mm，直径约1.5mm。花期通常6～9月，果期9～10月。

【生境分布】生于田野、沙地、灌丛、疏林、草甸草原及山地草甸等多种生境。分布于呼伦贝尔鄂温克族自治旗、新巴尔虎左旗、阿荣旗、陈巴尔虎旗等地。

【药用部位】新鲜或干燥地上部分。

【采收加工】鲜品春季幼苗期至初夏花前期采割；干品夏季茎叶茂盛、花未开或初开时采割，晒干，或切段晒干。

【药材性状】本品茎表面灰绿色或黄绿色；体轻，质韧，断面中部有髓。叶片灰绿色，多皱缩、破碎，易脱落。轮伞花序腋生，小花淡紫色，花萼筒状，花冠二唇形。切段者长约2cm。

【性味归经】①蒙医：味苦，性凉。②中医：味苦、辛，性微寒。归肝、心包经。

【功能主治】①蒙医：活血调经，拨云退翳。用于血症、月经不调、闭经、痛经、云翳、多泪、目赤。②中医：活血调经，利尿消肿，清热解毒。用于月经不调、痛经经闭、恶露不尽、水肿尿少、疮疡肿毒。

【用法用量】①蒙医：多配方用，熬膏或入丸、散剂。②中医：干品9～30g，鲜品12～40g。

【贮藏方法】干品置干燥处，鲜品置阴凉潮湿处。

【注意事项】孕妇禁用。

益母草标本图

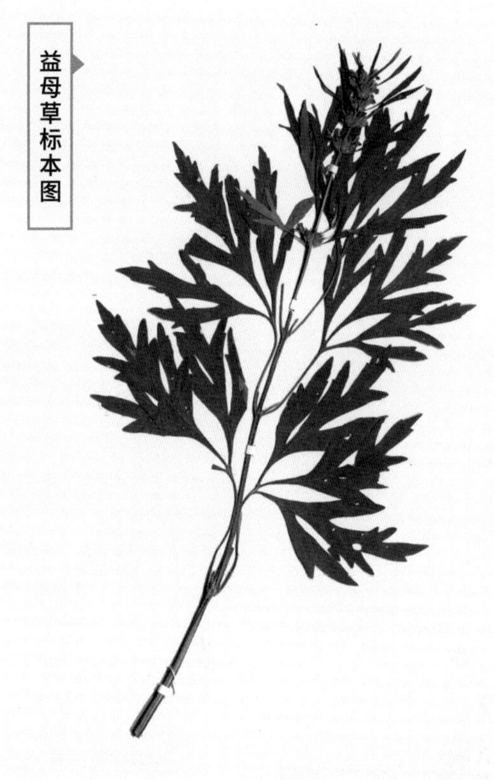

益母草药材图

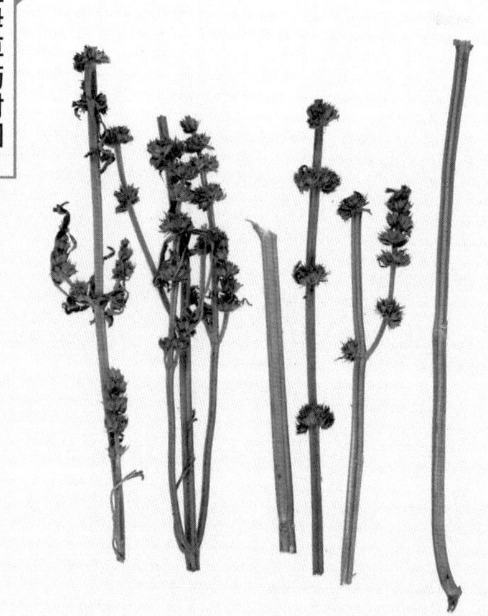

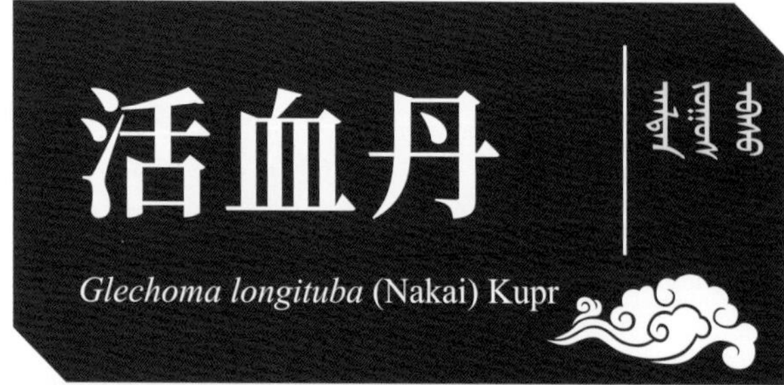

活血丹

Glechoma longituba (Nakai) Kupr

科　名	唇形科
别　名	金钱艾、钻地风、胡薄荷
药材名	活血丹
蒙药名	阿拉坦-昭告斯-额布斯

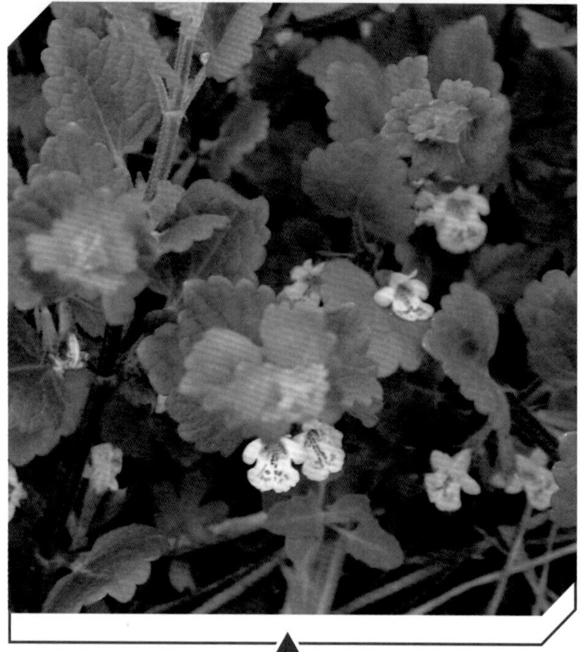

【形态特征】多年生草本，高 10 ～ 25cm。具匍匐茎，逐节生根。茎四棱形，基部常呈紫红色，被短硬毛及分节长柔毛。单叶，对生，叶片心形或近肾形，长 1.5 ～ 2.6（～ 3）cm，宽 1.5 ～ 3（～ 4）cm，先端急尖或钝三角形，基部心形，边缘具圆齿或粗锯齿状圆齿，上面疏被粗短伏毛，下面被金黄色腺点，沿脉疏被柔毛，叶柄长约 1cm，被柔毛。轮伞花序通常具 2 花，稀 4 ～ 6 花；花萼管状，长约 9mm，被柔毛，沿脉较密，萼齿 5，长披针形，先端芒状；花冠淡蓝色至紫色，二唇形，下唇具深色斑点，花冠筒直立，有长、短两型，长筒者筒长 1.7 ～ 2.2cm，短筒者常藏于花萼内，外被长柔毛，上唇 2 裂，下唇 3 裂，中

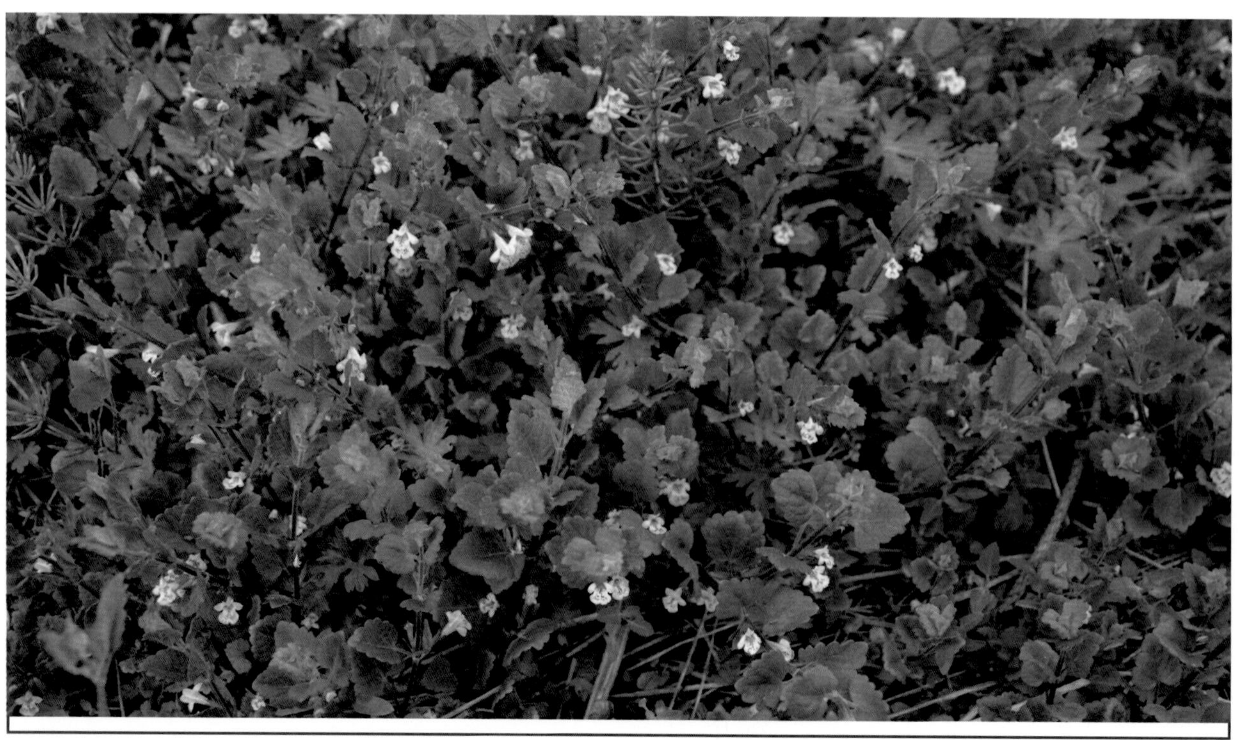

裂片最大，肾形；雄蕊 4，二强，后对较长，内藏；子房上位，4 裂，花柱细长，略伸出。小坚果矩圆状卵形，深褐色。花期 4～5 月，果期 5～6 月。

【生境分布】生于疏林、路旁、溪边及山沟草地。分布于呼伦贝尔阿荣旗、扎兰屯市。

【药用部位】干燥地上部分。

【采收加工】春至秋季采收，除去杂质，晒干。

【药材性状】本品长 10～20cm，疏被短柔毛。茎呈方柱形，细而扭曲；表面黄绿色或紫红色，节上有不定根；质脆，易折断，断面常中空。叶对生，叶片多皱缩，展平后呈肾形或近心形，长 1.5～3cm，宽 1.5～3cm，灰绿色或绿褐色，边缘具圆齿；叶柄纤细，长 1cm。轮伞花序腋生，花冠二唇形，长达 2cm。搓之气芳香，味微苦。

【性味归经】味辛、微苦，性凉。归肝、胆、膀胱经。

【功能主治】利湿通淋，清热解毒，散瘀消肿。用于热淋、石淋、湿热黄疸、疮痈肿痛、跌打损伤。

【用法用量】15～30g。外用适量，煎汤洗。

【贮藏方法】置干燥处，防霉。

活血丹药材图

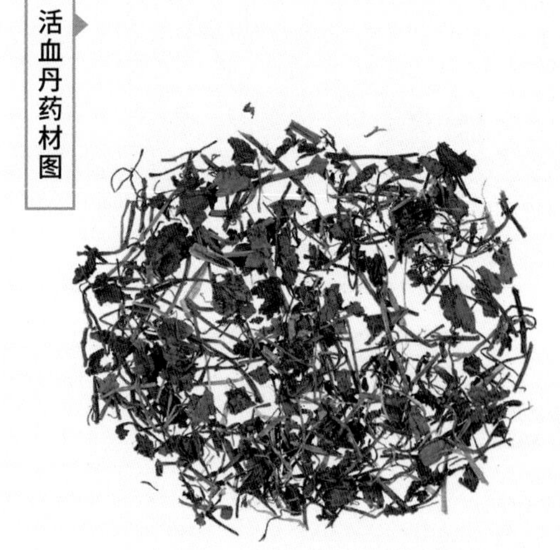

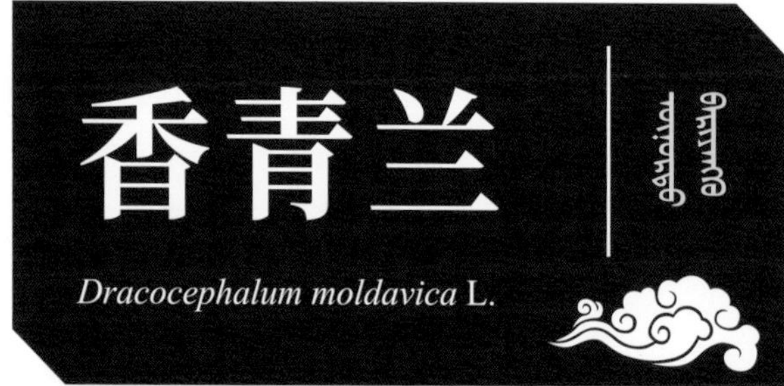

香青兰

Dracocephalum moldavica L.

科　名	唇形科
别　名	山薄荷、蓝秋花、摩眼子
药材名	山薄荷
蒙药名	昂凯鲁莫勒-比日羊古
采集地	新巴尔虎左旗罕达盖苏木
标本编号	150726 130825 128LY

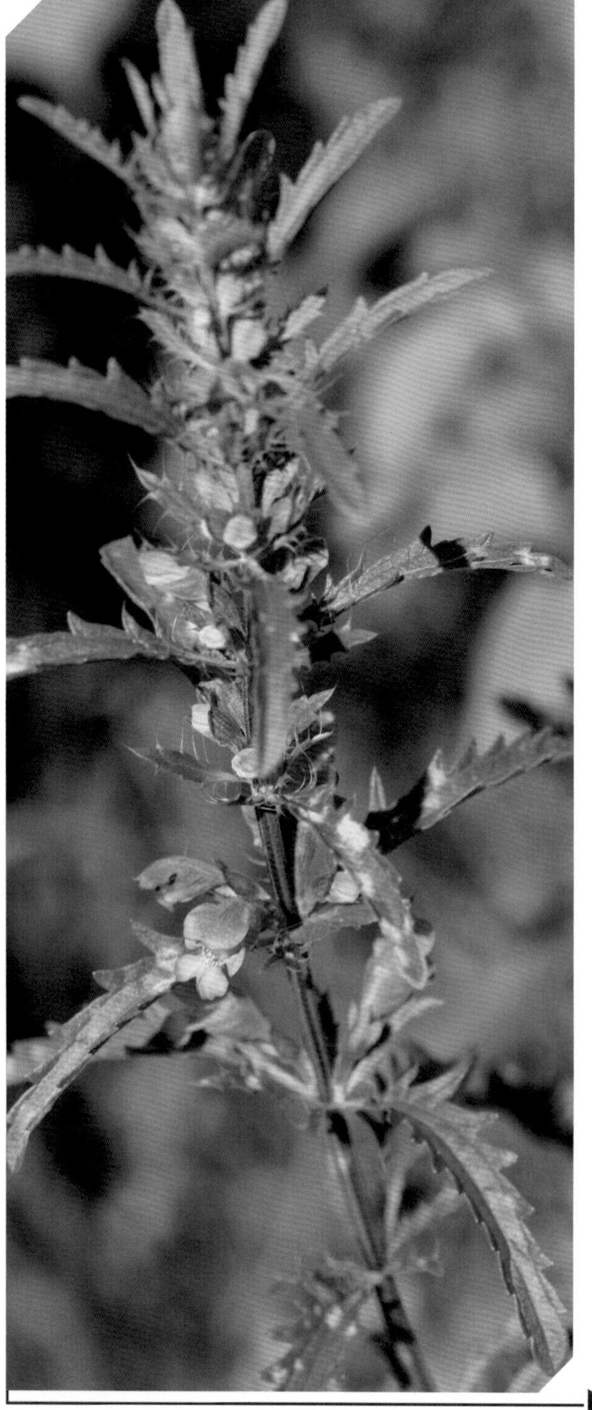

【形态特征】一年生草本，高 6 ～ 40cm。茎直立，四棱形，被倒向的短毛，常带紫色。单叶对生，具短柄；叶片披针形至卵状披针形，长 1.4 ～ 4cm，宽 0.4 ～ 1.2cm，先端钝，基部圆形或宽楔形，两面仅在脉上被短毛及散生黄色腺点，边缘具三角形牙齿或疏锯齿，有时基部牙齿呈长刺状。轮伞花序生于茎或分枝上部，每轮有花 4 ～ 6；苞叶边缘下部细长芒刺状，小苞片两侧各具长 2 ～ 5mm 的长芒状刺毛；花萼长 8 ～ 10mm，被金黄色腺点及短毛，脉常带紫色，2 裂至近中部，上唇 3 浅裂，3 齿近等大，三角

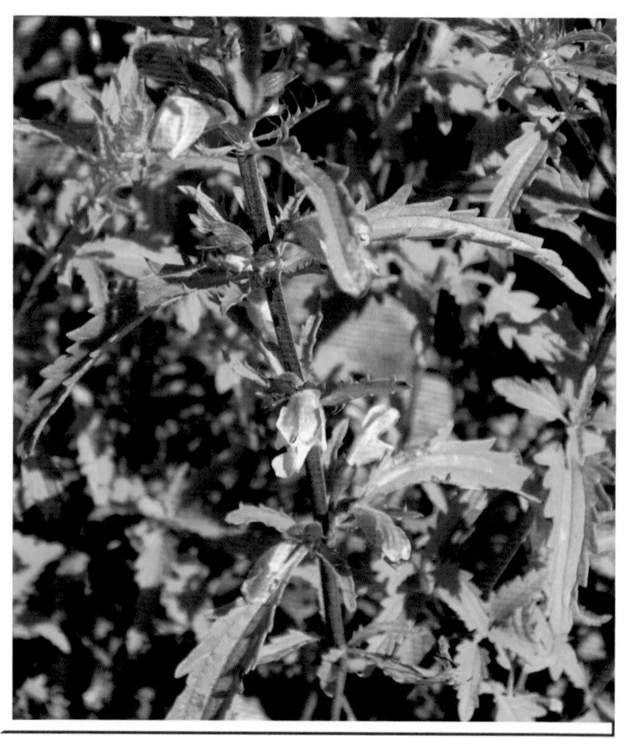

状卵形，先端锐尖，下唇2裂较深，裂片披针形；花冠淡蓝紫色，长1.5～3cm，二唇形，外面被白色短毛和金黄色腺点，上唇稍向下弯，先端微凹，下唇3裂，中裂片较大，2裂，具深紫色斑点；雄蕊4，后1对较长，花药叉状分开，花丝无毛；子房4裂，花柱无毛，柱头2裂。小坚果长圆形，光滑。花期6～8月，果期8～9月。

【生境分布】生于山坡、沟谷及河谷砾石滩地。分布于呼伦贝尔各地。

【药用部位】干燥地上部分。

【采收加工】6～8月割取全草，晒干。

【药材性状】本品茎呈方柱形，长15～40cm，多断碎，直径3～5mm，表面紫色或黄绿色，被短柔毛，有对生分枝；体轻，质脆，易折断，断面髓部有时中空。叶片多破碎和脱落，完整者呈披针形或条状披针形，长1.5～4cm，宽0.5～1cm，先端钝，基部圆形或宽楔形，边缘具疏三角形锯齿。轮伞花序；花萼长约1cm，唇裂至近中部，上唇3裂，下唇2裂，具多数纵纹，对光照视密被金色腺点；花冠二唇形，淡蓝紫色，长2～2.5cm。气香，味辛。

【性味归经】①蒙医：味甘、苦，性凉。效钝、轻、糙、腻。②中医：味辛、苦，性凉。

【功能主治】①蒙医：泻肝火，清胃热，止血，愈伤，燥“协日乌素”。用于肝、胃热，食物中毒，胃出血，游痛症，“巴木”病。②中医：清肺解表，凉肝止血。用于感冒、头痛、喉痛、支气管哮喘、黄疸、吐血、衄血、痢疾、心脏病、神经衰弱、狂犬咬伤。

【用法用量】①蒙医：内服，煮散剂，3～5g；或入丸、散剂。②中医：5～15g。

【贮藏方法】置阴凉干燥处，防潮。

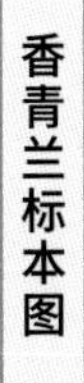
香青兰标本图

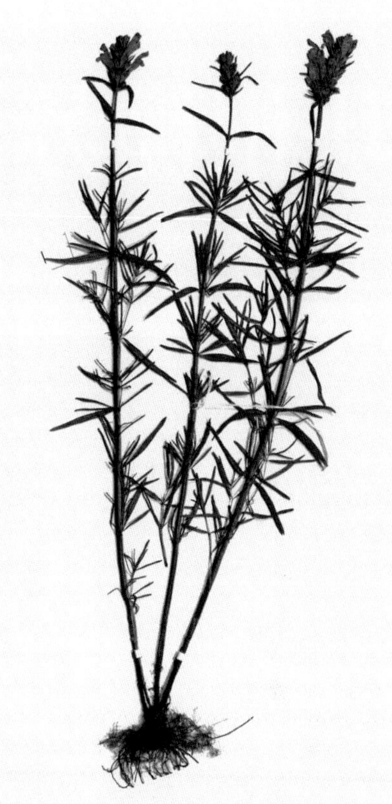

香青兰药材图

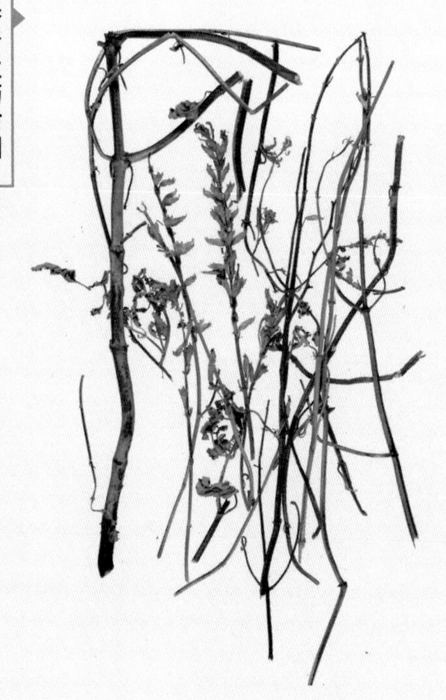

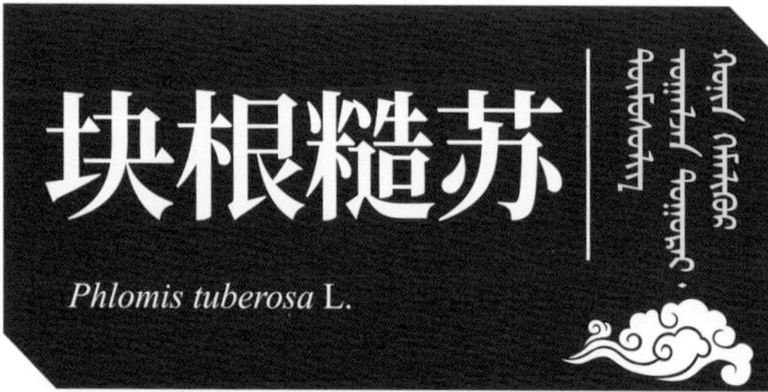

块根糙苏

Phlomis tuberosa L.

科名	唇形科
别名	野山药
药材名	块根糙苏
蒙药名	露格莫尔-奥古乐今-土古日爱
采集地	新巴尔虎左旗乌布尔宝力格苏木
标本编号	150726 130703 079LY

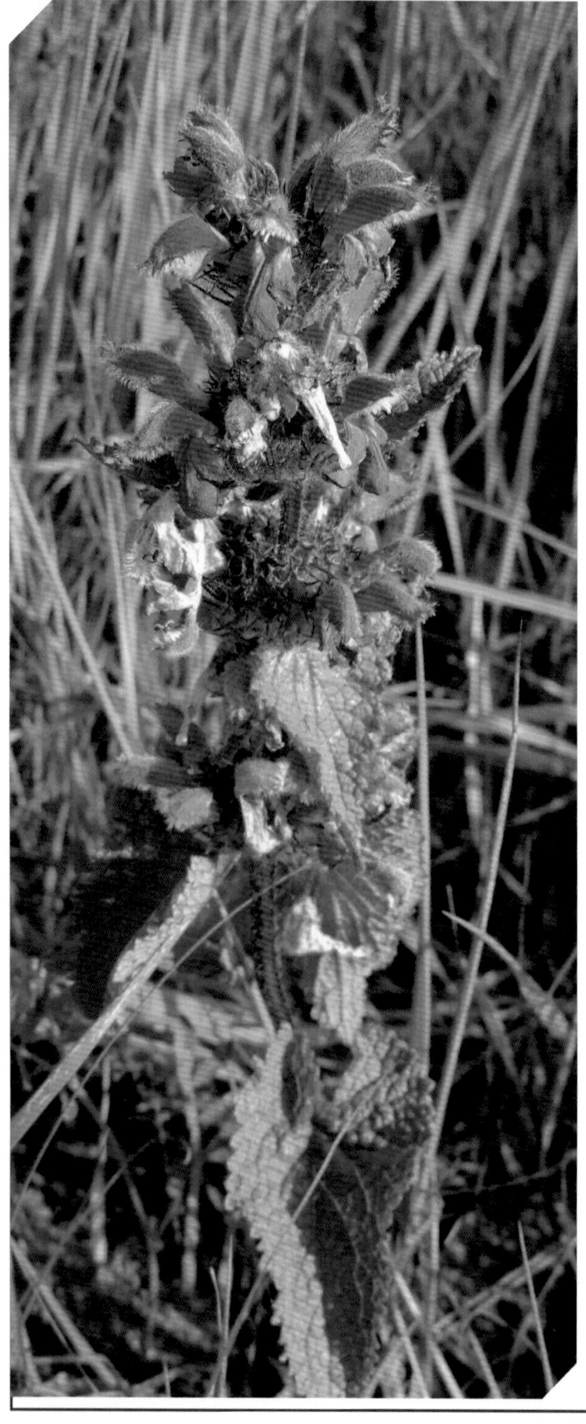

【形态特征】多年生草本，高 40 ～ 150cm。根粗大，呈纺锤状块根状。茎具分枝，四棱形，下部被疏柔毛，褐紫色或绿色。基生叶或下部的茎生叶叶柄长 4 ～ 25cm；叶片三角形或卵状三角形，长 5.5 ～ 19cm，宽 5 ～ 13cm，先端钝或急尖，基部深心形，边缘粗圆齿状，中部叶较小，三角状披针形，边缘粗牙齿状，叶片上面被具节刚毛或近无毛，下面无毛或仅脉上被少许具节刚毛。轮伞花序多数，多花密集；苞片线状钻形，被具节长缘毛；花萼管状，长 8 ～ 10mm，萼齿 5，半圆形，先端具刺尖；花冠紫红色，

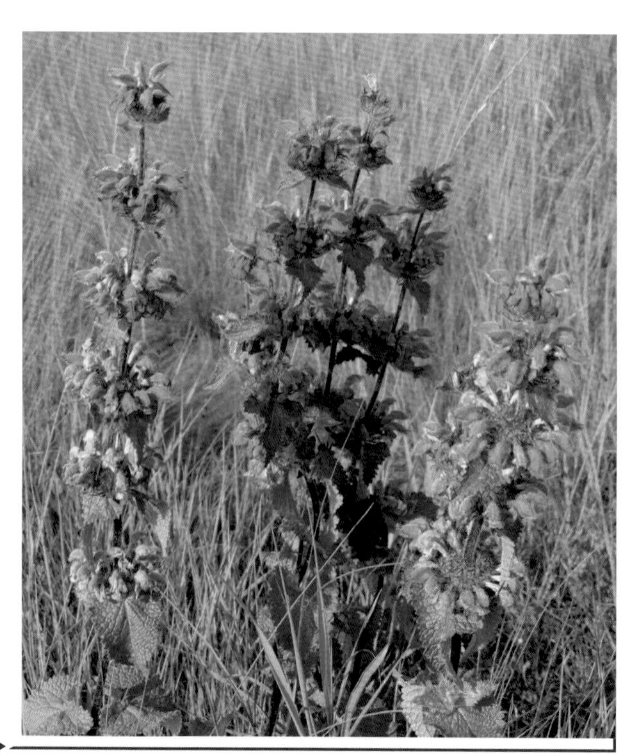

长 1.8 ～ 2cm，二唇形，唇瓣外面被具长射线的星状茸毛，筒部无毛，上唇边缘为不整齐的牙齿状，下唇 3 圆裂，中裂片较大，倒心形，侧裂片卵形；雄蕊 4，前对较长，后对基部具短距状附属物；雌蕊子房 2，合生，花柱单一，柱头 2 裂。小坚果卵状三棱形，先端被毛。花期 6 ～ 8 月，果期 7 ～ 9 月。

块根糙苏标本图

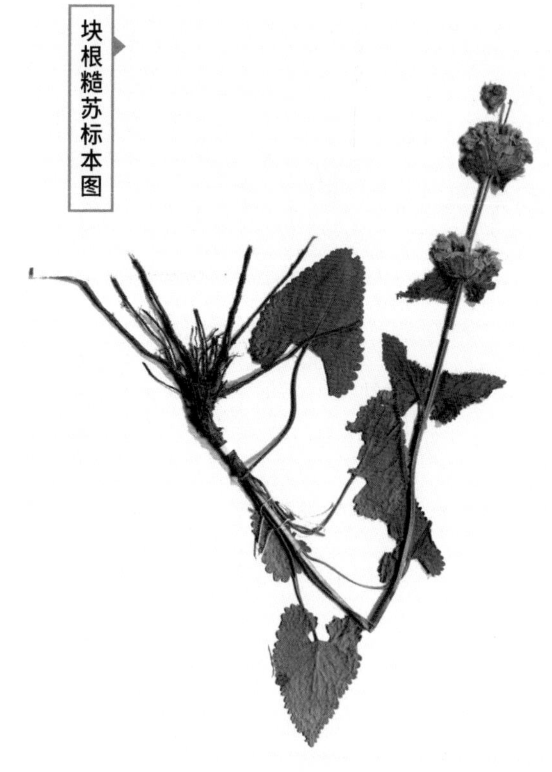

【生境分布】生于山地沟谷草甸、山地灌丛、林缘及草甸化杂类草草原中。分布于呼伦贝尔鄂温克族自治旗、陈巴尔虎旗、新巴尔虎右旗、额尔古纳市、海拉尔区等地。

【药用部位】干燥块根。

【采收加工】秋季采挖，除去残根及泥沙，晒干或切片晒干。

【药材性状】本品呈不规则类球形，直径 1 ～ 3cm，表面灰棕色至灰褐色，有明显的纵皱纹，两端有残留的细根或根痕。质轻，断面白色，粉性；切片多不平整，边缘稍厚，纵切面可见多轮同心环纹。气微，味甜、微苦。

【性味归经】①蒙医：味甘，性平。②中医：味微苦，性平。

【功能主治】①蒙医：清热，止咳祛痰，消“奇哈”，止痛，愈伤生肌。用于感冒、支气管炎、气短、痰稠难咳、咽炎、胸热、肌“奇哈”症、骨“奇哈”症或脉“奇哈”症。②中医：解毒消肿，活血调经。用于梅毒、疮肿、月经不调。

【用法用量】①蒙医：内服，煮散剂，3 ～ 5g；或入丸、散剂。②中医：内服煎汤，3 ～ 6g。外用适量，捣敷或研末撒患处。

【贮藏方法】置通风干燥处，防蛀。

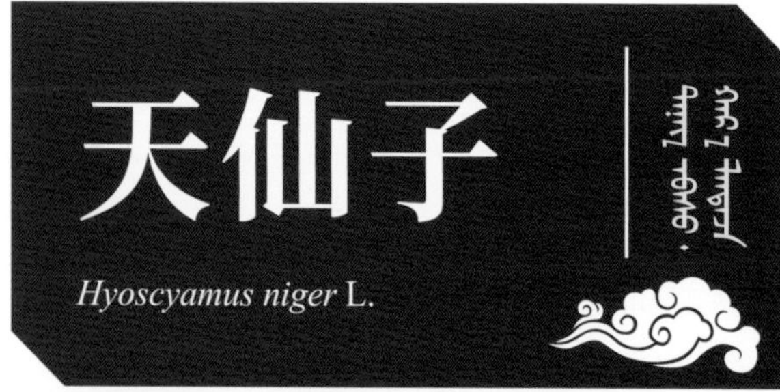

天仙子

Hyoscyamus niger L.

科　名	茄科
别　名	莨菪、熏牙子、山烟子
药材名	天仙子
蒙药名	特纳格-额布斯、莨菪
采集地	新巴尔虎左旗阿木古郎镇
标本编号	150726 130702 109LY

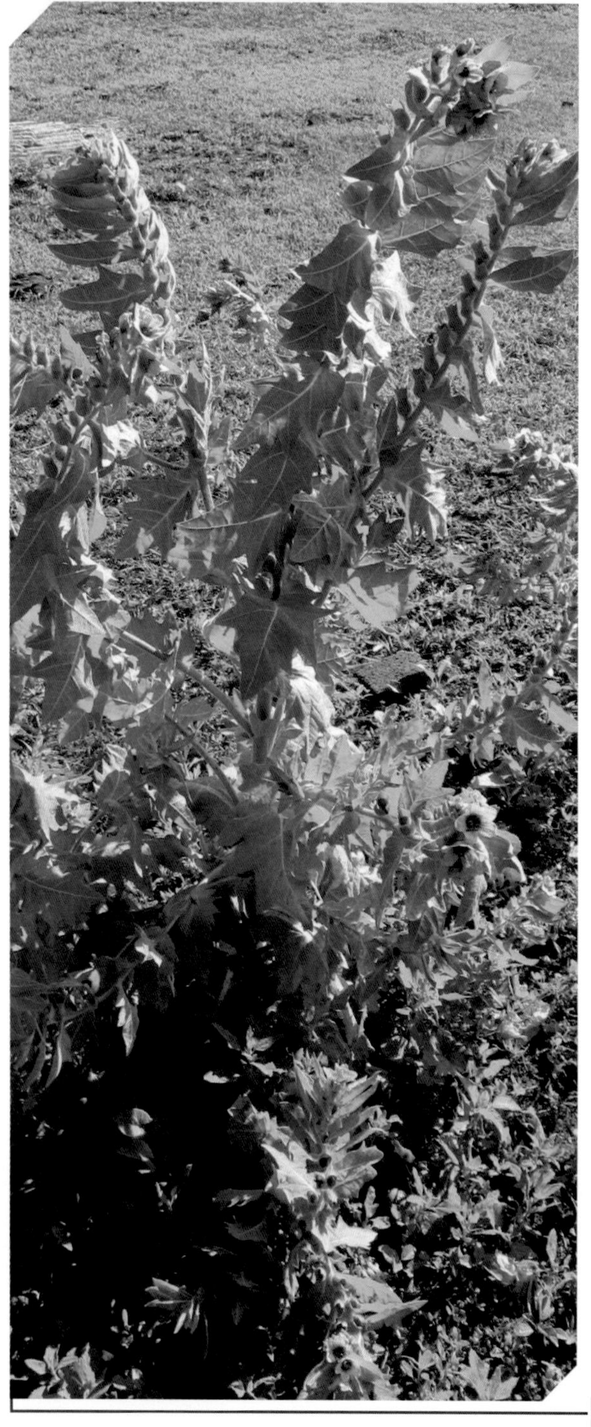

【形态特征】一年生或二年生草本，高 30 ～ 80cm，具纺锤状粗壮肉质根，全株密生黏性腺毛及柔毛，有臭气。叶在茎基部丛生，呈莲座状；茎生叶互生，长卵形或三角状卵形，长 3 ～ 14cm，宽 1 ～ 7cm，先端渐尖，基部宽楔形，无柄而半抱茎，或为楔形，向下狭细成长柄状，边缘羽状深裂或浅裂，或有疏牙齿，裂片呈三角状。花在茎中部单生于叶腋，在茎顶聚集成蝎尾式总状花序，偏于一侧；花萼筒状钟形，密被细腺毛及长柔毛，长约 1.5cm，先端 5 浅裂，裂片大小不等，先端锐尖具小芒尖，果时增大成

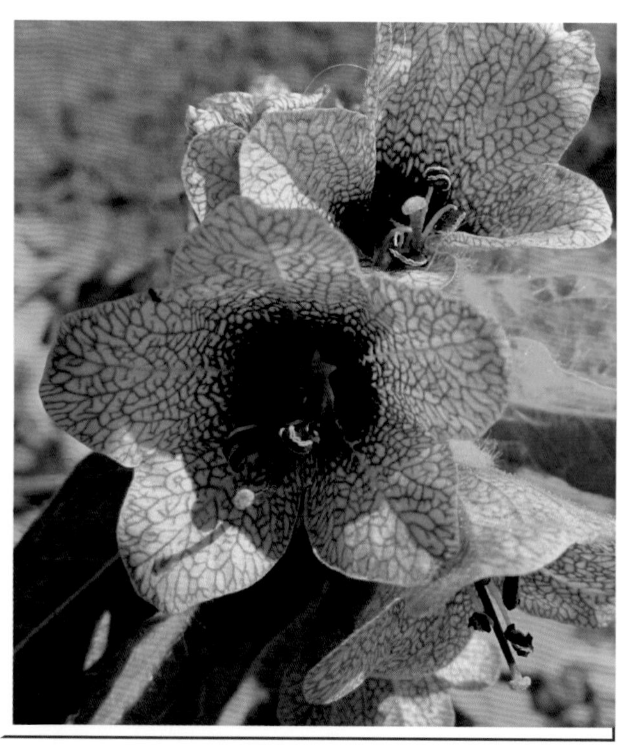

壶状，基部圆形，与果实贴近；花冠钟状，土黄色，有紫色网纹，先端5浅裂；子房近球形。蒴果卵球状，直径约1.2cm，中部稍上处盖裂，藏于宿存萼内；种子小，扁平，淡黄棕色，具小疣状突起。花期6～8月，果期8～10月。

【生境分布】生于村舍、路边和田野。分布于呼伦贝尔各地。

【药用部位】干燥成熟种子。

【采收加工】夏、秋季果皮变黄色时，采摘果实，暴晒，打下种子，筛去果皮、枝梗，晒干。

【药材性状】本品呈类扁肾形或扁卵形，直径约1mm。表面棕黄色或灰黄色，有细密的网纹，略尖的一端有点状种脐。切面灰白色，油质，有胚乳，胚弯曲。气微，味微辛。

【性味归经】①蒙医：味苦，性平。②中医：味苦、辛，性温；有大毒。归心、胃、肝经。

【功能主治】①蒙医：杀虫，止痛，镇静，消“奇哈”。用于牙蛀、“亚玛”病、脑刺痛、胃痧、蛲虫病、秃疮、癣、气喘、癫狂、癫痫。②中医：解痉止痛，平喘，安神。用于胃脘挛痛、喘咳、癫狂。

【用法用量】①蒙医：多配方用。②中医：0.06～0.6g。

【贮藏方法】置通风干燥处。

【注意事项】心脏病、心动过速、青光眼患者及孕妇忌服。

天仙子标本图

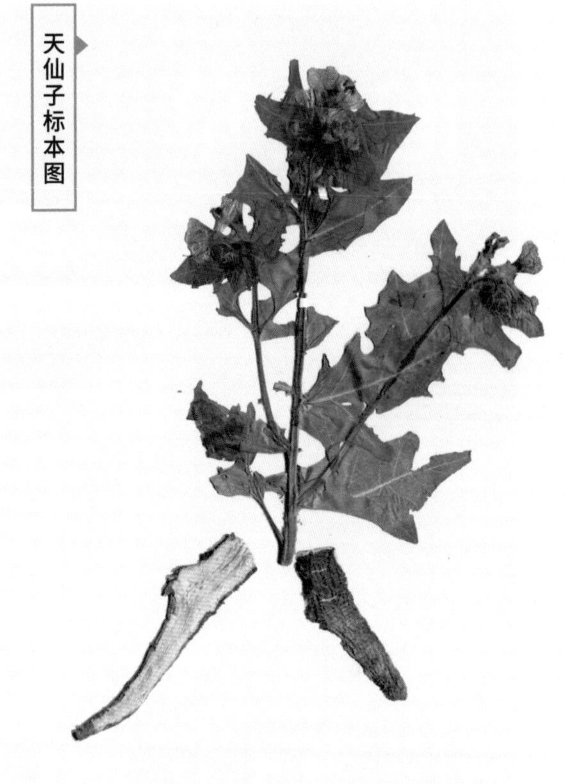

天仙子药材图

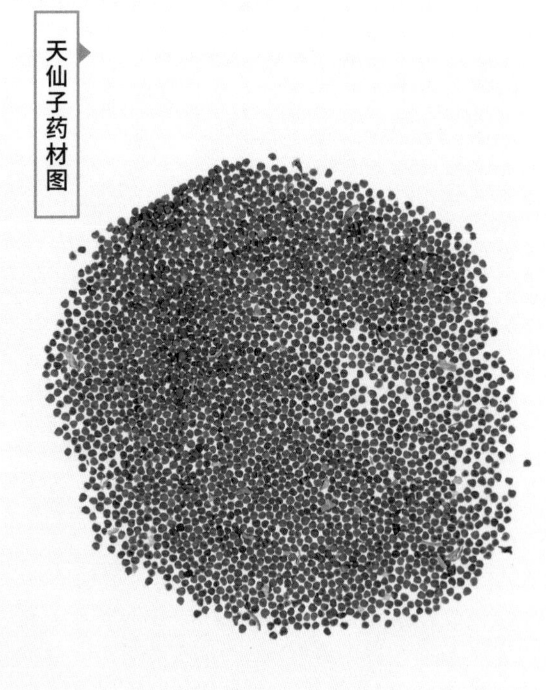

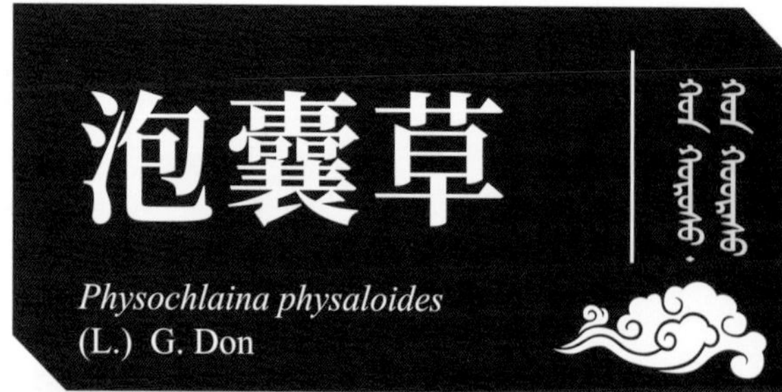

泡囊草

Physochlaina physaloides (L.) G. Don

科名	茄科
别名	大头狼毒、汤乌普
药材名	泡囊草
蒙药名	混-好日苏、堂普伦-嘎拉步
采集地	新巴尔虎左旗罕达盖苏木
标本编号	150726 130823 039LY

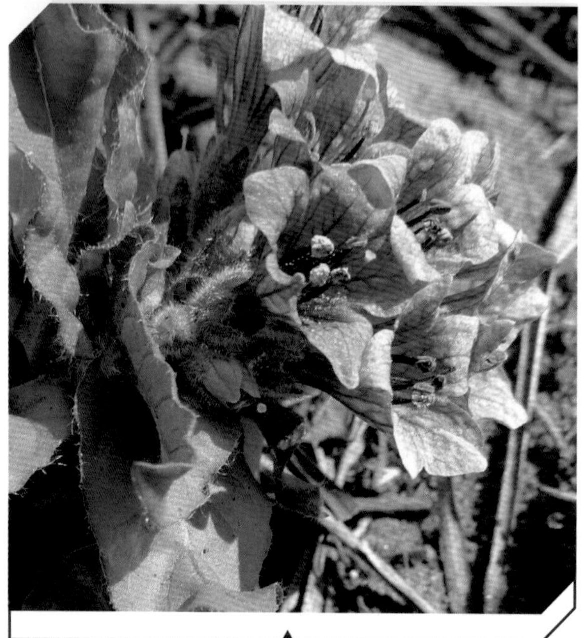

【形态特征】多年生草本，高 30 ～ 50cm。根茎肉质肥大。茎直立，自基部丛生，被毛。叶互生；叶柄长 2 ～ 6cm，被长柔毛，茎下部叶鳞片状，中部及上部叶卵形、阔卵形或三角状阔卵形，先端渐尖，基部通常阔楔形，而沿叶柄下延，全缘或微波状。伞房花序顶生，有鳞片状苞片；花萼钟形，裂片 5，短，紫色；花冠钟形，筒长 1 ～ 2cm，5 裂，裂片长圆形，长约 1cm；雄蕊 5，着生于花冠管中部；雌蕊花柱丝状。蒴果中部以上环裂，包藏在膨大的宿存萼内；种子多数，扁肾状。花期 4 ～ 5 月，果期 6 ～ 7 月。

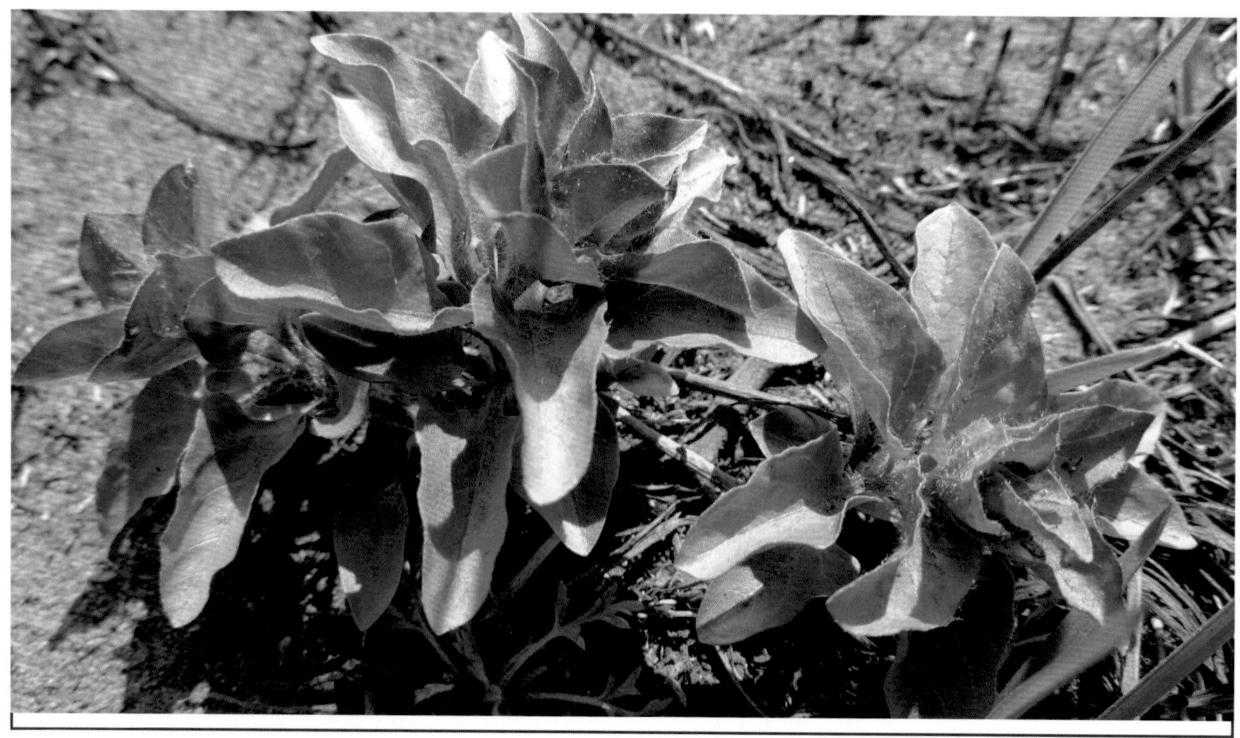

【生境分布】生于草原区的山地、沟谷。分布于呼伦贝尔鄂温克族自治旗、牙克石市等地。

【药用部位】干燥全草或根。

【采收加工】全草：初夏植物生长茂盛期采收全草，阴干。根：秋季地上部分枯萎时挖根，去土，晒干。

【药材性状】本品略呈圆柱形，多折断，长 6 ～ 10cm，直径 1 ～ 3cm。主根下常有 2 ～ 3 分枝，根头先端有 2 ～ 3 短残根茎基及点状凸起。表面棕褐色或浅棕色，有明显的横长皮孔及点状支根痕，栓皮易脱落。质轻，易碎断，断面木质部占绝大部分，具明显放射状裂隙，并可见不明显的 3 ～ 4 层同心环纹。气微，味微甘、苦。

【性味归经】蒙医：味苦，性凉；有毒。

【功能主治】①蒙医：杀“粘”，消肿，杀虫，镇痛，解痉，清“协日乌素”，壮阳。用于“粘”性胃痧、结喉、发症、虫疾、脑刺痛、头痛、阳痿。②中医：清热解毒。用于痈肿疮毒、咽喉肿毒、鼻渊、聤耳。

【用法用量】①蒙医：内服，研末，3 ～ 5g；或入丸、散剂。外用适量，研末。②中医：内服煎汤，0.3 ～ 0.6g；或研末。

【贮藏方法】置通风干燥处，防蛀。

【注意事项】青光眼患者禁服，体弱者慎用。

泡囊草标本图

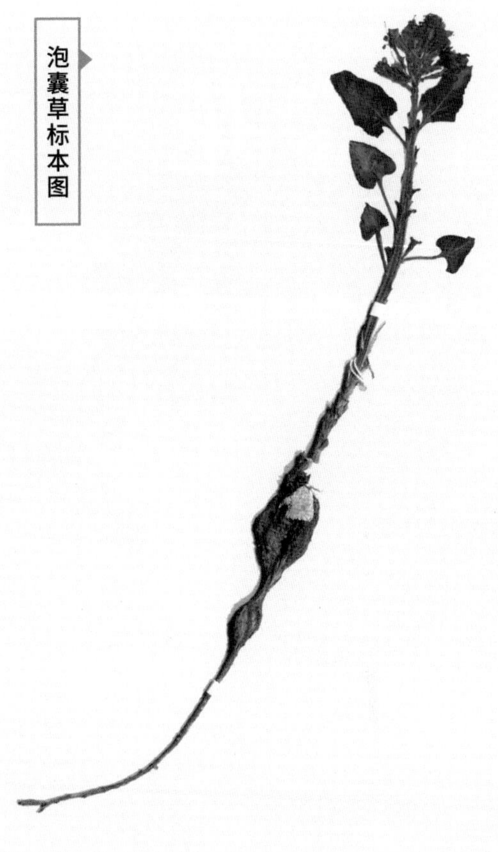

泡囊草药材图

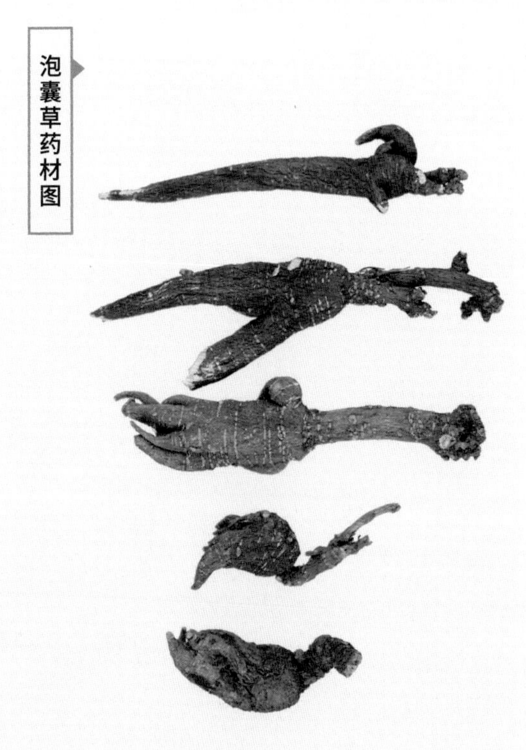

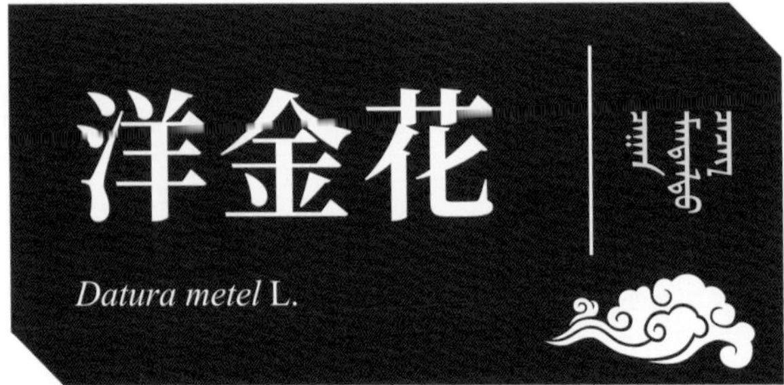

科　名	茄科
别　名	白曼陀罗花、枫茄花、闹羊花
药材名	洋金花
蒙药名	满得乐特-其其格
采集地	阿荣旗特尼河
标本编号	150421 150805 052LY

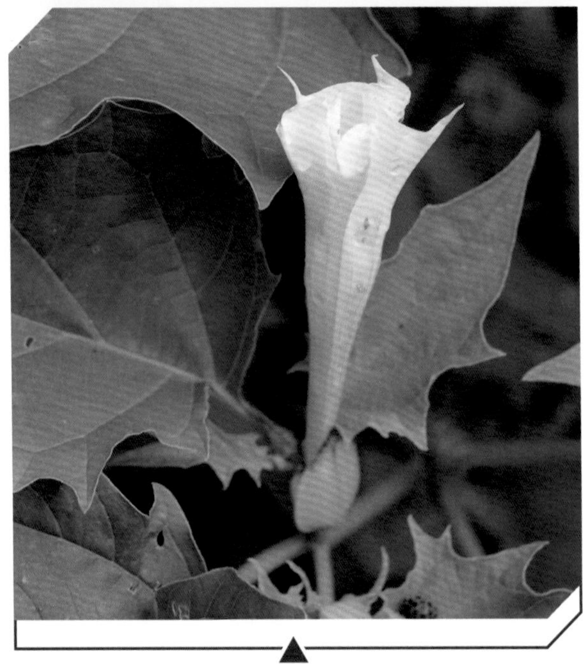

【形态特征】一年生草本，高 30 ～ 100cm，全株近无毛。茎直立，圆柱形，基部木质化，上部呈叉状分枝，绿色，表面有不规则皱纹，幼枝四棱形，略带紫色，被短柔毛。叶互生，上部叶近对生；叶柄长 2 ～ 5cm；叶片宽卵形、长卵形或心形，长 5 ～ 20cm，宽 4 ～ 15cm，先端渐尖或锐尖，基部不对称，边缘具不规则短齿或全缘而波状，两面无毛或被疏短毛；叶背面脉隆起。花单生于枝杈间或叶腋；花梗长约 1cm，直立或斜伸，被白色短柔毛；花萼筒状，长 4～6cm，直径 1～1.5cm，淡黄绿色，先端 5 裂，裂

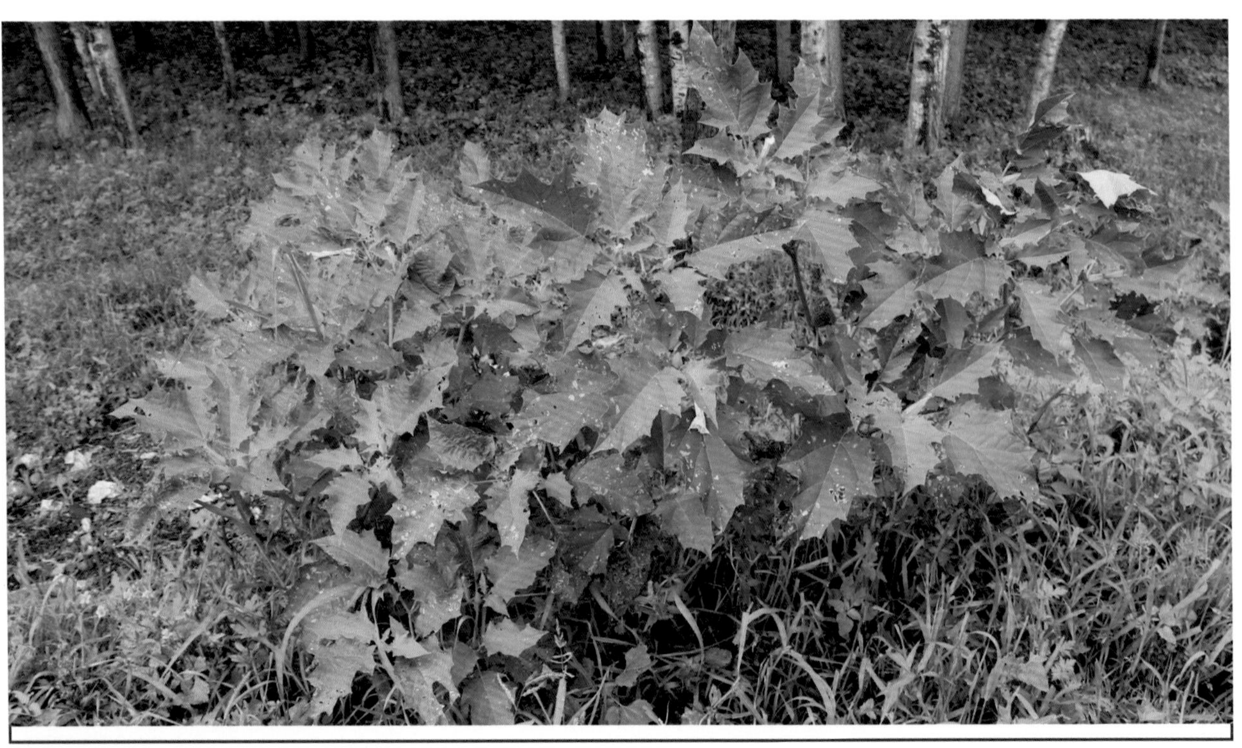

片三角形，整齐或不整齐，先端尖，花后萼管自近基部处周裂而脱落，遗留的萼筒基部则宿存，果时增大成盘状，直径 2.5 ～ 3cm，边缘不反折；花冠管漏斗状，长 14 ～ 20cm，檐部直径 5 ～ 7cm，下部直径渐小，向上扩大成喇叭状，白色，具 5 棱，裂片 5，三角形，先端长尖；雄蕊 5，生于花冠管内，花药线形，扁平，基部着生；雌蕊 1，子房球形，2 室，疏生短刺毛，胚珠多数，花柱丝状，长 11 ～ 16cm，柱头盾形。蒴果圆球形或扁球状，直径约 3cm，外被疏短刺，成熟时淡褐色，不规则 4 瓣裂；种子多数，扁平，略呈三角形，成熟时褐色。花期 3 ～ 11 月，果期 4 ～ 11 月。

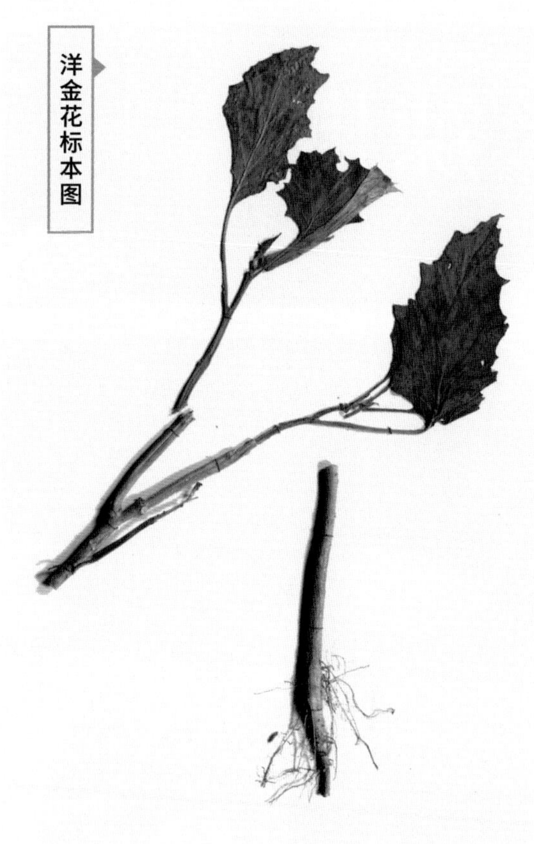

洋金花标本图

【生境分布】生于向阳坡地或住宅附近。分布于呼伦贝尔鄂温克族自治旗等地。

【药用部位】干燥花。

【采收加工】4 ～ 11 月花初开时采收，晒干或低温干燥。

【药材性状】本品多皱缩成条状，完整者长 9 ～ 15cm。花萼呈筒状，长为花冠的 2/5，灰绿色或灰黄色，先端 5 裂，基部具纵脉纹 5，表面微有茸毛；花冠呈喇叭状，淡黄色或黄棕色，先端 5 浅裂，裂片有短尖，短尖下有明显的纵脉纹 3，两裂片之间微凹；雄蕊 5，花丝贴生于花冠筒内，长为花冠的 3/4；雌蕊 1，柱头棒状。烘干品质柔韧，气特异；晒干品质脆，气微，味微苦。

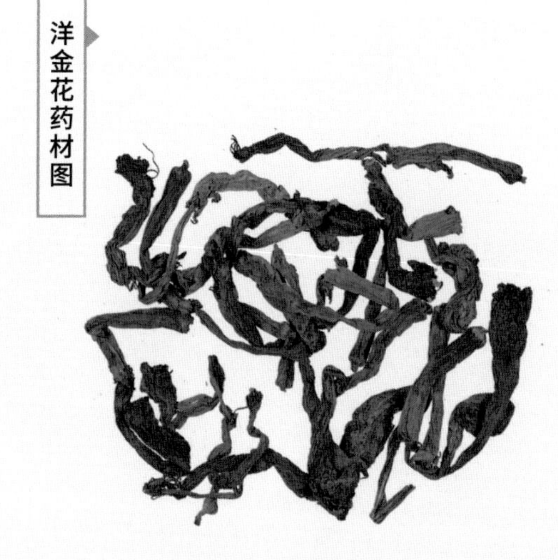

洋金花药材图

【性味归经】味辛，性温；有毒。归肺、肝经。

【功能主治】①蒙医：止咳，平喘，止痛，驱虫。用于咳嗽、喘息、关节疼痛、偏头痛、牙痛、胃痧、“亚玛”病、毒蛇咬伤、外伤。②中医：平喘止咳，解痉定痛。用于哮喘咳嗽、脘腹冷痛、风湿痹痛、小儿慢惊风、外科麻醉。

【用法用量】①蒙医：内服，煮散剂，0.5 ～ 1g；或入丸、散剂。②中医：0.3 ～ 0.6g，入丸、散剂；或做成卷烟分次燃吸（1 日量不超过 1.5g）。外用适量。

【贮藏方法】置干燥处，防霉，防蛀。

【注意事项】孕妇，外感及痰热咳喘、青光眼、高血压及心动过速患者禁用。

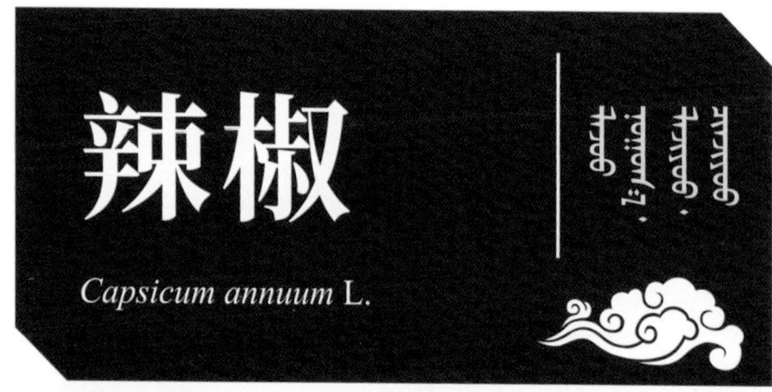

辣椒

Capsicum annuum L.

科　名	茄科
别　名	辣子、海椒
药材名	辣椒
蒙药名	辣著
采集地	陈巴尔虎旗特尼河农牧场
标本编号	150725 180822 042LY

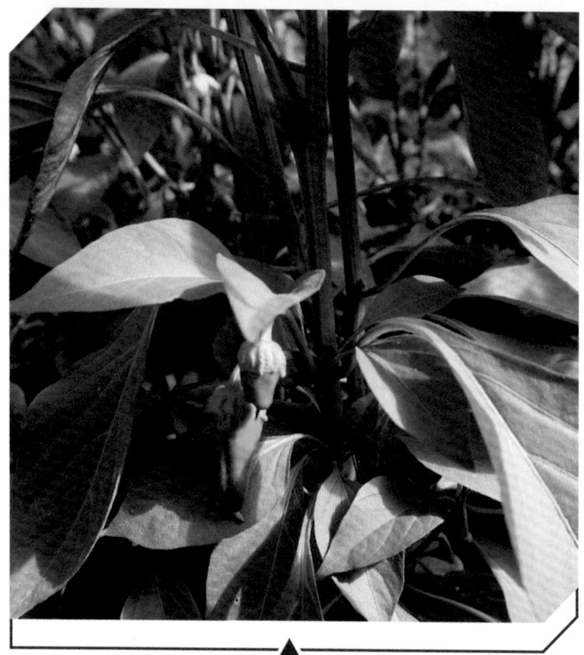

【形态特征】一年生草本，高 40 ～ 75cm。单叶，互生，卵形、矩圆状卵形至卵状披针形，长 3 ～ 10cm，宽 1.5 ～ 3.5cm，先端渐尖，基部渐狭，全缘；叶柄长 4 ～ 7cm。花单生于叶腋；花萼钟形，宿存，先端 5 ～ 7 浅裂；花冠白色，辐状，5 ～ 7 裂，裂片长椭圆形，镊合状排列；雄蕊 5 ～ 7，插生于花冠筒近基部，花药长圆形，紫色，纵裂；雄蕊 1，子房 2 室，少 3 室；胚珠多数。浆果下垂，长圆锥形，先端常弯曲，内部有空腔，未成熟时绿色，成熟后变红色，稀浅黄色，因栽培品种不同，变异很大，有灯笼形或球

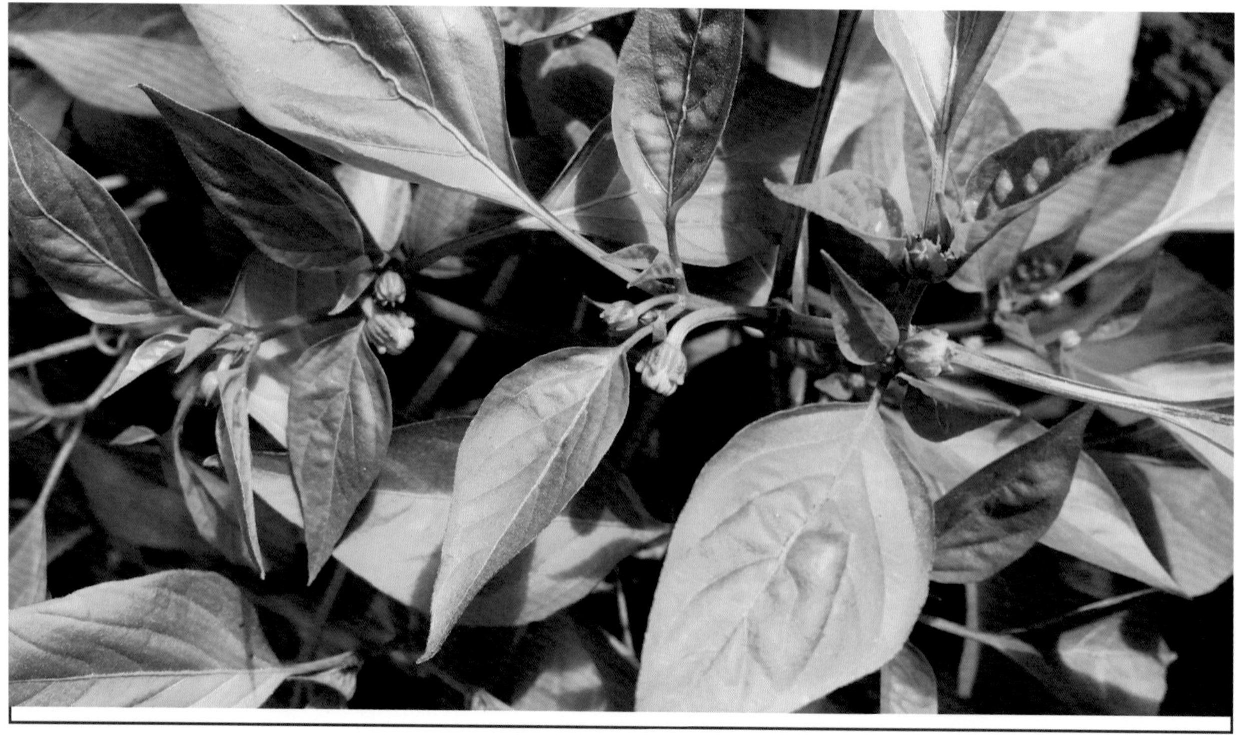

形等。

【生境分布】呼伦贝尔各地普遍栽培。

【药用部位】干燥成熟果实。

【采收加工】夏、秋季果皮变红色时采收，除去枝梗，晒干。

【药材性状】本品呈圆锥形、类圆锥形，略弯曲。表面橙红色、红色或深红色，光滑或较皱缩，显油性，基部微圆，常有绿棕色、具 5 裂齿的宿存萼及果柄。果肉薄。质较脆，横切面可见中轴胎座，有菲薄的隔膜将果实分为 2 ～ 3 室，内含多数种子。气特异，味辛、辣。

【性味归经】①蒙医：味辛，性热。效轻、糙、燥。②中医：味辛，性热。归心、脾经。

【功能主治】①蒙医：温中，消水肿，消“奇哈”，杀虫，破痞。用于胃寒、腹水、痔疮、“奇哈”“吾雅曼”病、脘痞、消化不良、腹胀、嗳气。②中医：温中散寒、开胃消食。用于寒滞腹痛、呕吐、泄泻、痢疾、冻疮。

【用法用量】①蒙医：内服，煮散剂，3 ～ 5g；或入丸、散剂。②中医：0.9 ～ 2.4g。外用适量。

【贮藏方法】置阴凉干燥处，防蛀。

辣椒标本图

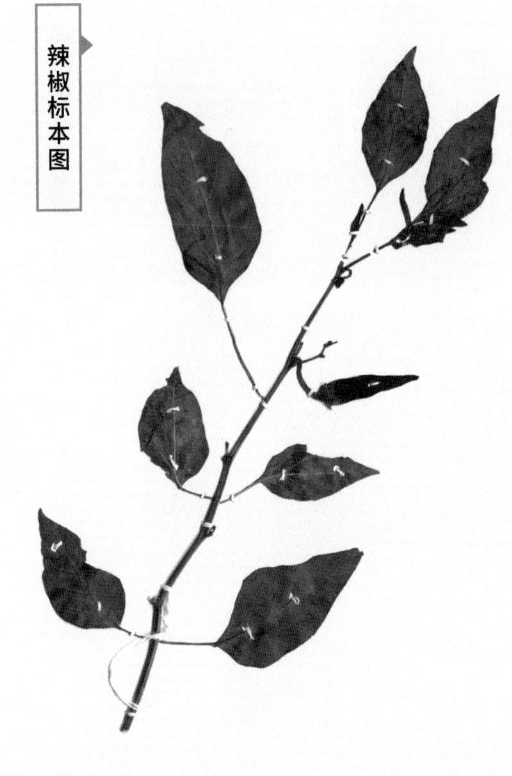

辣椒药材图

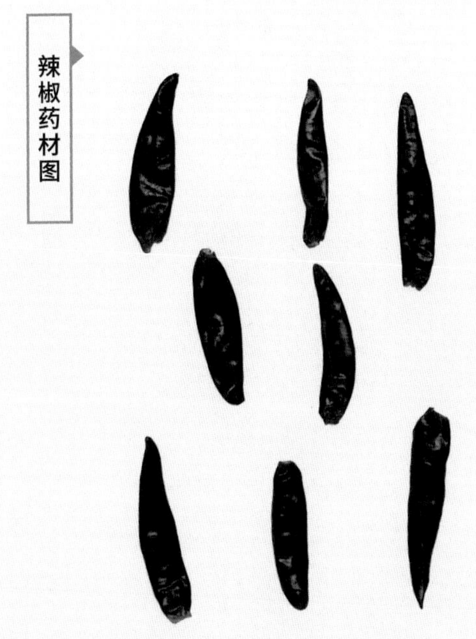

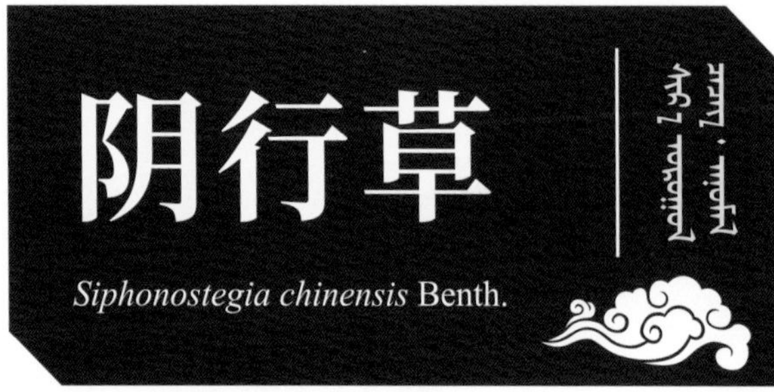

阴行草

Siphonostegia chinensis Benth.

科　名	玄参科
别　名	刘寄奴、金钟茵陈、芝麻蒿
药材名	北刘寄奴
蒙药名	希日-乌如乐-其其格
采集地	鄂温克族自治旗锡尼河东苏木
标本编号	150724 130706 012LY

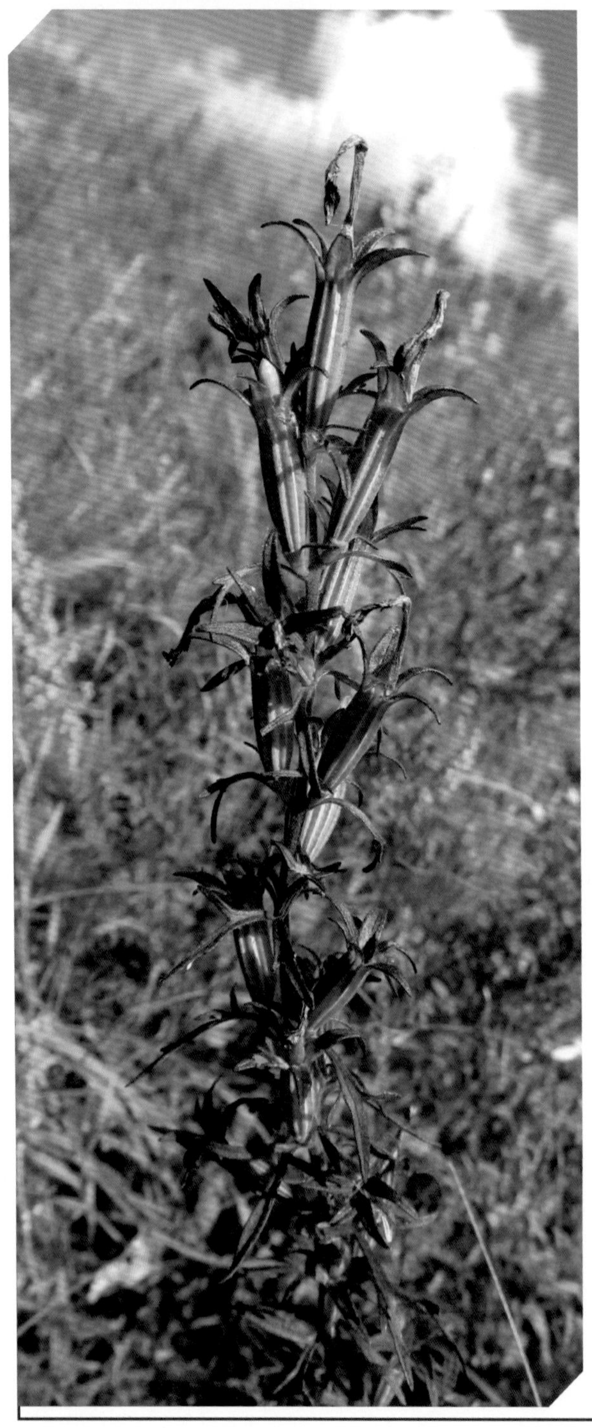

【形态特征】一年生草本，高 20 ～ 40cm，全体被粗糙短毛或混生腺毛。茎单一。叶对生，无柄或有短柄；叶片二回羽状全裂，裂片狭条形，宽 0.3 ～ 1mm，全缘或有 1 ～ 3 小裂片。花对生于茎顶叶腋，呈疏总状花序；花梗短，上部具 1 对条形小苞片；萼筒细筒状，长 11 ～ 14mm，萼裂片 5，披针形，长 3 ～ 5mm，全缘或偶有 1 ～ 2 锯齿；花冠二唇形，上唇红紫色，前方下角有 1 对小齿，下唇黄色，先端 3 裂，褶襞高隆起呈瓣状；雄蕊 4，二强，花丝被柔毛；子房无毛，柱头圆柱状。蒴果披针状矩圆形，长

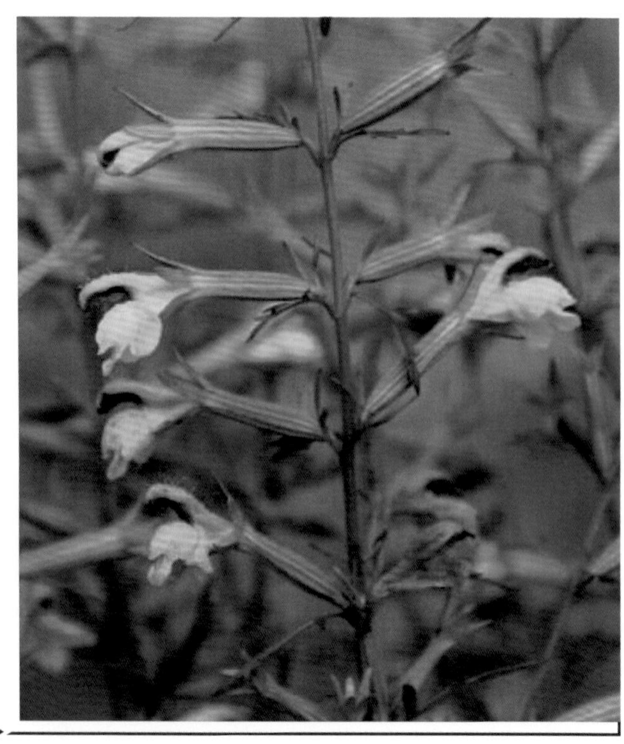

约 12mm；种子卵形，长约 0.5mm，表面具皱纹。花期 7 ～ 8 月，果期 8 ～ 10 月。

【生境分布】生于山坡与草地上。分布于呼伦贝尔阿荣旗、鄂温克族自治旗、鄂伦春自治旗等地。

【药用部位】干燥全草。

【采收加工】秋季采收，除去杂质，晒干。

【药材性状】本品长 30 ～ 40cm，全体被短毛，根短而弯曲，稍有分枝。茎圆柱形，具棱，有的上部分分枝，表面棕褐色或黑棕色。质脆，易折断，断面黄白色，中空或有白色髓。叶对生，易脱落破碎，完整者羽状全裂，长 2 ～ 4cm，宽约 2cm，黑绿色。总状花序顶生，花有短梗；花萼筒状，宿存，长约 1.5cm，直径约 0.3cm，黄棕色或黑棕色，有明显的 10 纵棱，先端 5 裂；花冠棕黄色，多脱落。蒴果狭卵状椭圆形，较花萼稍短，棕黑色；种子细小，多数。气微，味淡。

【性味归经】味苦，性寒。归脾、胃、肝、胆经。

【功能主治】活血祛瘀，通经止痛，凉血，止血，清热利湿。用于跌打损伤、外伤出血、瘀血经闭、月经不调、产后瘀痛、癥瘕积聚、血痢、血淋、湿热黄疸、水肿腹胀、白带过多。

【用法用量】内服煎汤，9 ～ 15g，鲜品 30 ～ 60g；或研末。外用适量，研末调敷患处。

【贮藏方法】置干燥处。

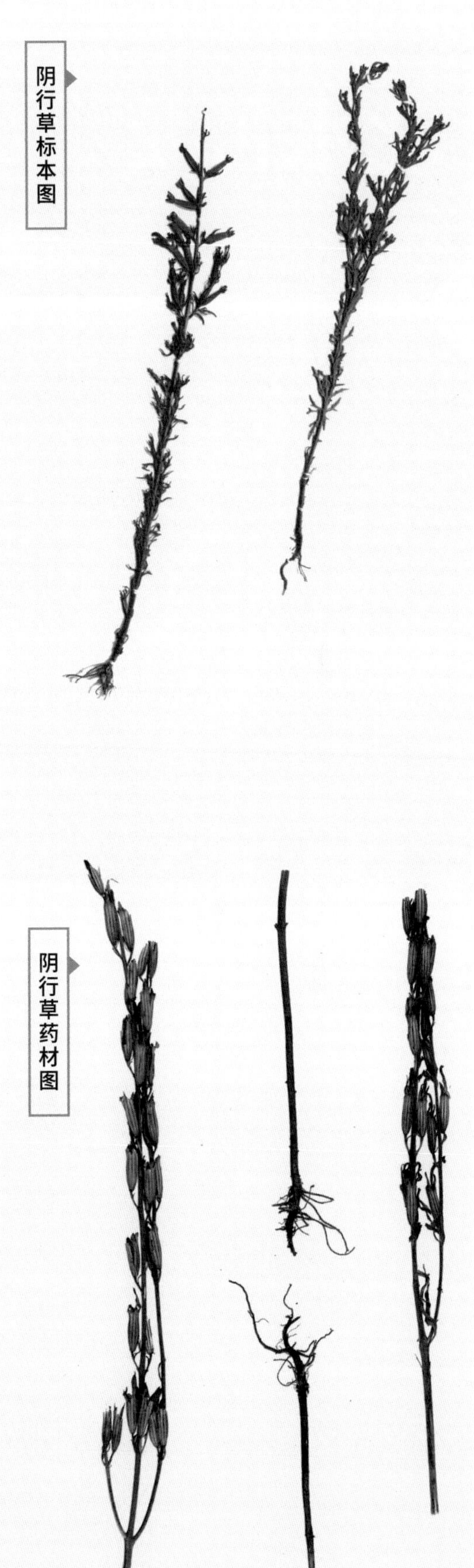

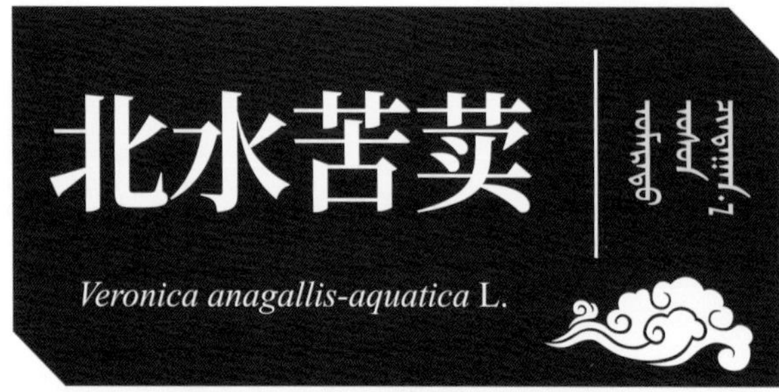

科　名	玄参科
别　名	仙桃草、珍珠草、秋麻子
药材名	北水苦荬
蒙药名	查干-曲麻之
采集地	陈巴尔虎旗特尼河农牧场
标本编号	150725 180610 017LY

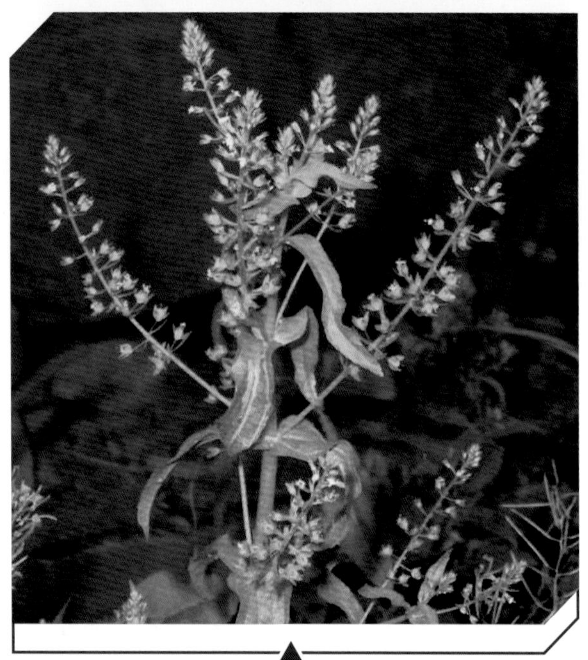

【形态特征】多年生（稀为一年生）草本，高 10～100cm，通常无毛，有的在花序轴、花梗、花萼和蒴果上有疏腺毛。根茎斜走。茎直立，中空，富肉质，基部略倾斜。叶对生，无柄，上部的叶半抱茎；叶片多为卵圆形或长卵形，少为卵状长圆形，长 2～10cm，宽 1～3.5cm，先端钝圆或锐尖，全缘或具波状齿。总状花序腋生，长于叶，多花；花梗与苞片近等长，上升，与花序轴成锐角；花萼 4 深裂，裂片卵状披针形，急尖，长约 3mm；花冠浅蓝色、淡紫色或白色，直径 4～5mm，筒部极短，裂片宽卵形；

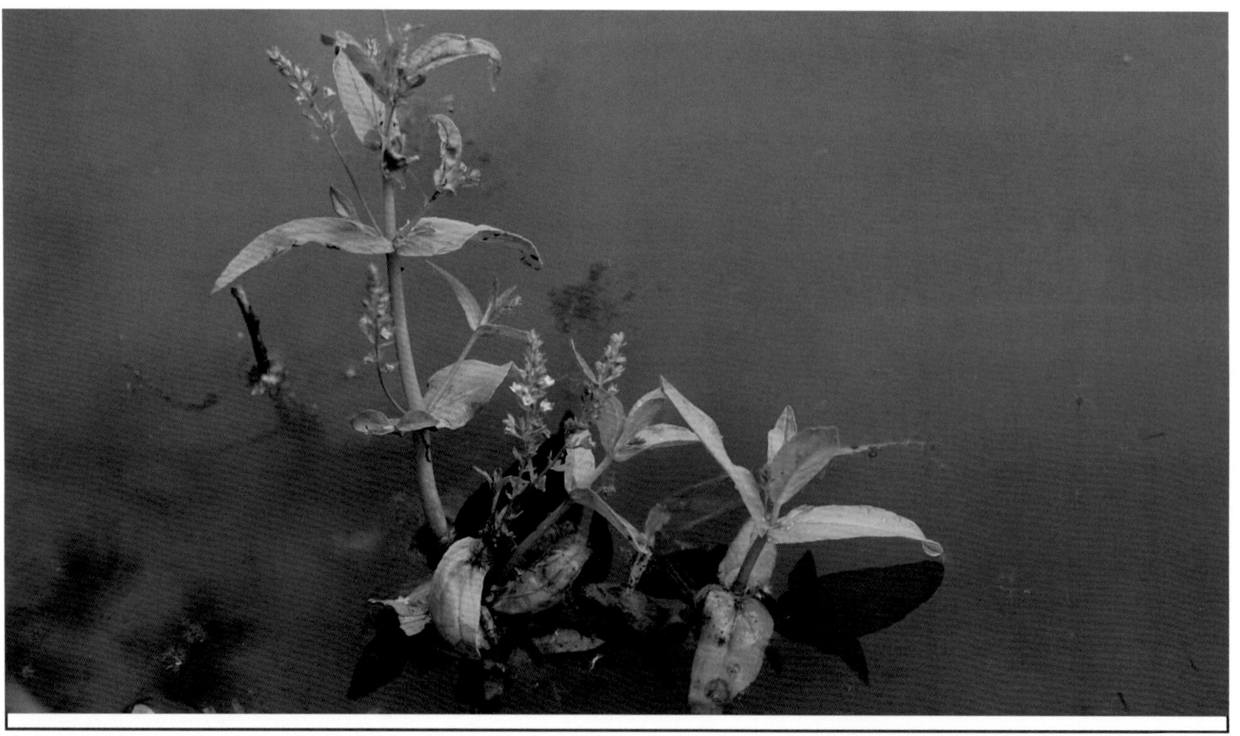

雄蕊 2，短于花冠；子房上位，柱头头状。蒴果近圆形，先端微凹，长、宽近相等，常有小虫寄生，寄生后果实膨大成圆球形；种子细小，长圆形，扁平，无毛。花期 4～6 月。

【生境分布】生于溪水边或沼泽地。分布于呼伦贝尔大杨树镇、毕拉河、绰河源镇、绰尔等地。

【药用部位】干燥地上部分。

【采收加工】夏季开花时采收，除去根等杂质，晒干。

【药材性状】本品茎呈圆柱形，稍扁，微具棱线，表面绿褐色；质脆，易折断，断面中空。叶对生，无柄；叶片多破碎，完整叶呈披针形，长 2～7cm，宽 1～2cm，全缘或有小齿，两面无毛。总状花序腋生；花梗纤细，长 2～5mm；苞片 4，卵状披针形，较花冠略短；花冠浅褐色。偶见蒴果，近球形，直径约 2.5mm。气微，味微苦。

【性味归经】①蒙医：味酸、涩，性凉。②中医：味苦，性凉。归肺、肝、肾经。

【功能主治】①蒙医：利尿，消水肿，祛“协日乌素”，止痛，止吐。用于水肿、“协日乌素”病、关节痛、疖、脓疱疮。②中医：清热解毒，活血止血。用于感冒、咽痛、劳伤咯血、痢疾、血淋、月经不调、疮肿、跌打损伤。

【用法用量】①蒙医：内服，煮散剂，3～5g；或入丸、散剂。外用适量，研末，煎汤洗患处。②中医：内服煎汤，10～30g；或研末。外用适量，鲜品捣敷。

【贮藏方法】置通风干燥处。

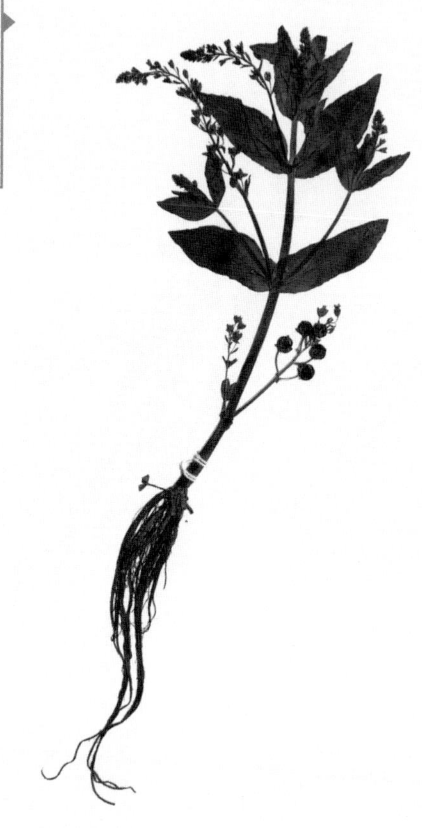

北水苦荬标本图

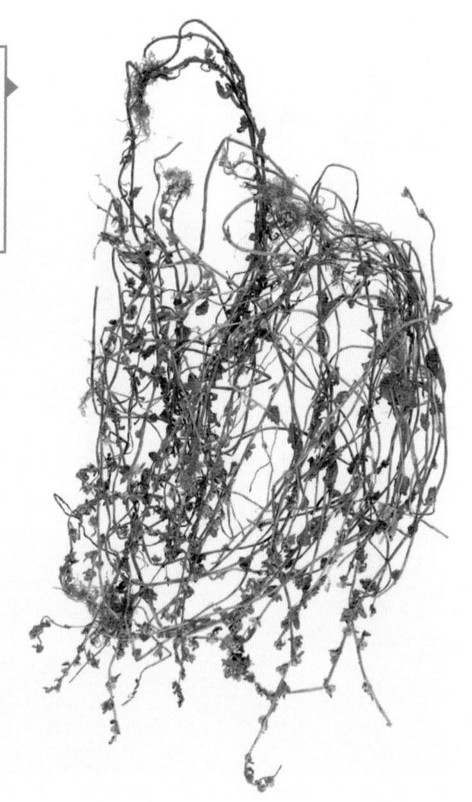

北水苦荬药材图

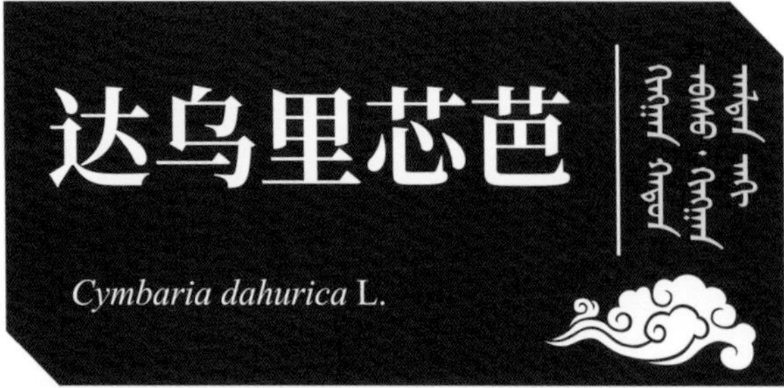

达乌里芯芭

Cymbaria dahurica L.

科　名	玄参科
别　名	白蒿茶、芯芭、大黄花
药材名	达乌里芯芭
蒙药名	阿拉坦-阿给、韩琴色日高
采集地	新巴尔虎左旗阿木古郎镇
标本编号	150726 130702 115LY

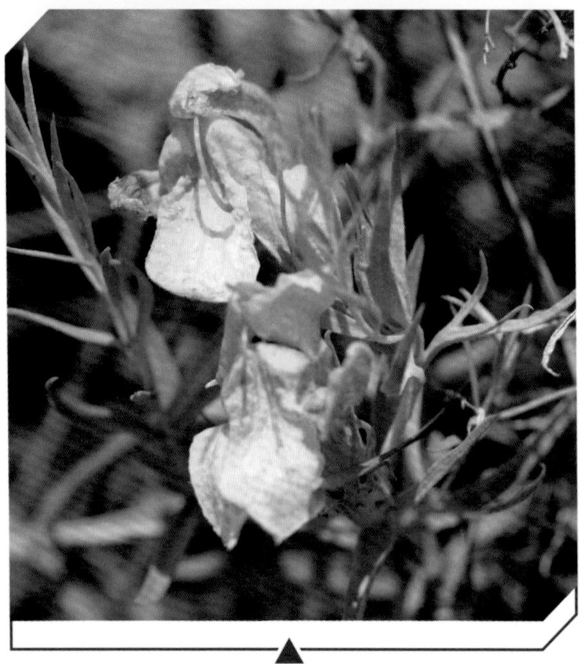

【形态特征】多年生草本，高 6 ～ 23cm，密被白色绢毛，植株银灰白色。茎多条，成丛，基部为紧密的鳞片所覆盖，弯曲上升或直立，老时基部木质化。叶对生，无柄；叶片线形或条状披针形，长 10 ～ 23mm，宽 2 ～ 3mm，先端渐尖，具小刺状尖头，全缘或偶有分裂，两面被白色丝状柔毛。总状花序顶生，花少数，单生于苞腋，直立或斜伸；花梗长 2 ～ 5mm；小苞片 2，线形或披针形；花萼下部筒状，外密被丝状柔毛，常有 11 脉，上部 5 齿裂，线形或钻形，各齿近等长，齿间常有 1 ～ 2 附加小齿；花冠黄色，长

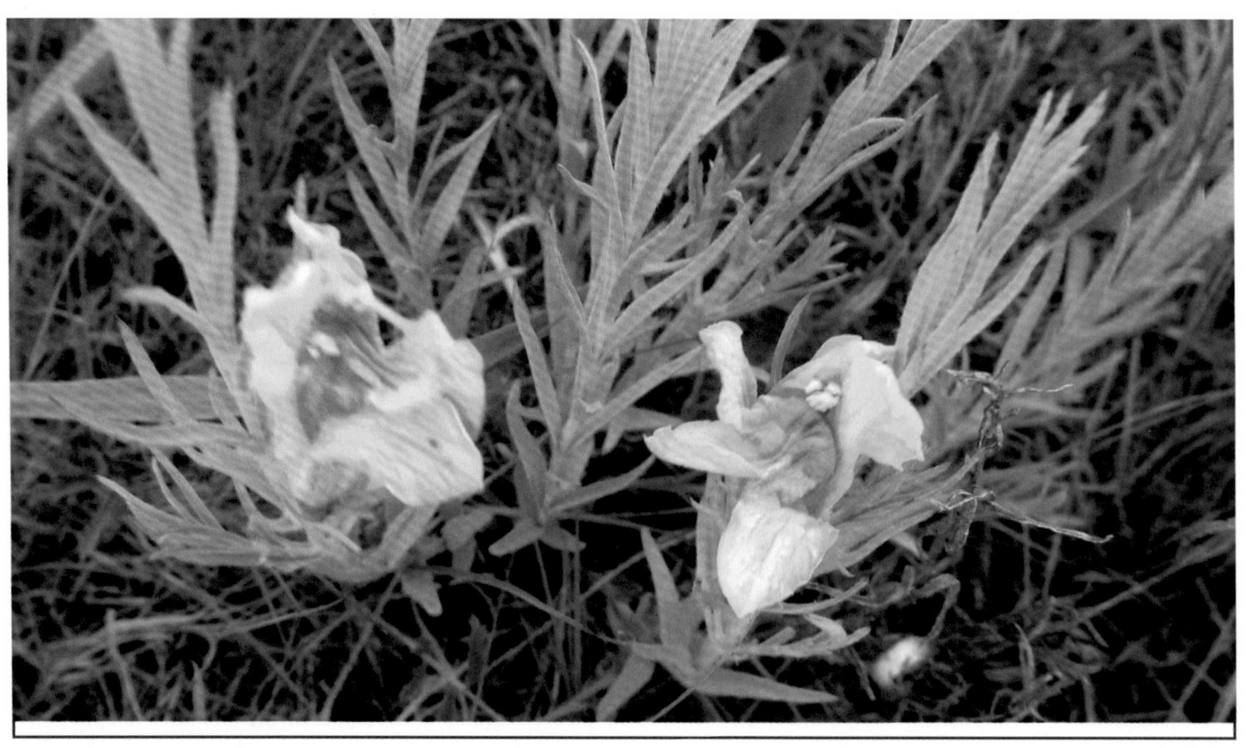

3～4.5cm，二唇形，外被白色柔毛，内有腺点，下唇3裂，在其两裂口后面有2褶襞，上唇2裂；雄蕊4，二强，微露于花冠喉部，花丝基部被毛，花室2，纵裂；子房长圆形，花柱细长。蒴果长卵状，先端有嘴；种子卵形，扁平，周围具1环狭翅。花期6～8月，果期7～9月。

【生境分布】生于典型草原、荒漠草原及山地草原上。分布于呼伦贝尔鄂温克族自治旗、额尔古纳市、牙克石市、陈巴尔虎旗、新巴尔虎左旗、新巴尔虎右旗、满洲里市等地。

【药用部位】干燥全草。

【采收加工】夏季开花时采收，除去杂质，晒干。

【药材性状】本品根呈细长圆锥形，弯曲，表面褐色，外皮易脱落，长4～10cm，直径1.5～2.5mm。质坚，易折断，断面平坦黄白色。茎圆柱形，长10～15cm，直径1～3mm，密被白色柔毛。叶互生，无柄，多皱缩破碎，完整叶片条状披针形，长7～20mm，宽1～3mm，全缘，灰绿色，两面密生白色柔毛。总状花序；小苞片披针形，全缘，被白色柔毛；花冠管状唇形，褐色，长3～4.5cm；雄蕊4，二强，纵裂，被稀疏柔毛。蒴果革质，长卵形。气特异，味微苦。

【性味归经】①蒙医：味微苦，性凉。②中医：味微苦，性凉。

【功能主治】①蒙医：燥“协日乌素”，消肿，止痒，止血，愈伤。用于皮肤瘙痒、阴道瘙痒、阴囊瘙痒、黄水疮、“奇哈”病、肿块、外伤出血。②中医：祛风除湿，利尿，止血。用于风湿痹痛、月经过多、吐血、衄血、便血、外伤出血、肾炎水肿、黄水疮。

【用法用量】①蒙医：多配方用或外用。②中医：内服煎汤，3～9g；或研末，1.5～3g。外用适量，煎汤洗患处。

【贮藏方法】置阴凉干燥处。

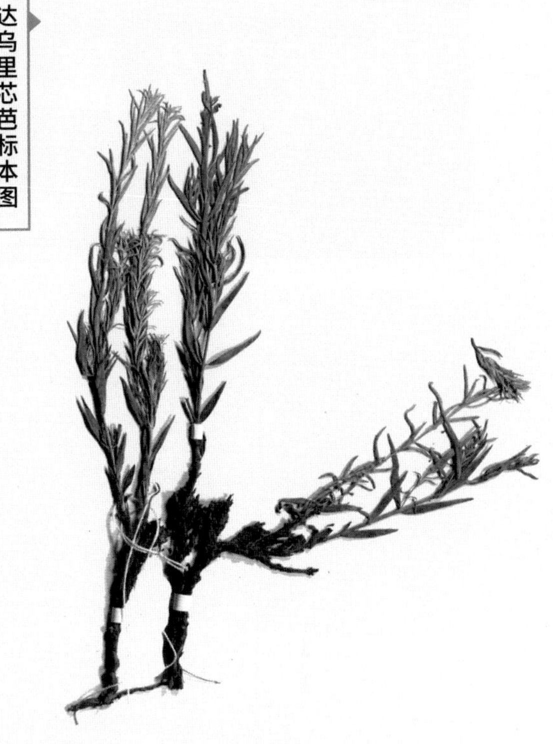

达乌里芯芭标本图

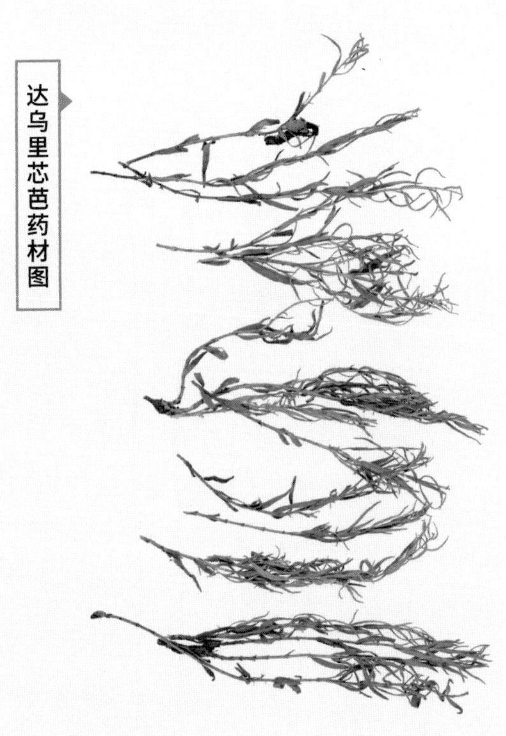

达乌里芯芭药材图

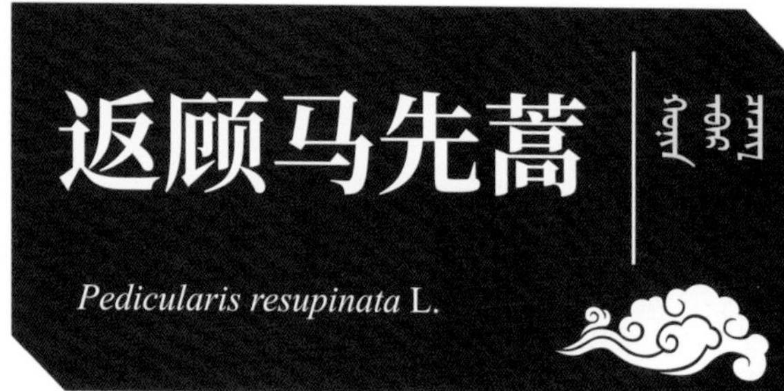

返顾马先蒿

Pedicularis resupinata L.

科名	玄参科
别名	马尿蒿、烂石草、芝麻七
药材名	马先蒿
蒙药名	浩尼-额布日-其其格
采集地	阿荣旗库伦沟
标本编号	150712 201308 024LY

【形态特征】多年生草本，30～70cm。根多数丛生，细长而呈纤维状。茎常单生，直立，上部分枝，粗壮，中空，方形，有棱。叶互生或对生；具短柄，上部叶近无柄，无毛；叶片膜质至纸质，卵形至长圆状披针形，长2.5～5.5cm，宽1～2cm，先端渐窄，基部楔形或圆形，边缘有钝圆的重锯齿，两面无毛或有疏毛。花单生于茎枝先端的叶腋中，无梗或有短梗；花萼长圆状卵形，膜质，前方深裂，齿仅2，宽三角形，全缘或略有齿，光滑或有微缘毛；花冠淡紫红色，长2～2.5cm，花冠管长1.2～1.5cm，向右扭转，上

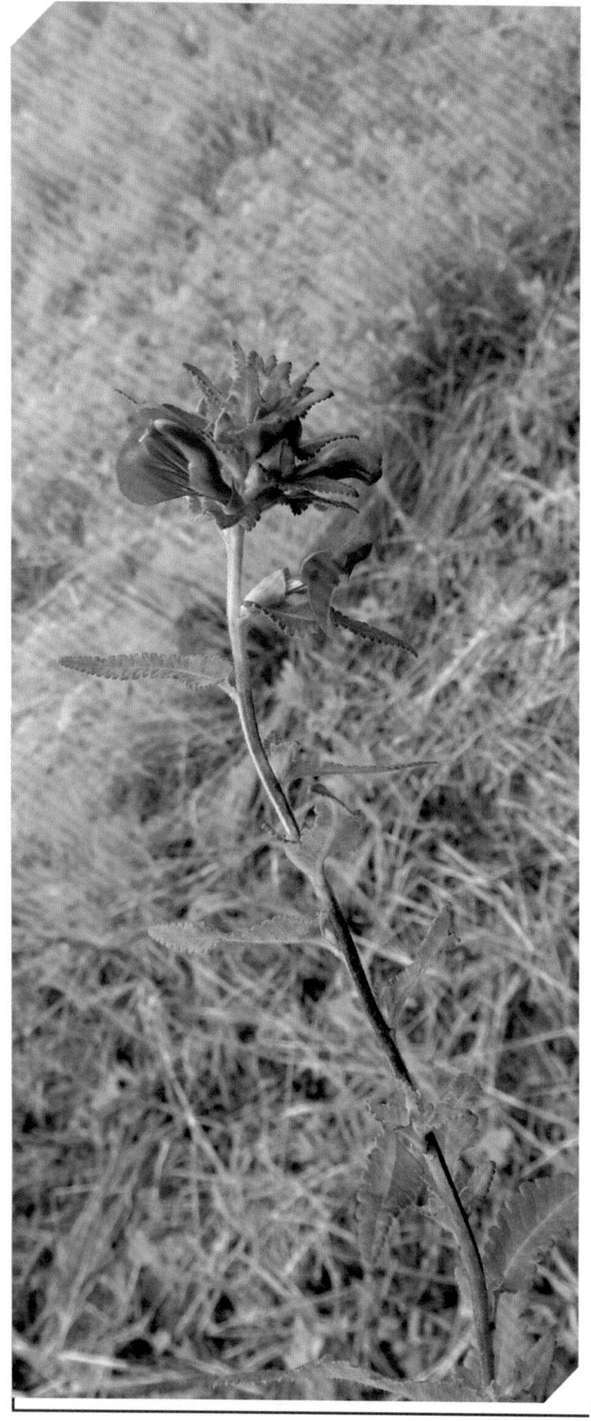

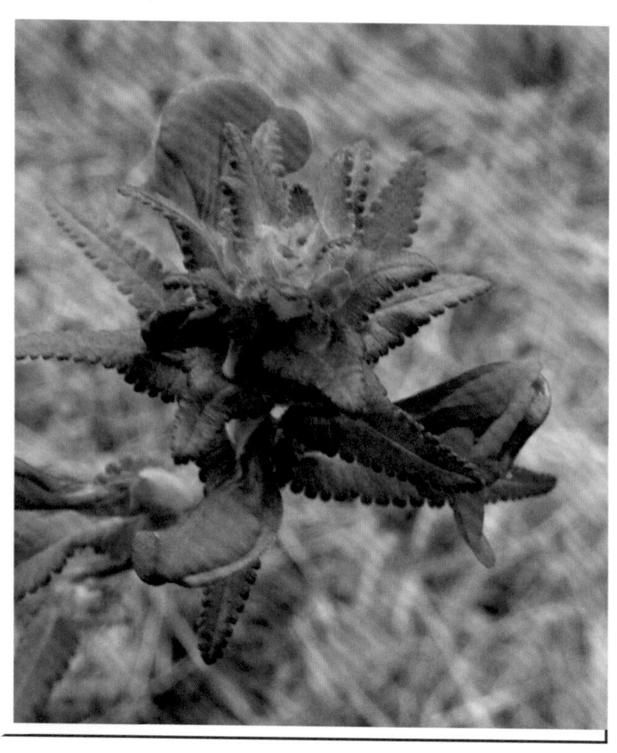

唇盔状，扭向右方，下唇大，有缘毛，3 裂，中裂较小；雄蕊花丝前面 1 对有毛；花柱伸出喙端。蒴果斜长圆状披针形，长 1 ～ 1.6cm。花期 6 ～ 8 月，果期 7 ～ 9 月。

【生境分布】生于山地林下、林缘草甸及沟谷草甸。分布于呼伦贝尔鄂温克族自治旗、阿荣旗、陈巴尔虎旗、牙克石市、额尔古纳市、根河市等地。

【药用部位】干燥地上部分。

【采收加工】夏、秋季开花时采收，除去根及老茎，阴干。

【药材性状】本品茎呈类方柱形，直径 2 ～ 4mm，绿色或紫色；质脆，易折断，断面皮部浅黄绿色，髓部类白色，有的中空。叶多脱落破碎，完整叶展平后呈披针形，长 2.5 ～ 5.5cm，宽 0.6 ～ 1.5cm，先端尖，基部广楔形，边缘具钝圆的羽状缺刻状重齿，背面具白色斑点，两面被疏毛或无毛。苞片叶状；花萼长卵形，长约 7mm，一边深裂；花冠紫色，长 2 ～ 2.5cm，旋转扭曲。蒴果斜圆状披针形。气微，味微苦。

【性味归经】①蒙医：味苦，性凉。效钝、燥、轻、柔。②中医：味苦，性平。

【功能主治】①蒙医：拢敛扩散之毒，清胃火，止泻。用于眼花、胃胀、痧症、肉毒症。②中医：祛风湿，利小便。用于风湿关节痛、尿路结石、小便不利、带下、大风癞疾、疥疮。

【用法用量】①蒙医：多配方用。②中医：内服煎汤，6 ～ 9g；或研末。外用适量，煎汤洗患处。

【贮藏方法】置干燥处。

返顾马先蒿标本图

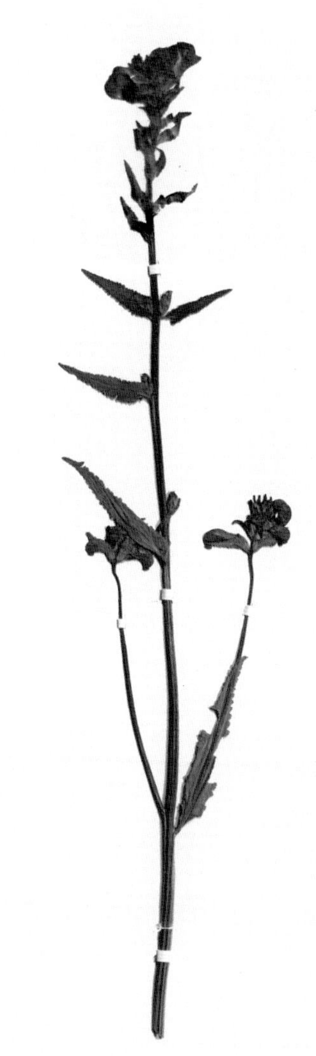

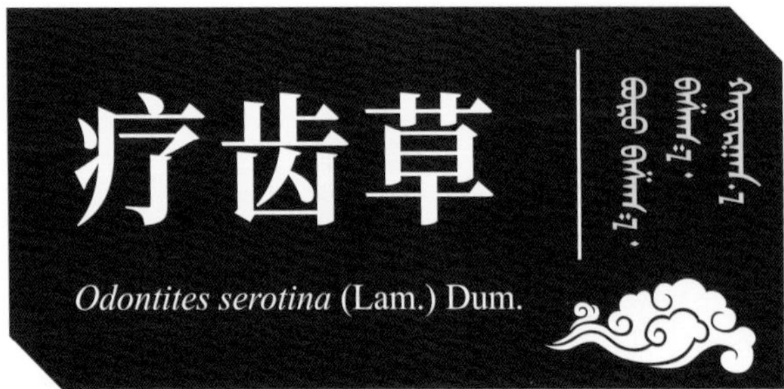

疗齿草

Odontites serotina (Lam.) Dum.

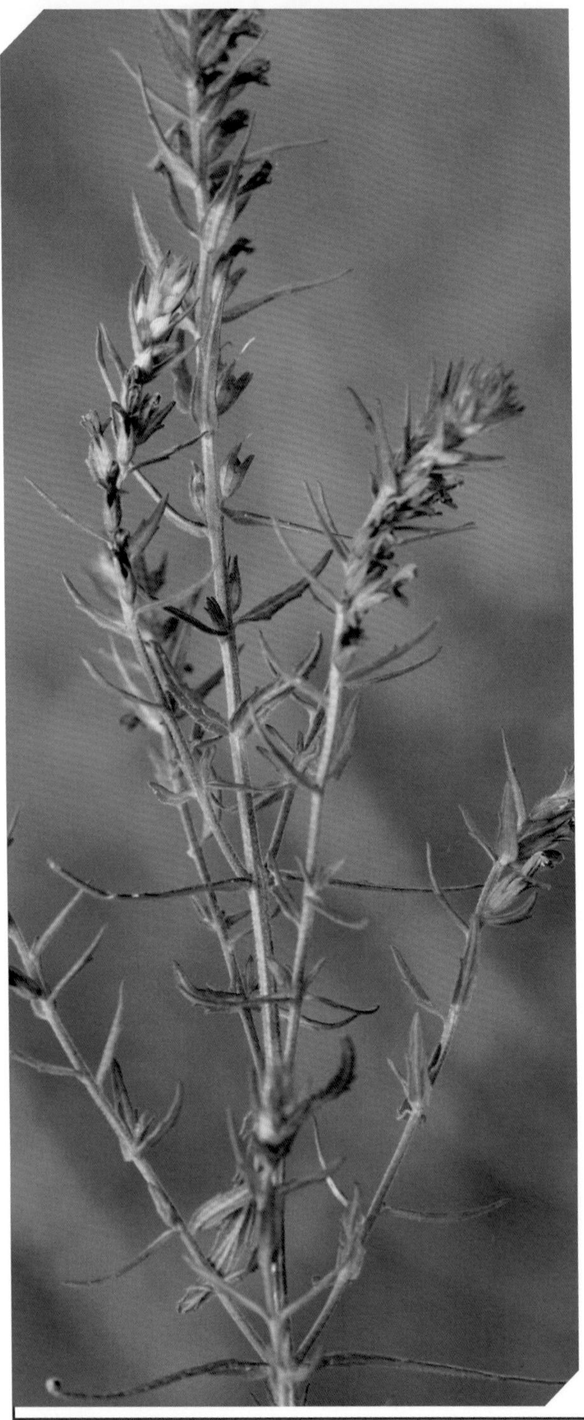

科　名	玄参科
别　名	齿叶草
药材名	齿叶草
蒙药名	宝日-巴沙嘎
采集地	阿尔山市
标本编号	152202 201408 389LY

【形态特征】一年生草本，高 20 ~ 70cm，全株被贴伏而倒生的白色细硬毛。茎上部分枝，四棱形。叶对生，有时上部叶互生，无柄；叶片披针形至条状披针形，长 1 ~ 4.5cm，先端渐尖，基部渐窄，边缘疏生锯齿。穗状花序顶生；花梗极短；花萼钟状，长 4 ~ 7mm，果期略增大，4 裂，萼片狭三角形，被毛；花冠紫红色、紫色或淡红色，长 8 ~ 10mm，外被白色柔毛，上唇直立，略呈盔状，微凹或 2 浅裂，裂片有时微凹；雄蕊 4，二强，花药箭形，带橙红色，药室下边延成短芒。蒴果长圆形，长 3 ~ 7mm，略高，先

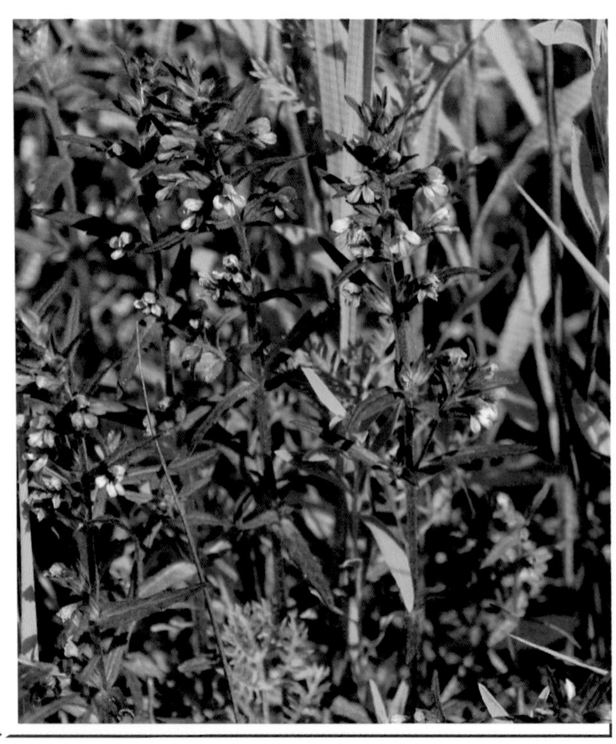

端微凹，有细硬毛；种子椭圆形，有多数纵向狭翅，长约1.5mm。花期7～8月。

【生境分布】生于低湿草甸及水边。分布于呼伦贝尔鄂温克族自治旗、新巴尔虎左旗、新巴尔虎右旗、牙克石市、莫力达瓦达斡尔族自治旗、陈巴尔虎旗、额尔古纳市等地。

【药用部位】干燥地上部分。

【采收加工】夏、秋季花果期采割，除去杂质，阴干。

【药材性状】本品多断碎，全株被白色倒硬短毛。茎四棱形或圆柱形，直径1.5～2.5mm，表面褐色；质脆，断面中空。叶多脱落、破碎，完整叶片展平后呈披针形至条状披针形，长1～3cm，直径5mm。总状花序；花萼钟状，长4～7mm，4裂。蒴果矩圆形，长5～7mm，直径2～3mm，略扁，侧面各有1纵沟。气微，味微苦。

【性味归经】①蒙医：味苦，性寒。效清、淡。②中医：味苦，性凉；有小毒。归肝、胃经。

【功能主治】①蒙医：凉血，止刺痛。用于血热、血刺痛、肝热、痧症、产褥热。②中医：清热泻火，活血止痛。用于温病发热、肝火头痛、胁痛、瘀血疼痛。

【用法用量】①蒙医：多配方用。②中医：内服煎汤，3～15g。

【贮藏方法】置通风干燥处。

疗齿草标本图

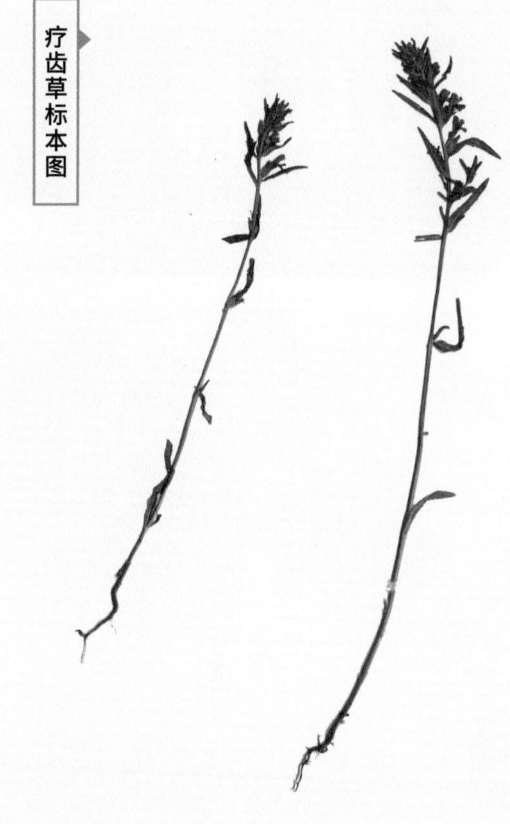

疗齿草药材图

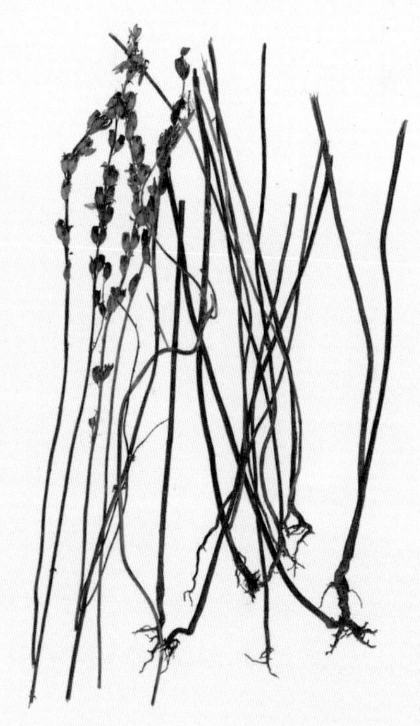

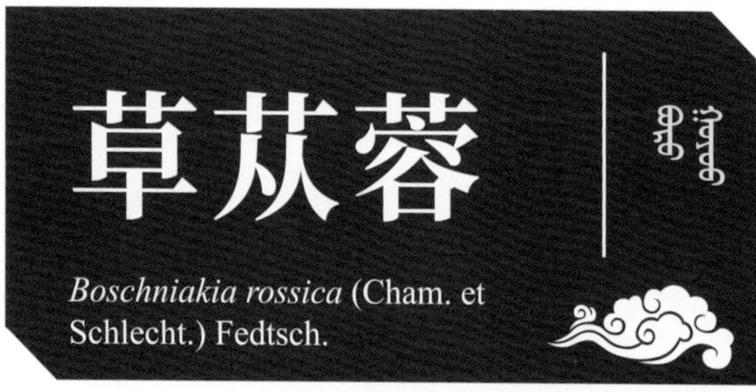

草苁蓉

Boschniakia rossica (Cham. et Schlecht.) Fedtsch.

科　名	列当科
别　名	金笋、地精、肉松蓉、苁蓉、不老草
药材名	草苁蓉
蒙药名	宝日-高要
采集地	阿尔山市
标本编号	152202 201407 100LY

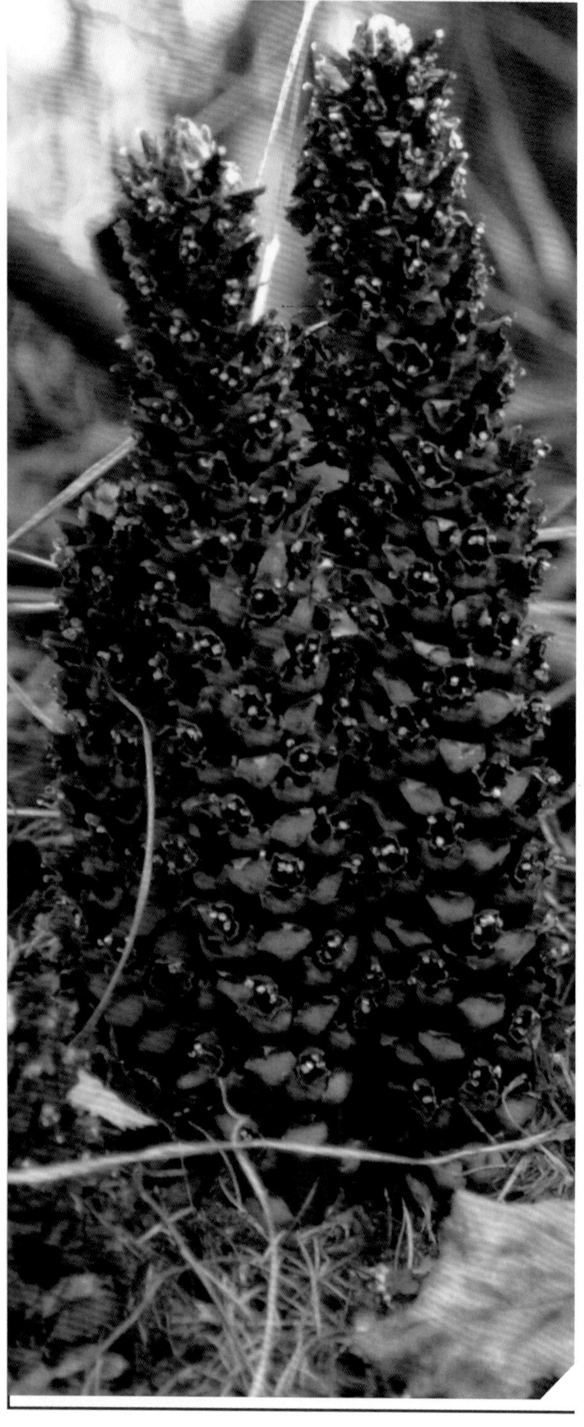

【形态特征】一年生寄生草本，高 15 ～ 35cm，全株近无毛。根茎横走，圆柱状，通常有 2 ～ 3 直立的茎。茎不分枝，粗壮，中部直径 1.5 ～ 2cm，基部增粗。叶密集生于茎近基部，向上渐稀疏，三角形或宽卵状三角形，长、宽均为 6 ～ 10mm。穗状花序，圆柱形，长 7 ～ 22cm，直径 1.5 ～ 2.5cm；苞片 1，宽卵形或近圆形；花梗长 1 ～ 2mm 或几无梗；花萼杯状，长 5 ～ 7mm，先端不整齐地 3 ～ 5 齿裂；花冠宽钟状，暗紫色或暗紫红色，筒膨大成囊状，上唇直立，近盔状，下唇极短，3 裂，裂片三角形或三角状披针形；雄蕊 4，稍伸出于花冠之外，花药卵形，药隔较宽；心皮 2；子房近球形，花柱长 5 ～ 7mm，柱头 2 浅裂。蒴果近球形，长 8 ～ 10mm，直径 6 ～ 8mm，2 瓣开裂；种子小，椭圆形，多数。花期 5 ～ 7 月，果期 7 ～ 9 月。

【生境分布】根寄生植物，寄生于桤木属植物的根上。生于山地林区的低湿地与河边。分布于呼伦贝尔额尔古纳市、根河市及大兴安岭地区等地。

【药用部位】干燥全草。

【采收加工】5 ～ 8 月采收，晒干或晾干后切段。

【药材性状】本品干燥肉质茎呈长圆柱形，稍扁，基部多弯曲。茎表面棕褐色或暗褐色，具纵皱纹。鳞片叶三角形或卵形，先端尖，覆瓦状排列。穗状花序顶生，长 8 ～ 14cm，棕色，花冠宽钟状，筒部膨大成束状。蒴果小，呈卵球状。气微，味甘。

【性味归经】①蒙医：味甘、咸，性温。②中医：味甘、咸，性温。

【功能主治】①蒙医：平息“协日”，消食，益精。用于泛酸、胃胀、“协日”性头痛、阳痿、遗精、早泄、赤白带下、腰腿痛。②中医：补肾壮阳，润肠通便，止血。用于肾虚阳痿、遗精、腰膝冷痛、小便遗沥、尿血、宫冷不孕、带下、崩漏、肠燥便秘。

【用法用量】①蒙医：多配方用。②中医：内服煎汤，15 ～ 30g；或泡酒。

【贮藏方法】置通风干燥处，防潮。

草苁蓉标本图

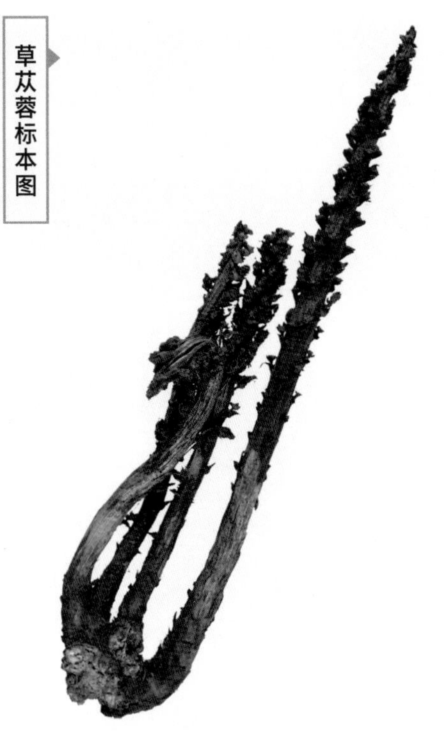

草苁蓉药材图

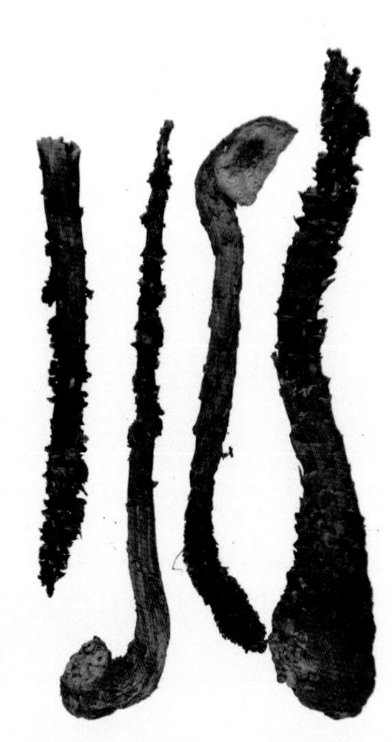

列当

Orobanche coerulescens Steph.

科　名	列当科
别　名	兔子拐杖、独根草
药材名	列当
蒙药名	特木根-苏乐
采集地	新巴尔虎左旗善都嘎查
标本编号	150726 130707 092LY

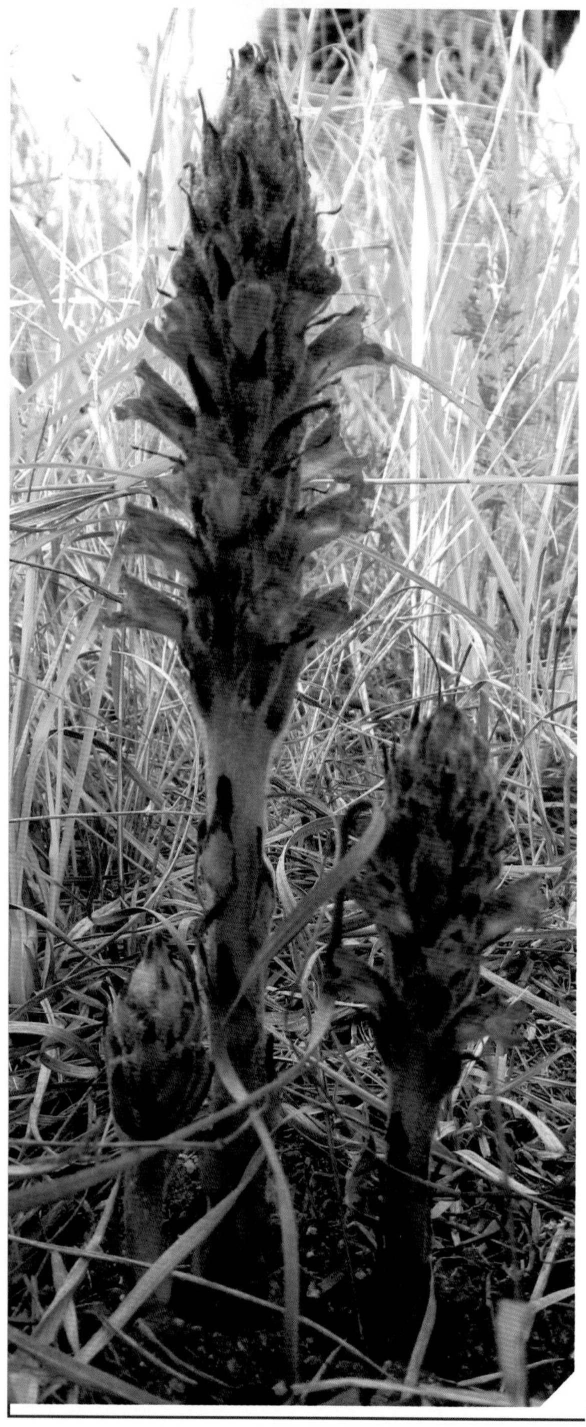

【形态特征】二年生或多年生寄生草本，高 10 ～ 40cm，全株密被蛛丝状长绵毛。茎直立，不分枝，基部常膨大。叶干后黄褐色，生于茎下部的较密集，上部的渐变稀疏；卵状披针形，长 1.5 ～ 2cm，宽 0.5 ～ 0.7cm。花多数，排列成穗状花序，长 10 ～ 20cm；苞片 2，卵状披针形，先端尖锐；花萼 5 深裂，萼片披针形或卵状披针形，长约为花冠的 1/2；花冠蓝紫色，长 1.5 ～ 2cm，下部为筒形，上部稍弯曲，具 2 唇，上唇宽，先端常凹成 2 裂，下唇 3 裂，裂片卵圆形；雄蕊 4，二强，花药无毛，花丝有毛；

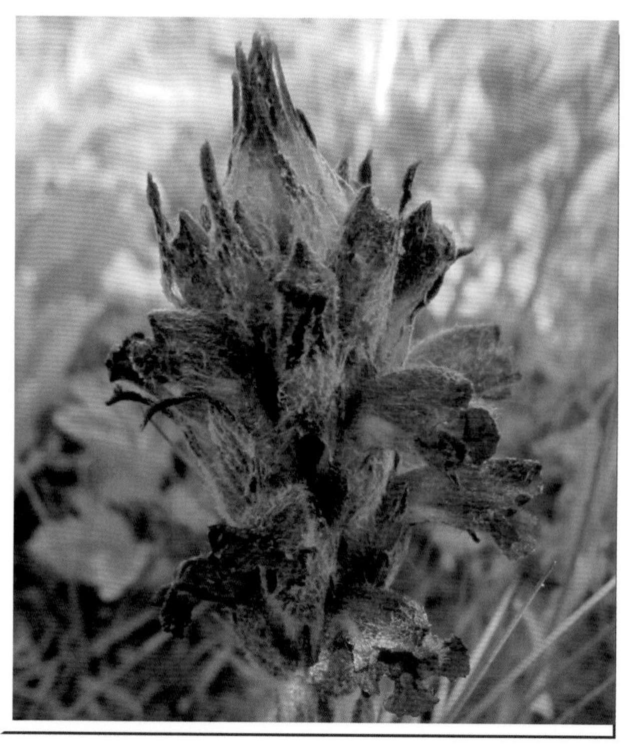

雌蕊 1，子房上位，花柱比花冠稍短或略等长，柱头膨大，黄色。蒴果 2 裂，卵状椭圆形，具多数种子。花期 6 ～ 8 月，果期 8 ～ 9 月。

【生境分布】根寄生植物，寄生于蒿属植物的根上。生于固定或半固定沙丘、向阳山坡、山沟草地。分布于呼伦贝尔鄂温克族自治旗、阿荣旗、陈巴尔虎旗、牙克石市、大兴安岭地区各地。

【药用部位】干燥全草。

【采收加工】春、夏之季，6 ～ 8 月采挖，晒至八成干，捆成小把，再晒干。

【药材性状】本品干燥全草被白色柔毛。茎肉质，肥壮，表面黄褐色或暗褐色，具纵皱纹。鳞片互生，卵状披针形，先端尖，黄褐色，皱缩，稍卷曲。花序顶生，长 7 ～ 10cm，黄褐色；花冠筒状，淡紫色或蓝紫色，略弯曲。蒴果卵状椭圆形，长 1cm。气微，味微苦。

【性味归经】味甘，性温。归肾、肝、大肠经。

【功能主治】①蒙医：补肾，温胃，强筋骨。用于腰膝冷痛、失眠、阳痿、小儿腹泻。②中医：补肾壮阳，强筋骨，润肠。用于肾虚阳痿、遗精、宫冷不孕、小儿佝偻病、腰膝冷痛、筋骨软弱、肠燥便秘。外用于小儿肠炎。

【用法用量】①蒙医：内服煎汤，3 ～ 5g；或入丸、散剂。②中医：内服煎汤，3 ～ 9g；或浸酒。外用适量，煎汤洗。

【贮藏方法】置通风干燥处，防潮。

【附　　注】呼伦贝尔地区列当属植物中可作“列当”入药的有 2 种，其形态特征区别如下。

1.花序被蛛丝状毛，混生绵毛；花冠蓝紫色。寄生于蒿属植物。……………………… 列当 *Orobanche coerulescens* Sreph.

1. 花序被腺毛，花冠亮黄色。………………………………………………………………… 黄花列当 *Orobanche amurensis* Kom.

列当标本图

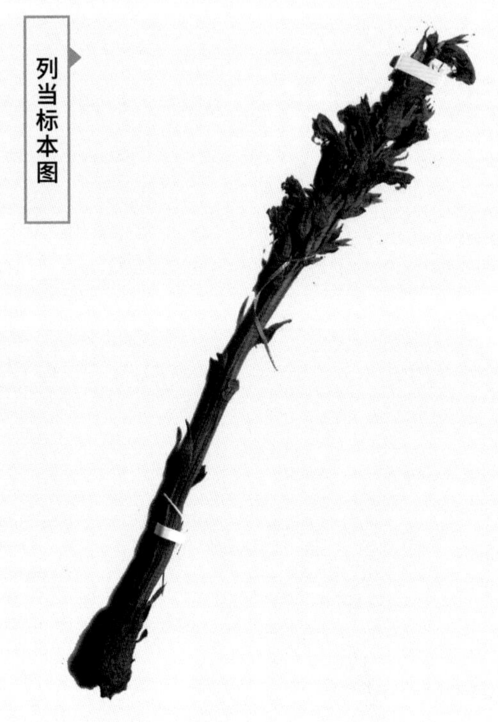

列当药材图

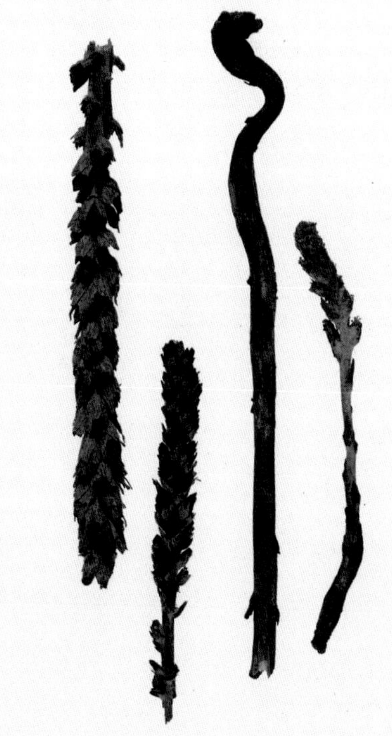

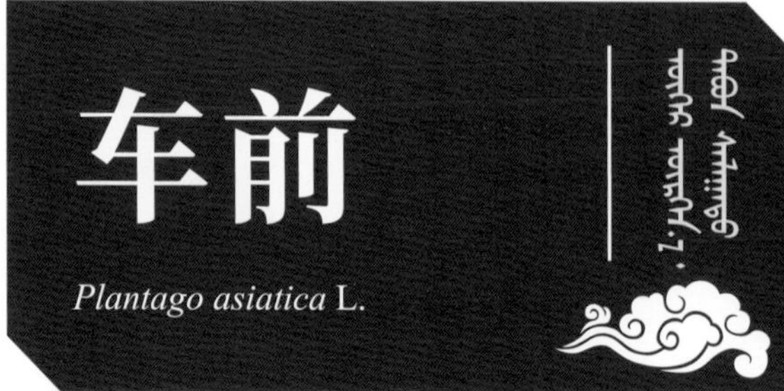

车前

Plantago asiatica L.

科名	车前科
别名	车轱辘菜、车串串
药材名	车前子、车前草
蒙药名	乌和日-乌日格讷
采集地	阿荣旗复兴镇
标本编号	150721 201306 054LY

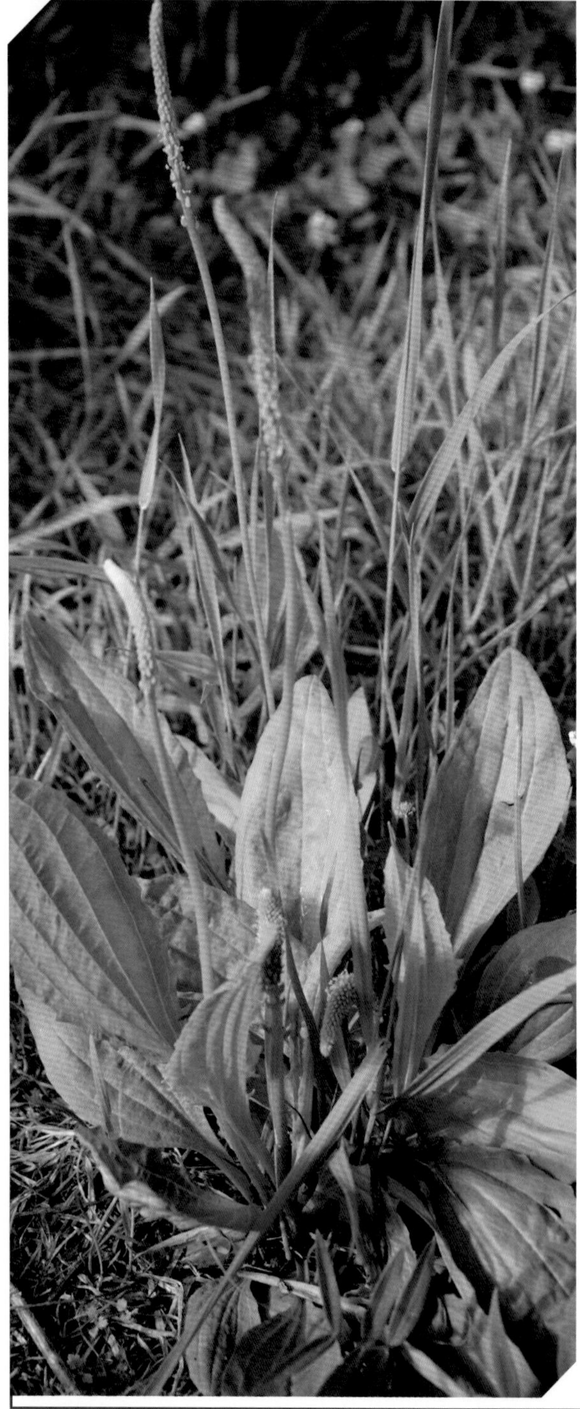

【形态特征】多年生草本，连花茎可高达 50cm。具须根。基生叶；具长柄，几与叶片等长或长于叶片，基部扩大；叶片卵形或椭圆形，长 4～12cm，宽 2～7cm，先端尖或钝，基部狭窄成长柄，全缘或呈不规则的波状浅齿，通常有 5～7 弧形脉。花茎数个，高 12～50cm，具棱角，有疏毛，穗状花序为花茎的 2/5～1/2；花淡绿色，每花有宿存苞片 1，三角形；花萼 4，基部稍合生，椭圆形或卵圆形，宿存；花冠小，膜质，花冠管卵形，先端 4 裂，裂片三角形，向外反卷；雄蕊 4，着生于花冠管近基部，与花冠裂片互生，花药长圆形，先端有三角形凸起，花丝线形；

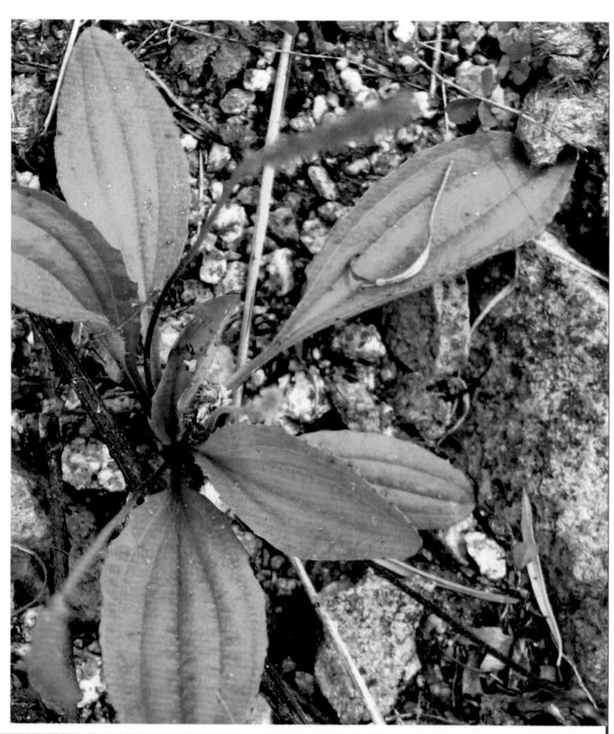

雌蕊1；子房上位，卵圆形，2室（假4室），花柱1，线形，有毛。蒴果卵状圆锥形，成熟后约在下方2/5处周裂，下方2/5宿存；种子4～9。花果期6～10月。

【生境分布】生于草甸、沟谷、耕地、田野及路边。分布于呼伦贝尔各地。

【药用部位】①蒙医：干燥成熟种子。②中医：干燥成熟种子或全草。

【采收加工】**车前子**：夏、秋季种子成熟时采收果穗，晒干，搓出种子，除去杂质。

车前草：夏季采挖，除去杂质，晒干。

【药材性状】**车前子**：本品呈椭圆形、不规则长圆形或三角状长圆形，略扁，长约2mm，宽约1mm。表面黄棕色至黑褐色，有细皱纹，一面有灰白色凹点状种脐。质硬。气微，味淡。

车前草：根丛生，须状。叶基生，具长柄；叶片皱缩，展平后呈卵状椭圆形或宽卵形，长6～12cm，宽2.5～7cm；表面灰绿色或污绿色，具明显弧形脉5～7；先端钝或短尖，基部宽楔形，全缘或有不规则波状浅齿。穗状花序多数，花茎长。蒴果盖裂，花萼宿存。

【性味归经】①蒙医：车前子，味甘、涩，性平。效燥、轻。②中医：车前子，味甘，性寒。归肝、肾、肺、小肠经。车前草，味甘，性寒。归肝、肾、肺、小肠经。

【功能主治】①蒙医：止泻，利尿，燥“协日乌素”，止血，愈伤。用于肠刺痛、腹泻、尿闭、尿血、水肿、鼻衄、小便淋痛、创伤。②中医：车前子，清热利尿通淋，渗湿止泻，明目，祛痰。用于热淋涩痛、水肿胀满、暑湿泄泻、目赤肿痛、痰热咳嗽。车前草，清热利尿通淋，祛痰，凉血，解毒。用于热淋涩痛、水肿尿少、暑湿泄泻、痰热咳嗽、吐血衄血、痈肿疮毒。

【用法用量】①蒙医：多配方用。②中医：车前子9～15g，包煎。车前草，内服煎汤，9～30g。

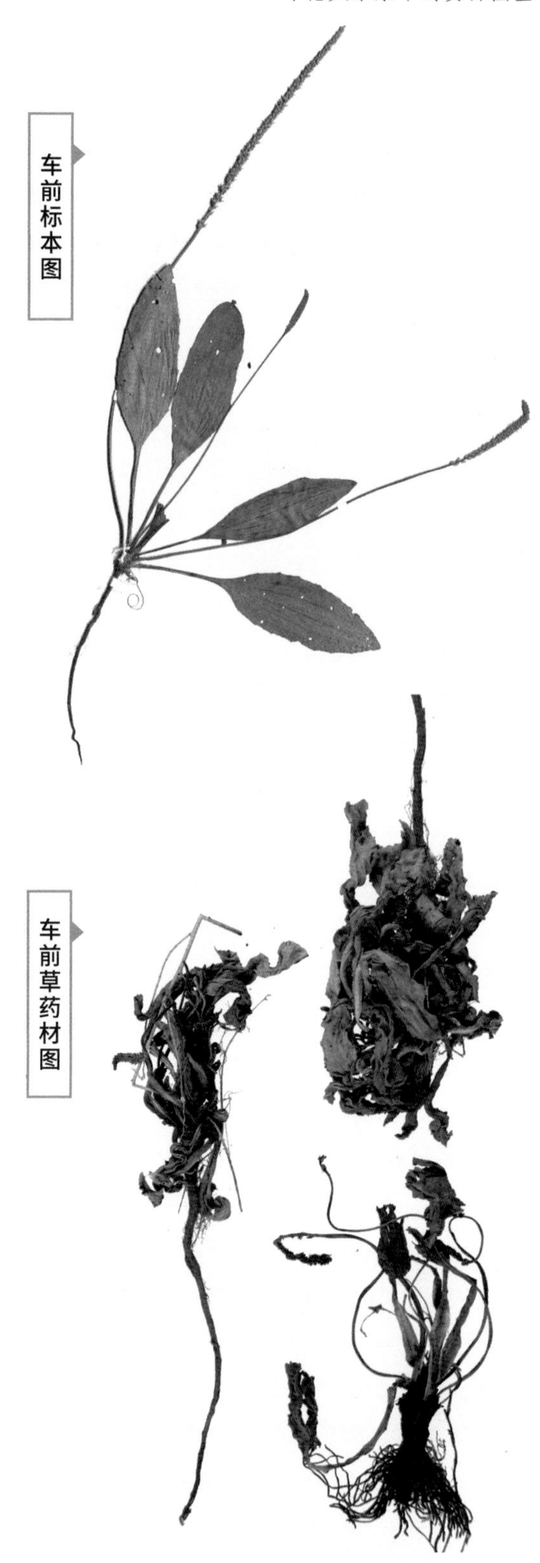

【贮藏方法】置通风干燥处，防潮。

【附　注】车前草可用平车前代替。平车前：主根直而长，叶片较狭，长椭圆形或椭圆状披针形，长5～14cm，宽2～3cm。

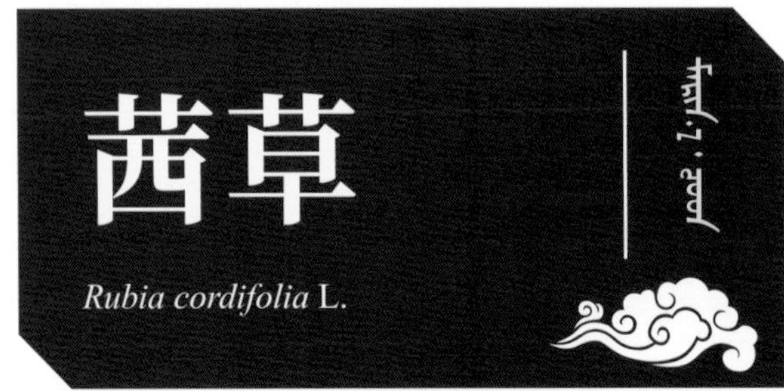

茜草

Rubia cordifolia L.

科　名	茜草科
别　名	红丝线、涩涩草
药材名	茜草
蒙药名	麻日纳、马日那
采集地	新巴尔虎左旗甘珠尔苏木巴音塔拉嘎查
标本编号	150726 130702 120LY

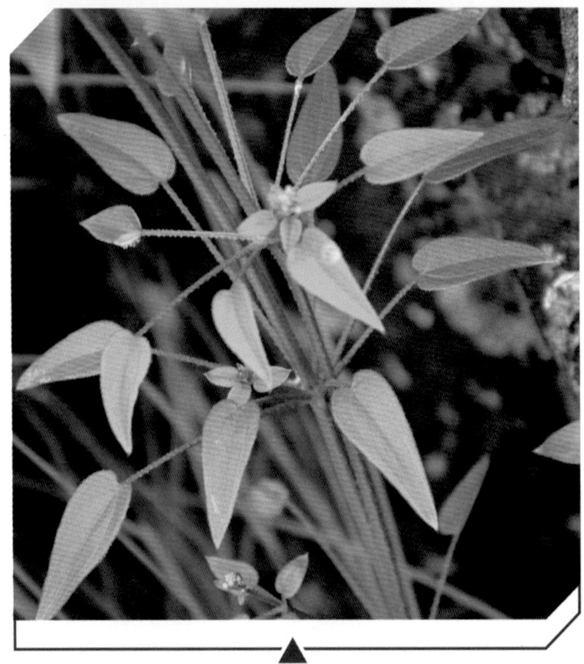

【形态特征】多年生攀缘草本。根数条至数十条丛生，外皮紫红色或橙红色。茎四棱形，棱上生多数倒生的小刺。4 叶轮生，具长柄；叶片形状变化较大，卵形、三角状卵形、宽卵形至窄卵形，长 2 ～ 6cm，宽 1 ～ 4cm，先端通常急尖，基部心形，上面粗糙，下面沿中脉及叶柄均有倒刺，全缘，基出脉 5。聚伞花序圆锥状，腋生及顶生；花小，黄白色，5 数；花萼不明显；花冠辐状，直径约 4mm，5 裂，裂片卵状三角形，先端急尖；雄蕊 5，着生于花冠管上；子房下位，2 室，无毛。浆果球形，直径 5 ～ 6mm，红色后转

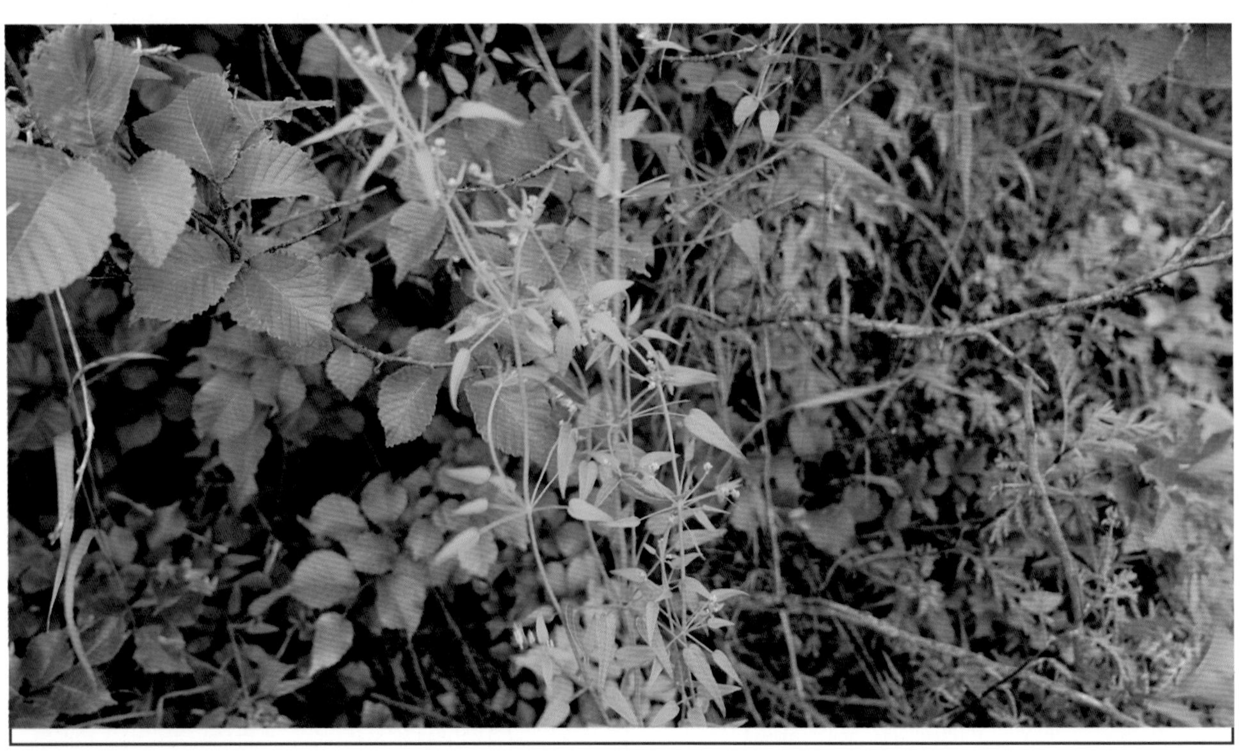

为黑色。花期 7 月，果期 9 月。

【生境分布】生于山地杂木林下、林缘、路旁草丛、沟谷草甸及河边。分布于呼伦贝尔鄂伦春自治旗、陈巴尔虎旗、鄂温克族自治旗、牙克石市、额尔古纳市等地。

【药用部位】干燥根和根茎。

【采收加工】春、秋季采挖，除去泥沙，干燥。

【药材性状】本品根茎呈结节状，丛生粗细不等的根。根呈圆柱形，略弯曲，长 10 ～ 25cm，直径 0.2 ～ 1cm；表面红棕色或暗棕色，具细纵皱纹和少数细根痕；皮部脱落处呈黄红色。质脆，易折断，断面平坦，皮部狭，紫红色，木部宽广，浅黄红色，导管孔多数。气微，味微苦，久嚼刺舌。

【性味归经】①蒙医：味苦，性凉。效钝、糙、柔、燥。②中医：味苦，性寒。归肝经。

【功能主治】①蒙医：清伤热及血热，止血，止泻。用于血热，吐血，衄血，子宫出血，肾、肺伤热，肠刺痛，肠热腹泻。②中医：凉血，祛瘀，止血，通经。用于吐血、衄血、崩漏、外伤出血、瘀阻经闭、关节痹痛、跌仆肿痛。

【用法用量】①蒙医：多配方用。②中医：9 ～ 15g，水煎服；或入丸、散剂。外用适量，煎汤洗或研末调敷患处。

【贮藏方法】置干燥处。

茜草标本图

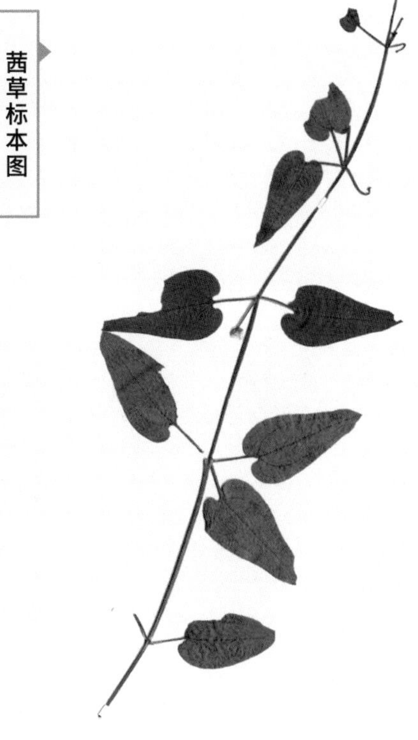

茜草药材图

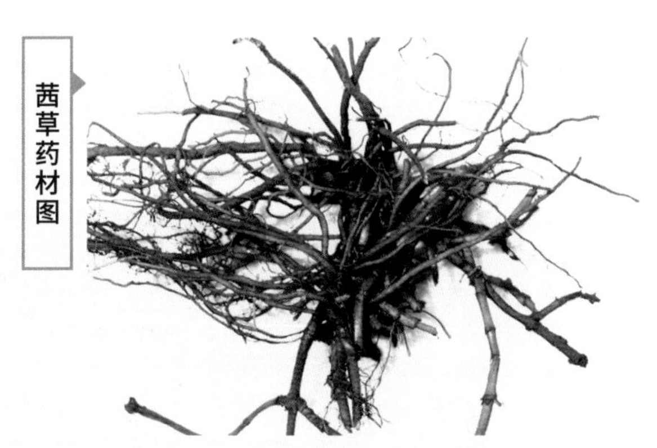

接骨木

Sambucus williamsii Hance

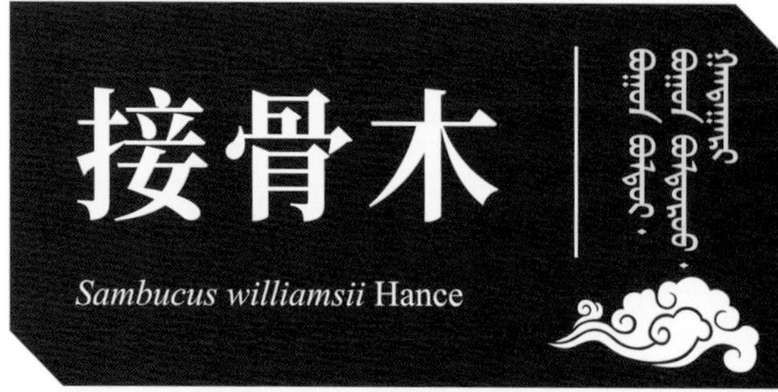

科　名	忍冬科
别　名	野杨树、马尿骚、公道老
药材名	接骨木
蒙药名	宝棍-宝拉代、干达嘎利
采集地	阿尔山市
标本编号	152202 201408 102LY

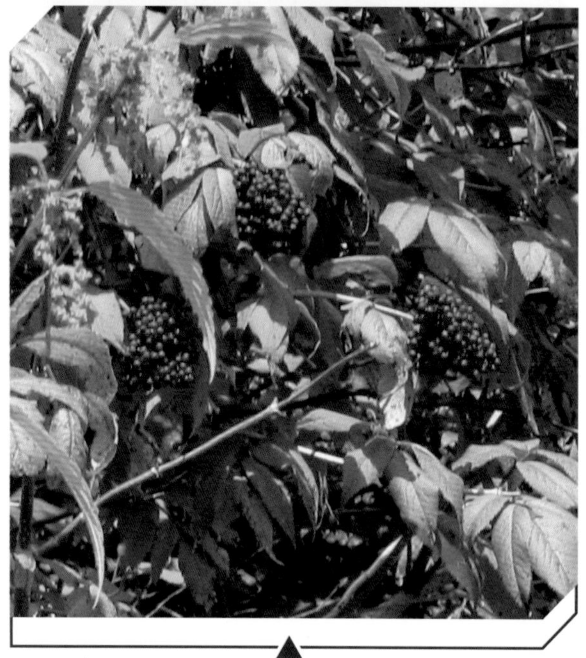

【形态特征】落叶灌木或小乔木，高达6m。老枝有皮孔，髓心淡黄棕色。奇数羽状复叶对生，小叶2～3对，有时仅1对或多达5对，托叶狭带形或退化成带蓝色的凸起；侧生小叶片卵圆形、狭椭圆形至倒长圆状披针形，长5～15cm，宽1.2～7cm，先端尖，渐尖至尾尖，基部楔形或圆形，边缘具不整齐锯齿，基部或中部以下具1至数枚腺齿，最下1对小叶有时具0.5cm的叶柄；顶生小叶卵形或倒卵形，先端渐尖或尾尖，基部楔形，具长约2cm的叶柄，揉碎后有臭气。花与叶同生，圆锥聚伞花序顶生，长5～11cm，

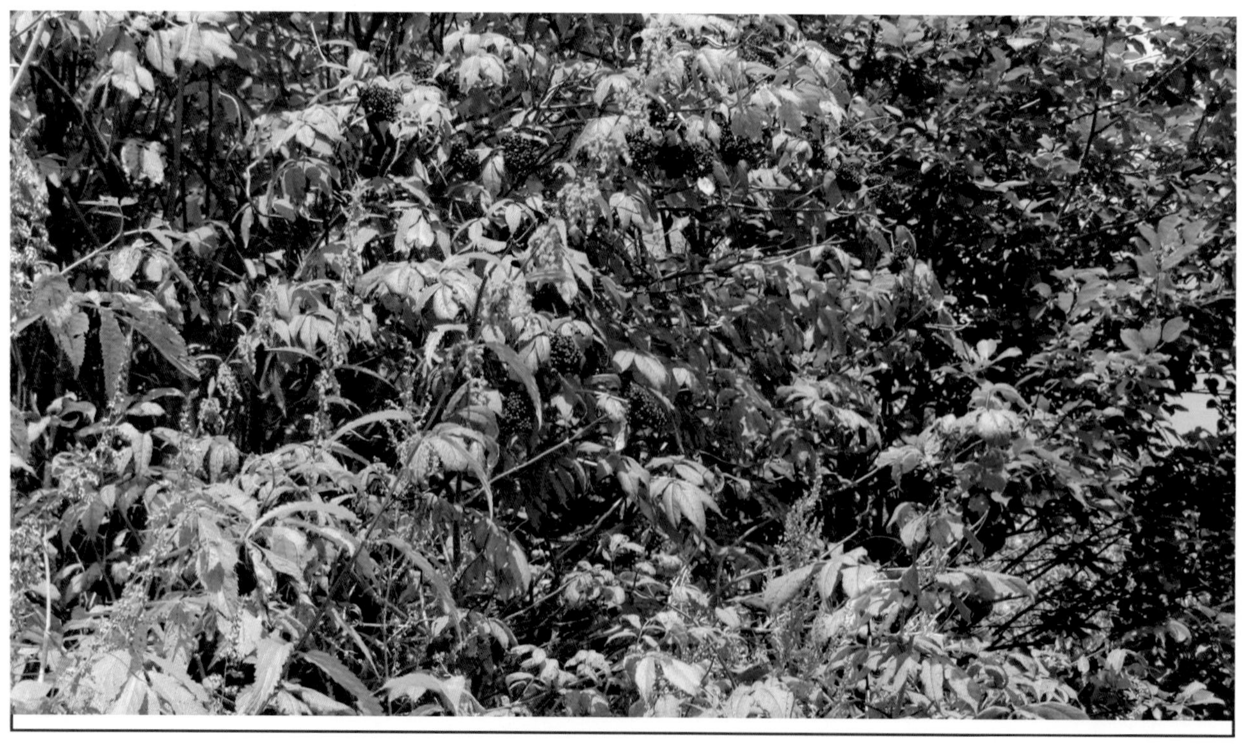

宽 4 ～ 14cm；具总花梗，花序分枝多成直角开展；花小而密；萼筒杯状，长约 1mm，萼齿三角状披针形，稍短于萼筒；花冠蕾时带粉红色，开后白色或淡黄色，花冠辐状，裂片 5，长约 2mm；雄蕊与花冠裂片等长，花药黄色；子房 3 室，花柱短，柱头 3 裂。浆果状核果近球形，直径 3 ～ 5mm，黑紫色或红色；分核 2 ～ 3，卵形至椭圆形，长 2.5 ～ 3.5mm，略有皱纹。花期 4 ～ 5 月，果期 9 ～ 10 月。

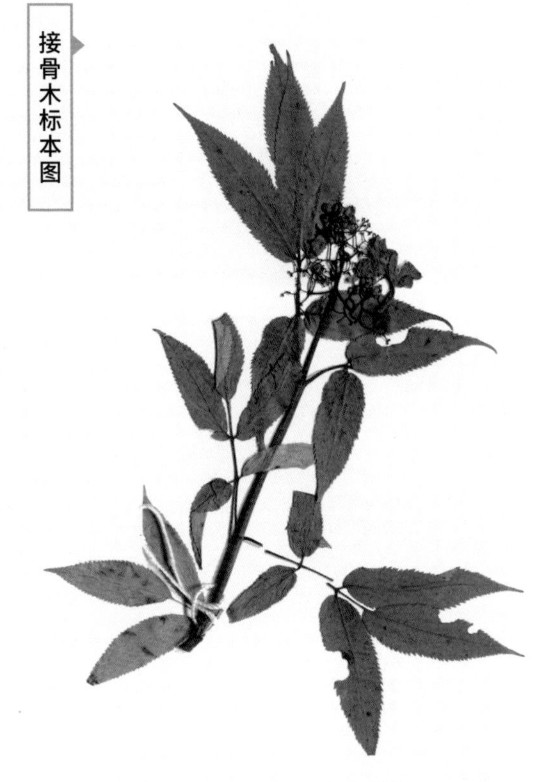
接骨木标本图

【生境分布】生于山地灌丛、林缘及山麓。分布于呼伦贝尔根河市及大兴安岭地区等地。

【药用部位】①蒙医：干燥茎枝。②中医：茎枝、叶、花、根或根皮。

【采收加工】茎枝，全年可采，切段，除去髓部，晒干。叶，春、夏季采收，晒干。花，4 ～ 5 月采摘花序，加热后花即脱落，除去杂质，晾干。根或根皮，9 ～ 10 月采挖，洗净，切片。

【药材性状】本品呈圆柱形，长 8.5 ～ 19cm，直径 0.2 ～ 1.2cm。外表面灰褐色或绿褐色，有纵向隆起的皱沟及较细的纵裂纹和点状凸起的皮孔。皮易剥离，脱落后呈淡绿色至浅黄棕色。折断面不平坦，皮部较薄，褐色，木部黄白色至浅棕色，髓部疏松，海绵状，淡黄棕色或棕褐色。质坚硬，体轻。无臭，味淡。

【性味归经】①蒙医：味甘、微苦，性平。效软。②中医：味甘、苦，性平。

【功能主治】①蒙医：化热，调元，止咳。用于未熟热、讧热、“赫依”热、瘟疫、感冒、肺热咳嗽、气喘。②中医：茎枝，舒筋活血，续筋接骨，祛风湿，利尿。用于跌打损伤、骨折、风湿痹痛、急慢性肾炎、水肿。叶，活血，舒筋，止痛，利湿。用于跌打骨折、筋骨疼痛、风湿疼痛、痛风、脚气、烫伤。花，发汗利尿。用于感冒、小便不利。根或根皮，祛风除湿，活血舒筋，利尿消肿。用于风湿疼痛、痰饮、黄疸、跌打瘀痛、骨折肿痛、急慢性肾炎、烫伤。

【用法用量】①蒙医：多配方用。②中医：内服煎汤，15～30g；或入丸、散剂。外用适量，捣敷或煎汤熏洗患处；或研末撒患处。

【贮藏方法】置干燥处。

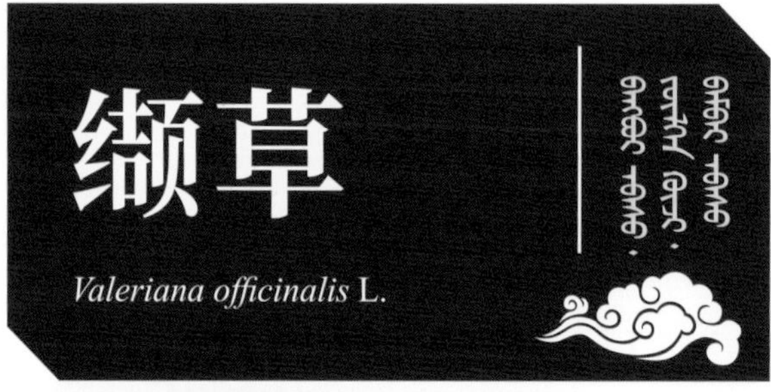

科　名	败酱科
别　名	毛节缬草、小救驾、拔地麻
药材名	缬草
蒙药名	珠勒根-呼吉
采集地	新巴尔虎左旗乌布尔宝力格苏木
标本编号	150726 130814 185LY

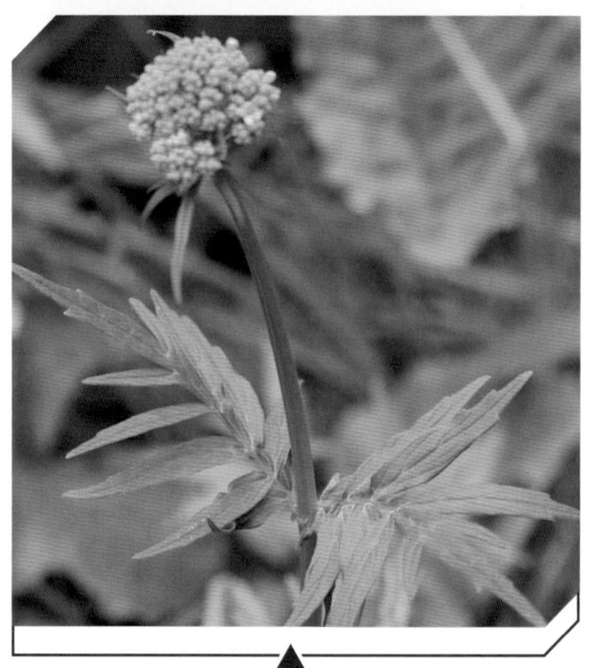

【形态特征】多年生高大草本，高达 1 ～ 1.5m。根茎粗短，呈头状；须根簇生，有香气。茎中空，有粗纵棱，被长粗毛。匍枝叶、基出叶和基部叶在花期常凋萎。茎生叶对生，卵形至宽卵形，2 ～ 9 对，羽状深裂，中央裂片与两侧裂片同形等大，但常与第 1 对侧裂片合生成 3 裂状，裂片披针形或条形，先端渐窄，基部下延，全缘或有疏锯齿，两面及柄轴多少被毛。花序顶生，呈伞房状三出聚伞圆锥花序；苞片羽裂，长 1 ～ 2cm；小苞片条形，长约 1cm；花萼内卷；花冠淡紫红色或白色，长约 5mm，上部稍宽，5

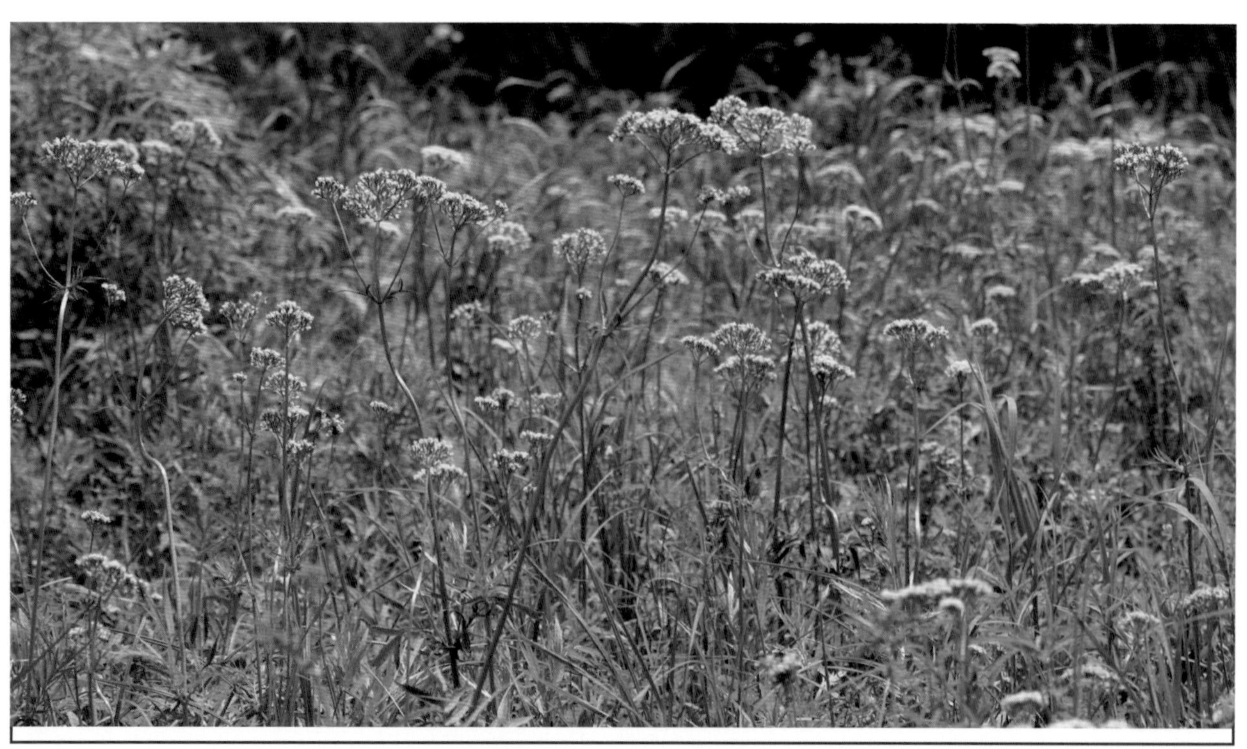

裂；雄蕊 3，伸出花冠外；子房下位。瘦果长卵形，长约 4mm，基部近平截，先端有宿存萼多数，羽毛状。花期 6 ～ 8 月，果期 7 ～ 9 月。

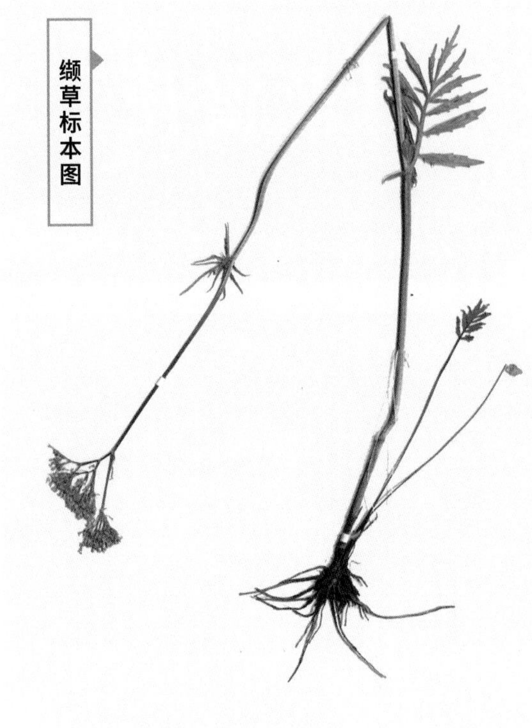
缬草标本图

【生境分布】生于山地落叶松林下、白桦林下、林缘、灌丛、山地草甸及草甸草原中。分布于呼伦贝尔鄂温克族自治旗、扎兰屯市、阿荣旗等地。

【药用部位】干燥根和根茎。

【采收加工】9 ～ 10 月间采挖，去掉茎叶及泥土，晒干。

【药材性状】本品根茎较短，略呈圆柱形，长 1.5 ～ 3cm，直径约 1.2cm，较大的根茎一般切为 2 ～ 4 块。顶部常有残留的幼芽或茎基，侧面有鳞叶和匍匐枝。根的四周密布多数细长须根，多弯曲。表面呈黄至棕色，有纵细纹，质坚实，不易折断，断面黄白色，角质样，纵剖面可见髓部具有多数膜状横隔。气特异而强烈，味微苦、辣。

【性味归经】①蒙医：味苦，性凉。效轻、钝、稀、柔。②中医：味甘、辛，性温。

【功能主治】①蒙医：清热，解毒，消炎，消肿，镇痛。用于毒热、瘟疫、阵热、心悸、失眠、心神不安、炭疽、白喉。②中医：安心神，祛风湿，行气血，止痛。用于心神不安、心悸失眠、癫狂、脏躁、风湿痹痛、脘腹胀痛、痛经、经闭、跌打损伤。

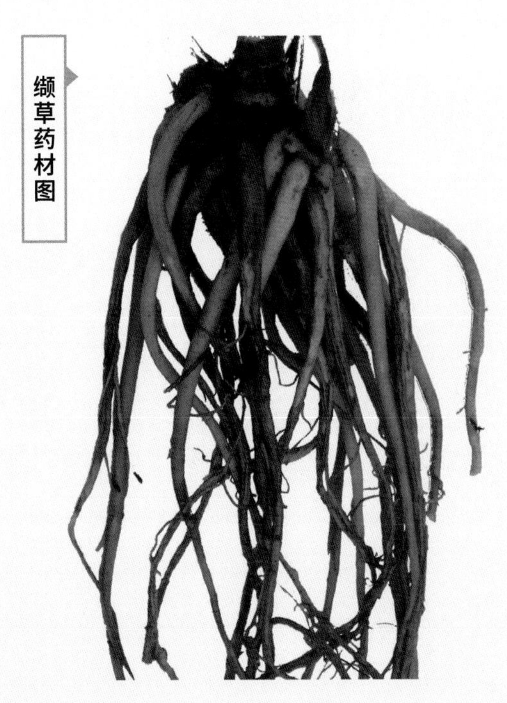
缬草药材图

【用法用量】①蒙医：入汤剂，3 ～ 5g；或入丸、散剂。②中医：内服煎汤，3 ～ 9g；或研末；或浸酒。外用适量，研末调敷。

【贮藏方法】置干燥处。

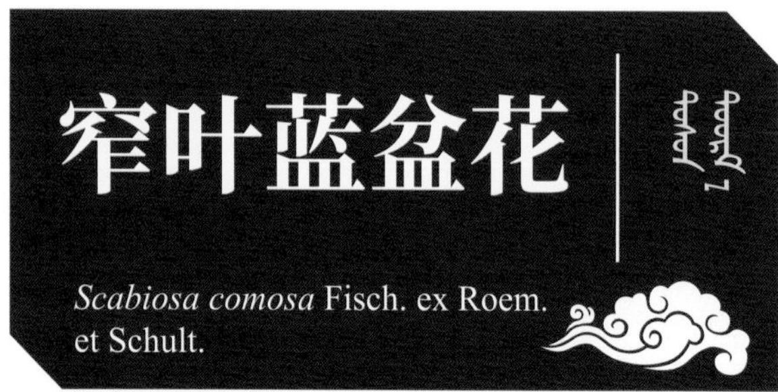

窄叶蓝盆花

Scabiosa comosa Fisch. ex Roem. et Schult.

科名	川续断科
别名	蒙古山萝卜
药材名	蓝盆花
蒙药名	套存-套日麻、乌和日-西鲁苏
采集地	阿荣旗得力其尔鄂温克民族乡
标本编号	150721 201308 052LY

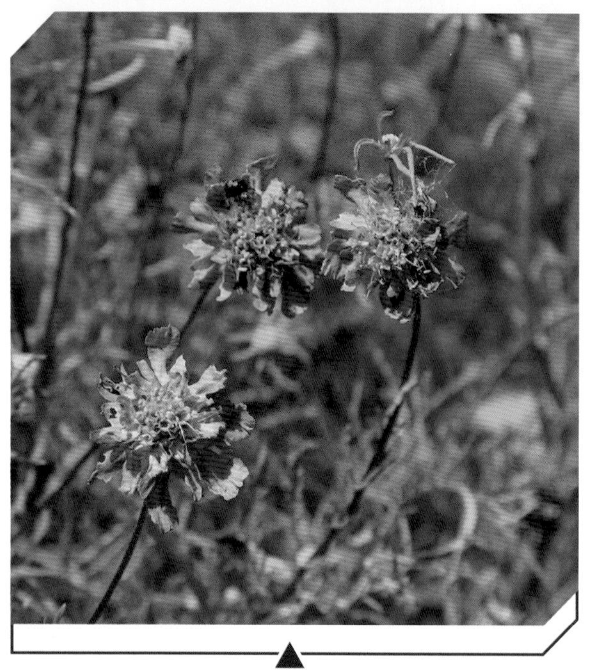

【形态特征】多年生草本。茎高可达 60cm，被短毛。基生叶丛生，羽状全裂，裂片条形，具长柄；茎生叶对生，一至二回羽状深裂，裂片条形，叶柄短。头状花序，顶生；直径 2 ～ 4cm，基部有钻状条形总苞片；总花梗长达 30cm；花萼 5 裂，裂片细长，刺芒状；花冠淡蓝色至蓝紫色，边缘花花冠唇形，筒部短，外被密毛，上唇 3 裂，中裂片较长，下唇短，2 全裂，中央花花冠小，5 裂；雄蕊 4；子房包于杯状小总苞内。果实圆柱形，先端具萼刺 5。

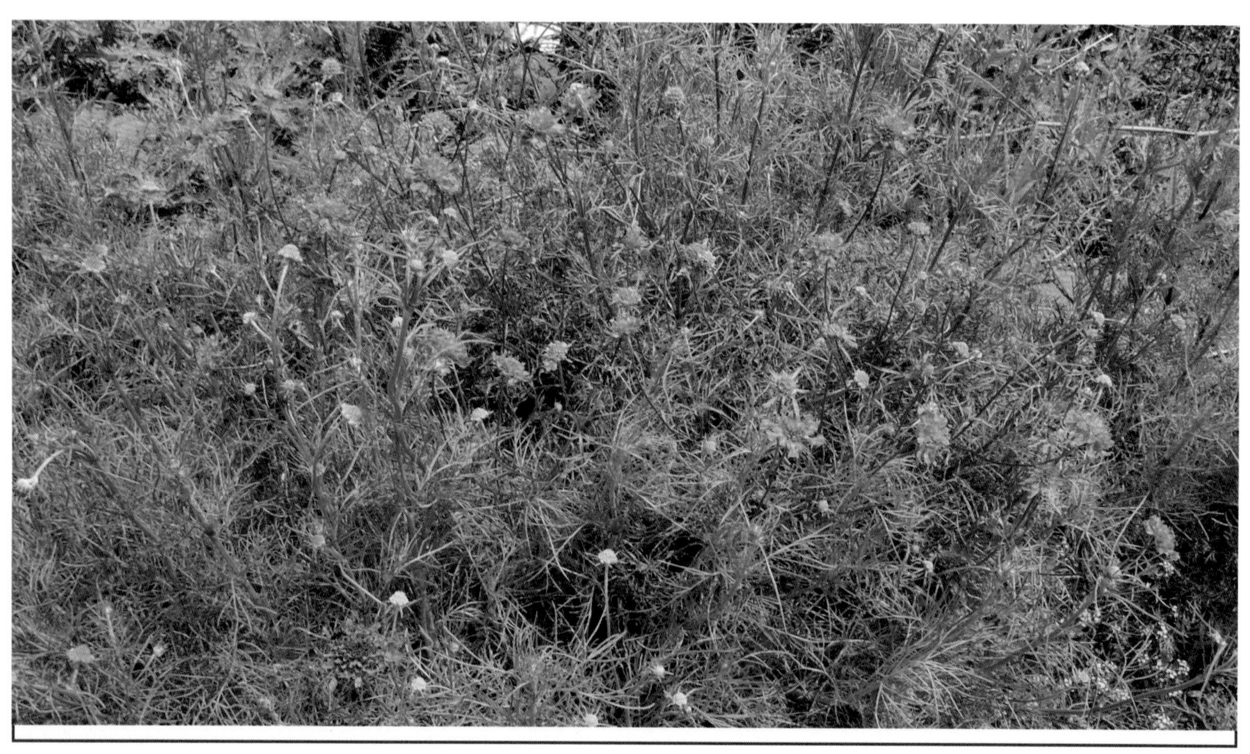

【生境分布】生于草原带及森林草原带的湿地与砂质草原中。分布于呼伦贝尔鄂温克族自治旗、新巴尔虎左旗、鄂伦春自治旗、牙克石市、扎兰屯市、阿荣旗等地。

【药用部位】干燥花序。

【采收加工】夏季花欲开放时，分批采摘，阴干。

【药材性状】本品类球形，直径 1 ～ 1.5cm。花梗长 1 ～ 4cm。总苞条状披针形，约 10，长 1 ～ 1.6mm，绿色，两面被毛；小苞片多数，披针形，长约 1mm，灰绿色，被毛。花萼长约 2mm，5 齿裂，裂片刺芒状。花冠灰蓝色或灰紫蓝色；边缘花较大，花冠唇形，筒部短，外被密毛；中央花花冠较小，5 裂，雄蕊 4，子房包于杯状小总苞内，小总苞具明显 4 棱，檐部膜质，花冠常易脱落，有的已形成果序。果序椭圆形。气微，味微苦。

【性味归经】①蒙医：味甘、涩，性凉。效钝、燥、熏、腻。②中医：味甘、微苦，性凉。

【功能主治】①蒙医：清热，清“协日”。用于肺热、肝热、咽喉热。②中医：凉血，祛瘀，止血，通经。用于吐血、衄血、崩漏、外伤出血、瘀阻经闭、关节痹痛、跌仆肿痛。

【用法用量】①蒙医：多入丸、散剂。②中医：1.5 ～ 3g，研末冲服。

【贮藏方法】置干燥处。

【附　　注】呼伦贝尔地区蓝盆花属植物可同等入药的尚有华北蓝盆花，二者区别如下。

1. 基生叶窄椭圆形，羽状全裂，裂片条形，稀齿裂。…………窄叶蓝盆花 *Scabiosa comosa* Fisch. ex Roem. et Schult.

1. 基生叶椭圆形、短圆形、卵状披针形至窄卵形，边缘具缺刻状锐齿或大头羽状浅裂。……………………………………………………………… 华北蓝盆花 *Scabiosa tschiliensis* Grun.

窄叶蓝盆花标本图

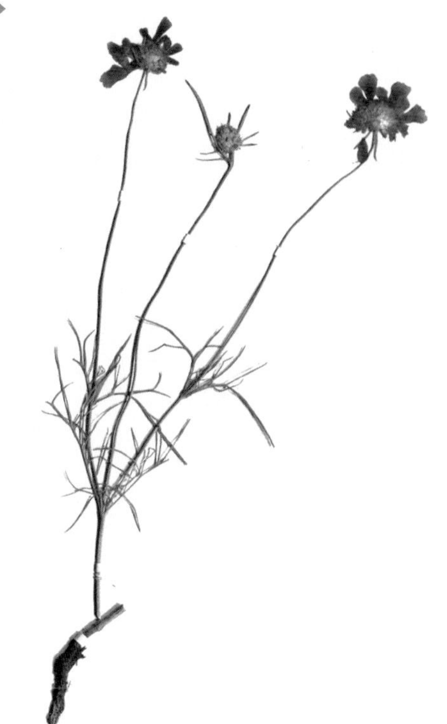

窄叶蓝盆花药材图

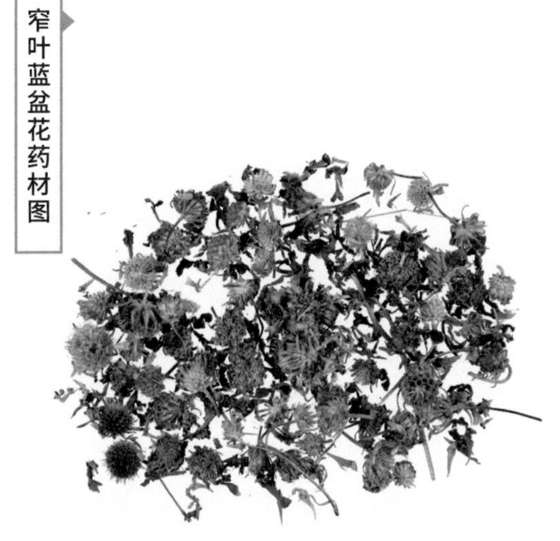

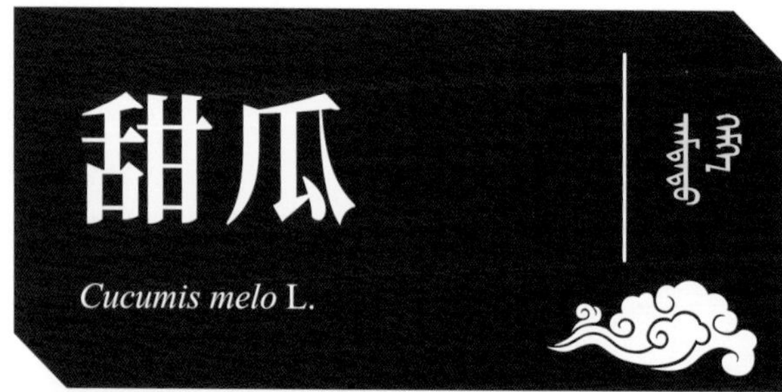

甜瓜

Cucumis melo L.

科　名	葫芦科
别　名	甘瓜、香瓜
药材名	苦丁香、甜瓜蒂
蒙药名	阿木他图-和木和
采集地	新巴尔虎左旗吉苏木
标本编号	150726 130905 107LY

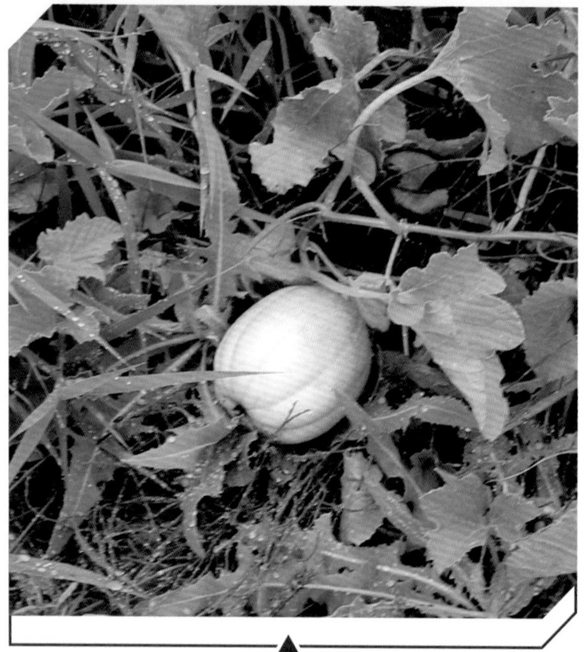

【形态特征】一年生蔓生草本。茎有棱，被短刚毛，卷须不分枝。叶互生，圆心形，长、宽均为 7 ～ 15cm，5 ～ 7 掌状浅裂，裂片钝圆，边缘具微波状齿，两面被毛；叶柄长 3 ～ 7cm，有短刚毛。花单性，雌雄同株；雄花常数朵簇生于叶腋，花梗长 0.5 ～ 2.5cm；雌花单生叶腋，花萼钟形，5 深裂，裂片狭披针形；花冠黄色，长约 2cm，5 深裂，裂片宽椭圆形，钝尖；雄蕊 5，花药“S”形折曲，药隔向上延伸成类乳头状附属物；子房卵形或椭圆形，花柱短，柱头 3，靠合。果实通常卵形、球形、长球形或矩圆形，

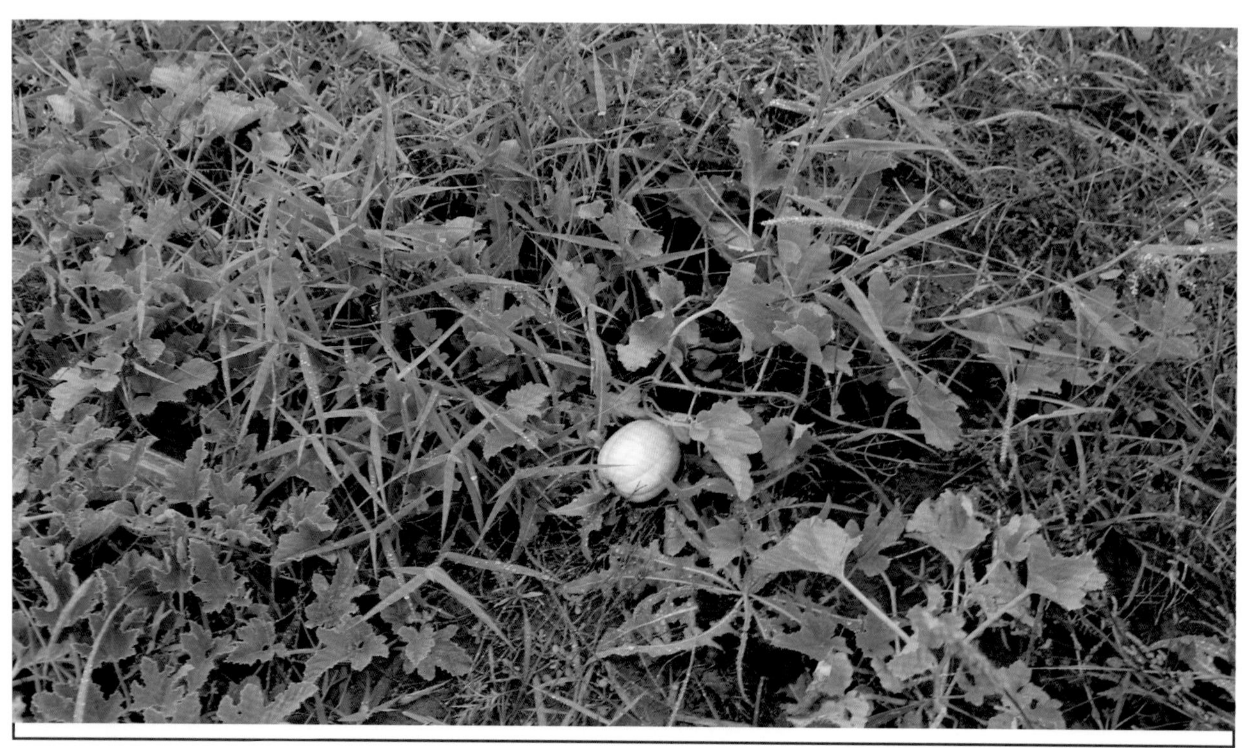

成熟果皮光滑，具各种形态斑纹，味甜而香浓；种子灰白色，扁平，两端尖。花期6～7月，果期8～9月。

【生境分布】呼伦贝尔各地均有栽培。

【药用部位】干燥果柄。

【采收加工】夏、秋季果实成熟时采收，除去杂质，洗净泥土，阴干或晒干。

【药材性状】本品呈长圆柱形，长3～6cm，直径0.2～0.4cm，连接瓜的一端常略膨大成盘状，直径约0.8cm；常扭曲。表面灰黄色，有纵向沟纹及稀疏茸毛。有的药材带有部分果皮，果皮呈圆形，直径约2cm，外表面深黄色至棕黄色，有明显的纵纹约10，皱缩，边缘向内卷曲，质轻、坚韧，不易折断，断面纤维性，中空。气微，味苦。以色黄褐、味苦者为佳。

【性味归经】味苦，性寒；有毒。归脾、胃、肝经。

【功能主治】涌吐痰食，除湿退黄。用于中风、癫痫、喉痹、痰涎壅盛、呼吸不利、宿食停聚、脘腹胀痛、湿热黄疸。

【用法用量】内服煎汤，3～6g；或入丸、散剂，0.3～1.5g。外用适量，研末吹鼻。

【贮藏方法】置阴凉干燥处。

甜瓜标本图

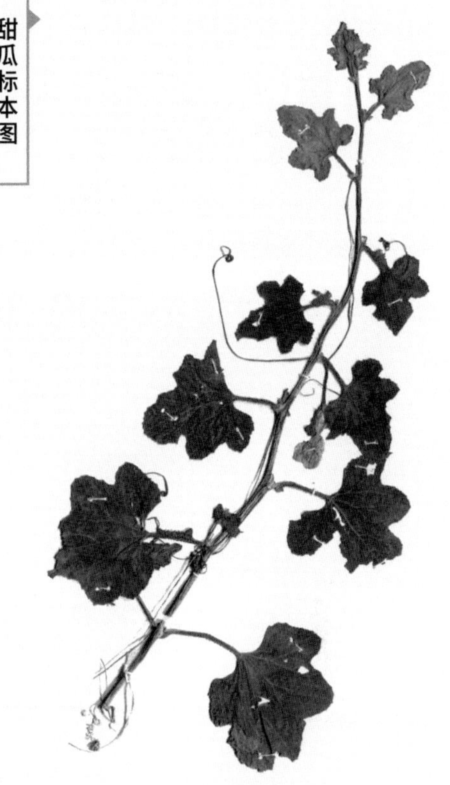

甜瓜药材图

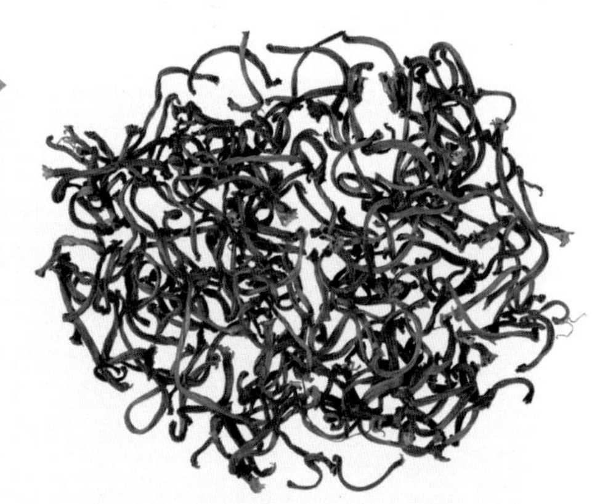

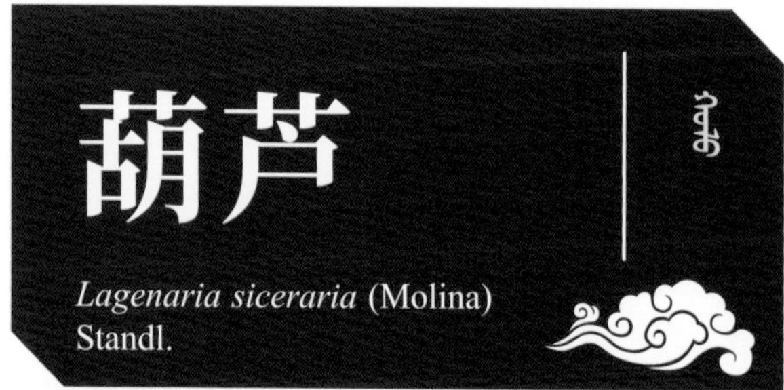

葫芦

Lagenaria siceraria (Molina) Standl.

科　名	葫芦科
别　名	匏瓜、瓢壶芦
药材名	葫芦
蒙药名	霍林-乌热
采集地	新巴尔虎左旗吉苏木
标本编号	150726 130822 091LY

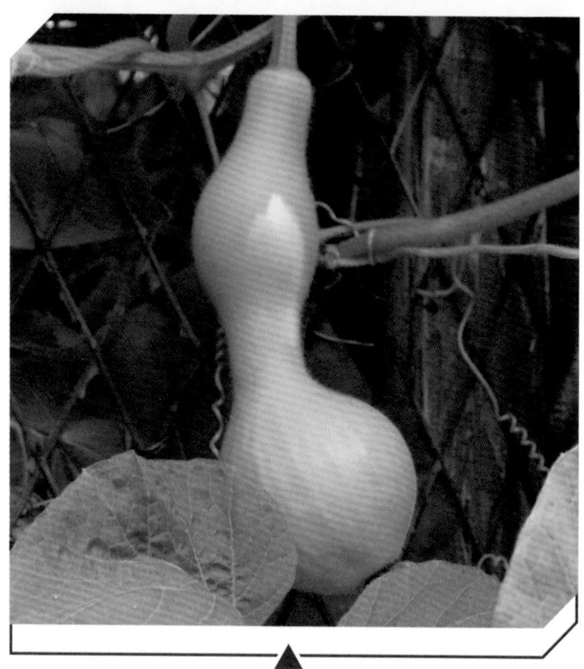

【形态特征】一年生攀缘草本，全株淡绿色，被软毛。卷须分二叉。单叶互生，叶片肾状圆形或圆心形，不分裂、浅裂或近五角形，长、宽均为 10 ～ 35cm，先端钝尖，基部宽心形；叶柄长 5 ～ 10cm，先端有 2 腺体。花白色，单性，雌雄同株，单生叶腋；花托漏斗状，萼片 5 裂，裂片条形或宽条形，长约 3mm；花冠 5 全裂，裂片长 3 ～ 4cm，宽 2 ～ 3cm；雄蕊 5，2 对合生，另 1 分离，药室不规则折曲；雌蕊 3 心皮，1 室，花柱短，柱头 3 裂，子房下位，中间缢细或锥卵形。瓠果大，葫芦形，幼时有软毛，成熟后脱

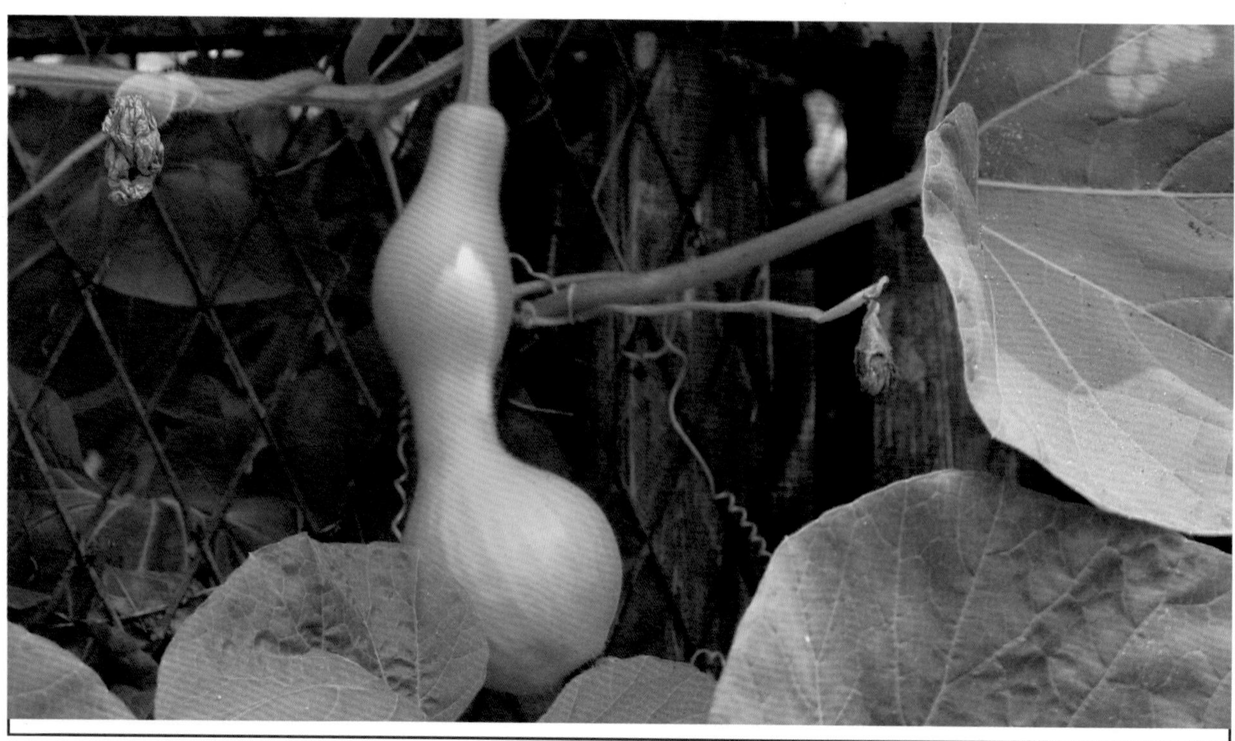

落，果皮木质化，光滑，浅黄色；种子多数，白色，倒卵状长椭圆形。花期 6 ～ 7 月，果期 8 ～ 10 月。

【生境分布】呼伦贝尔各地均有栽培。

【药用部位】①蒙医：干燥成熟果实。②中医：干燥成熟果实。

【采收加工】秋季采取成熟果实，晒干。

【药材性状】本品呈白色或黄色。 外壳较硬，光滑。上下有 2 不等的果室，上室较下室为小，中间细缩腰。无臭，味微苦。

【性味归经】①蒙医：果皮味甘，种子味酸、涩，性平。效燥、糙。②中医：味甘、淡、微苦，性平。

【功能主治】①蒙医：止泻，愈伤，润肺。用于寒热性腹泻、肠刺痛。②中医：止泻，引吐，利水消肿。用于热痢、肺病、皮疹、重症水肿及腹水。

【用法用量】①蒙医：入汤剂或丸、散剂。②中医：15 ～ 30g，水煎服；或入丸、散剂。外用适量，煎汤熏洗或研末调敷患处；或煮汁滴鼻；或煎汤含漱。

【贮藏方法】置通风干燥处，防霉，防蛀。

葫芦标本图

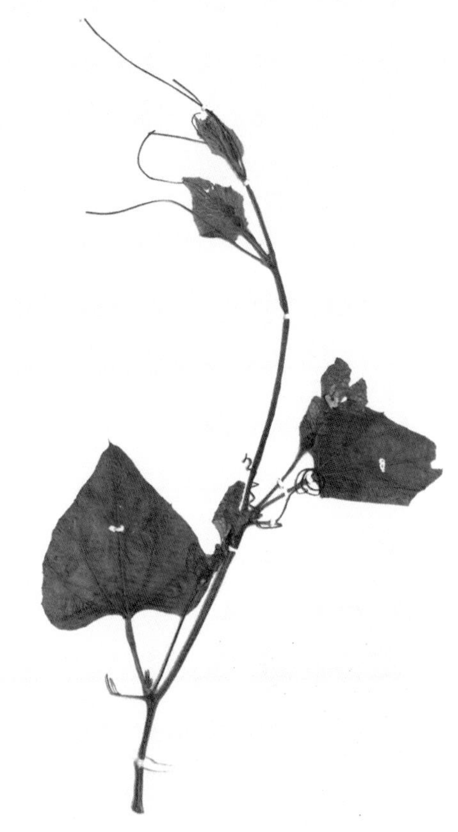

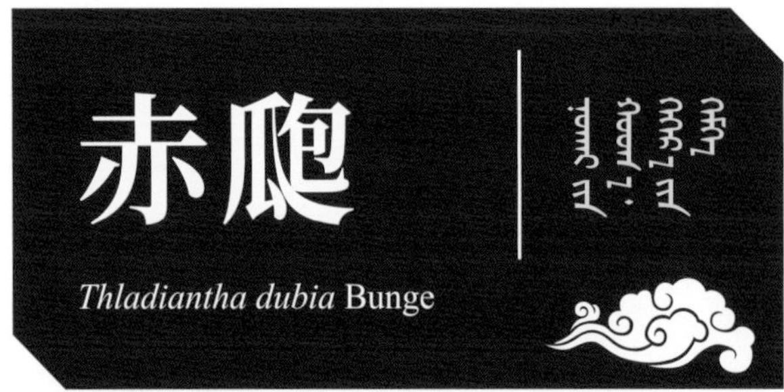

赤瓟

Thladiantha dubia Bunge

科　名	葫芦科
别　名	气包、赤包、山屎瓜
药材名	赤瓟子
蒙药名	敖鲁毛斯

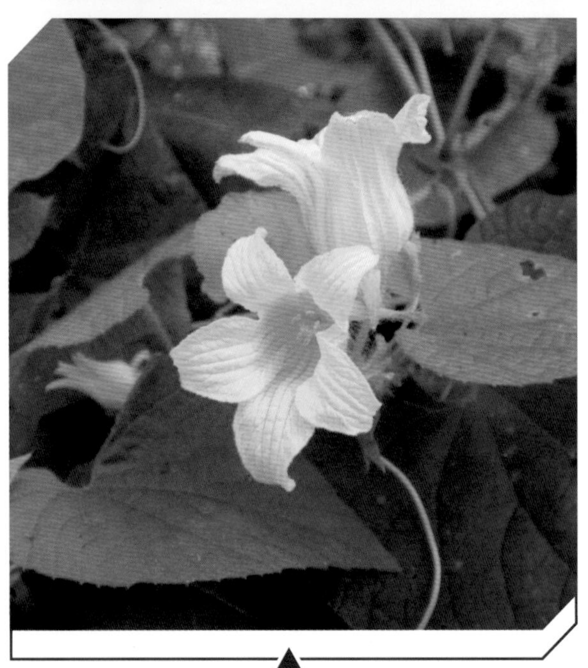

【形态特征】多年生攀缘草本。根块状。茎稍粗壮，上有棱沟，茎和叶均被长柔毛状硬毛。叶互生，叶柄长2～6cm；叶片宽卵状心形，长5～10cm，宽4～9cm，基部心形，边缘浅波状，两面粗糙，脉上有长硬毛。卷须纤细，被长柔毛，单一。花雌雄异株。雄花单生，或聚生于短枝的上端，呈假总状花序，有时2～3花生于总梗上，花梗细长；萼筒极短，近辐状，裂片披针形，有长柔毛，向外反折，具3脉，两面均被长柔毛；花冠黄色，裂片长圆形，上部反折，长2～2.5cm；雄蕊5，其中1枚分离，其余4枚两两稍靠合，花丝有长柔毛，退化子房半球形。雌花单生，花梗细，花萼、花冠同雄花；退化雌蕊5，子房

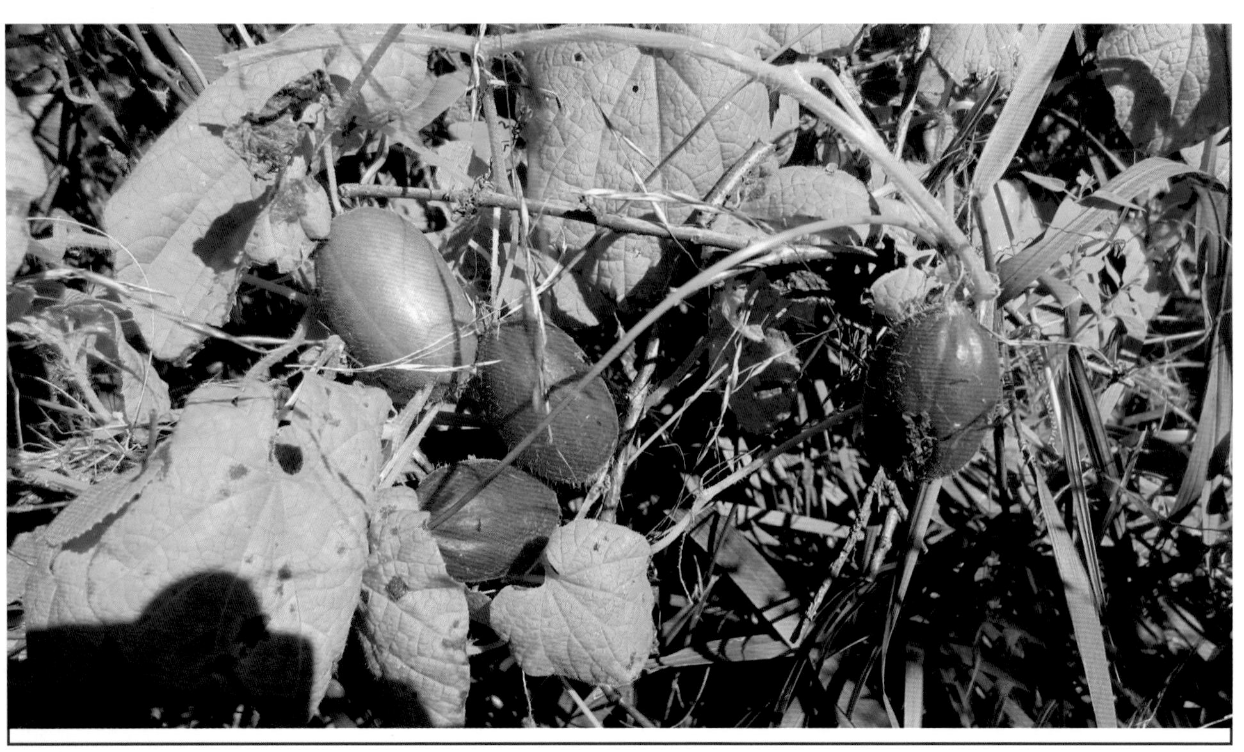

矩圆形，有长柔毛。果实卵状矩圆形，基部稍狭，有不明显 10 纵纹，长 4 ～ 5cm；种子卵形，黑色。花期 7 ～ 8 月，果期 9 月。

【生境分布】生于村舍附近、沟谷、山地草丛中。分布于呼伦贝尔扎兰屯市等地。

【药用部位】干燥成熟果实。

【采收加工】秋季果实成熟后连柄摘下，用线将果柄串起，置通风处晒干。

【药材性状】本品呈卵圆形、椭圆形或长圆形，常压扁，长 3 ～ 5cm，宽 1.5 ～ 3cm，橙黄色、橙红色、红色、红棕色至红褐色。表面皱缩，有极稀的白色茸毛及纵沟纹，先端有残留柱基，基部有细而弯曲的果柄或脱落，果皮厚约 1mm，内表面粘连多数细小不发育的种子，长圆形，表面浅黄棕色；中心有多数成熟种子，扁卵形，浅黄棕色。气微，味酸、微甜。

【性味归经】①蒙医：味甘、酸，性平。②中医：味酸、苦，性平。

【功能主治】①蒙医：活血化瘀，调经。用于阴道疾病、血郁宫中、血痞、经闭、血脉病、皮肤病、死胎、胎衣不下。②中医：理气，活血，祛痰，利湿。用于跌打损伤、嗳气吐酸、黄疸、肠炎、痢疾、肺结核咯血。

【用法用量】①蒙医：多入丸、散剂。②中医：6 ～ 15g，水煎服；或研末冲服。

【贮藏方法】置通风干燥处，防霉，防蛀。

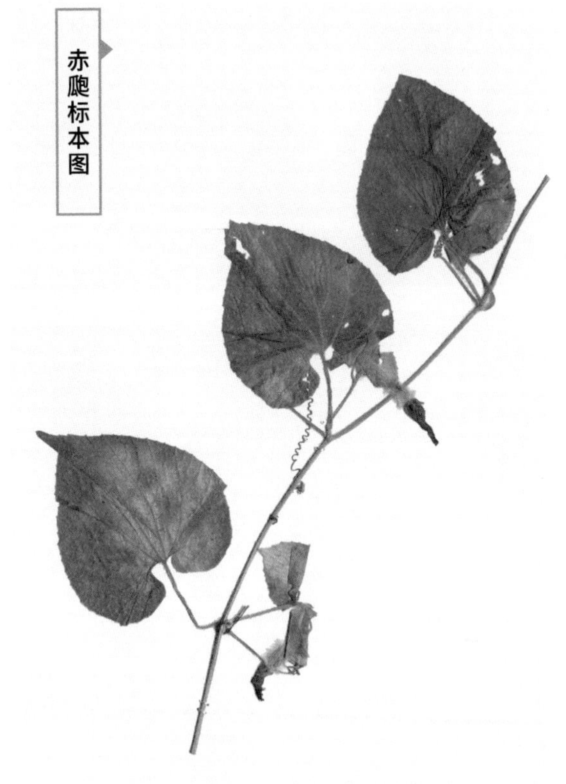
赤瓟标本图

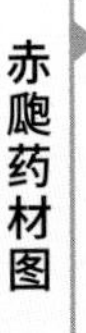
赤瓟药材图

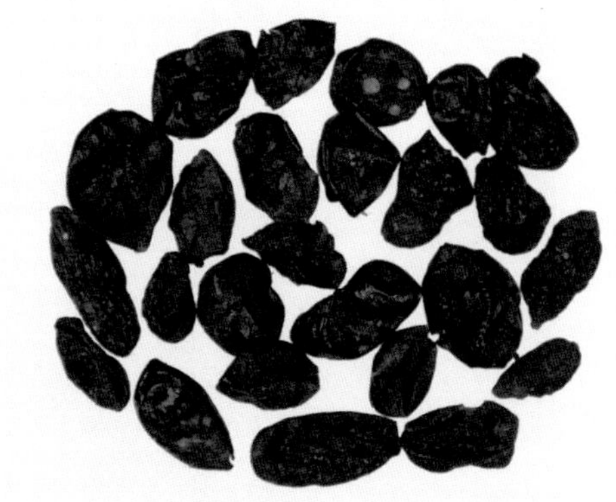

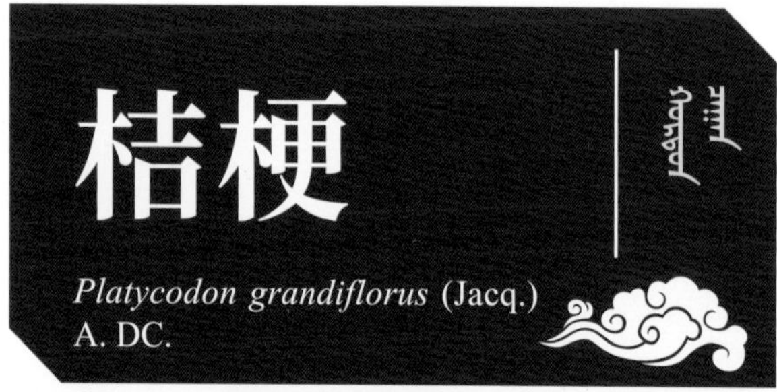

桔梗

Platycodon grandiflorus (Jacq.) A. DC.

科　名	桔梗科
别　名	铃铛花、包袱花、僧帽花
药材名	桔梗
蒙药名	呼入登查干
采集地	阿荣旗六合镇
标本编号	150721 201307 156LY

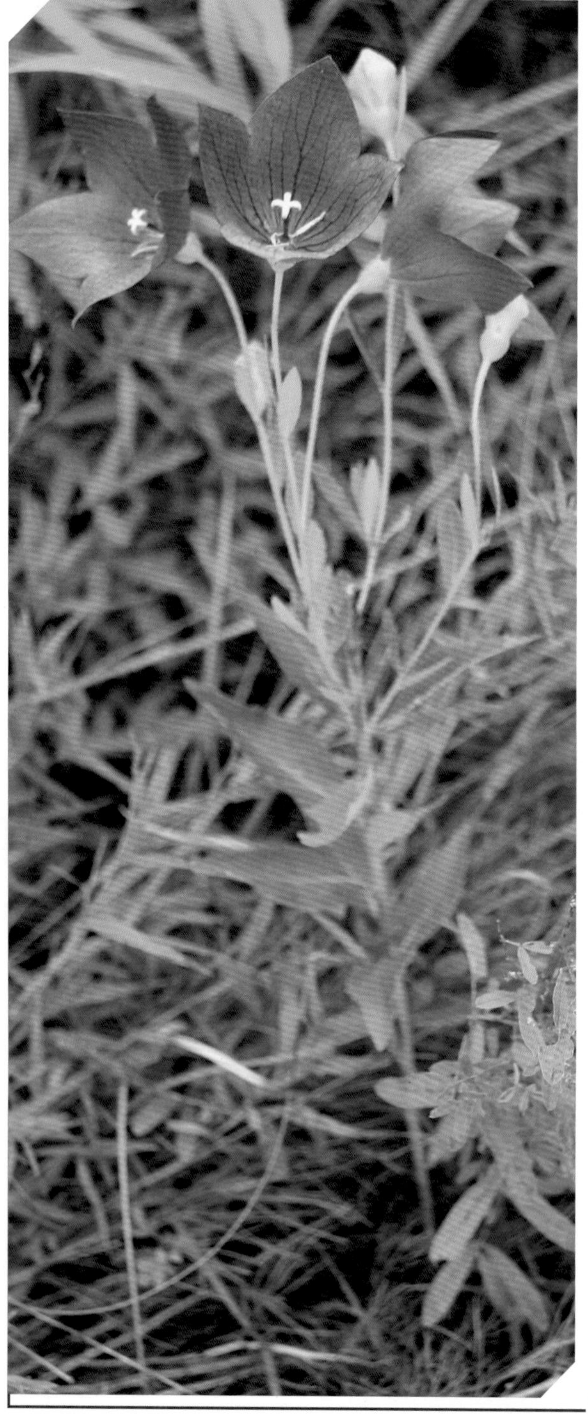

【形态特征】多年生草本，高 30 ～ 120cm，全株有白色乳汁。主根长纺锤形，少分枝。茎无毛，通常不分枝或上部稍分枝。叶 3 ～ 4 轮生、对生或互生；无柄或有极短柄；叶片卵形至披针形，长 2 ～ 7cm，宽 0.5 ～ 3cm，先端尖，基部楔形，边缘有尖锯齿，下面被白粉。花 1 至数朵单生茎顶或集成疏总状花序；花萼钟状，裂片 5；花冠阔钟状，直径 4 ～ 6cm，蓝色或蓝紫色，裂片 5，三角形；雄蕊 5，花丝基部变宽，密被细毛；子房下位，花柱 5 裂。蒴果倒卵圆形，成熟时顶部 5 瓣裂；种子多数，褐色。花期 7 ～ 9 月，

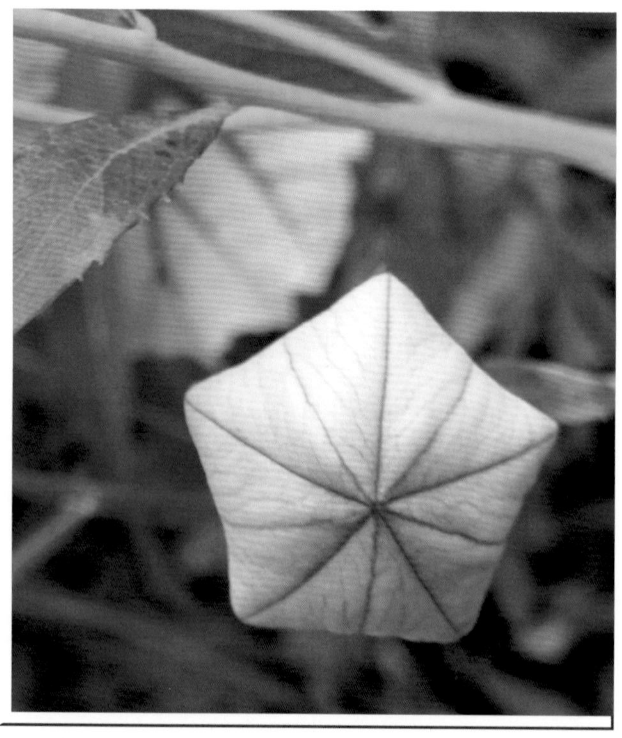

果期 8 ～ 10 月。

【生境分布】生于山地林缘草甸及沟谷草甸。分布于呼伦贝尔阿荣旗、鄂温克族自治旗、新巴尔虎左旗、额尔古纳市、牙克石市、鄂伦春自治旗、扎兰屯市等地。

【药用部位】干燥根。

【采收加工】春、秋季采挖，洗净，除去须根，趁鲜剥去外皮或不去外皮，干燥。

【药材性状】本品呈圆柱形或略呈纺锤形，下部渐细，有的有分枝，略扭曲，长 7 ～ 20cm，直径 0.7 ～ 2cm。表面淡黄白色至黄色，不去外皮者表面黄棕色至灰棕色，具纵扭皱沟，并有横长的皮孔样斑痕及支根痕，上部有横纹。有的先端有较短的根茎或不明显，其上有数个半月形茎痕。质脆，断面不平坦，形成层环棕色，皮部黄白色，有裂隙，木部淡黄色。气微，味微甜后苦。

【性味归经】①蒙医：味甘、辛，性寒。效轻、燥、淡。②中医：味苦、辛，性平。归肺经。

【功能主治】①蒙医：清肺热，止咳，排脓，祛痰。用于肺热、肺脓肿、伤风咳嗽、肺痨。②中医：宣肺，利咽，祛痰，排脓。用于咳嗽痰多、胸闷不畅、咽痛音哑、肺痈吐脓。

【用法用量】①蒙医：多入丸、散剂。②中医：6 ～ 15g，水煎服；或入丸、散剂。

【贮藏方法】置通风干燥处，防蛀。

桔梗标本图

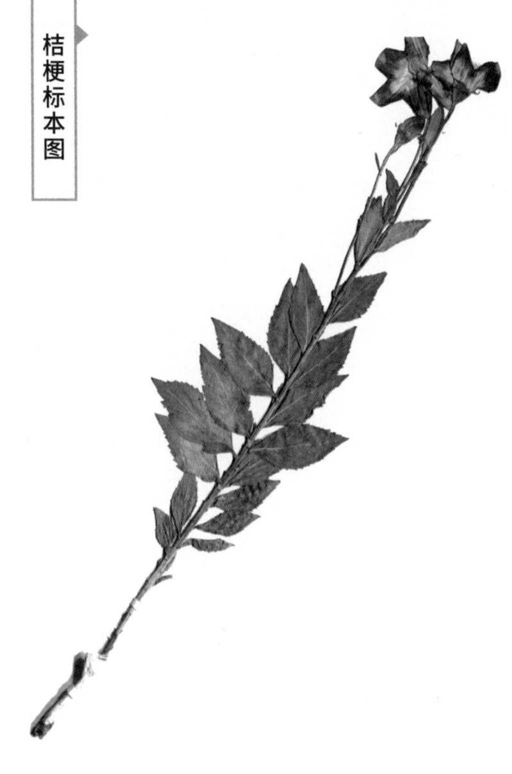

桔梗药材图

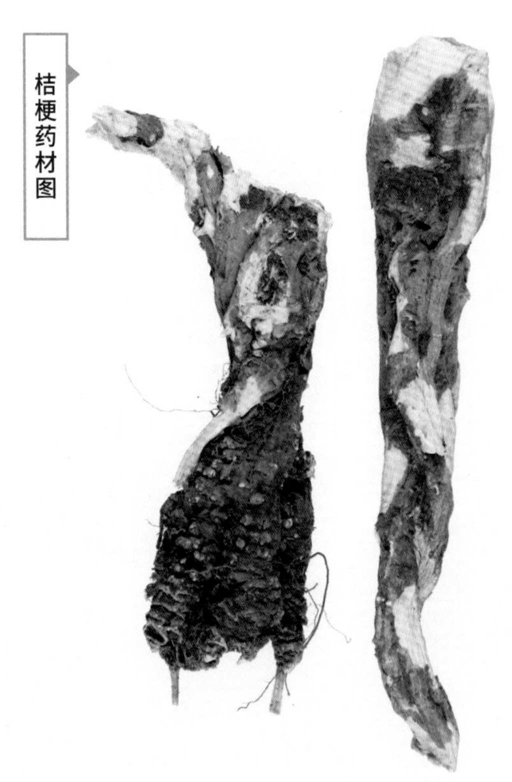

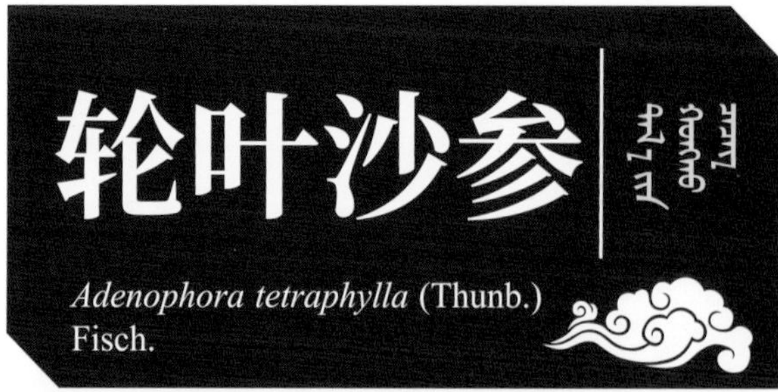

轮叶沙参

Adenophora tetraphylla (Thunb.) Fisch.

科　名	桔梗科
别　名	泡参
药材名	南沙参
蒙药名	塔拉音-哄呼-其其格、鲁都特道日基
采集地	新巴尔虎左旗乌布尔宝力格苏木
标本编号	150726 130807 179LY

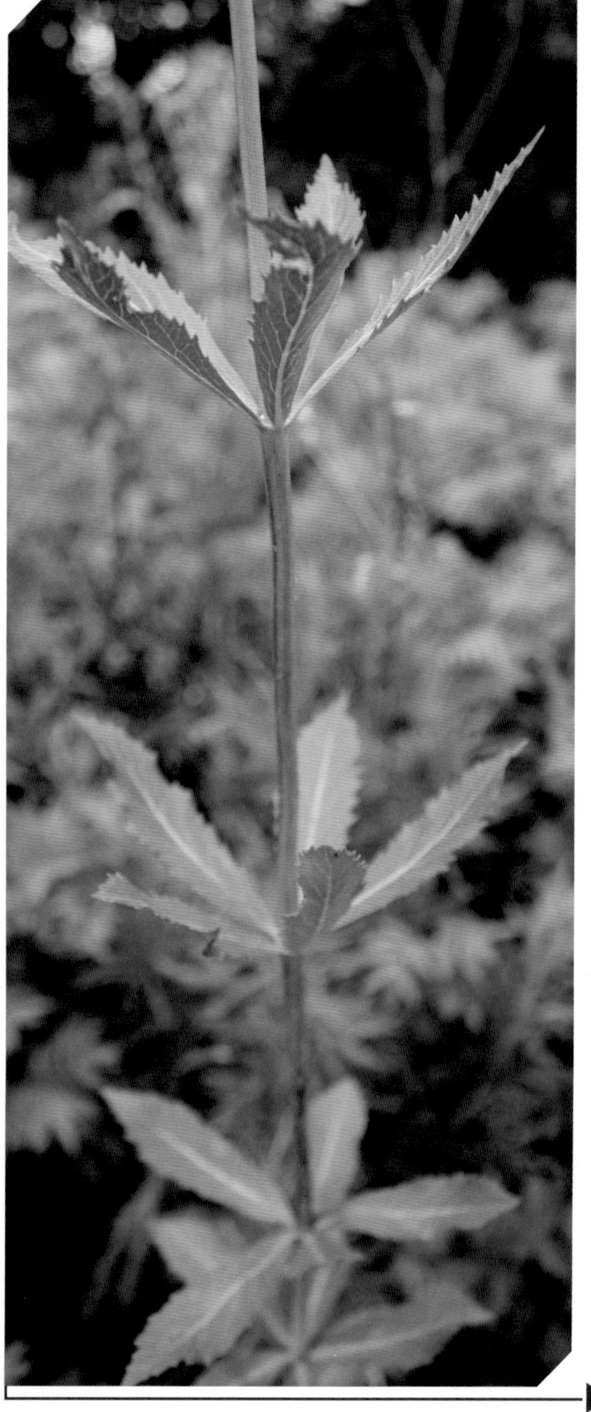

【形态特征】多年生草本，高 50 ～ 90cm，体内有白色乳汁。根倒圆锥状，表面具横皱纹，淡黄色，少分枝。茎直立，近无毛。单叶轮生，每轮 4 ～ 6，近无柄；叶片卵形或椭圆形，披针形或狭披针形，长 6 ～ 9cm，宽 3 ～ 4cm，叶缘有锯齿或重锯齿，两面有疏短柔毛。圆锥花序，分枝轮生；萼片 5，钻形，长 1 ～ 2cm，无毛；花冠 5 裂，蓝色，口部缩成坛状，无毛；雄蕊 5，花丝下部变宽，边缘密被柔毛，花盘短筒状；子房下位，花柱明显伸出。蒴果倒卵球形，花萼宿存，孔裂；种子多数。花期 7 ～ 8 月，果期 9 月。

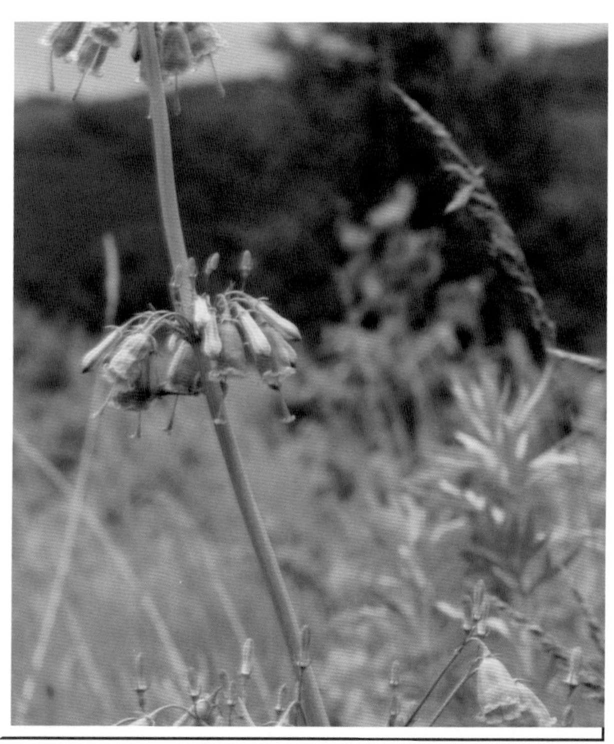

【生境分布】生于河滩草甸、山地林缘、固定沙丘间草甸。分布于呼伦贝尔阿荣旗、陈巴尔虎旗、额尔古纳市、鄂伦春自治旗等地。

【药用部位】干燥根。

【采收加工】春、秋季采挖，除去须根，洗后趁鲜刮去粗皮，洗净，干燥。

【药材性状】本品呈圆锥形或圆柱形，略弯曲，长 7 ～ 27cm，直径 0.8 ～ 3cm。表面黄白色或淡棕黄色，凹陷处常有残留粗皮，上部多有深陷横纹，呈断续的环状，下部有纵纹和纵沟。先端具根茎 1 或 2。体轻，质松泡，易折断，断面不平坦，黄白色，多裂隙。气微，味微甘。

【性味归经】①蒙医：味甘，性凉。效锐、软。②中医：味甘、微苦，性微寒。

【功能主治】①蒙医：祛“协日乌素”，消肿，舒筋。用于“协日乌素”病、牛皮癣、巴木病、关节痛、痛风、游痛症。②中医：养阴清肺，益胃生津，化痰，益气。用于肺热燥咳、阴虚劳嗽、干咳痰黏、胃阴不足、食少呕吐、气阴不足、烦热口干。

【用法用量】①蒙医：多入丸、散剂。②中医：9 ～ 15g，水煎服；或入丸、散剂。

【贮藏方法】置通风干燥处，防蛀。

【注意事项】不宜与藜芦同用。

轮叶沙参标本图

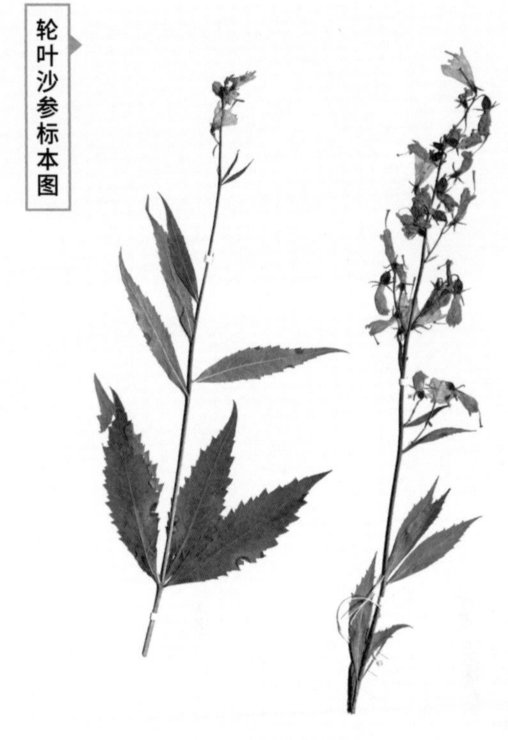

轮叶沙参药材图

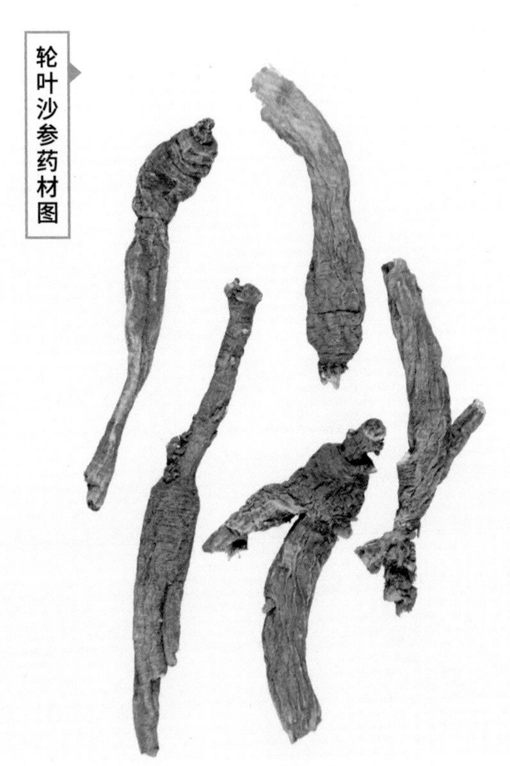

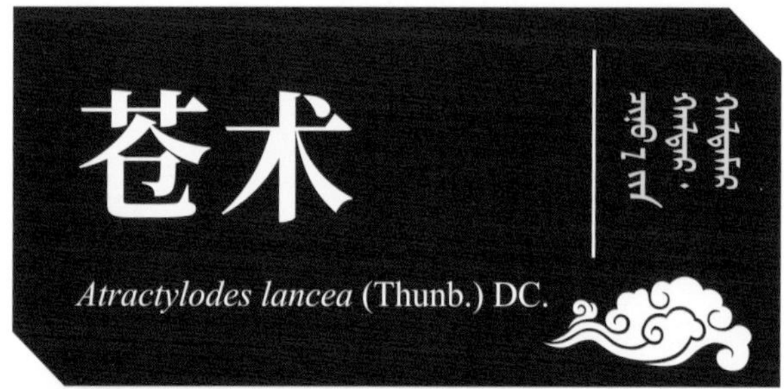

苍术

Atractylodes lancea (Thunb.) DC.

科　名	菊科
别　名	枪头菜、山刺菜
药材名	苍术
蒙药名	侵瓦音-哈拉特日
采集地	新巴尔虎左旗嵯岗镇
标本编号	150726 130713 068LY

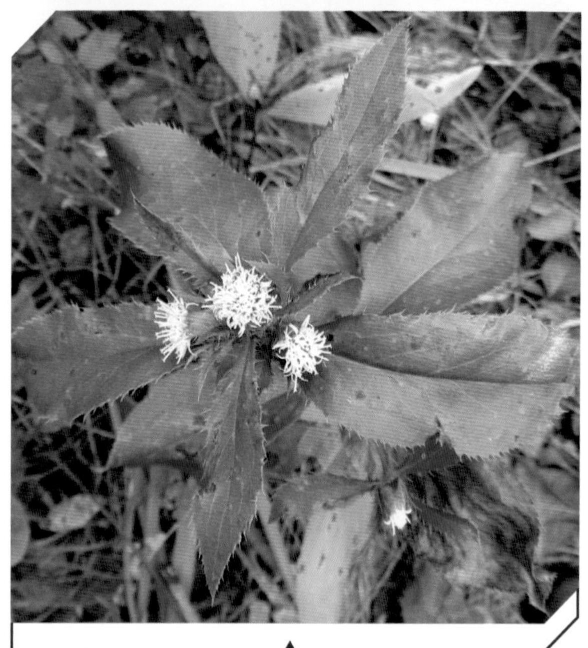

【形态特征】多年生草本。根茎肥大，呈结节状。茎高 30 ～ 50cm，不分枝或上部稍分枝。叶革质，无柄，倒广卵形或长卵形，长 4 ～ 7cm，宽 1.5 ～ 2.5cm，一般羽状 5 深裂，茎上部叶不裂或羽状 5 浅裂，先端短尖，基部楔形至圆形，边缘有不连续的刺状锯齿，上部叶披针形或狭长椭圆形。头状花序顶生，总苞钟状；总苞片 5 ～ 6 层，花冠筒状，白色。瘦果密生银白色柔毛，退化雄蕊先端圆，不卷曲。花果期 7 ～ 10 月。

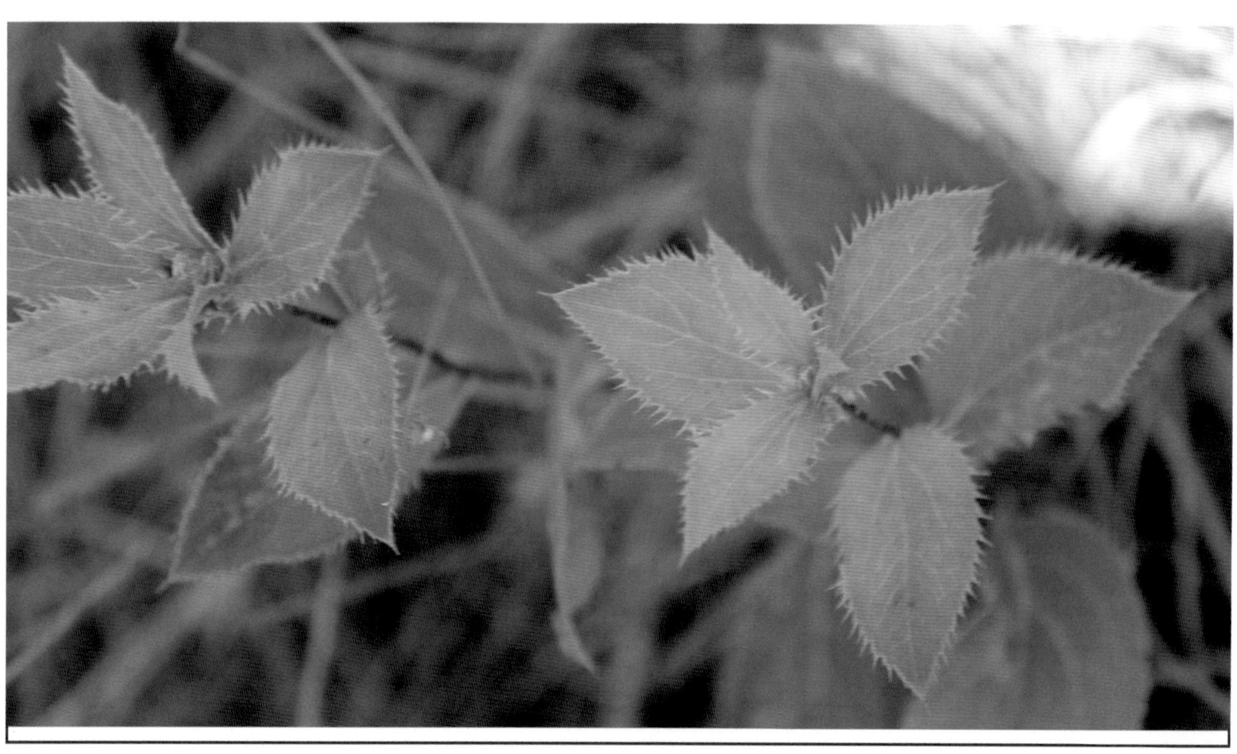

【生境分布】生于夏绿阔叶林区及森林草原地带山地阳坡、半阴坡草灌丛。分布于呼伦贝尔阿荣旗、鄂温克族自治旗、牙克石市等地。

【药用部位】干燥根茎。

【采收加工】春、秋季采挖，除去泥沙，晒干，撞去须根。

【药材性状】本品呈疙瘩块状或结节状圆柱形，长 4 ～ 9cm，直径 1 ～ 4cm。表面黑棕色，除去外皮者黄棕色。质较疏松，断面散有黄棕色油室。香气较淡，味辛、苦。

【性味归经】味辛、苦，性温。归脾、胃、肝经。

【功能主治】燥湿健脾，祛风散寒，明目。用于湿阻中焦、脘腹胀满、泄泻、水肿、脚气痿躄、风湿痹痛、风寒感冒、夜盲、眼目昏涩。

【用法用量】水煎服，3 ～ 9g。

【贮藏方法】置阴凉干燥处。

苍术标本图

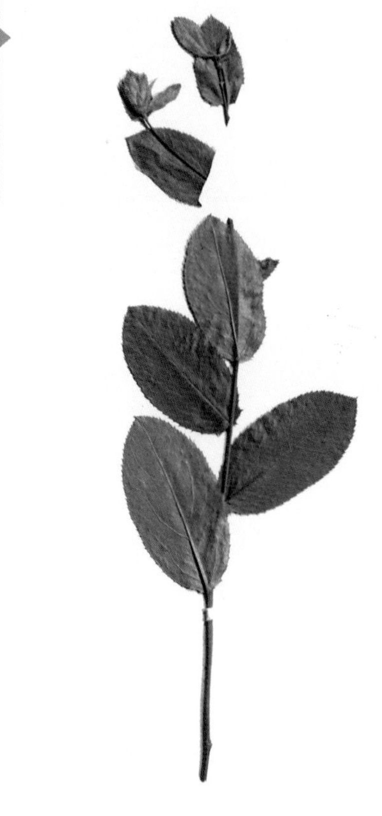

苍术药材图

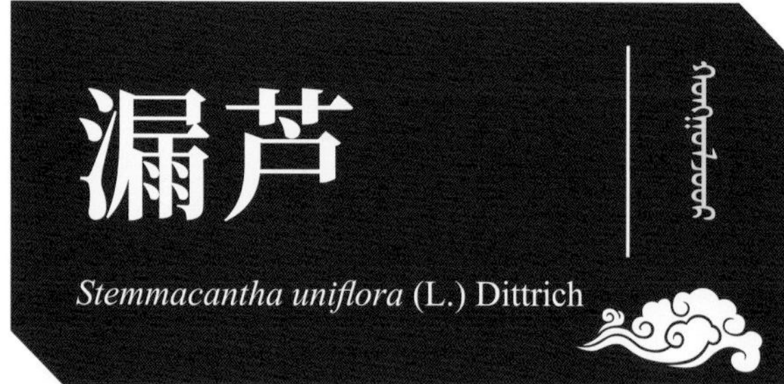

漏芦

Stemmacantha uniflora (L.) Dittrich

科　名	菊科
别　名	和尚头、野兰、狼头花、祁州漏芦
药材名	漏芦
蒙药名	洪格勒朱日、洪古尔-珠尔
采集地	鄂温克族自治旗锡尼河东苏木
标本编号	150724 130705 005LY

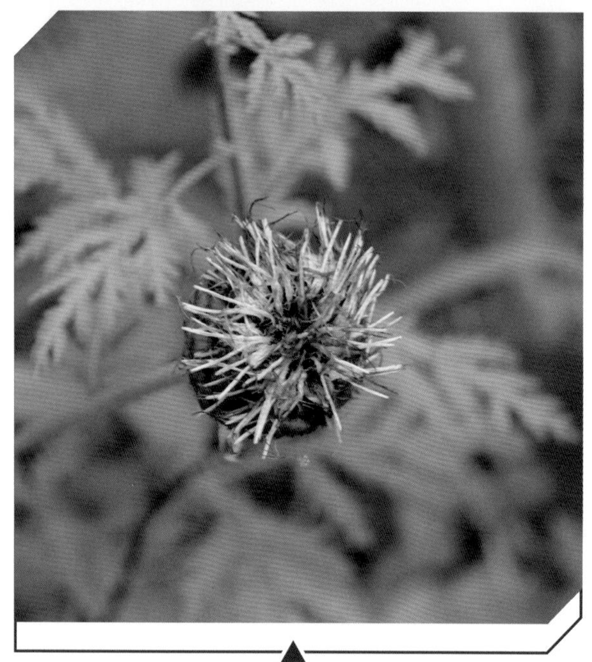

【形态特征】多年生草本，高（6～）30～100cm。根茎粗厚，主根圆柱形，直径1～2cm，上部密被残存叶柄。茎直立，不分枝，单生或簇生，有条纹，具白色绵毛或短毛。基生叶有长柄，叶柄长6～20cm，被厚绵毛，基生叶及下部茎叶全为椭圆形，长12～25cm，宽5～10cm，羽状全裂，呈琴形，裂片常再羽状深裂或深裂，两面均被蛛丝状毛或粗糙毛茸；中部及上部叶较小，有短柄或无柄。头状花序，单生茎顶，直径约5cm；总苞宽钟状，基部凹；总苞片多层，具干膜质附片，外层短，卵形，中层宽，呈

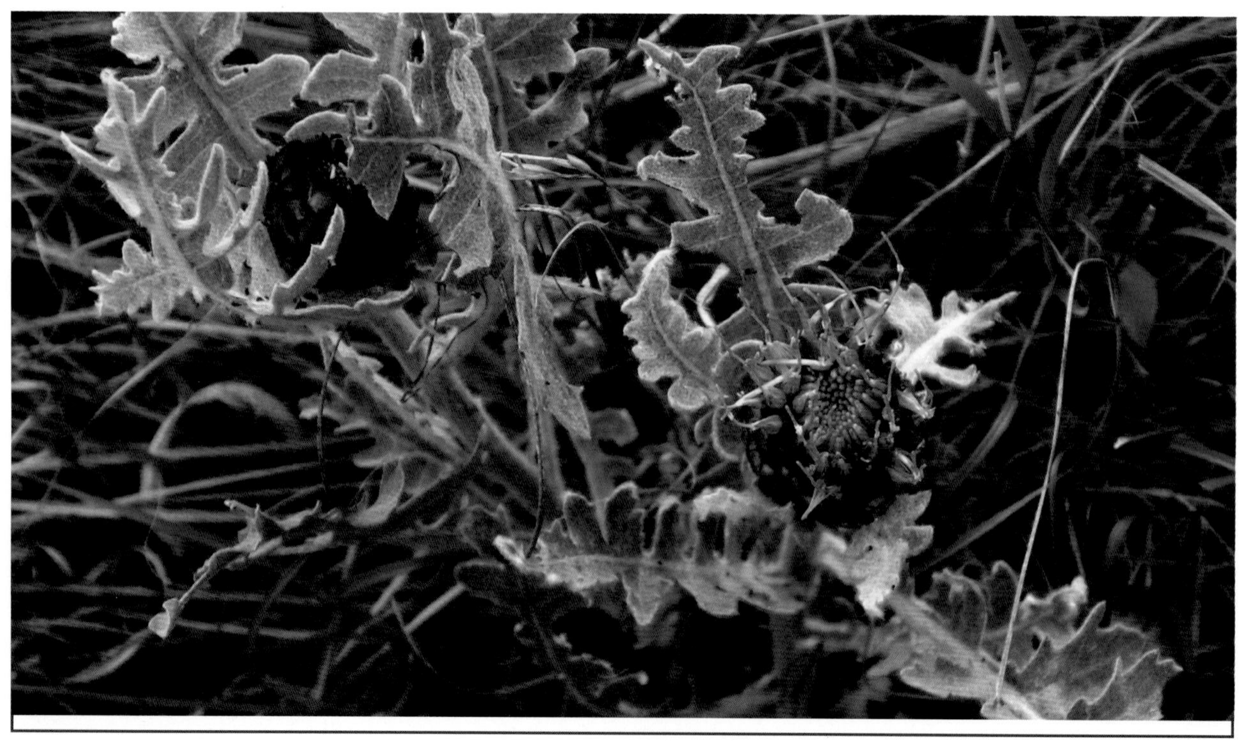

掌状分裂，内层披针形，先端尖锐；花冠淡紫色，长约2.5cm，下部条形，上部稍扩张成圆筒形，先端5裂；雄蕊5，花药聚合；子房下位，花柱伸出；柱头2裂，紫色。瘦果倒圆锥形，长5～6cm，棕褐色，具4棱；冠毛刚毛状，具羽状短毛。花期5～7月，果期6～8月。

【生境分布】生于山地草原、山地森林草原地带石质干草原、草甸草原。分布于呼伦贝尔额尔古纳市、牙克石市、陈巴尔虎旗、鄂温克族自治旗、新巴尔虎左旗、海拉尔区等地。

【药用部位】①蒙医：干燥头状花序。②中医：干燥根。

【采收加工】花序：5～7月采摘花序，晾干。根：秋后采挖根，除去泥土，晒干。

【药材性状】本品呈圆锥形或扁片块状，多扭曲，长短不一，直径1～2cm。表面暗棕色、灰褐色或黑褐色，粗糙，具纵沟及菱形的网状裂隙。外层易剥落，根头部膨大，有残茎和鳞片状叶基，先端有灰白色茸毛。体轻，质脆，易折断，断面不整齐，灰黄色，有裂隙，中心有的呈星状裂隙，灰黑色或棕黑色。气特异，味微苦。

【性味归经】①蒙医：味苦，性凉。效糙、稀、钝、柔。②中医：味苦，性寒。归胃经。

【功能主治】①蒙医：清热解毒，止痛，杀“粘”。用于流行性感冒、瘟疫、猩红热、麻疹、发症、结喉、痢疾、心热、搏热、实热、久热、伤热、“协日”热、血热、肠刺痛、阵刺痛。②中医：清热解毒，消痈，下乳，舒筋通脉。用于乳痈肿痛、痈疽发背、瘰疬疮毒、乳汁不通、湿痹拘挛。

【用法用量】①蒙医：多入丸、散剂。②中医：3～12g，水煎服；或入丸、散剂。

【贮藏方法】置通风干燥处。

【注意事项】孕妇慎用。

漏芦标本图

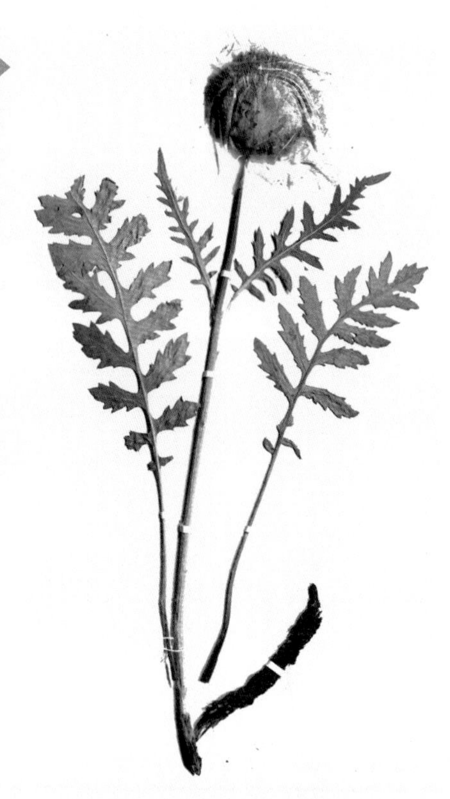

漏芦药材图

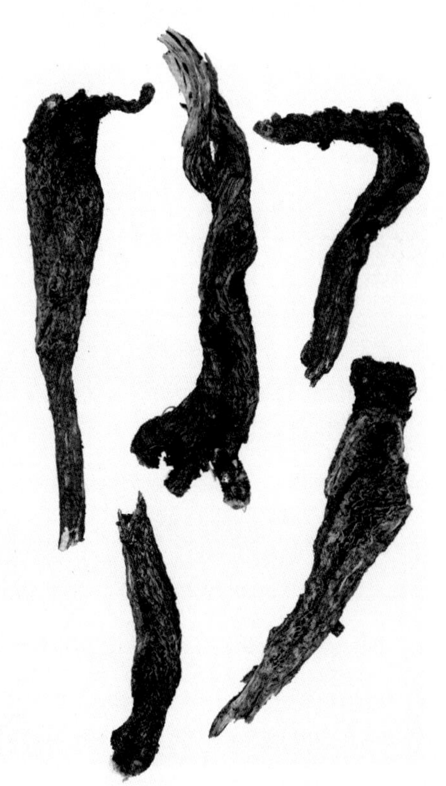

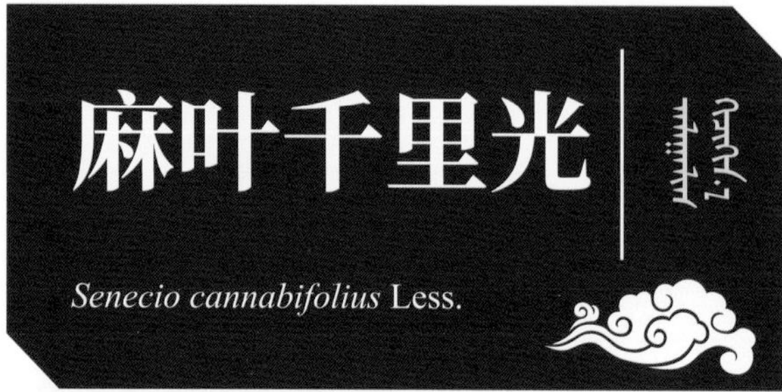

麻叶千里光

Senecio cannabifolius Less.

科名	菊科
别名	千里光、斩龙草、额河千里光
药材名	宽叶返魂草
蒙药名	阿拉嘎力格-给其根那
采集地	阿荣旗库伦沟
标本编号	150721 201308 071LY

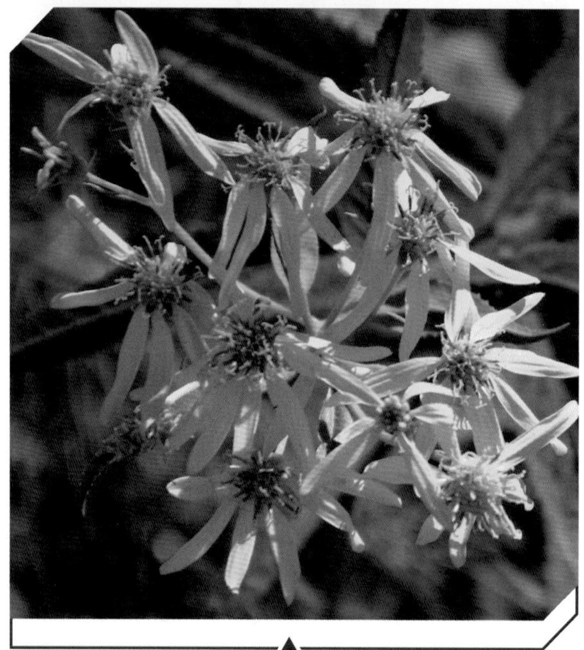

【形态特征】多年生草本，高 60 ～ 150cm。根茎斜生，有多数不定根。茎直立，直径达 10mm，无毛，上部常多分枝，下部叶在花期枯萎；中部叶较大，叶柄短，基部有 2 小耳，羽状或近掌状深裂，长 10 ～ 20cm，宽 8 ～ 15cm，裂片披针形或条状披针形，渐尖，叶缘有密锯齿，侧裂片 1 或 2 对，稀 3 对，较短，两面无毛或下面沿脉处有微毛；上部叶小，常不裂，条形。头状花序，多数，在茎和枝端排列成复伞房状；总苞筒状，长 5 ～ 6mm，外有细条形苞叶；

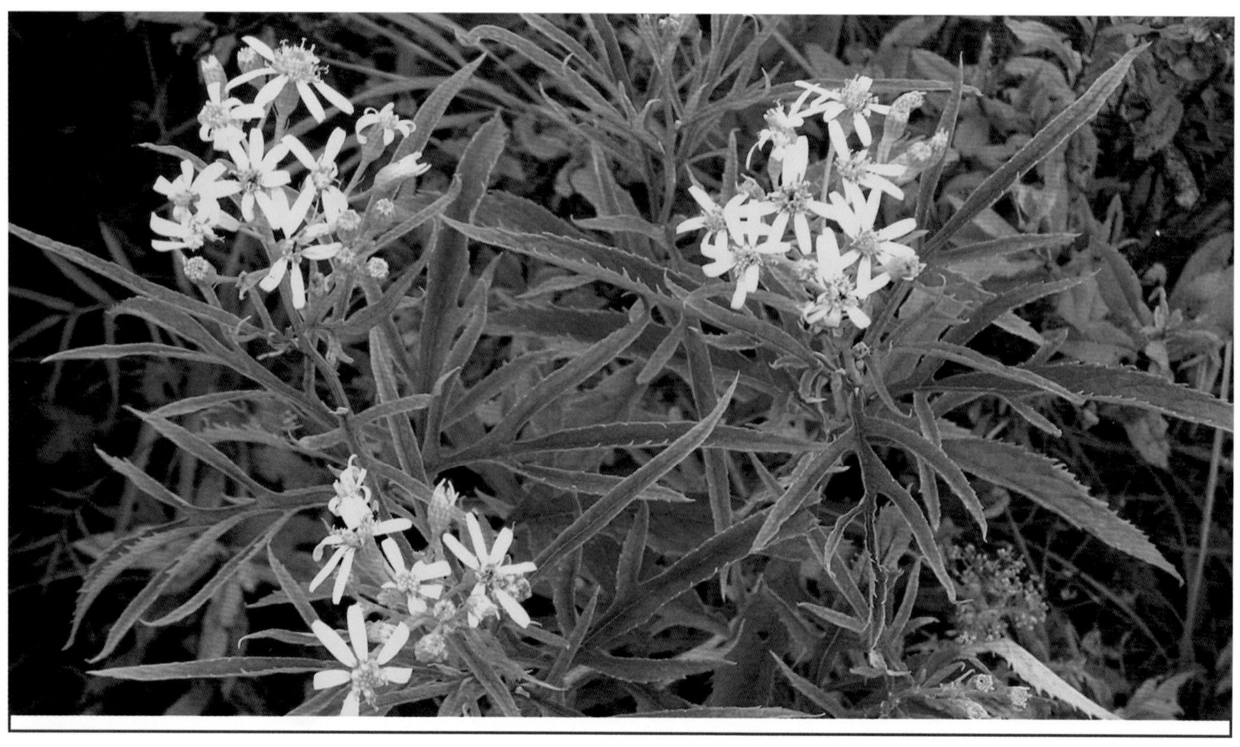

总苞片 1 层，约 9，长圆状条形，背面有疏毛或无毛；舌状花 8 ～ 10，黄色，舌片长圆状条形，筒状花多数。瘦果，圆柱形，有纵沟，冠毛污黄白色，有多数不等长的毛。花果期 7 ～ 9 月。

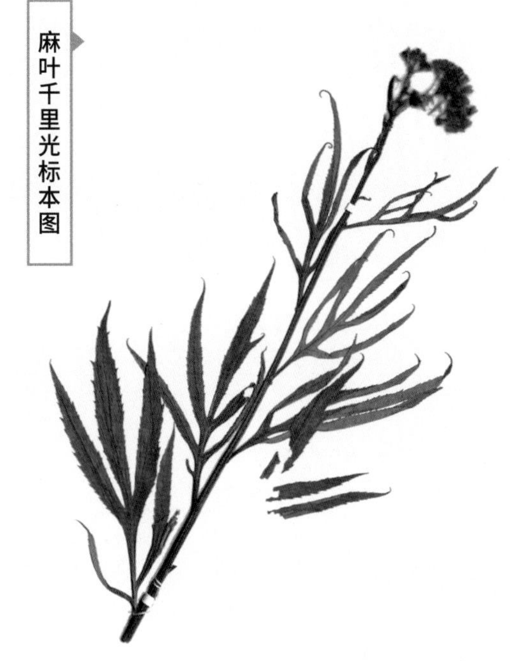
麻叶千里光标本图

【生境分布】生于林缘及河边草甸。分布于呼伦贝尔阿荣旗、额尔古纳市、鄂伦春自治旗、牙克石市等地。

【药用部位】干燥根或全草。

【采收加工】春、秋季采挖全草，鲜用；或 7 ～ 8 月采挖根，切段，晒干。

【性味归经】味微苦，性寒。

【功能主治】散瘀，止血，止痛。用于跌打损伤、瘀血肿痛、外伤出血。

【用法用量】外用适量，捣敷患处。

【贮藏方法】置通风干燥处。

【注意事项】孕妇慎用。

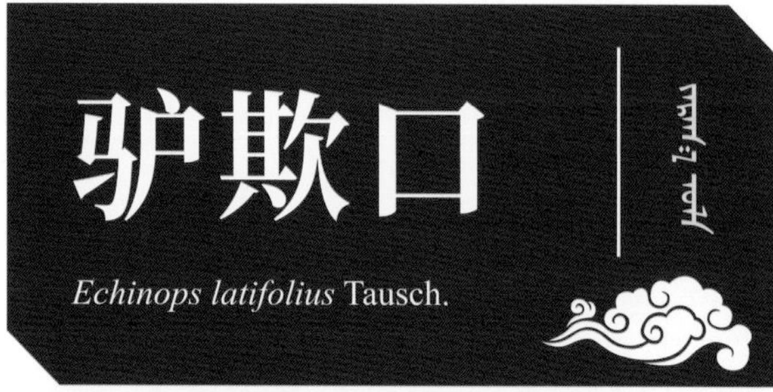

科　名	菊科
别　名	蓝刺头、八里花、八里麻
药材名	禹州漏芦
蒙药名	扎日-乌拉
采集地	新巴尔虎左旗罕达盖苏木
标本编号	150726 130823 037LY

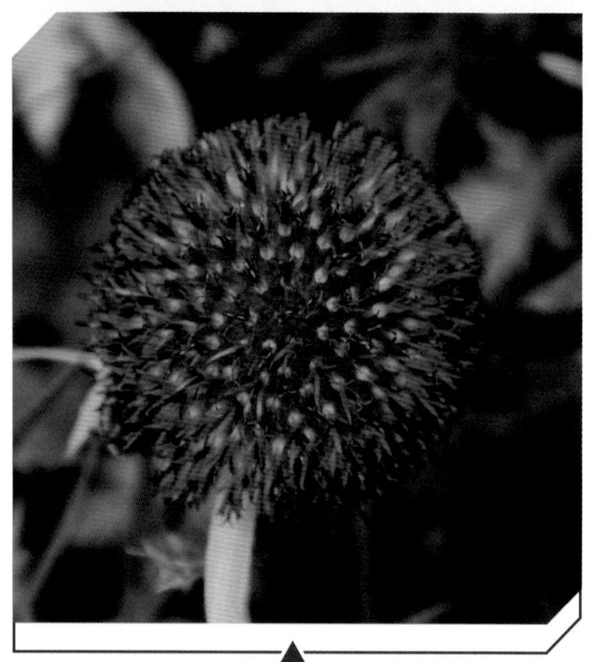

【形态特征】多年生草本，高 30 ～ 60cm。茎直立，基部有残存的纤维状撕裂的褐色叶柄，下部被稀疏的蛛丝状绵毛或无毛，向上及接复头状花序下部灰白色，被稠密或密厚的蛛丝状绵毛，不分枝或基部有 1 ～ 2 短的花序分枝。基生叶与下部茎叶椭圆形、长椭圆形或披针状椭圆形，长 15 ～ 35cm，宽 8 ～ 18cm，通常有长叶柄，柄基扩大贴茎或半抱茎，二回羽状分裂，一回为深裂或几全裂，一回侧裂片 4 ～ 8 对，披针形、椭圆形、披针状椭圆形或宽卵形，中部侧裂片较大，向上、向下渐小，二回为深裂或浅裂，

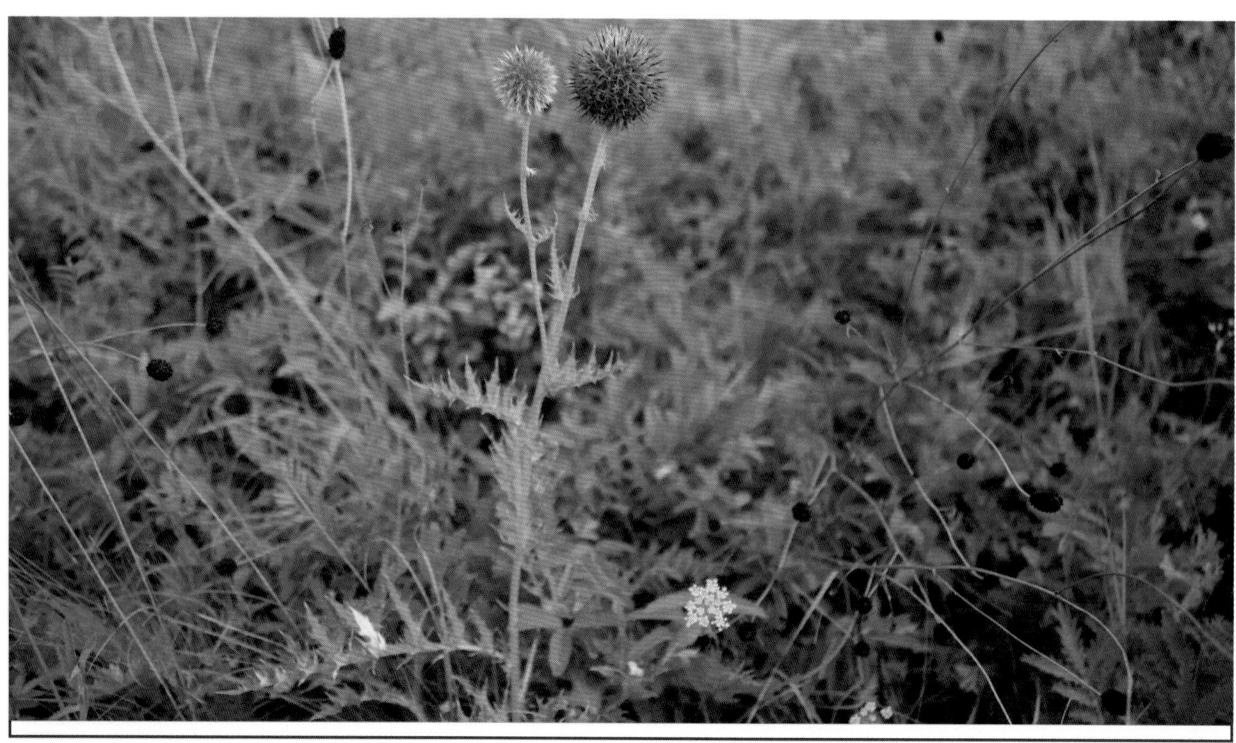

二回裂片长椭圆形、斜三角形或披针形，先端针刺状长渐尖，边缘有少数三角形刺齿或通常无刺齿。中上部茎叶与基生叶及下部茎叶同形并近等样分裂。上部茎叶羽状半裂或浅裂，无柄，基部扩大抱茎。全部茎叶质地薄，纸质，两面异色，上面绿色，无毛或被稀疏蛛丝毛，下面灰白色，被密厚的蛛丝状绵毛。复头状花序单生于茎顶或2～3茎生，直径3～5.5cm。头状花序长1.9cm。基毛白色，不等长，扁毛状，长约7mm，长为总苞长度的2/5。总苞片14～17，外层苞片稍长于基毛，线状倒披针形，上部菱形或椭圆形扩大，边缘有长缘毛，先端短渐尖；中层苞片倒披针形，长1～1.3cm，自最宽处向上突然收窄成针刺状长渐尖，边缘有稀疏短缘毛；内层苞片长椭圆形，长1.5cm，上部边缘有短缘毛，先端刺芒状渐尖。全部苞片外面无毛。小花蓝色，花冠裂片线形，花冠管上部有多数腺点。瘦果长7mm，被稠密的顺向贴伏的淡黄色长直毛，遮盖冠毛。冠毛量杯状，长1.2mm，冠毛膜片线形，边缘糙毛状，中部以下结合。花果期6～9月。

【生境分布】生于草原地带和森林草原地带，多生长在含丰富杂类草的针茅草原和羊草草原群落中，也见于线叶菊草原及山地林缘草甸。分布于呼伦贝尔鄂温克族自治旗、扎兰屯市等地。

【药用部位】①蒙医：干燥头状花序。②中医：干燥根。

【采收加工】花序：夏季花盛开时采收，干燥。根：春、秋季采挖根，洗净，切片，晒干。

【药材性状】本品呈类圆柱形，稍扭曲，长10～25cm，直径0.5～1.5cm。表面灰黄色或灰褐色，具纵皱纹，先端有纤维状棕色硬毛。质硬，不易折断，断面皮部褐色，木部呈黄黑相间的放射状纹理。气微，味微涩。

【性味归经】①蒙医：味苦，性凉。效稀、轻、柔、钝。②中医：味苦，性寒。归胃经。

【功能主治】①蒙医：固骨质，接骨愈伤，清热止痛。用于骨折、骨热、疮疡、刺痛症等。②中医：清热解毒，消痈，下乳，舒筋通脉。用于乳痈肿痛、痈疽发背、瘰疬疮毒、乳汁不通、湿痹拘挛。

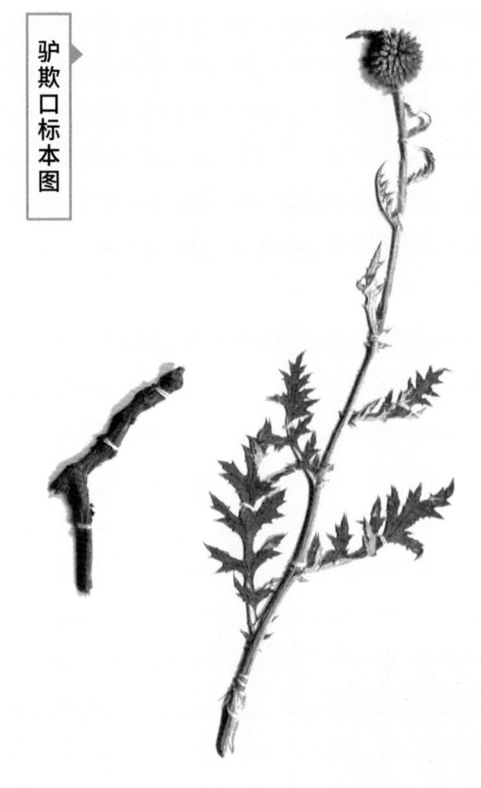

【用法用量】①蒙医：多入丸、散剂。②中医：6～12g，水煎服；或入丸、散剂。

【贮藏方法】置通风干燥处。

【注意事项】孕妇慎用。

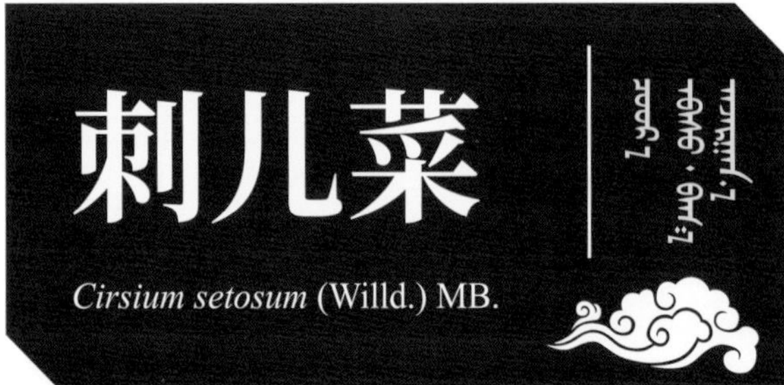

刺儿菜

Cirsium setosum (Willd.) MB.

科　名	菊科
别　名	小蓟、青青草、刺蓟
药材名	小蓟
蒙药名	巴嘎-阿扎日干那
采集地	阿荣旗查巴奇鄂温克民族乡
标本编号	150721 201406 098LY

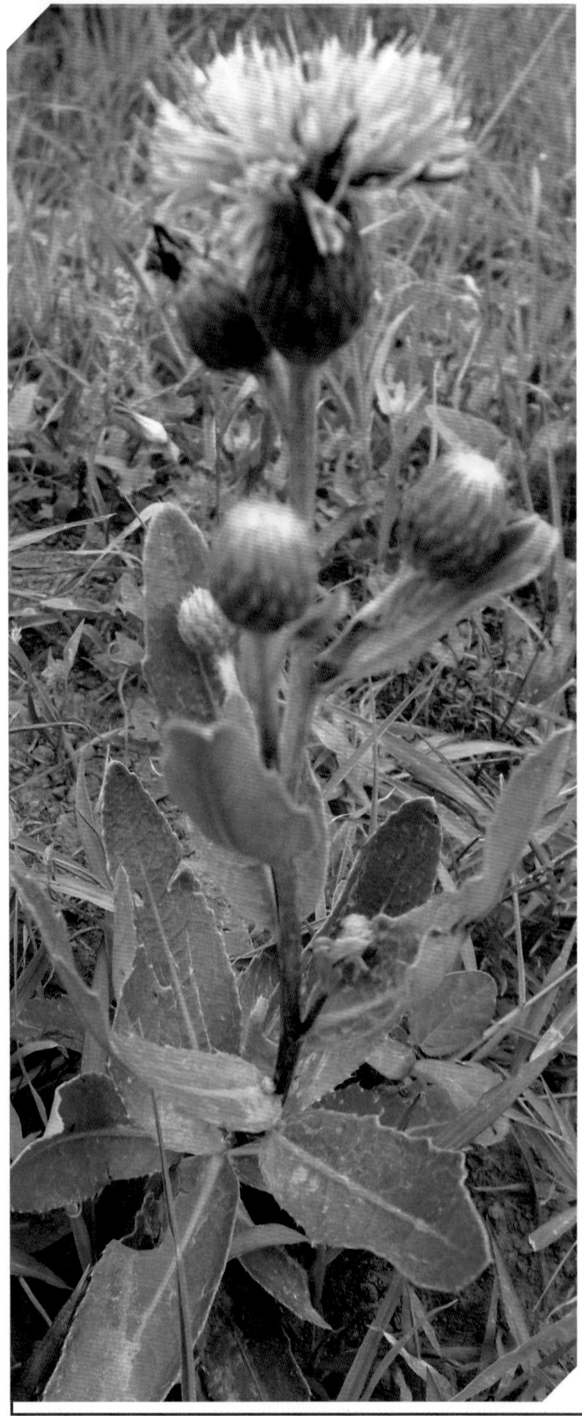

【形态特征】多年生草本。根茎长。茎直立，高 30～80cm，茎无毛或被蛛丝状毛。基生叶花期枯萎，下部叶和中部叶椭圆形或长椭圆状披针形，长 7～15cm，宽 1.5～10cm，先端钝或圆形，基部楔形，通常无叶柄，上部茎叶渐小，叶缘有细密的针刺或刺齿，全部茎叶两面同色，无毛。头状花序单生于茎端，雌雄异株；雄花序总苞长约 18mm，雌花序总苞长约 25mm；总苞片 6 层，外层甚短，长椭圆状披针形，内层披针形，先端长尖，具刺；雄花花冠长 17～20mm，裂片长 9～10mm，花药紫红色，长约

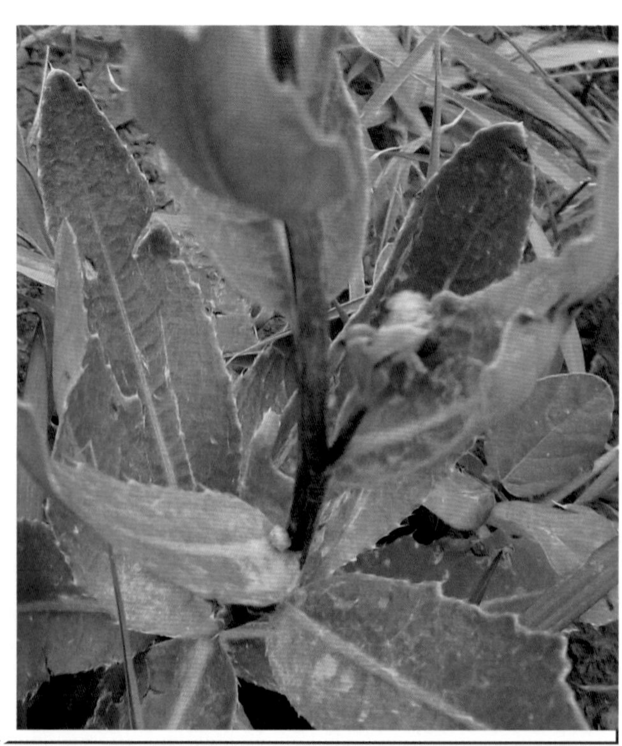

6mm；雌花花冠紫红色，长约 26mm，裂片长约 5mm，退化花药长约 2mm。瘦果椭圆形或长卵形，略扁平；冠毛羽状。花期 5 ～ 6 月，果期 5 ～ 7 月。

【生境分布】生于田间、荒地和路旁，为杂草。分布于呼伦贝尔各地。

【药用部位】干燥地上部分。

【采收加工】夏、秋季花开时采割，除去杂质，晒干。

【药材性状】本品茎呈圆柱形，有的上部分枝，长 5 ～ 30cm，直径 0.2 ～ 0.5cm；表面灰绿色或带紫色，具纵棱及白色柔毛；质脆，易折断，断面中空。叶互生，无柄或有短柄；叶片皱缩或破碎，完整者展平后呈长椭圆形或长圆状披针形，长 3 ～ 12cm，宽 0.5 ～ 3cm；全缘或微齿裂至羽状深裂，齿尖具针刺；上表面绿褐色，下表面灰绿色，两面均具白色柔毛。头状花序单个或数个顶生；总苞钟状，苞片 6 层，黄绿色；花紫红色。气微，味微苦。

【性味归经】味甘、苦，性凉。归心、肝经 。

【功能主治】凉血止血，散瘀，解毒，消痈。用于衄血、吐血、尿血、血淋、便血、崩漏、外伤出血、痈肿疮毒。

【用法用量】5 ～ 12g。

【贮藏方法】置通风干燥处。

刺儿菜标本图

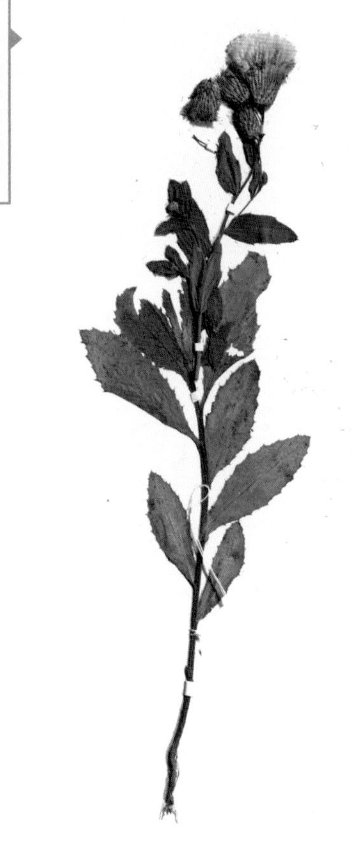

刺儿菜药材图

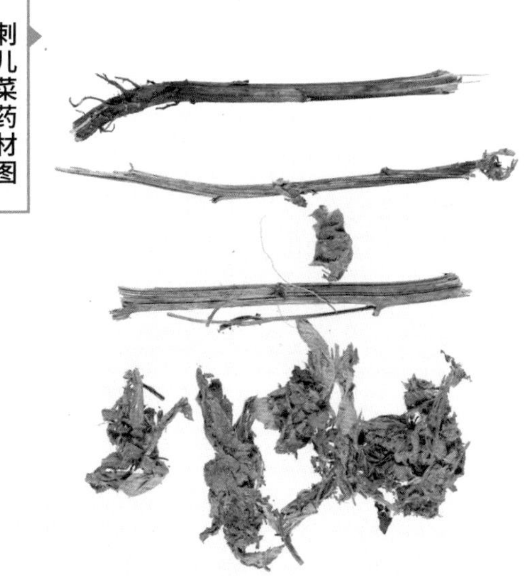

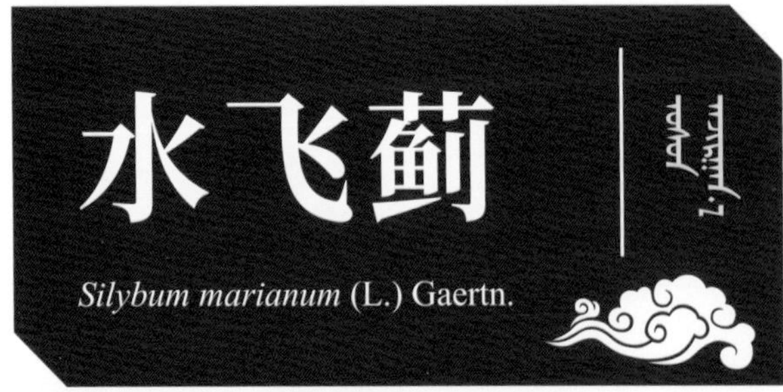

水飞蓟

Silybum marianum (L.) Gaertn.

科　名	菊科
别　名	水飞雉、奶蓟、老鼠筋
药材名	水飞蓟
蒙药名	奥存-阿扎日干那

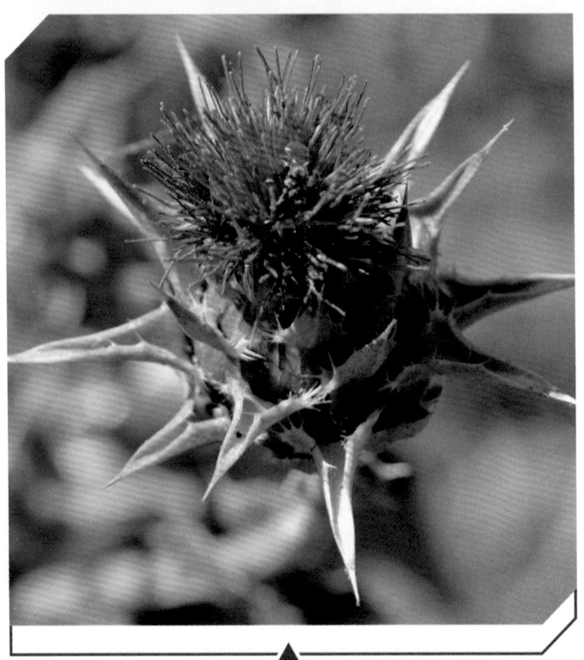

【形态特征】一年生或二年生草本，高 30 ～ 120cm。茎直立，多分枝，有棱条。基生叶大，莲座状，具柄，叶片长椭圆状披针形，长 15 ～ 40cm，宽 6 ～ 14cm，羽状深裂，缘齿有硬刺尖，叶上面具光泽，有很多乳白色斑纹，下面被短毛，脉上被长糙毛，中脉于叶背显著突出；茎生叶较小，基部抱茎。头状花序，直径 4 ～ 6cm，顶生或腋生，弯垂；总苞宽，近球形；总苞片多层，质硬，具长刺，或外层的先端突尖；花托肉质，具硬托毛；花全为管状花，两性，淡紫色或紫红色，亦有白色。瘦果，椭圆形，长约 7mm，宽约 3mm，棕色或深棕色，表面有纵纹，腺体凸起；冠毛白色，刚毛状。花果期 5 ～ 10 月。

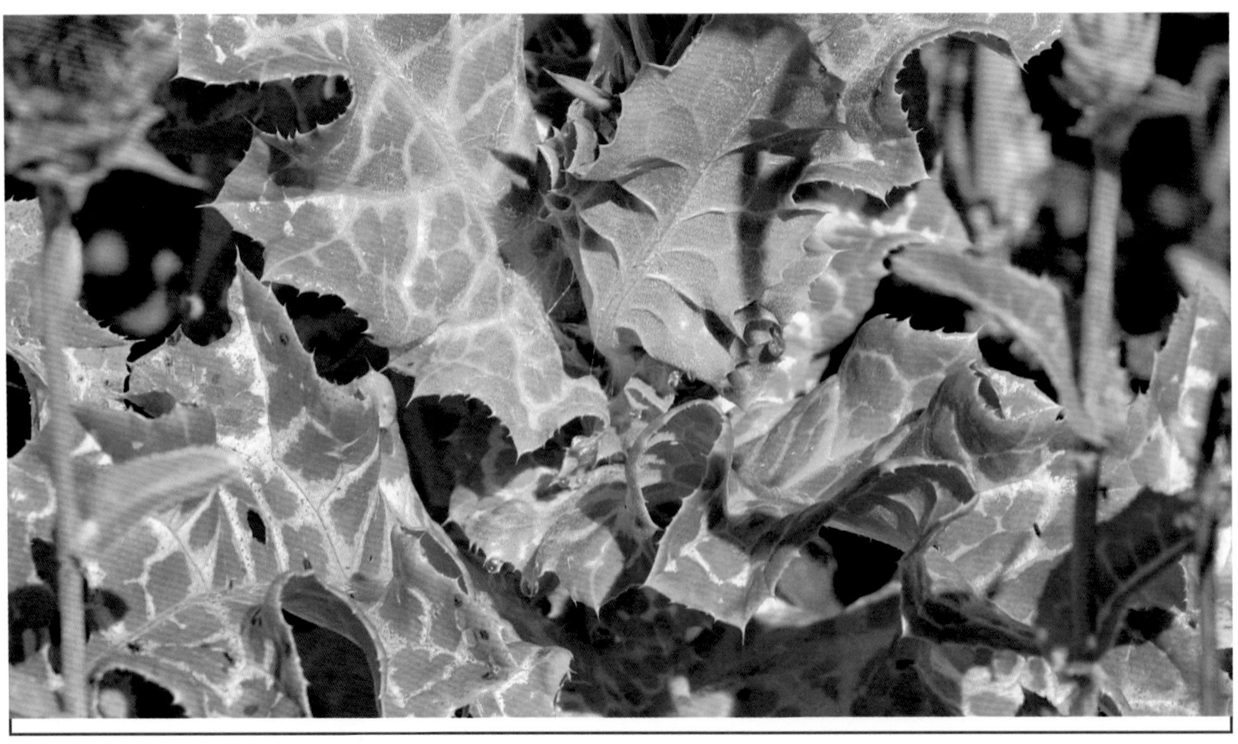

【生境分布】呼伦贝尔各地均有栽培。

【药用部位】干燥成熟果实。

【采收加工】秋季果实成熟时采收果序，晒干，打下果实，除去杂质，晒干。

【药材性状】本品呈长倒卵形或椭圆形，长 5～7mm，宽 2～3mm。表面淡灰棕色至黑褐色，光滑，有细纵花纹。先端钝圆，稍宽，有 1 圆环，中间具点状花柱残迹，基部略窄。质坚硬。破开后可见子叶 2，浅黄白色，富油性。气微，味淡。

【性味归经】味苦，性凉。归肝、胆经。

【功能主治】清热解毒，疏肝利胆。用于肝胆湿热、胁痛、黄疸。

【用法用量】供配制成药用。

【贮藏方法】置阴凉干燥处，防蛀。

水飞蓟标本图

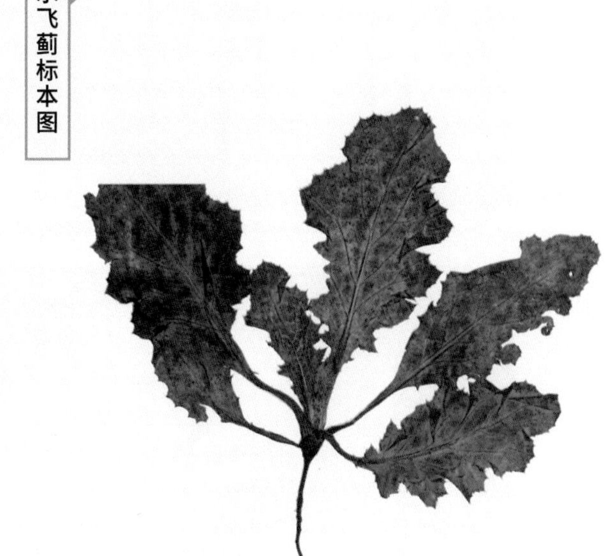

水飞蓟药材图

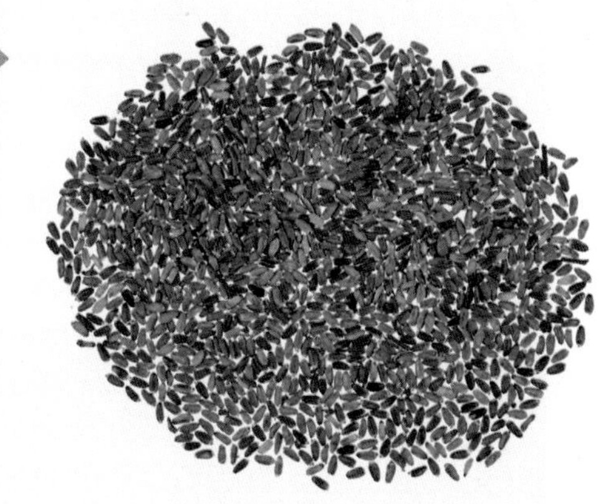

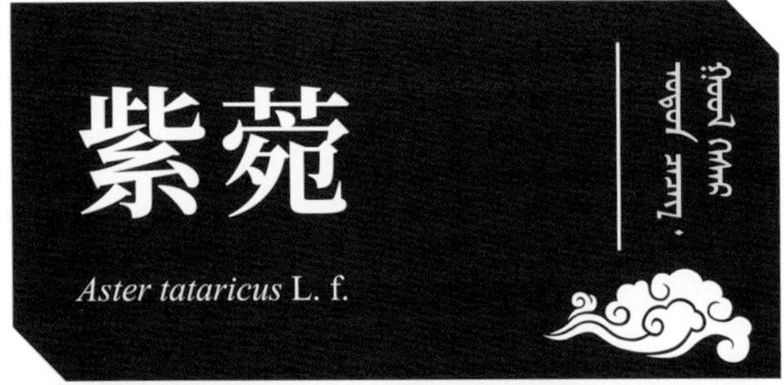

科 名	菊科
别 名	青菀、关公须、夜牵牛
药材名	紫菀
蒙药名	敖登-其其格
采集地	鄂温克族自治旗锡尼河东苏木
标本编号	150724 130705 112LY

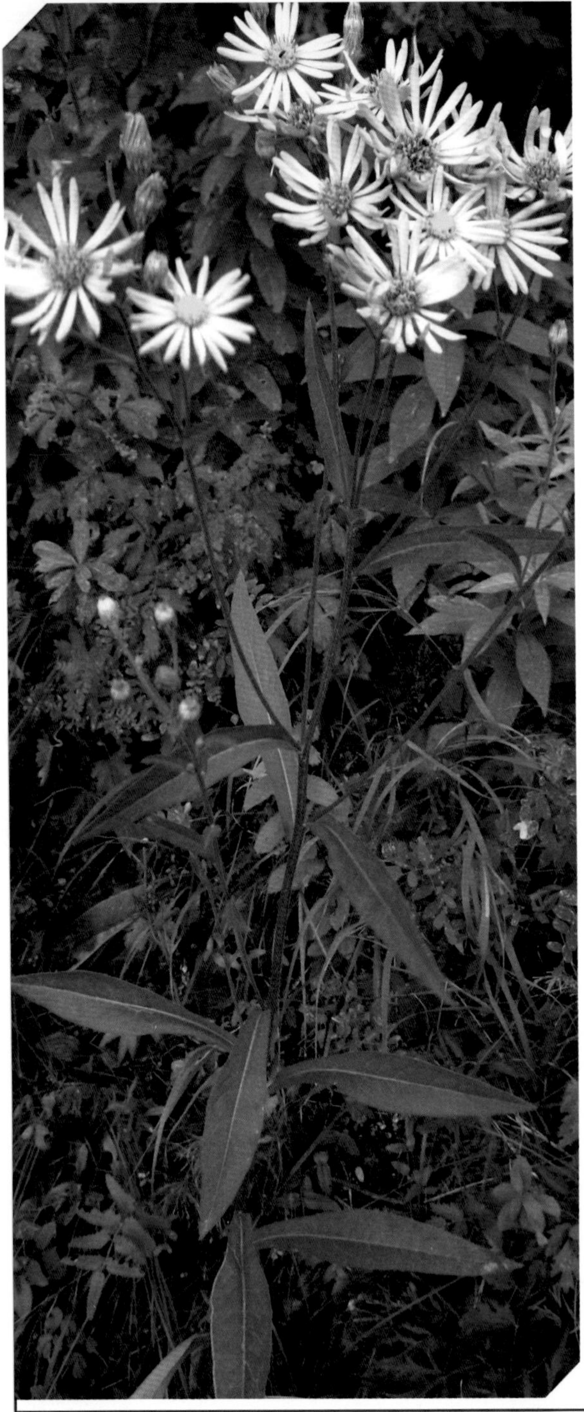

【形态特征】多年生草本，高 40 ～ 150cm。茎直立，通常不分枝，粗壮，有疏糙毛，根茎短，密生多数须根。基生叶花期枯萎、脱落，长圆状或椭圆状匙形，长 20 ～ 50cm，宽 3 ～ 13cm，基部下延；茎生叶互生，无柄，叶片长椭圆形或披针形，长 18 ～ 35cm，宽 5 ～ 10cm，中脉粗壮，有 6 ～ 10 对羽状侧脉。头状花序多数，直径 2.5 ～ 4.5cm，排列成复伞房状；总苞半球形，宽 10 ～ 25mm；总苞片 3 层，外层渐短，全部或上部草质，先端尖或圆形，边缘宽膜质，紫红色；花序边缘为舌状花，花 20 ～ 30，雌性，蓝

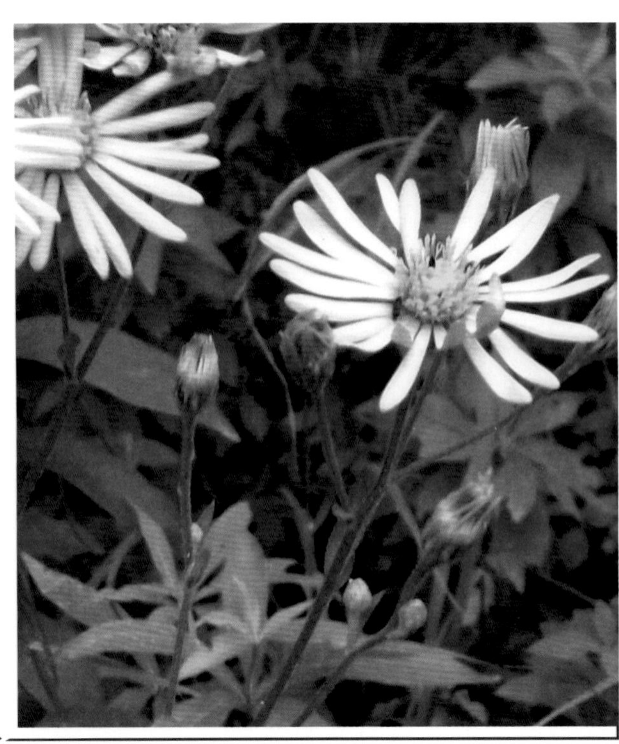

紫色，舌片先端 3 齿裂，柱头 2 分叉；中央有多数筒状花，两性，黄色，先端 5 齿裂，雄蕊 5，柱头 2 分叉。瘦果倒卵状长圆形，扁平，紫褐色，长 2.5 ～ 3mm，两面各有 1 脉或少有 3 脉，上部具短粗伏毛，冠毛污白色或带红色。花果期 7 ～ 9 月。

【生境分布】生于森林、草原地带的山地林下、灌丛中或山地河沟边。分布于呼伦贝尔鄂温克族自治旗、新巴尔虎左旗、鄂伦春自治旗、牙克石市等地。

【药用部位】干燥根和根茎。

【采收加工】花序：秋季开花时采摘，除去苞片，阴干。根和根茎：春、秋季采挖，除去有节的根茎（习称“母根”）和泥沙，编成辫状晒干，或直接晒干。

【药材性状】本品根茎呈不规则块状，大小不一，先端有茎、叶的残基；质稍硬。根茎簇生多数细根，长 3 ～ 15cm，直径 0.1 ～ 0.3cm，多编成辫状；表面紫红色或灰红色，有纵皱纹；质较柔韧。气微香，味甜、微苦。

【性味归经】①蒙医：味微苦，性平。效钝、柔。②中医：味辛、苦，性温。归肺经。

【功能主治】①蒙医：杀“粘”，清热，解毒，燥脓，消肿。用于瘟疫、流行性感冒、头痛、疔疮、毒热、猩红热、麻疹不透等。②中医：润肺下气，消痰止咳。用于痰多喘咳、新久咳嗽、劳嗽咯血。

【用法用量】①蒙医：内服，煮散剂，3 ～ 5g；或入丸、散剂。②中医：5 ～ 9g。

【贮藏方法】置阴凉干燥处，防潮。

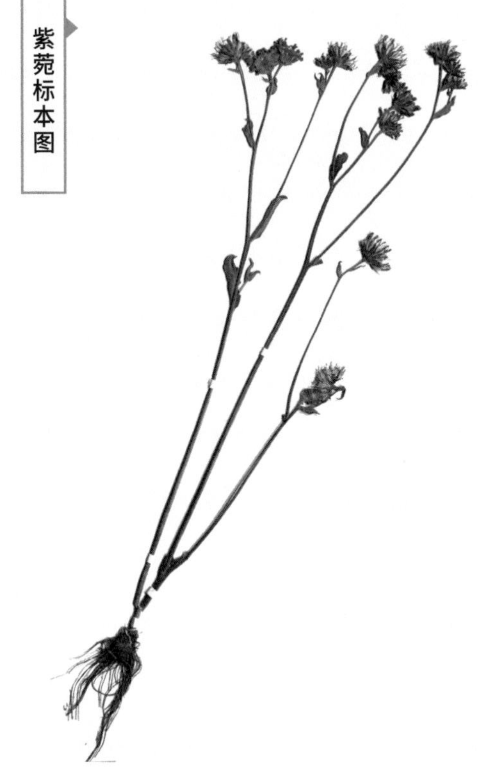

紫菀标本图

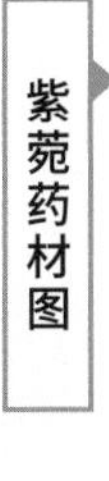

紫菀药材图

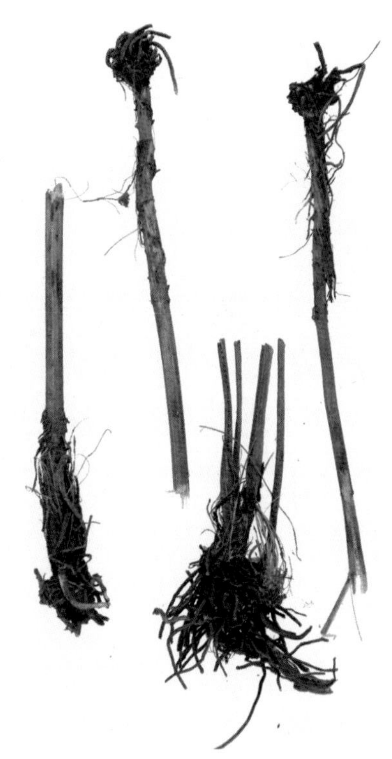

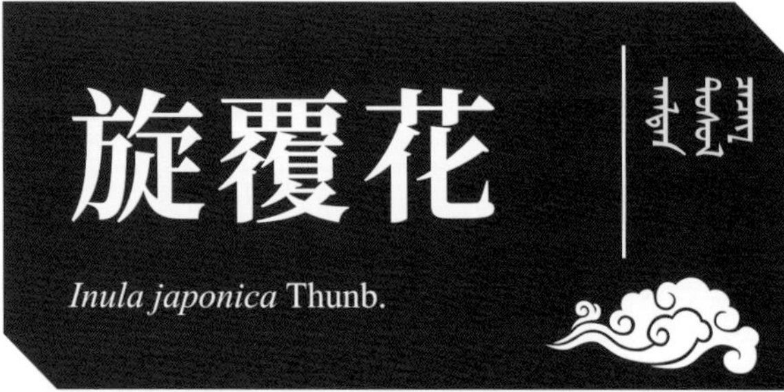

旋覆花

Inula japonica Thunb.

科名	菊科
别名	飞天蕊、六月菊、金佛草
药材名	旋覆花
蒙药名	阿拉坦-导苏乐-其其格
采集地	鄂温克族自治旗巴彦嵯岗苏木
标本编号	150724 130709 028LY

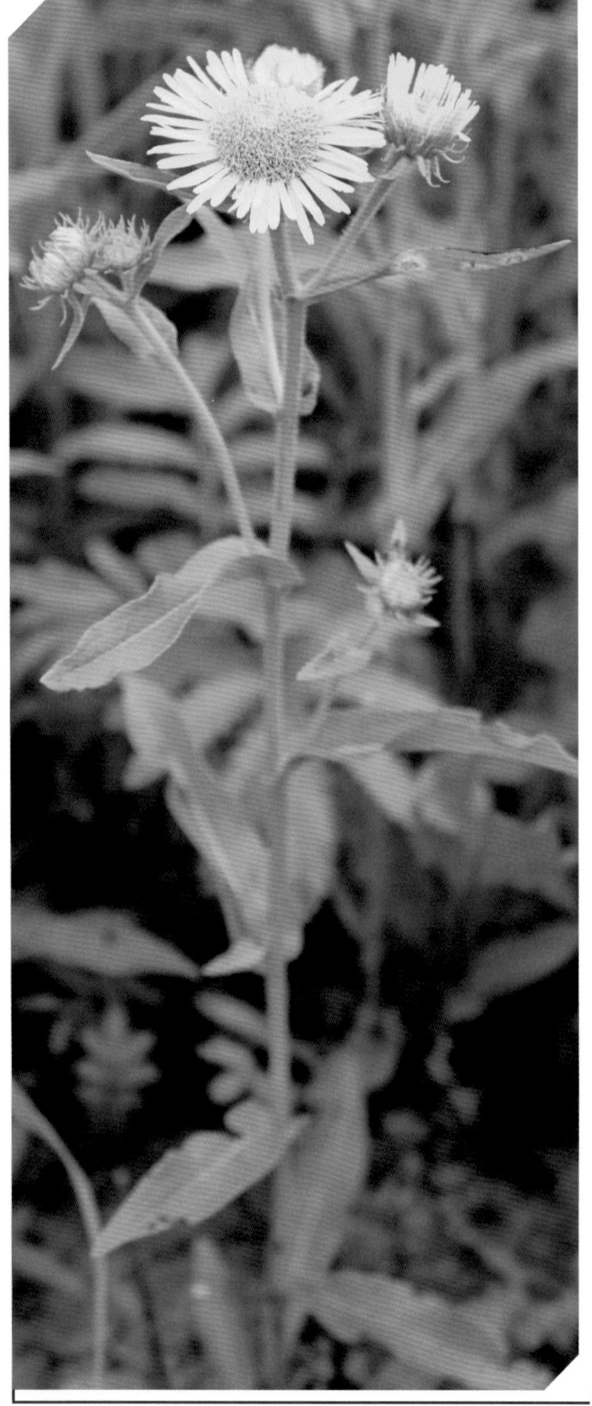

【形态特征】多年生草本，高 30 ～ 80cm。根茎短，横走或斜升，具须根。茎单生或簇生，绿色或紫色，有细纵沟，被长伏毛。叶片长圆形或椭圆状披针形，基部宽大，心形，有耳，半抱茎。头状花序，直径 2.5 ～ 5cm，多数或少数排列成疏散的伞房花序；花序梗细长；总苞半球形，直径 1.5 ～ 2.2cm，总苞片约 5 层，线状披针形，最外层常叶质而较长，外层基部革质，上部叶质，内层干膜质；舌状花黄色，较总苞长 2 ～ 2.5 倍；舌片线形，长 10 ～ 13mm；管状花花冠长约 5mm，有三角状披针形裂片；冠毛白色，

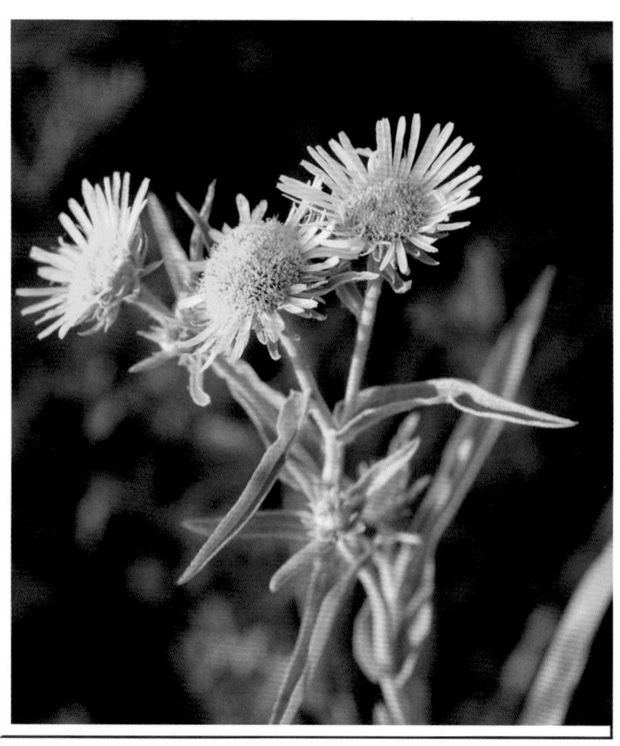

1 轮，有 20 ～ 30 粗糙毛。瘦果圆柱形，长 1 ～ 1.2mm，有浅沟，被短毛。花果期 7 ～ 10 月。

【生境分布】生于草甸及湿润的农田、地埂和路旁。分布于呼伦贝尔鄂温克族自治旗、新巴尔虎右旗、海拉尔区等地。

【药用部位】干燥头状花序。

【采收加工】夏、秋季花开放时采收，除去杂质，阴干或晒干。

【药材性状】本品呈扁球形或类球形，直径 1 ～ 2cm。总苞由多数苞片组成，呈覆瓦状排列，苞片披针形或条形，灰黄色，长 4 ～ 11mm；总苞基部有时残留花梗，苞片及花梗表面被白色茸毛；舌状花 1 列，黄色，长约 1cm，多卷曲，常脱落，先端 3 齿裂；管状花多数，棕黄色，长约 5mm，先端 5 齿裂；子房先端有多数白色冠毛，长 5 ～ 6mm。有的可见椭圆形小瘦果。体轻，易散碎。气微，味微苦。

【性味归经】①蒙医：味微苦，性平。效柔、糙、燥。②中医：味苦、辛、咸，性微温。归肺、脾、胃、大肠经。

【功能主治】①蒙医：止刺痛，杀“粘”，燥“协日乌素”，愈伤。用于粘刺痛、粘热、发症、脑刺痛、骨折、金属创伤等。②中医：降气，消痰，行水，止呕。用于风寒咳嗽、痰饮蓄结、胸膈痞闷、喘咳痰多、呕吐嗳气、心下痞硬。

【用法用量】①蒙医：内服，煮散剂，3 ～ 5g；或入丸、散剂。②中医：3 ～ 9g，包煎。

【贮藏方法】置干燥处，防潮。

旋覆花标本图

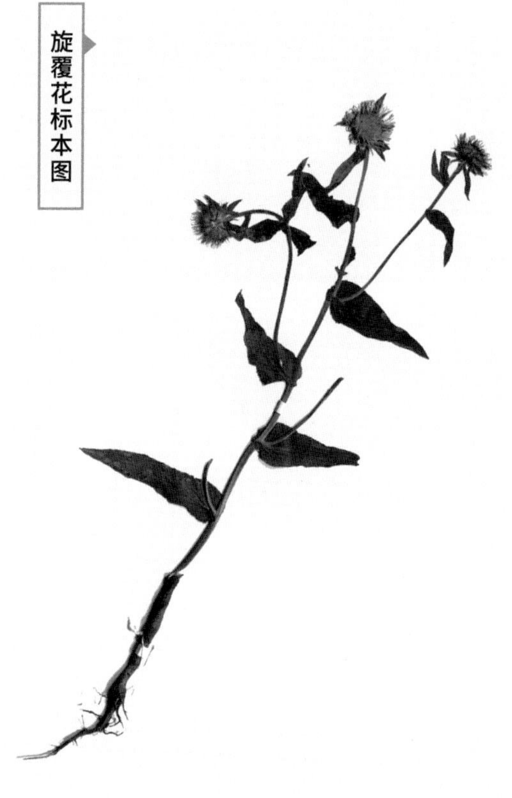

旋覆花药材图

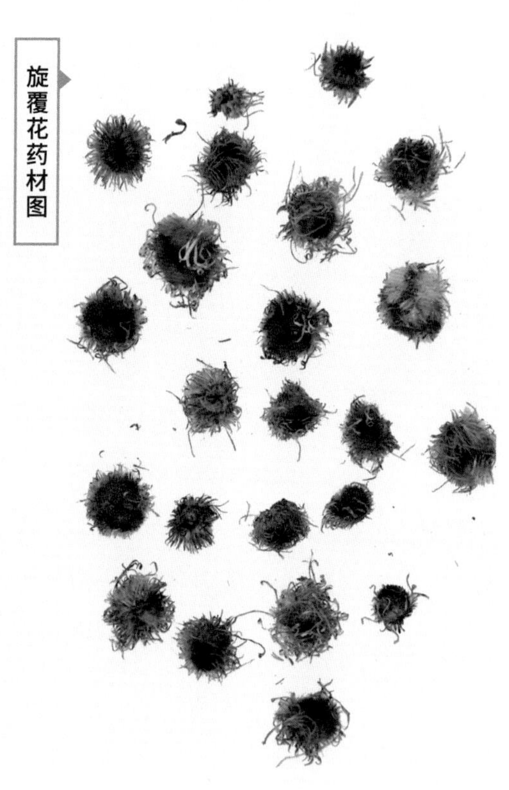

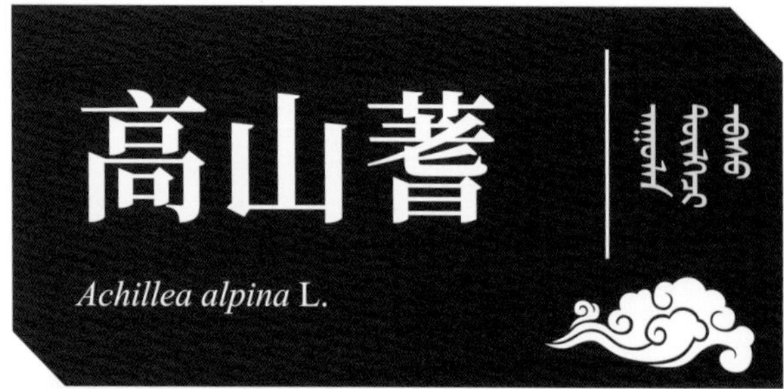

科名	菊科
别名	羽衣草、蚰蜒草、锯齿草
药材名	蓍草
蒙药名	图勒格其-额布苏
采集地	新巴尔虎左旗嵯岗镇
标本编号	150726 130713 118LY

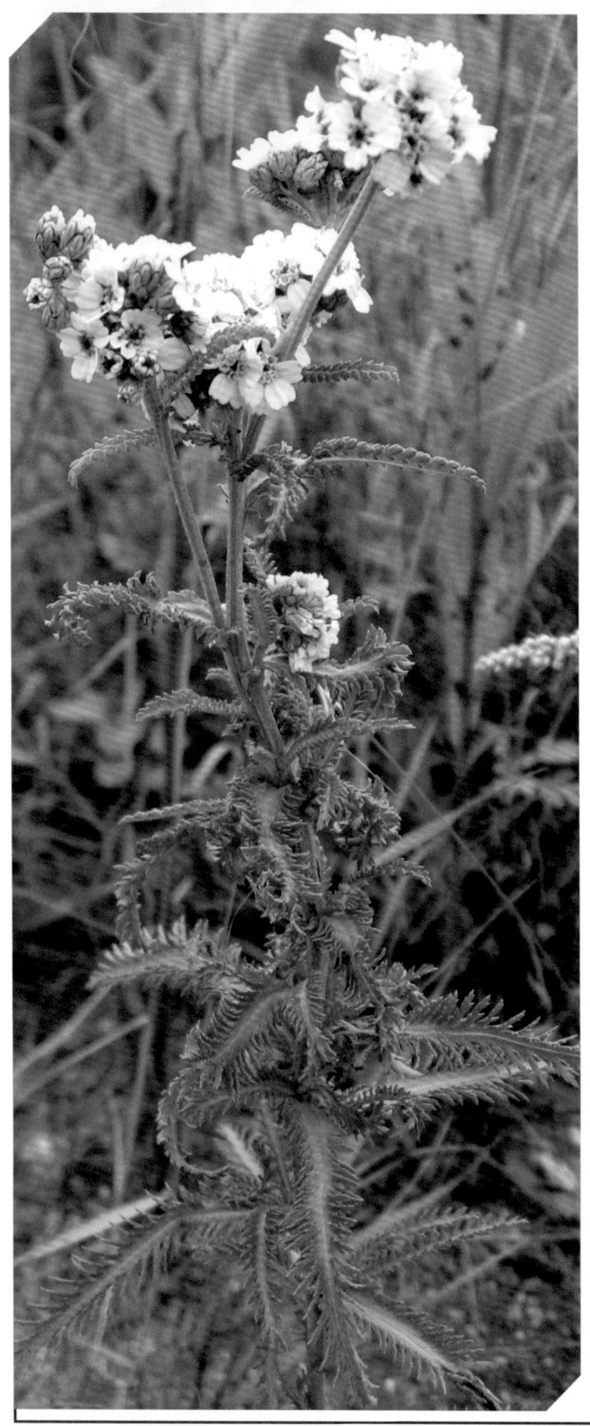

【形态特征】多年生草本，高 50 ～ 100cm。具短根茎。茎直立，有棱条，上部有分枝。叶互生；无柄；叶片长线状披针形，长 6 ～ 10cm，宽 0.7 ～ 1.5cm，栉齿状羽状深裂或浅裂，裂片线形，排列稀疏，半抱茎，两面生长柔毛，下面毛密生，有腺点或几无腺点，下部叶花期常枯萎，上部叶渐小。头状花序多数，花径 5 ～ 6mm，集生成伞房状；总苞钟状，总苞片卵形，3 层，覆瓦状排列，绿色，草质，有中肋，边缘膜质，疏生长柔毛；边缘舌状花，雌性，5 ～ 11，白色；花冠长圆形，先端 3 浅裂；中心管状花，两性，

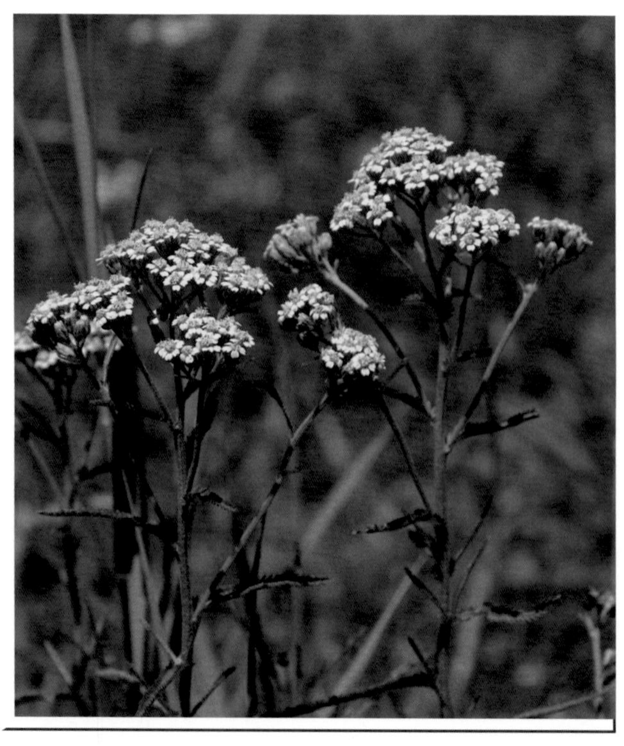

白色，花药黄色，伸出花冠外面。瘦果扁平，宽倒披针形，有淡色边肋。花果期 7 ～ 9 月。

【生境分布】生于林缘、灌丛间、干草甸、山坡。分布于呼伦贝尔阿荣旗、鄂温克族自治旗、新巴尔虎左旗、陈巴尔虎旗、牙克石市、额尔古纳市、海拉尔区等地。

【药用部位】干燥地上部分。

【采收加工】①蒙医：夏、秋季开花时采收，除去杂质，阴干或煎膏。②中医：夏、秋季开花时采收，除去杂质，阴干。

【药材性状】本品茎呈圆柱形，直径 1 ～ 5mm。表面黄绿色或黄棕色，具纵棱，被白色柔毛；质脆，易折断，断面白色，中部有髓或中空。叶常卷缩，破碎，完整者展平后为长线状披针形，裂片线形，表面灰绿色至黄棕色，两面被柔毛。头状花序密集成复伞房状，黄棕色；总苞片卵形或长圆形，覆瓦状排列。气微香，味微苦。

【性味归经】①蒙医：味苦、辛，性温。效锐。②中医：味苦、酸，性平。归肺、脾、膀胱经。

【功能主治】①蒙医：破“奇哈”，消肿，止痛。用于内外“奇哈”症、骨折、损伤、关节肿胀、疖痈。②中医：解毒利湿，活血止痛。用于乳蛾咽痛、泄泻痢疾、肠痈腹痛、热淋涩痛、湿热带下、蛇虫咬伤。

【用法用量】①蒙医：内服，煮散剂，3 ～ 5g；或入丸、散剂。②中医：15 ～ 45g，必要时日服 2 剂。

【贮藏方法】置阴凉干燥处。

高山蓍标本图

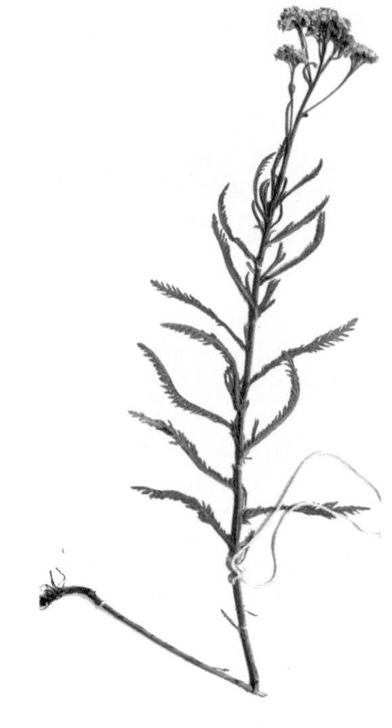

高山蓍药材图

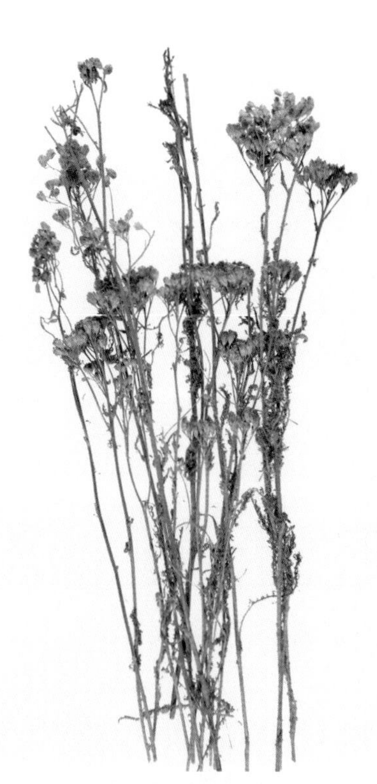

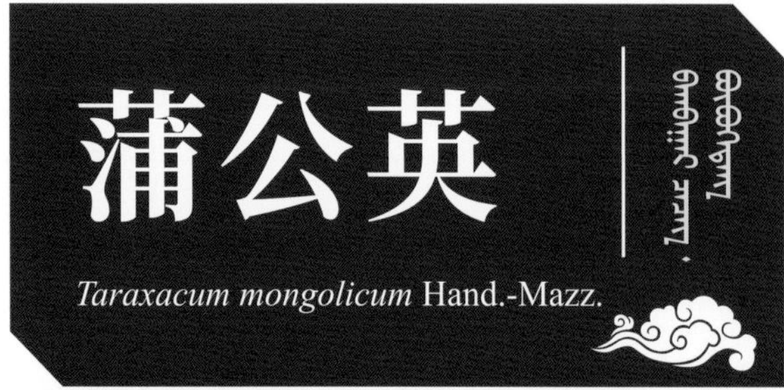

科名	菊科
别名	婆婆丁、黄花地丁、姑姑英
药材名	蒲公英
蒙药名	巴嘎巴盖-其其格
采集地	新巴尔虎左旗诺干诺尔嘎查
标本编号	150726 130807 026LY

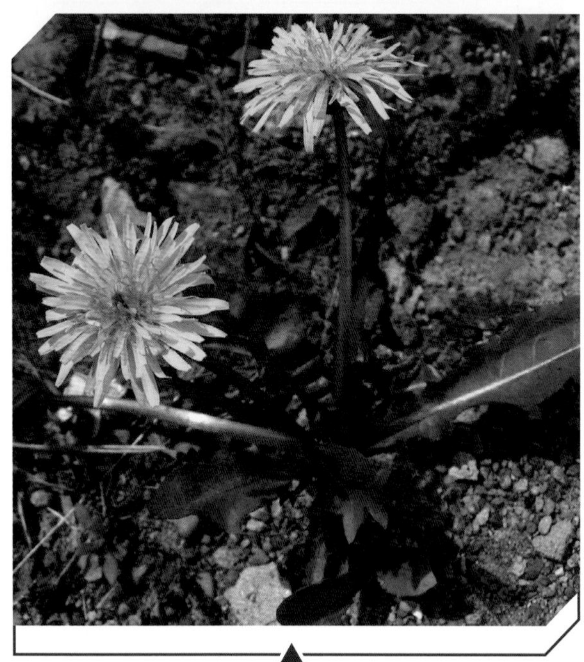

【形态特征】多年生草本，高 10 ～ 25cm，全株含白色乳汁，被白色疏软毛。根深长，单一或分枝，直径通常 3 ～ 5mm，外皮黄棕色。叶根生，排列成莲座状；具叶柄，叶柄基部两侧扩大成鞘状；叶片线状披针形、倒披针形或倒卵形，长 6 ～ 15cm，宽 2 ～ 3.5cm，先端尖或钝，基部狭窄，下延，边缘浅裂或不规则羽状分裂，裂片齿牙状或三角状，全缘或具疏齿，裂片间有细小锯齿，绿色或有时在边缘带淡紫色斑迹，被白色蛛丝状毛。头状花序单一，顶生，全为舌状花，两性；总苞片多层，外面数层较短，卵状

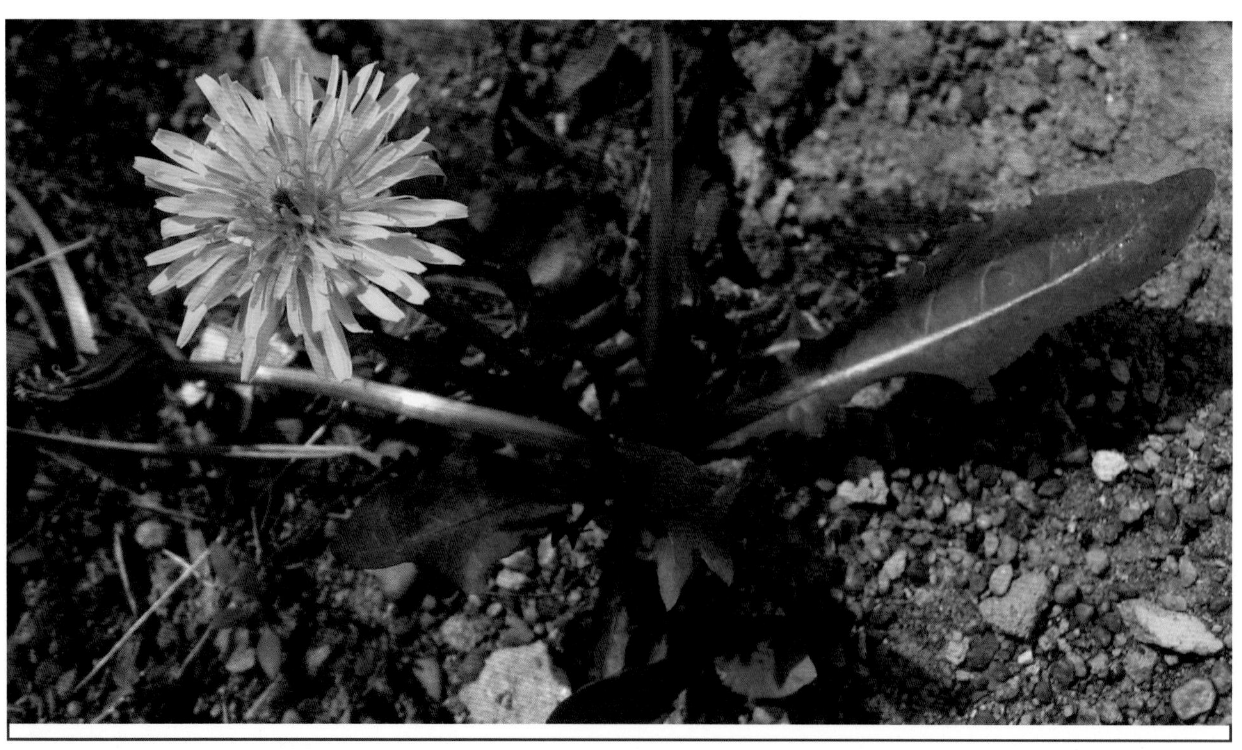

披针形，内面1层线状披针形，边缘膜质，具蛛丝状毛，内、外苞片先端均有小角状凸起；花托平坦；花冠黄色，先端平截，常裂；雄蕊5，花药合生成筒状包于花柱外，花丝分离；雌蕊1，子房下位，花柱细长，柱头2裂，有短毛。瘦果倒披针形，长4～5mm，宽1.5mm，具纵棱，并有横纹相连，果上全部有刺状凸起，果顶具长8～10mm的喙；冠毛白色，长约7mm。花期4～5月，果期6～7月。

【生境分布】生于山坡草地、路边、田野、河岸砂质地。分布于呼伦贝尔各地。

【药用部位】干燥全草。

【采收加工】①蒙医：春、夏季开花前或刚开花时采收，除净泥土，阴干。②中医：春至秋季花初开时采挖，除去杂质，洗净，晒干。

【药材性状】本品呈皱缩卷曲的团块状。根呈圆锥状，多弯曲，长3～7cm；表面棕褐色，抽皱；根头部有棕褐色或黄白色的茸毛，有的已脱落。叶基生，多皱缩破碎，完整叶片呈倒披针形，绿褐色或暗灰绿色，先端尖或钝，边缘浅裂或羽状分裂，基部渐狭，下延成柄状，下表面主脉明显。花茎1至数条，每条顶生头状花序，总苞片多层，内面1层较长，花冠黄褐色或淡黄白色。有的可见多数具白色冠毛的长椭圆形瘦果。气微，味微苦。

【性味归经】①蒙医：味苦、微甘，性凉。②中医：味苦、甘，性寒。归肝、胃经。

【功能主治】①蒙医：平息“协日”，清热，解毒，开胃。用于乳痈、淋巴肿、瘟疫、口渴、不思饮食、突然中毒、“宝日巴达干”、胃热、陈热。②中医：清热解毒，消肿散结，利尿通淋。用于疔疮肿毒、乳痈、瘰疬、目赤、咽痛、肺痈、肠痈、湿热黄疸、热淋涩痛。

【用法用量】①蒙医：内服，煮散剂，3～5g；或入丸、散剂。②中医：10～15g。

【贮藏方法】置通风干燥处，防潮，防蛀。

蒲公英标本图

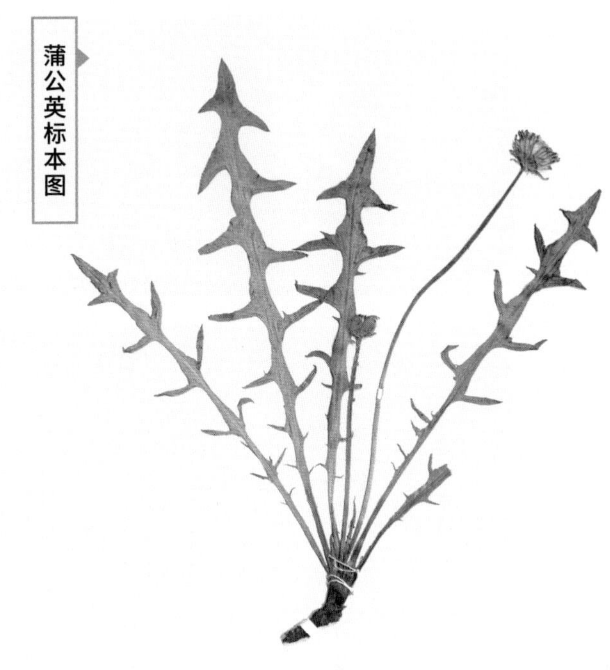

蒲公英药材图

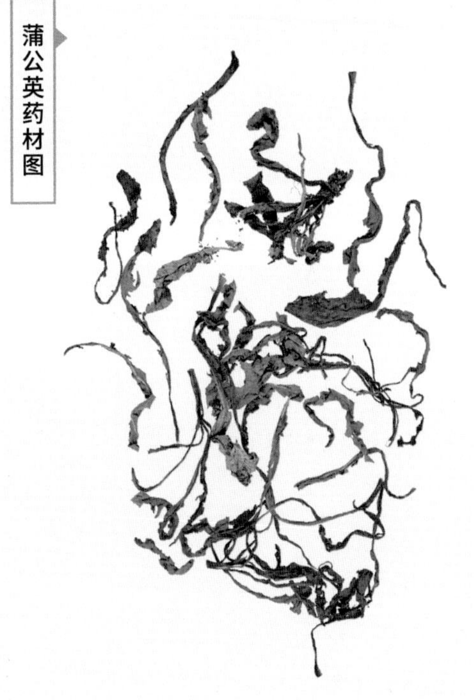

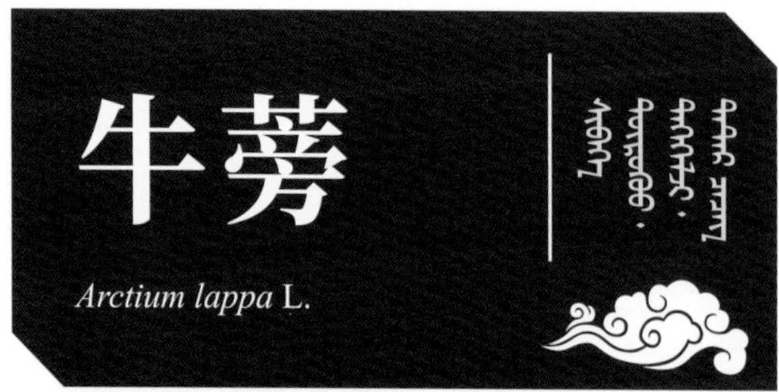

牛蒡

Arctium lappa L.

科　名	菊科
别　名	恶实、大力子、东洋参
药材名	牛蒡子
蒙药名	西博-额伯斯
采集地	鄂温克族自治旗锡尼河东苏木
标本编号	150724 130828 023LY

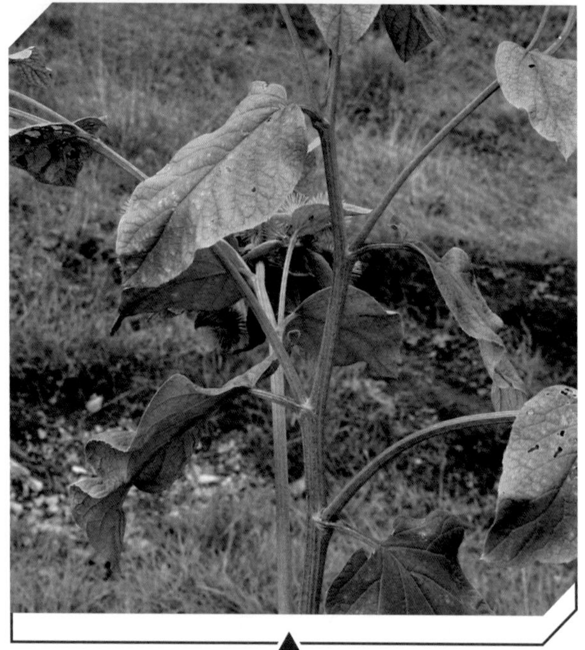

【形态特征】二年生草本，高 1 ～ 2m。根粗壮，肉质，圆锥形。茎直立，上部多分枝，带紫褐色，有纵条棱。基生叶大型，丛生，有长柄；茎生叶互生，叶片长卵形或广卵形，长 20 ～ 50cm，宽 15 ～ 40cm，先端钝，具刺尖，基部常为心形，全缘或具不整齐波状微齿，上面绿色或暗绿色，具疏毛，下面密被灰白色短茸毛。头状花序簇生于茎顶或排列成伞房状，直径 2 ～ 4cm；花序梗长 3 ～ 7cm，表面有浅沟，密被细毛；总苞球形，苞片多数，覆瓦状排列，披针形或线状披针形，先端钩曲；花小，红紫色，均为管状

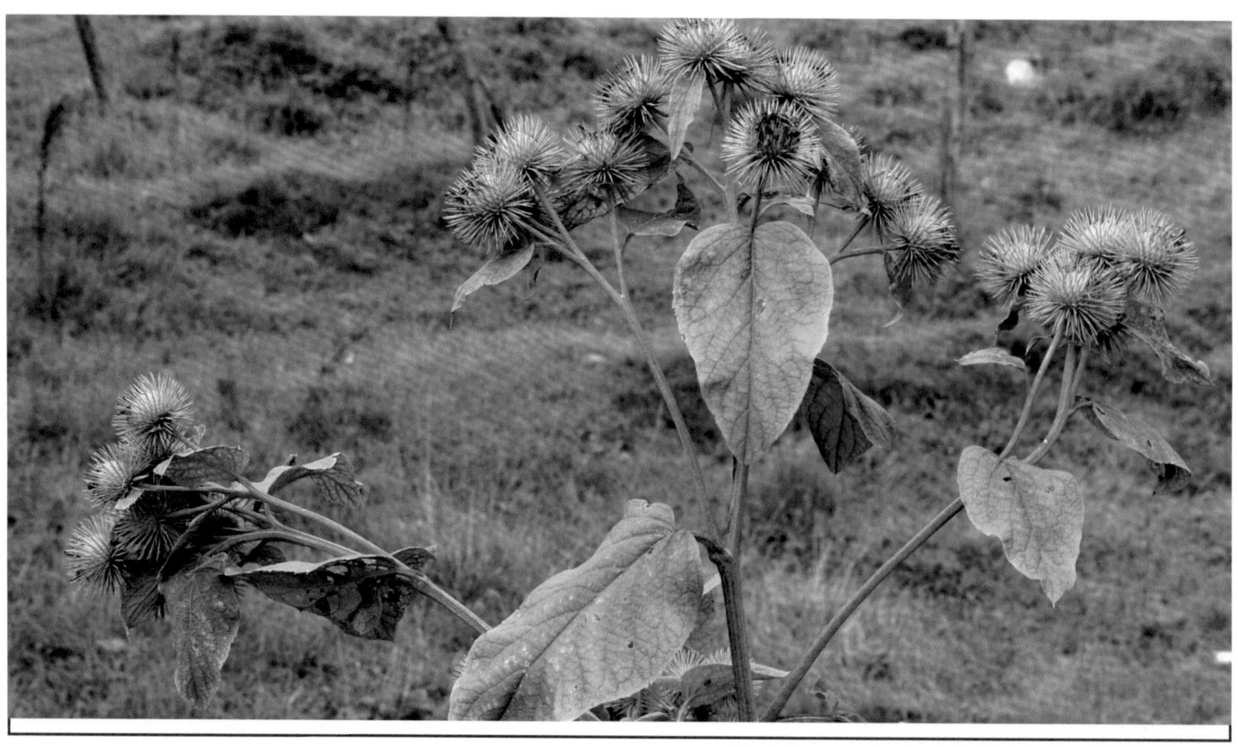

花，两性，花冠先端5浅裂；聚药雄蕊5，与花冠裂片互生，花药黄色；子房下位，1室，先端圆盘状，着生短刚毛状冠毛；花柱细长，柱头2裂。瘦果长圆形或长圆状倒卵形，灰褐色，具纵棱；冠毛短刺状，淡黄棕色。花果期6～8月。

【生境分布】生于村落路旁、山沟、杂草地。分布于呼伦贝尔大兴安岭地区各地。

【药用部位】干燥成熟果实。

【采收加工】秋季果实成熟时采收果序，晒干，打下果实，除去杂质，再晒干 。

【药材性状】本品呈长倒卵形，略扁，微弯曲，长5～7mm，宽2～3mm。表面灰褐色，带紫黑色斑点，有数条纵棱，通常中间1～2较明显。先端钝圆，稍宽，顶面有圆环，中间具点状花柱残迹；基部略窄，着生面色较淡。果皮较硬，子叶2，淡黄白色，富油性。气微，味苦后微辛而稍麻舌。

【性味归经】①蒙医：味苦、辛，性寒。②中医：味辛、苦，性寒。归肺、胃经。

【功能主治】①蒙医：化石痞，逐泻脉疾。用于尿闭、膀胱石痞、脉疾等。②中医：疏散风热，宣肺透疹，解毒利咽。用于风热感冒、咳嗽痰多、麻疹、风疹、咽喉肿痛、痄腮、丹毒、痈肿疮毒。

【用法用量】①蒙医：内服，煮散剂，3～5g；或入丸、散剂。②中医：6～12g。

【贮藏方法】置通风干燥处。

牛蒡标本图

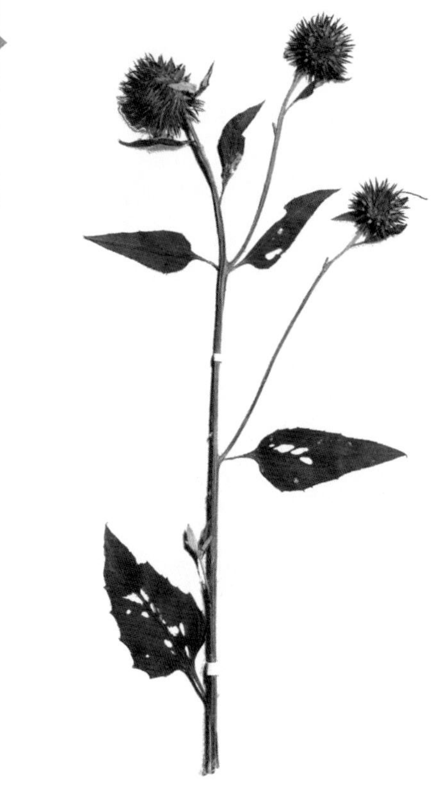

牛蒡药材图

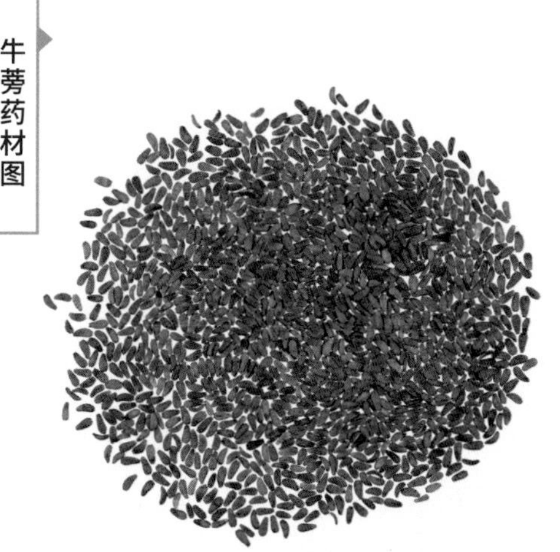

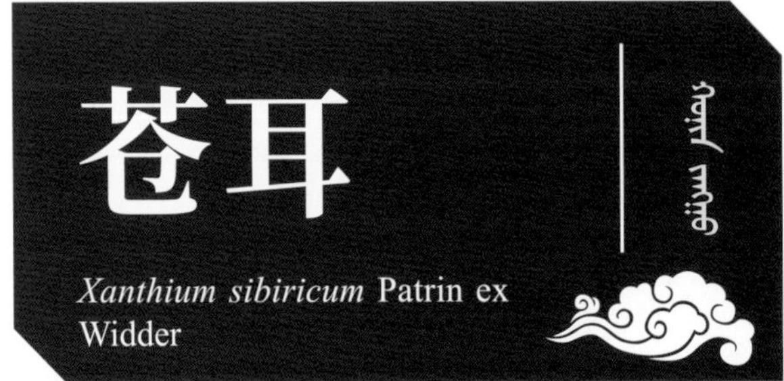

苍耳

Xanthium sibiricum Patrin ex Widder

科　名	菊科
别　名	刺儿苗、疔疮草、卷耳
药材名	苍耳子
蒙药名	浩您-章古
采集地	新巴尔虎左旗乌布尔宝力格苏木
标本编号	150726 130814 147LY

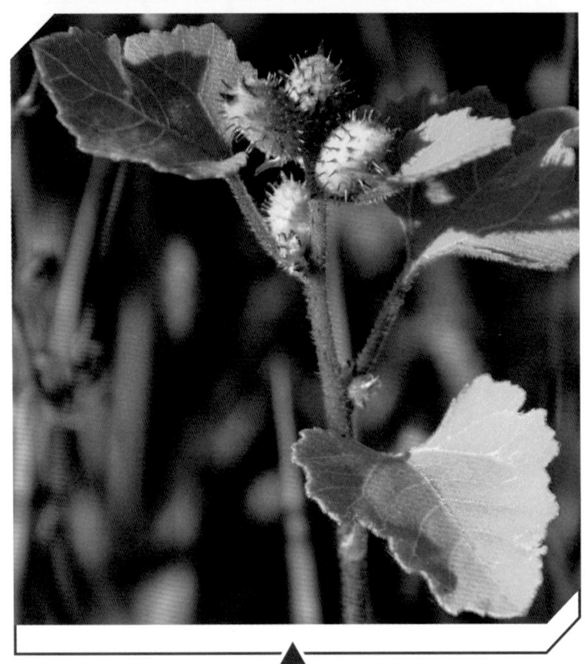

【形态特征】一年生草本，高20～90cm。根纺锤状，分枝或不分枝。茎直立，不分枝或少有分枝，下部圆柱形，上部有纵沟，被灰白色糙伏毛。叶互生；有长柄，长3～11cm；叶片三角状卵形或心形，长4～9cm，宽5～10cm，近全缘，或有3～5不明显浅裂，先端尖或钝，基出脉3，上面绿色，下面苍白色，被粗糙或短白伏毛。头状花序近于无柄，聚生，单性同株；雄花序球形，总苞片小，1列，密生柔毛，花托柱状，托片倒披针形，小花管状，先端5齿裂，雄蕊5，花药长圆状线形；雌花序卵形，总苞片2～3

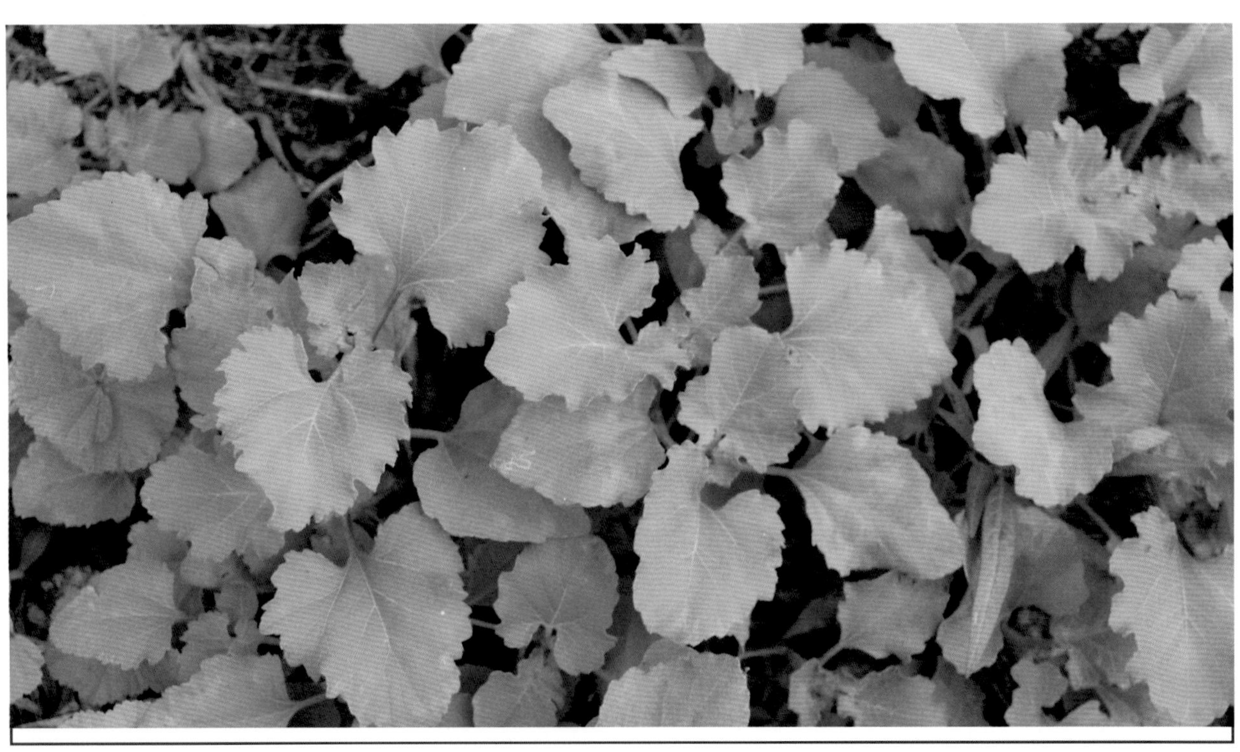

列，外列苞片小，内列苞片大，结合成囊状卵形，2 室的硬体，外面有倒刺毛，有 2 圆锥状尖端，小花 2，无花冠，子房在总苞内，每室有 1 花，花柱线形，突出于总苞外。成熟的具瘦果的总苞变坚硬，卵形或椭圆形，连同喙部长 12 ～ 15mm，宽 4 ～ 7mm，绿色、淡黄色或红褐色，外面疏生具钩的总苞刺，总苞刺细，长 1 ～ 1.5mm，基部不增粗，喙长 1.5 ～ 2.5mm。瘦果 2，倒卵形，瘦果内含 1 种子。花期 7 ～ 8 月，果期 9 ～ 10 月。

【生境分布】生于田野、路边。分布于呼伦贝尔各地。

【药用部位】干燥成熟带总苞的果实。

【采收加工】秋季果实成熟时采收，干燥，除去梗、叶等杂质。

【药材性状】本品呈纺锤形或卵圆形，长 1 ～ 1.5cm，直径 0.4 ～ 0.7cm。表面黄棕色或黄绿色，全体有钩刺，先端有 2 较粗的刺，分离或相连，基部有果梗痕。质硬而韧，横切面中央有纵隔膜，2 室，各有 1 瘦果。瘦果略呈纺锤形，一面较平坦，先端具一凸起的花柱基，果皮薄，灰黑色，具纵纹。种皮膜质，浅灰色，子叶 2，有油性。气微，味微苦。

【性味归经】①蒙医：味辛、苦，性温；有毒。②中医：味辛、苦，性温；有毒。归肺经。

【功能主治】①蒙医：愈伤。用于疮疡、外伤。②中医：散风寒，通鼻窍，祛风湿。用于风寒头痛、鼻塞流涕、鼻鼽、鼻渊、风疹瘙痒、湿痹拘挛。

【用法用量】①蒙医：多入丸、散剂。②中医：3 ～ 10g。

【贮藏方法】置干燥处。

苍耳标本图

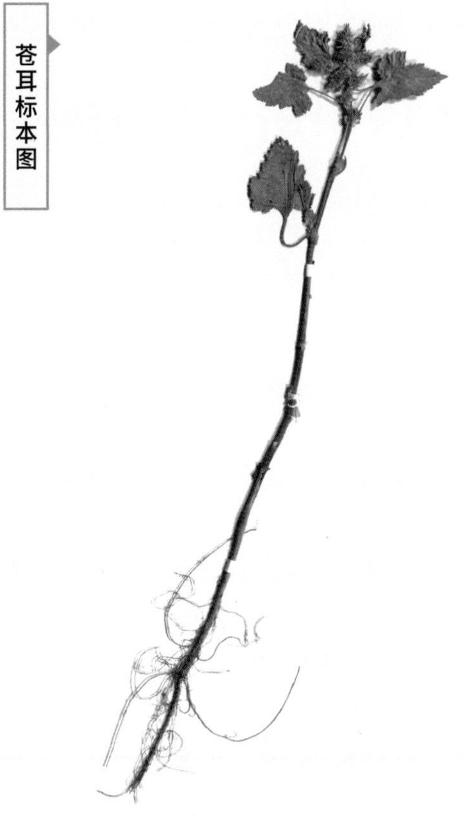

苍耳药材图

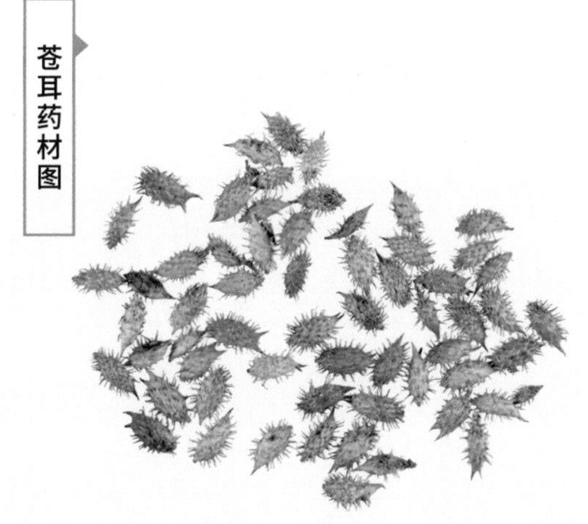

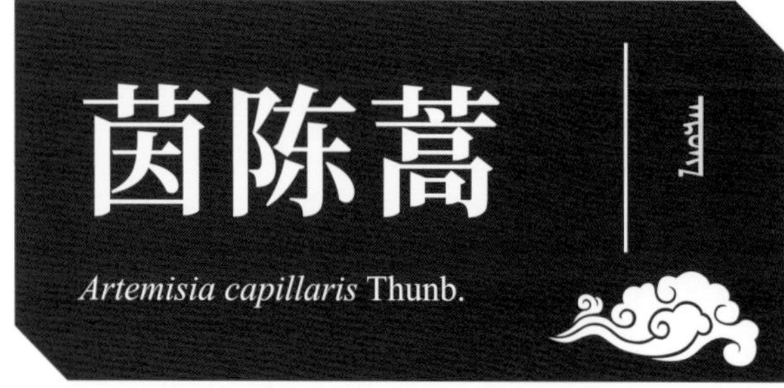

茵陈蒿

Artemisia capillaris Thunb.

科　名	菊科
别　名	臭蒿、绒蒿、绵茵陈
药材名	茵陈
蒙药名	阿荣
采集地	新巴尔虎左旗罕达盖苏木
标本编号	150726 130823 054LY

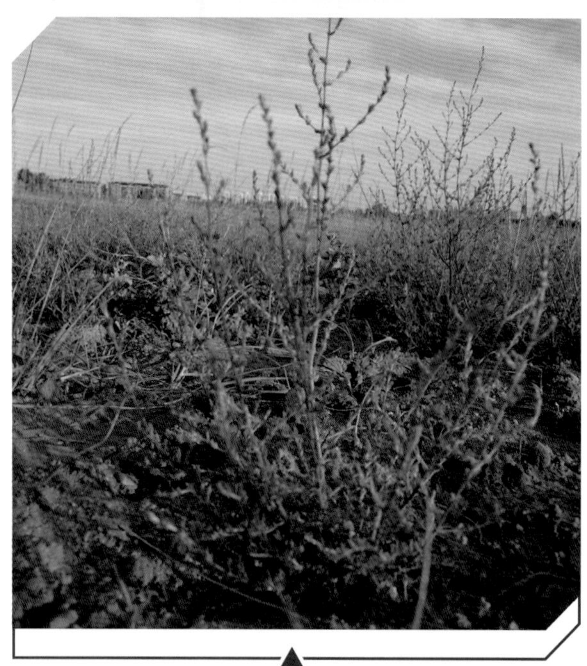

【形态特征】半灌木状多年生草本，高 40 ～ 100cm。茎直立，木质化，表面有纵条纹，紫色，多分枝，老枝光滑，幼嫩枝被有灰白色细柔毛。营养枝上的叶柄长约 1.5cm，叶片二至三回羽状裂或掌状裂，小裂片线形或卵形，密被白色绢毛；花枝上的叶无柄，羽状全裂，裂片呈线形或毛管状，基部抱茎，绿色，无毛。头状花序多数，密集成圆锥状；总苞球形，苞片 3 ～ 4 层，光滑，外层小，卵圆形，内层椭圆形，背部中央绿色，边缘膜质；花杂性，淡紫色，均为管状花；雌花长约 1mm，雌蕊 1，柱头 2 裂，叉状；两性花

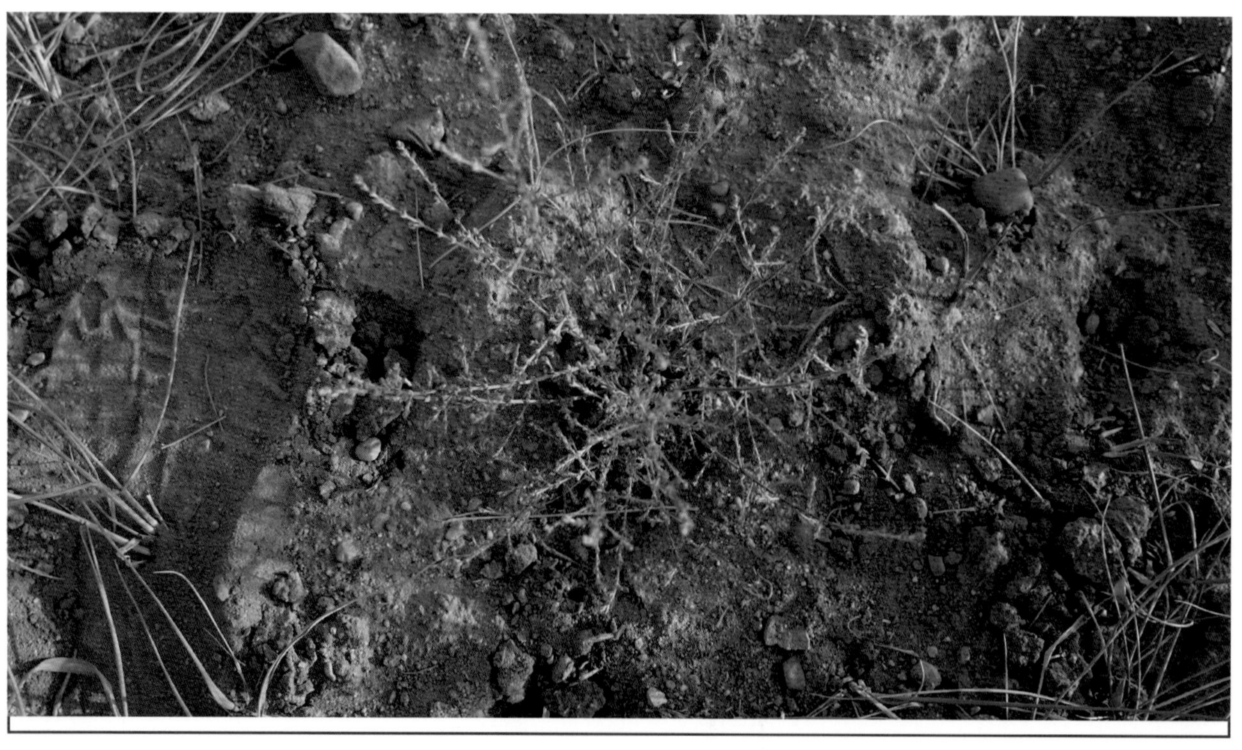

略长，先端膨大，5 裂，裂片三角形，下部收缩成倒卵状，聚药雄蕊 5，先端尖尾状，基部具短尖，雌蕊 1，柱头头状，不分裂。瘦果长圆形，无毛。花果期 7 ～ 10 月。

茵陈蒿标本图

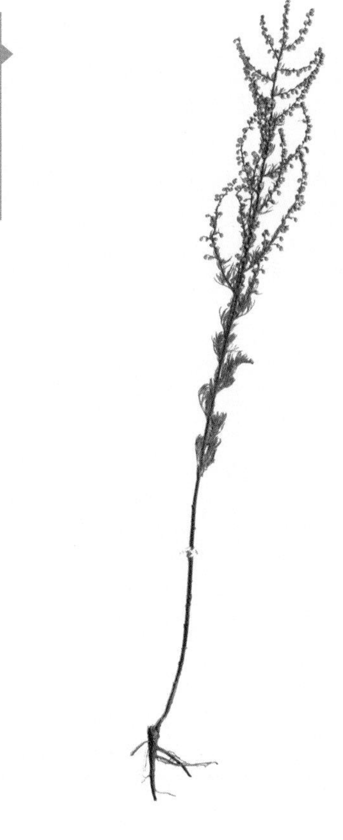

【生境分布】生于平原、丘陵、低山、荒野、路边、沟旁、田边、草地、村旁等处。分布于呼伦贝尔鄂温克族自治旗。

【药用部位】干燥地上部分。

【采收加工】春季幼苗高 6 ～ 10cm 时采收或秋季花蕾长成至花初开时采割，除去杂质和老茎，晒干。春季采收的习称“绵茵陈”，秋季采割的称“花茵陈”。

【药材性状】本品绵茵陈多卷曲成团状，灰白色或灰绿色，全体密被白色茸毛，绵软如绒。茎细小，长 1.5 ～ 2.5cm，直径 0.1 ～ 0.2cm，除去表面白色茸毛后可见明显纵纹；质脆，易折断。叶具柄；展平后叶片呈一至三回羽状分裂，叶片长 1 ～ 3cm，宽约 1cm；小裂片卵形或稍呈倒披针形、条形，先端锐尖。气清香，味微苦。花茵陈茎呈圆柱形，多分枝，长 30 ～ 100cm，直径 2 ～ 8mm；表面淡紫色或紫色，有纵条纹，被短柔毛；体轻，质脆，断面类白色。叶密集，或多脱落；下部叶二至三回羽状深裂，裂片条形或细条形，两面密被白色柔毛；茎生叶一至二回羽状全裂，基部抱茎，裂片细丝状。头状花序卵形，多数集成圆锥状，长 1.2 ～ 1.5mm，直径 1 ～ 1.2mm，有短梗；总苞片 3 ～ 4 层，卵形，苞片 3 裂；外层雌花 6 ～ 10，可多达 15，内层两性花 2 ～ 10。瘦果长圆形，黄棕色。气芳香，味微苦。

茵陈蒿药材图

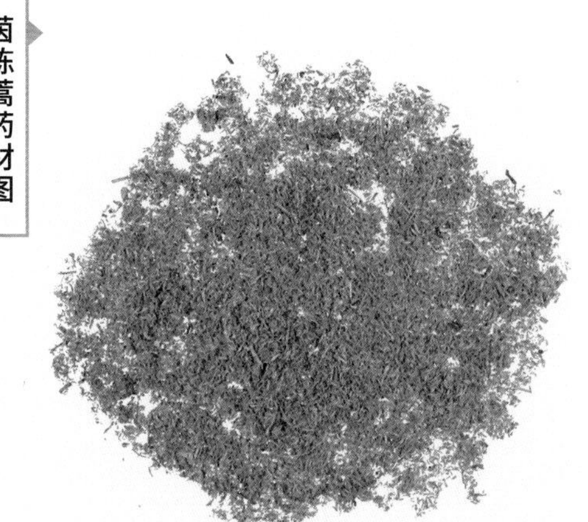

【性味归经】①蒙医：味苦、辛，性凉。②中医：味苦、辛，性微寒。归脾、胃、肝、胆经。

【功能主治】①蒙医：清肺，止咳，排脓。用于肺热、气喘、肺刺痛、肺脓肿、感冒咳嗽、痰积。②中医：清利湿热，利胆退黄。用于黄疸尿少、湿温暑湿、湿疮瘙痒。

【用法用量】①蒙医：多配方用。②中医：6 ～ 15g。外用适量，煎汤熏洗。

【贮藏方法】置阴凉干燥处，防潮。

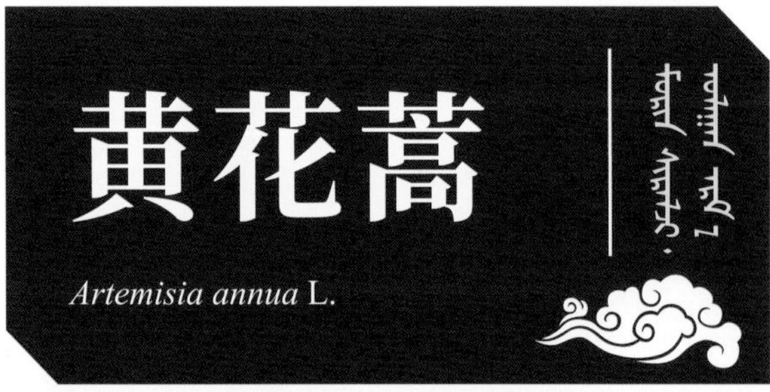

黄花蒿

Artemisia annua L.

科　名	菊科
别　名	草蒿、青蒿、臭蒿
药材名	青蒿
蒙药名	毛仁-希日勒吉
采集地	鄂温克族自治旗锡尼河东苏木
标本编号	150724 130709 089LY

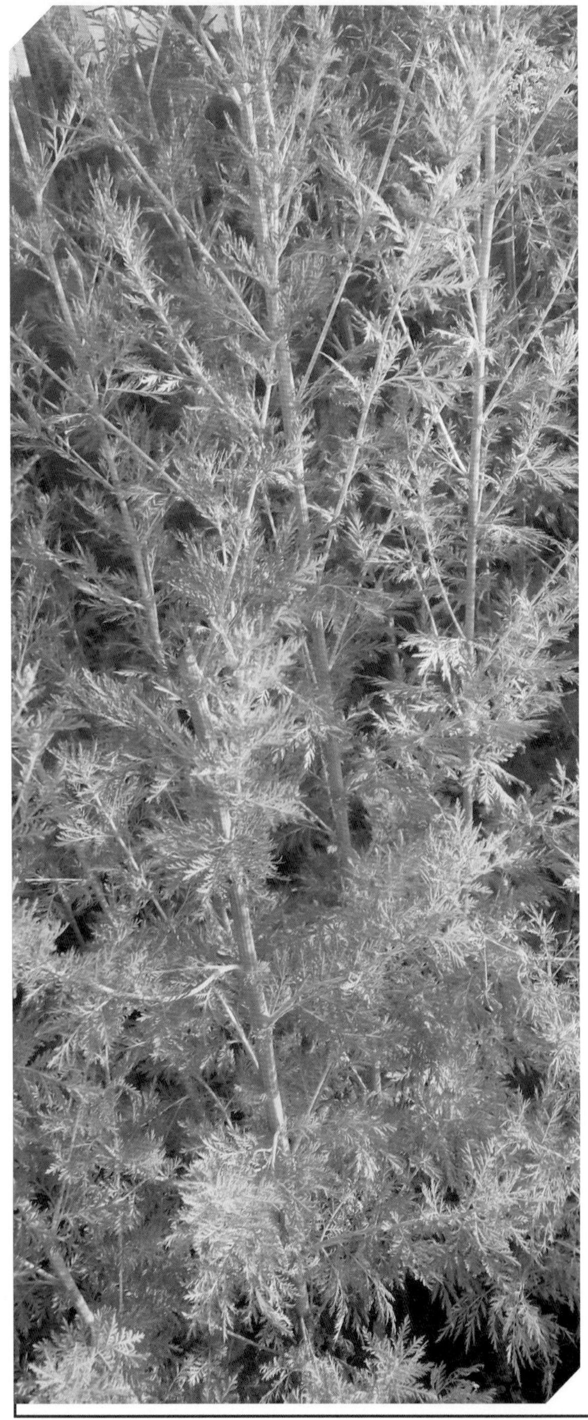

【形态特征】一年生草本，高达 40 ～ 150cm，全株具较强的挥发油气味。茎直立，具纵条纹，多分枝，光滑无毛。基生叶平铺地面，开花时凋谢；茎生叶互生，幼时绿色，老时变为黄褐色，无毛，有短柄，向上渐无柄，叶片通常为三回羽状全裂，裂片短细，有极小粉末状短柔毛，上面深绿色，下面淡绿色，具细小的毛或粉末状腺状斑点；叶轴两侧具窄翅；茎上部叶向上逐渐细小，呈条形。头状花序细小，球形，直径约 2mm，具细软短梗；多数组成圆锥状；总苞小，球状；花全为管状花，黄色，外围为雌花，中央为两

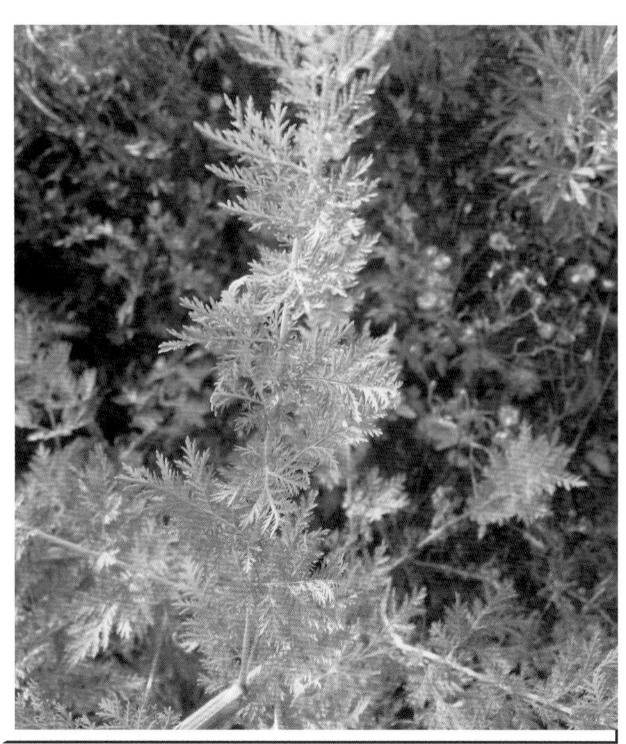

性花。瘦果椭圆形。花果期 8 ～ 10 月。

【生境分布】生于河边、沟谷或居民点附近。分布于呼伦贝尔各地。

【药用部位】干燥地上部分。

【采收加工】秋季花盛开时采割，除去老茎，阴干。

【药材性状】本品茎呈圆柱形，上部多分枝，直径 0.2 ～ 0.6cm；表面黄绿色或棕黄色，具纵棱线；质略硬，易折断，断面中部有髓。叶互生，暗绿色或棕绿色，卷缩易碎，完整者展平后为三回羽状全裂，裂片和小裂片矩圆形或长椭圆形，两面被短毛。气香特异，味微苦。

【性味归经】①蒙医：味苦、辛，性凉。效轻、钝、糙、燥。②中医：味苦、辛，性寒。归肝、胆经。

【功能主治】①蒙医：清热，利咽，消肿。用于咽喉肿痛、肺热、齿龈红肿、瘿瘤等。②中医：清虚热，除骨蒸，解暑热，截疟，退黄。用于温邪伤阴、夜热早凉、阴虚发热、骨蒸劳热、暑邪发热、疟疾寒热、湿热黄疸。

【用法用量】①蒙医：多配方用。②中医：内服煎汤，6 ～ 12g，后下。

【贮藏方法】置阴凉干燥处。

黄花蒿标本图

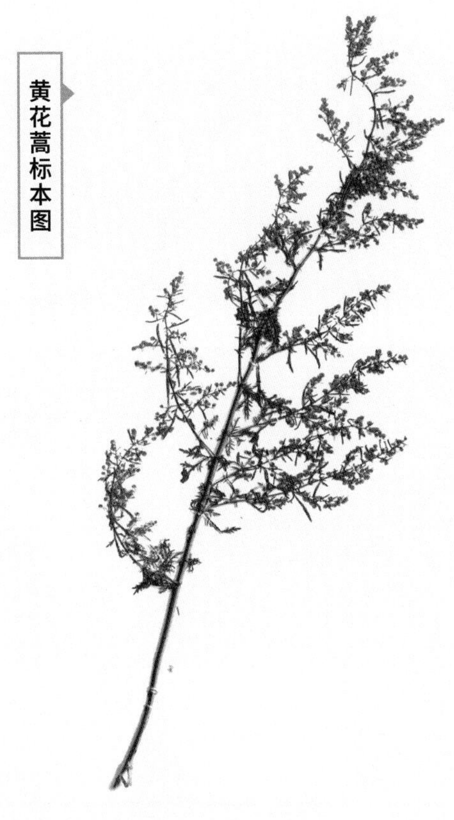

黄花蒿药材图

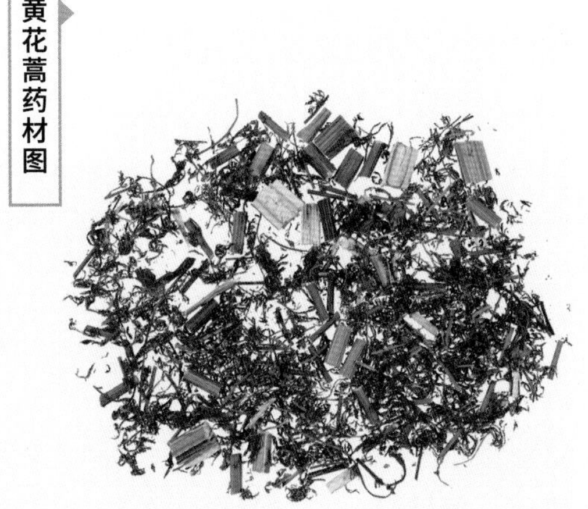

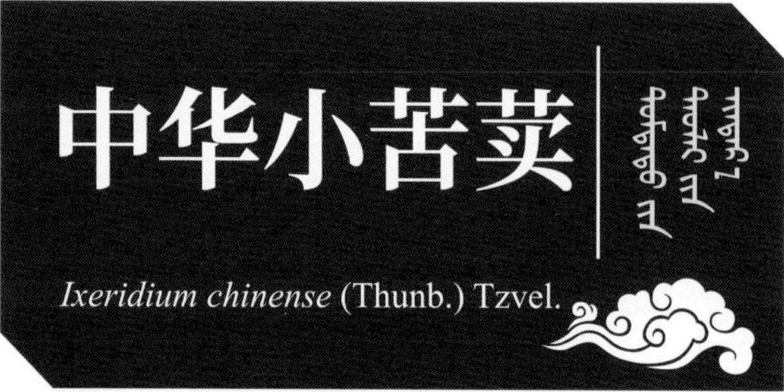

中华小苦荬

Ixeridium chinense (Thunb.) Tzvel.

科名	菊科
别名	小苦苣、黄鼠草、山苦荬
药材名	山苦荬
蒙药名	淘来音-伊达日阿
采集地	阿荣旗红花梁子镇
标本编号	150721 201306 025LY

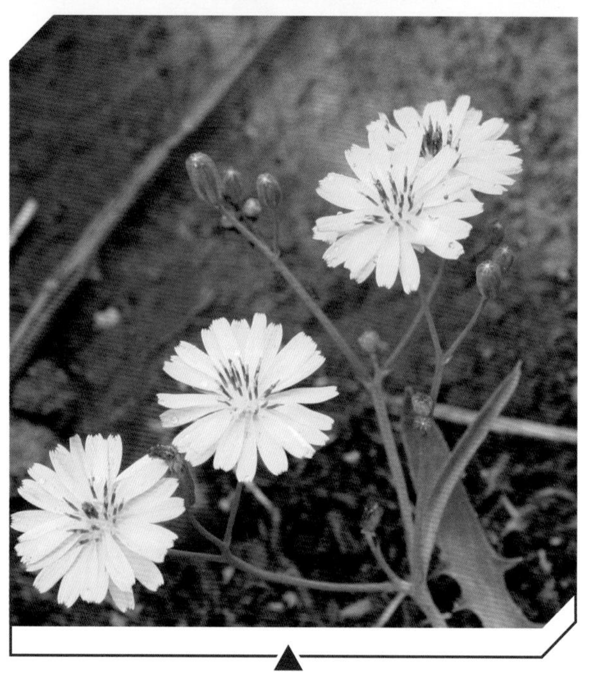

【形态特征】多年生草本，高 10 ~ 40cm，全株无毛。基生叶莲座状，条状披针形或倒披针形，长 7 ~ 15cm，宽 1 ~ 2cm，先端钝或急尖，基部下延成窄叶柄，全缘或具疏小齿或不规则羽裂；茎生叶 1 ~ 2，无叶柄，稍抱茎。头状花序排成伞房状聚伞花序；总苞长 7 ~ 9mm，外层总苞片卵形，内层总苞片条状披针形；舌状花黄色或白色，长 10 ~ 12mm，先端 5 齿裂。瘦果狭披针形，稍扁平，红棕色，长 4 ~ 5mm，喙长约 2mm，冠毛白色。花期 4 ~ 5 月。

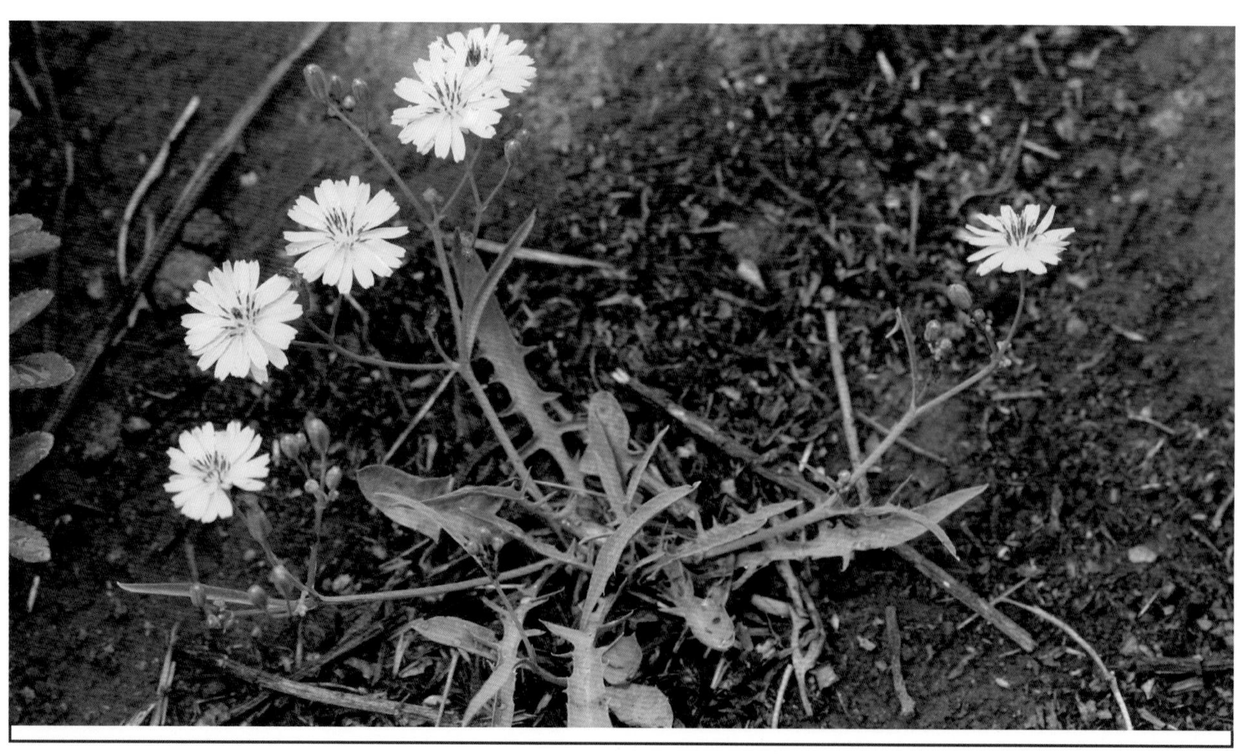

【生境分布】生于山野、田间、荒地、路旁。分布于呼伦贝尔各地。

【药用部位】干燥全草。

【采收加工】春、夏季花刚开时采收，除去杂质，晒干或切段晒干。

【药材性状】本品根呈圆柱形，直径 1 ~ 3cm，淡棕色，有纵皱；质脆，易折断，断面淡黄色。茎少数或多数丛生，直径 0.5 ~ 1.5cm，光滑无毛，有纵皱，表面绿色或黄绿色；断面类白色。叶多卷曲断碎，完整叶条状披针形或条形，长 7 ~ 15cm，直径 0.5 ~ 1cm，全缘或不规则羽状浅裂或深裂。头状花序，多数；总苞呈筒状或长卵状，长 7 ~ 9mm，直径约 2mm，外层苞片 6 ~ 8，短小，三角形或宽卵形，内层者 7 ~ 8，较长，披针形；舌状花 20 ~ 25，花冠黄色。瘦果狭披针形，稍扁，长 4 ~ 5mm，有明显的纵肋，红棕色，喙长约 2mm，冠毛白色，长 4 ~ 5mm。气无，味苦。

【性味归经】①蒙医：味苦，性凉。效糙、钝、稀。②中医：味苦，性寒。

【功能主治】①蒙医：清“协日”，清热。用于热“协日”头痛、发热、黄疸、“协日”病、血热。②中医：用于痢疾、泄泻、肠痈、盆腔炎、肺热咳嗽、吐血、痈疮疖肿、跌打损伤。

【用法用量】①蒙医：多配方用。②中医：10 ~ 15g，水煎服。外用适量，鲜品捣敷患处。

【贮藏方法】置阴凉干燥处。

中华小苦荬标本图

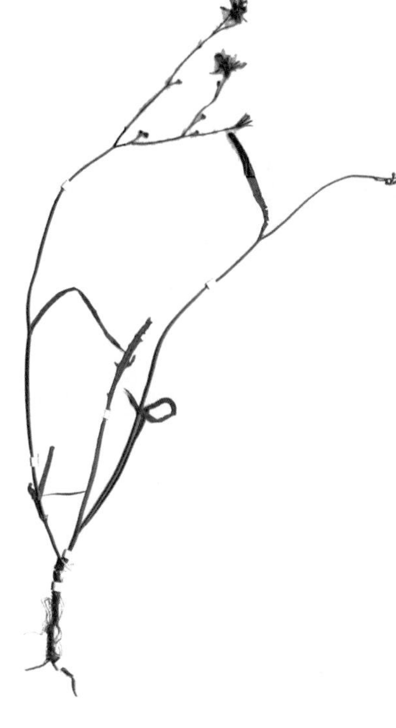

中华小苦荬药材图

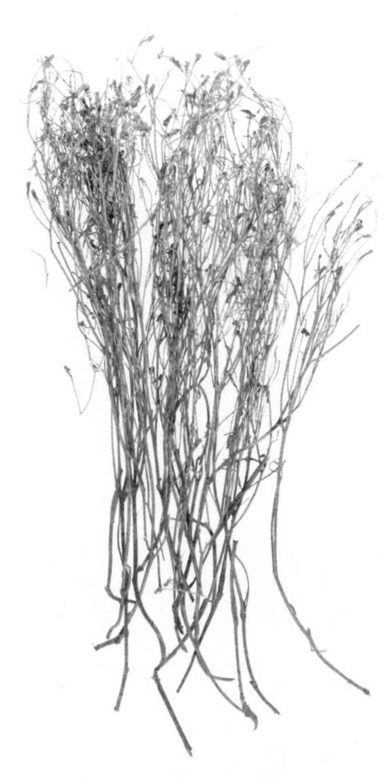

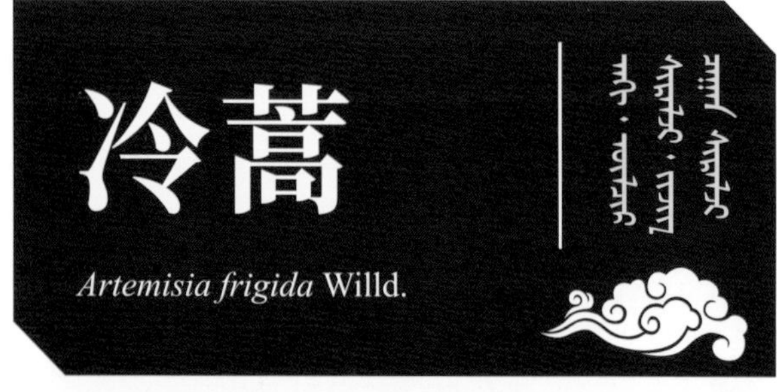

冷蒿

Artemisia frigida Willd.

科　名	菊科
别　名	白蒿、小白蒿、兔毛蒿
药材名	冷蒿
蒙药名	阿格
采集地	鄂温克族自治旗辉苏木
标本编号	150724 130711 080LY

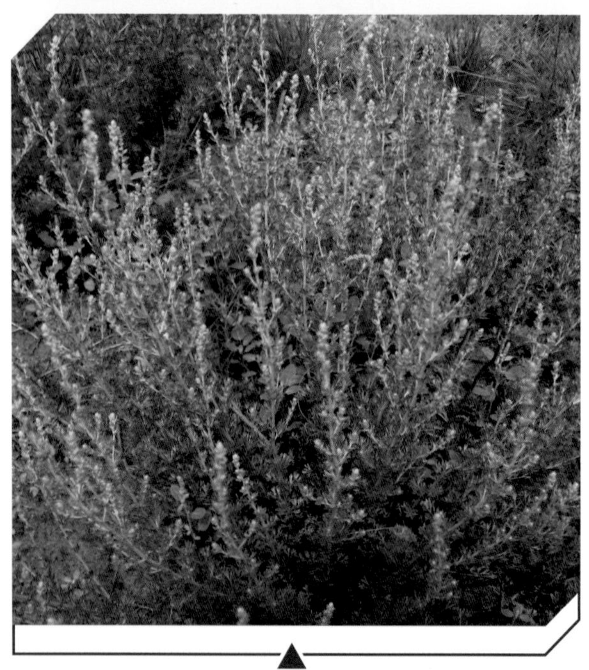

【形态特征】小半灌木，高 10 ～ 50cm，全株密被灰白色绢毛。根茎横走。茎多条，丛生，基部木质，斜升或直立。茎下部叶具短柄或无柄，二至三回羽状全裂，小裂片条状披针形或条形，长 2 ～ 5mm，宽 0.5 ～ 1mm，基部裂片抱茎，呈托叶状；上部叶小，三至五回羽状或近掌状全裂；花序枝上的叶不裂，条形。头状花序半球形，直径 3 ～ 4mm，短梗，下垂，多数，在茎上部排列成总状或圆锥状；总苞片 3 层，透明膜质，中部灰绿色，先端钝；边缘小花雌性，9 ～ 12，花冠细管状，黄白色，中央小花两性，多数，

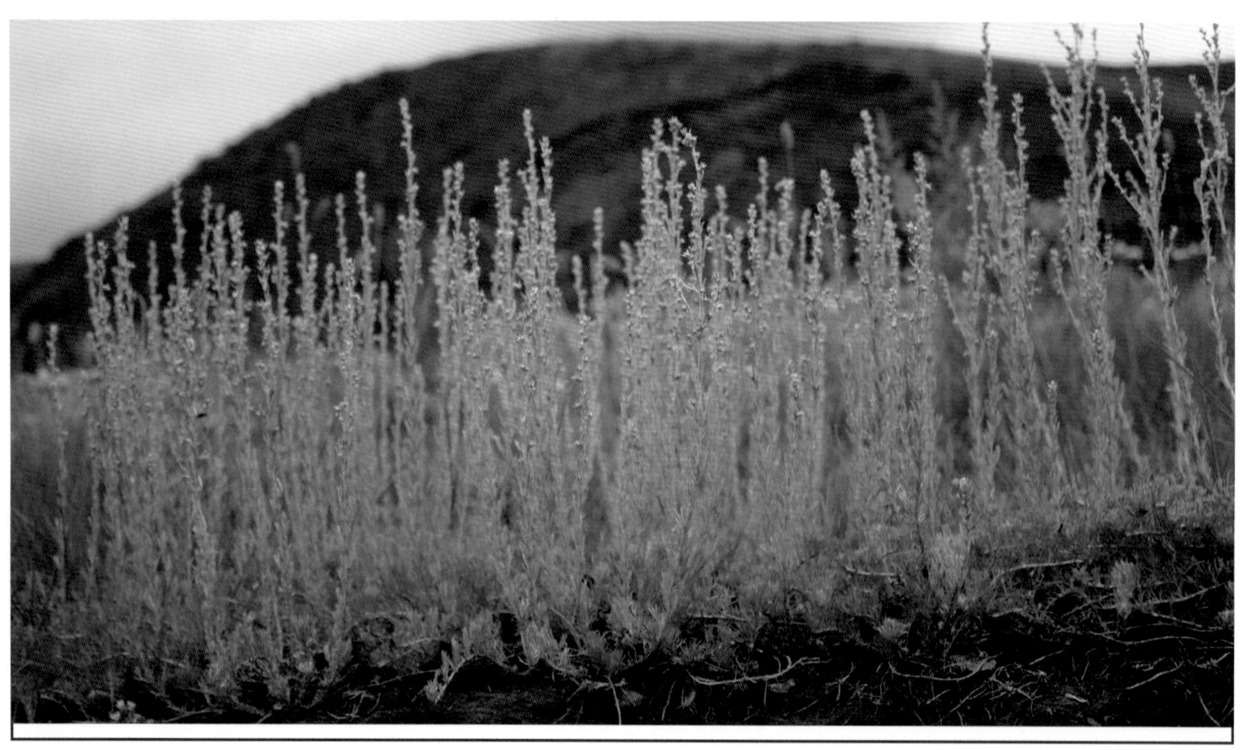

花冠管状钟形，淡黄色。花托凸起，有托毛。瘦果矩圆形，长约 1mm，褐色。花果期 8 ～ 10 月。

【生境分布】生于草原、荒漠草原（沿山地也进入森林草原和荒漠带中），砂质、砂砾质或砾石质土壤上。分布于呼伦贝尔各地。

【药用部位】干燥地上部分。

【采收加工】夏、秋季花盛开时收割，除去老茎等杂质，晒干。

【药材性状】本品茎呈圆柱形，少数分枝，直径 1 ～ 3mm。表面淡黄绿色，茎基部木化，呈淡褐色或褐色，密被灰白色毛茸，具纵棱线；质脆，易折断。叶多脱落，皱缩或破碎，完整叶二至三回羽状全裂，小裂片条形或条状披针形，长 2 ～ 5mm，宽 0.5 ～ 1mm，两面均被白色毛茸，全缘。头状花序小，直径约 2mm，灰黄色，总苞密生银白色长柔毛。气芳香，味辛、苦。

【性味归经】①蒙医：味苦，性凉。效淡、糙、钝。②中医：味辛，性温。

【功能主治】①蒙医：止血，消肿，消“奇哈”。用于各种出血、关节肿胀、肾热、月经不调、疮痈。②中医：燥湿，杀虫。用于胆囊炎、蛔虫病、蛲虫病。

【用法用量】①蒙医：内服，煮散剂，3 ～ 5g；或入丸、散剂。②中医：3 ～ 5g。

【贮藏方法】置干燥处。

冷蒿标本图

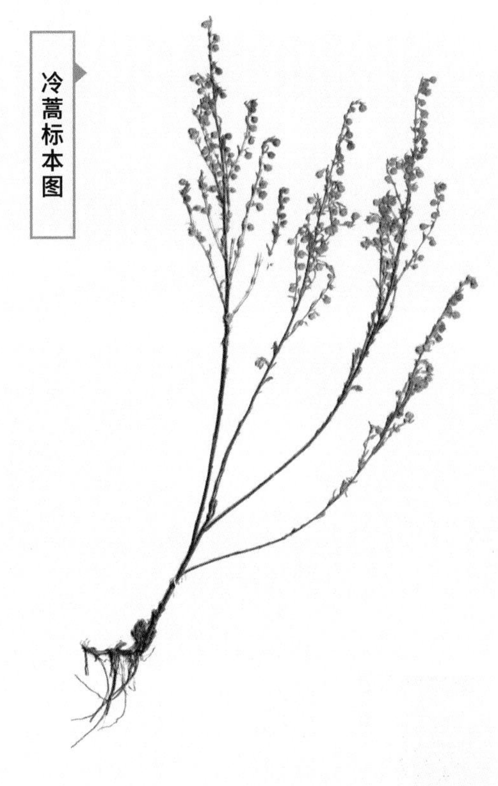

冷蒿药材图

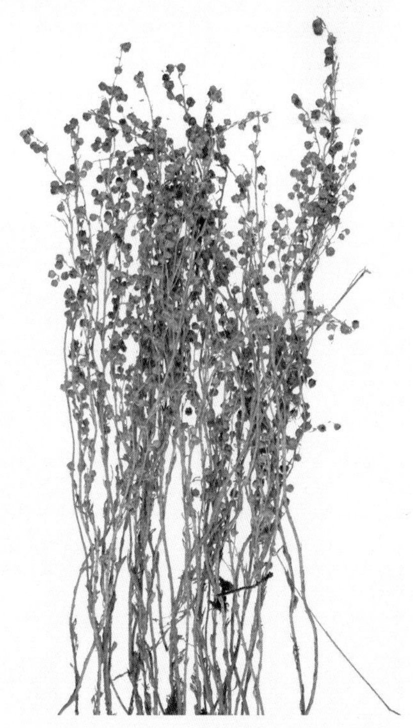

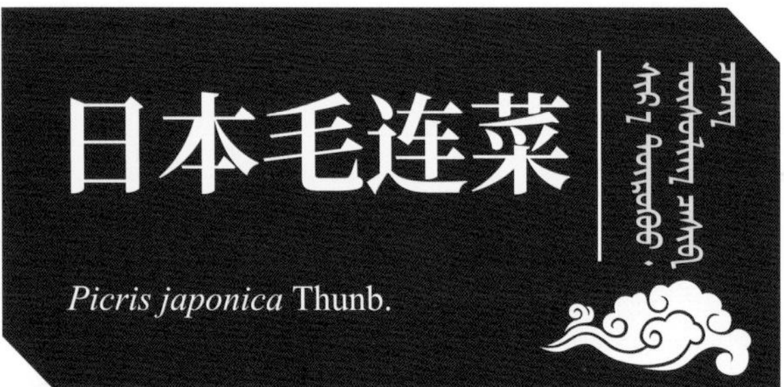

科名	菊科
别名	枪刀菜
药材名	毛连菜
蒙药名	希日图如古、希拉-明站
采集地	莫力达瓦达斡尔族自治旗尼尔基镇博荣乡
标本编号	150722 180727 014LY

【形态特征】二年生草本，高 40 ～ 80cm。茎单一或上部分枝，密被硬毛或叉状分歧毛。根生叶花期枯萎；茎生叶互生，无柄，叶片长圆状披针形至长圆状倒披针形，先端钝尖，边缘有微牙齿，叶两面均被硬毛或叉状分歧毛。头状花序排成伞房状圆锥花序；总苞片多层，线状披针形，外侧 2 ～ 3 层较小，被密毛；舌状花淡黄色，舌片基部疏生白毛。瘦果纺锤形，稍弯曲，红褐色，有纵棱条，粗糙，冠毛羽毛状。花果期 7 ～ 8 月。

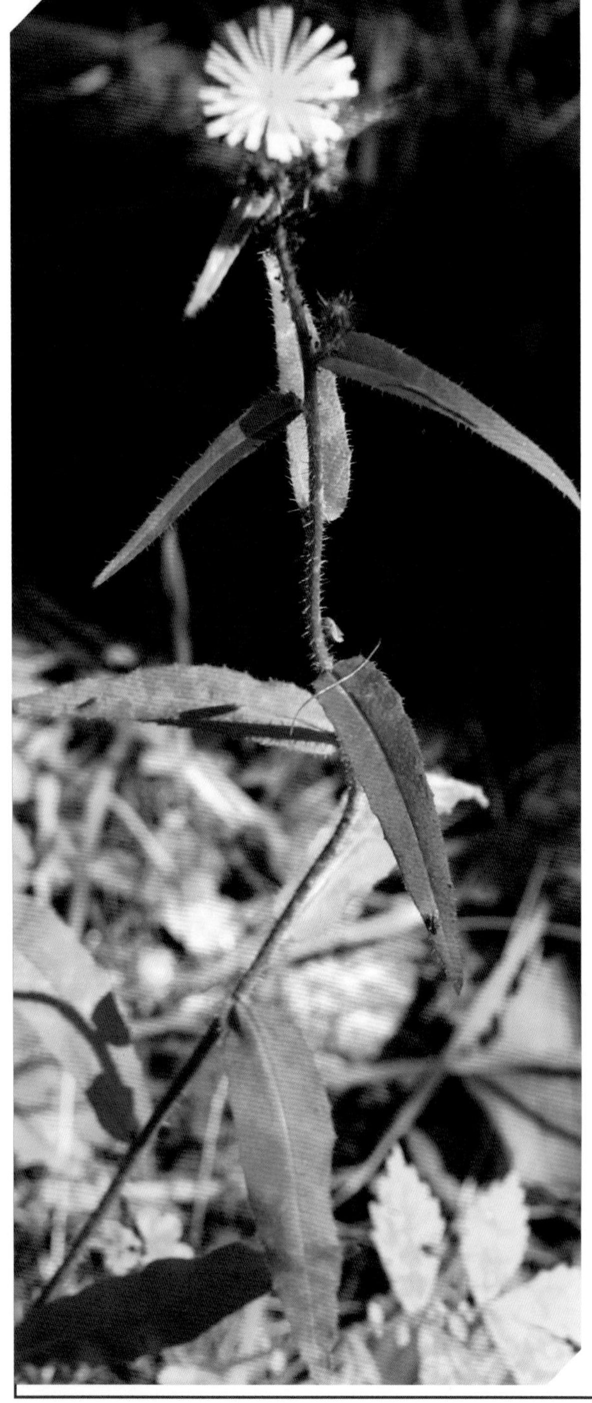

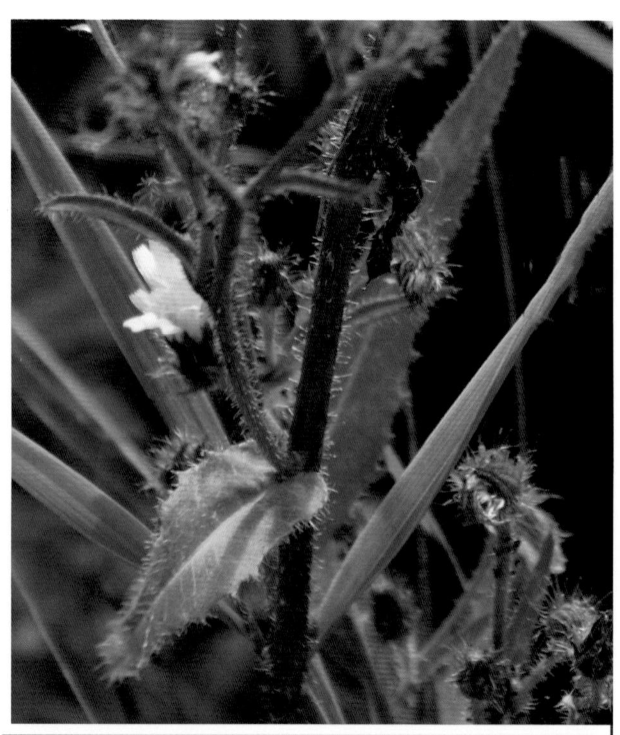

【生境分布】生于山野路旁、林缘、林下或沟谷中。分布于呼伦贝尔额尔古纳市、牙克石市、陈巴尔虎旗、鄂温克族自治旗、新巴尔虎左旗、海拉尔区等地。

【药用部位】干燥地上部分。

【采收加工】夏、秋季花开时采收，除去杂质，晒干。

【药材性状】本品茎呈圆柱形，上部分枝，直径2～5mm，上部黄绿色，基部紫褐色，有纵棱，密被钩状分叉的硬毛；质脆，易折断，断面边缘黄绿色，髓部白色。叶互生，多破碎，上部完整叶披针形及条状披针形，无柄，稍抱茎，长6～12cm，宽1～3cm，边缘有微牙齿，两面被钩状分叉的硬毛。头状花序，直径1～1.5cm；总苞筒状钟形，长8～12mm，宽约10mm，总苞片多层，外层者短，长约5mm，内层者较长，长约1.2cm，被疏毛，外表面墨绿色，内表面绿色，边缘膜质；花托平，全部为舌状花，黄色，长约12mm。瘦果棕色至红褐色，狭纺锤形，稍弯曲，有纵棱及横皱纹；冠毛污白色，长达7mm，2层，外层较短，内层较长，羽状。气微，味微苦。

【性味归经】蒙医：味苦，性凉。

【功能主治】蒙医：杀“粘”，止痛，清热，消肿，解毒。用于瘟疫、结喉、乳腺炎、脑刺痛、腮腺炎、阵刺痛。

【用法用量】蒙医：多配方用。

【贮藏方法】置通风干燥处。

日本毛连菜标本图

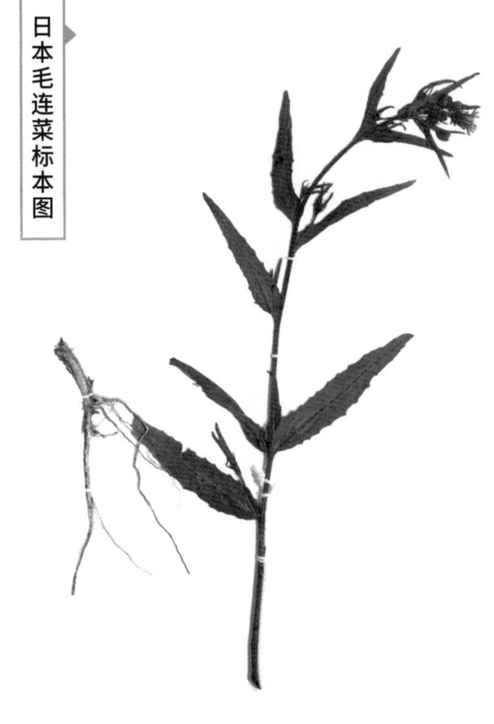

日本毛连菜药材图

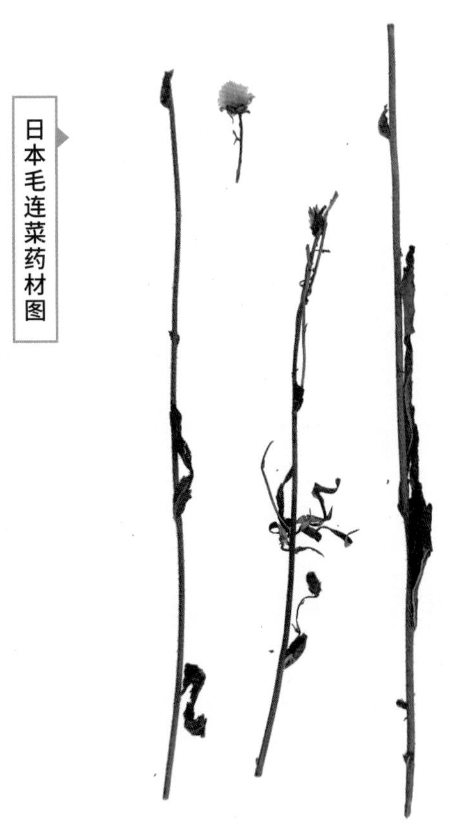

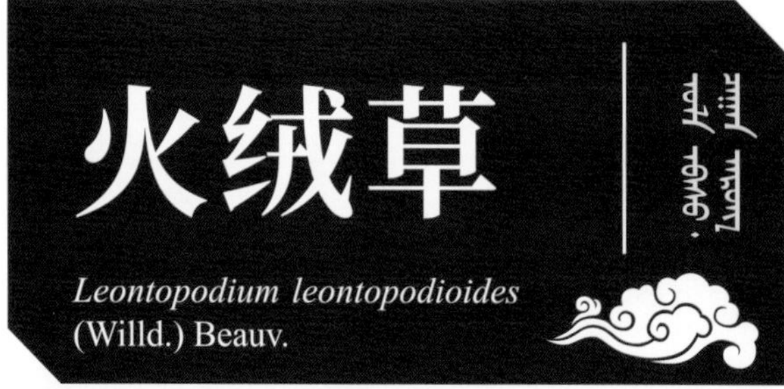

火绒草

Leontopodium leontopodioides (Willd.) Beauv.

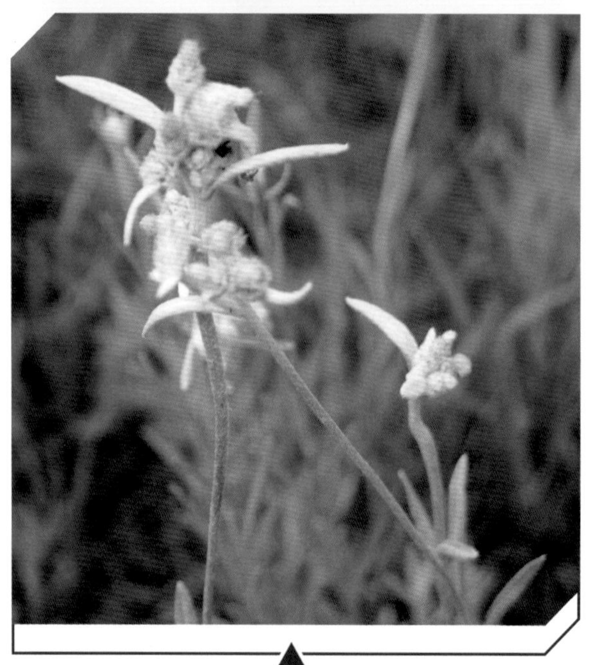

科名	菊科
别名	小矛香艾、老头草、薄雪草
药材名	火绒草
蒙药名	查干-阿荣
采集地	阿荣旗库伦沟
标本编号	150721 201406 125LY

【形态特征】多年生草本，高 10 ～ 40cm。茎直立或稍弯曲，不分枝，被灰白色长柔毛或近绢状毛。下部叶较密，在花期枯萎，宿存；中部和上部叶较疏，多直立，条形或条状披针形，长 1 ～ 3cm，宽 0.2 ～ 0.4cm，先端渐尖，有小尖头，基部稍狭，无鞘，无柄，边缘有时反卷或呈波状，上面绿色，被柔毛，下面被白色密棉毛。苞叶少数，矩圆形或条形，与花序等长或长于花序，雄株多少开展成苞叶群，雌株苞叶散生，不排列成苞叶群；头状花序直径 7 ～ 10mm，3 ～ 7 密集，稀 1 或较多，或有较长的花序梗而排列

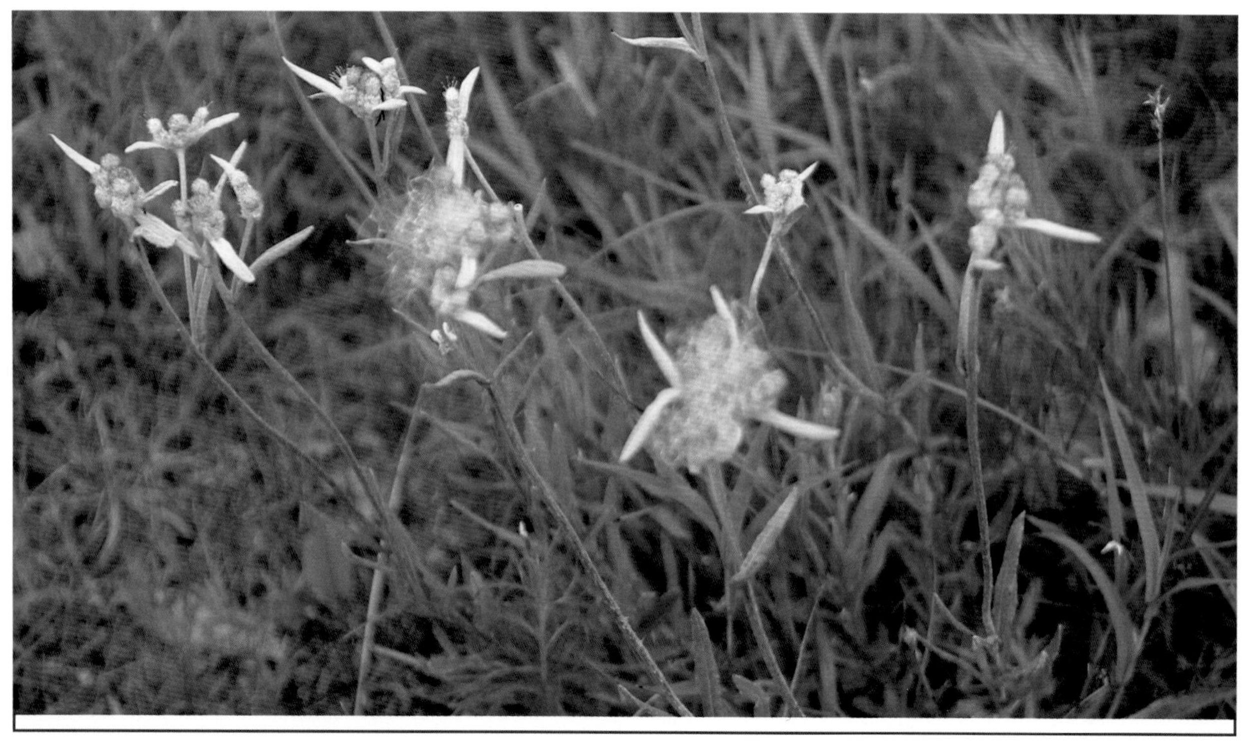

成伞房状；总苞片约 4 层，披针形，先端无色或浅褐色；小花雌雄异株，少同株；雄花花冠狭漏斗状，雌花花冠丝状。瘦果矩圆形，有乳头状突起；冠毛白色。花果期 7～10 月。

【生境分布】生于典型草原、山地草原及草原砂质地。分布于呼伦贝尔鄂温克族自治旗、阿荣旗、新巴尔虎左旗等地。

【药用部位】干燥地上部分。

【采收加工】夏、秋季花开期采收，除去杂质，晒干。

【药材性状】本品茎呈类圆柱形，有纵棱，长 20～40cm，直径 1～2.5mm，表面密被灰白色棉毛，刮去毛后呈褐绿色或紫绿色；质脆，易折断，断面不平坦，边缘绿色，中央髓部淡绿白色。叶互生，多皱缩破碎，完整者条形或条状披针形，中、上部叶长 1～3cm，宽 0.2～0.4cm，先端尖或稍尖，有小尖头，基部稍狭；上表面绿色，被柔毛，下表面灰白色，被白色或灰白色棉毛。苞叶 3～6，矩圆形或条形，两面被灰白色厚棉毛，有的呈星状苞叶群，有的散生，不排列成苞叶群。头状花序，3～7 密集；总苞半球形，直径 4～6mm，总苞片约 4 层；花多皱缩，雄花花冠狭漏斗状，褐色，长约 3mm，雌花花冠丝状，棕色或棕绿色，柱头超出花冠，2 裂。瘦果矩圆形，长约 1mm，冠毛长 4～6mm，白色，基部淡黄色。气微，味淡。

【性味归经】①蒙医：味苦，性凉。效柔、软、钝。②中医：味微苦，性寒。

【功能主治】①蒙医：清肺，止咳，燥肺脓。用于肺热咳嗽、讧热、多痰、气喘、陈久性肺病、咯血、肺脓肿。②中医：疏风清热，利尿，止血。用于流行性感冒、急慢性肾炎、尿路感染、尿血、创伤出血。

【用法用量】①蒙医：内服，煮散剂，3～5g；或入丸、散剂。②中医：煎汤，9～15g。

【贮藏方法】置通风干燥处。

火绒草标本图

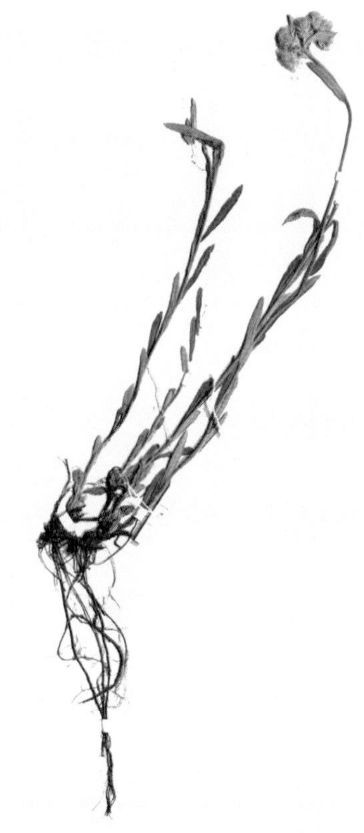

火绒草药材图

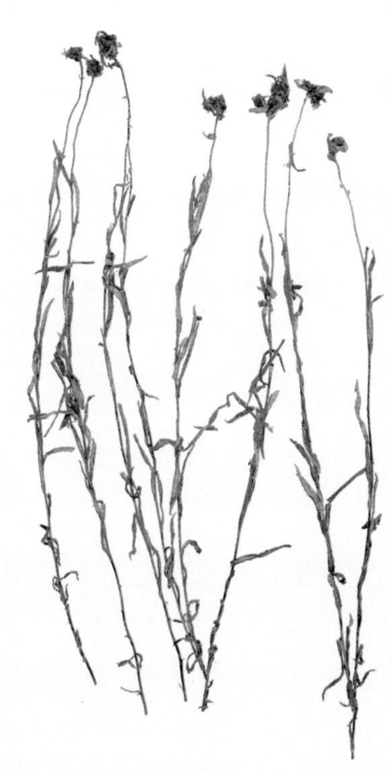

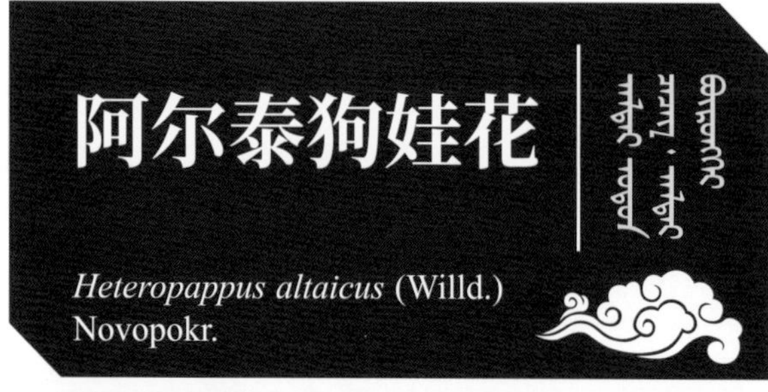

阿尔泰狗娃花

Heteropappus altaicus (Willd.) Novopokr.

科　名	菊科
别　名	燥原蒿、铁杆蒿
药材名	阿尔泰紫菀
蒙药名	宝日-拉伯
采集地	阿荣旗库伦沟
标本编号	150721 201407 189LY

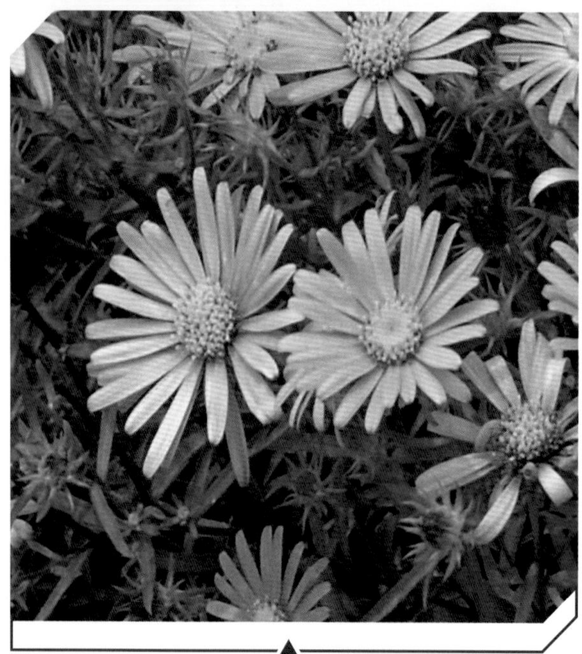

【形态特征】多年生草本。有横走或垂直的根。茎直立，高 20 ～ 60cm，稀达 100cm，有分枝，被腺点和毛。叶互生；下部叶条形或长圆状披针形、倒披针形或近匙形，长 2.5 ～ 6cm，稀达 10cm，宽 0.7 ～ 1.5cm，全缘或有疏浅齿，两面或下面被粗毛或细毛，常有腺点；上部叶渐小，条形。头状花序直径 2 ～ 3.5cm，稀 4cm，生于枝端排成伞房状；总苞半球形，直径 0.8 ～ 1.8cm；总苞片 2 ～ 3 层，近等长或外层稍短，长圆状披针形或条形，草质，被毛，常有腺点，边缘膜质；舌状花约 20，舌片浅蓝紫色，长

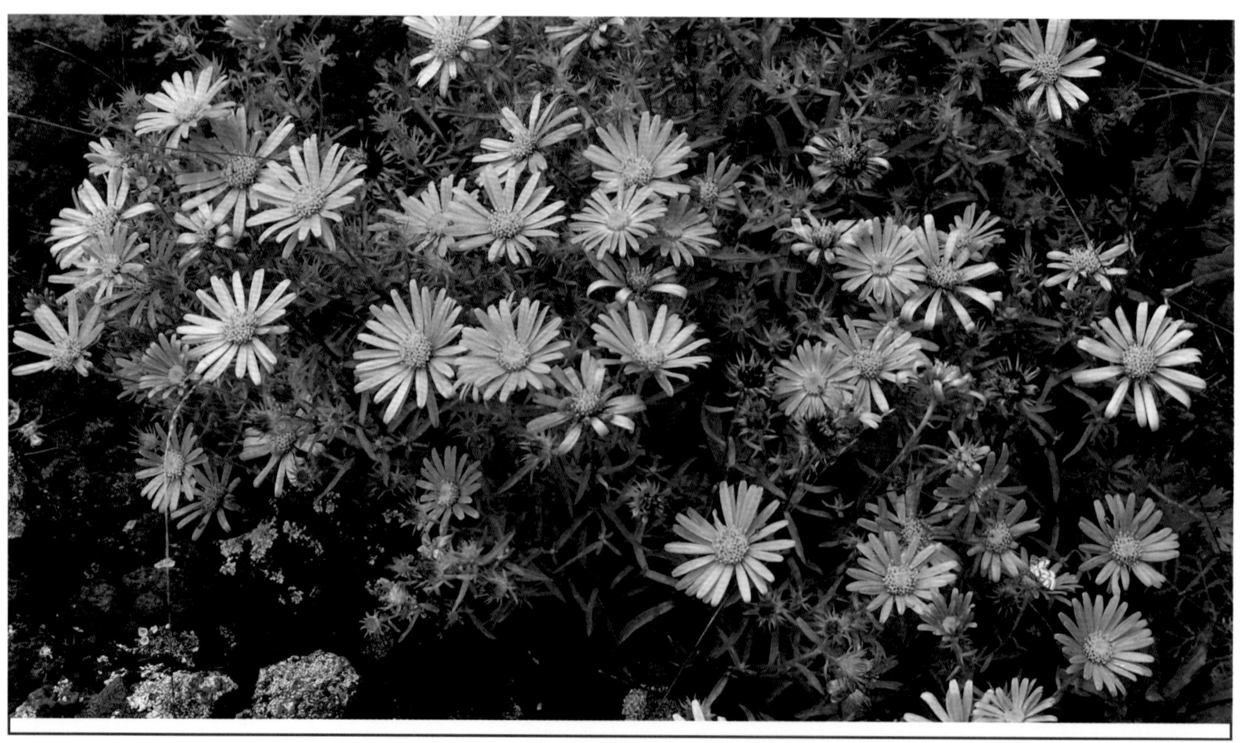

圆状条形，长 10 ～ 15mm，宽 1.5 ～ 2.5mm；管状花长 5 ～ 6mm，裂片 5，其中 1 裂片较长，被疏毛。瘦果扁，倒卵状长圆形，长 2 ～ 2.8mm，宽 0.7 ～ 1.4mm，灰绿色或浅褐色，被绢毛，上部有腺点；冠毛污白色或红褐色，长 4 ～ 6mm，有不等长的微糙毛。花果期 7 ～ 10 月。

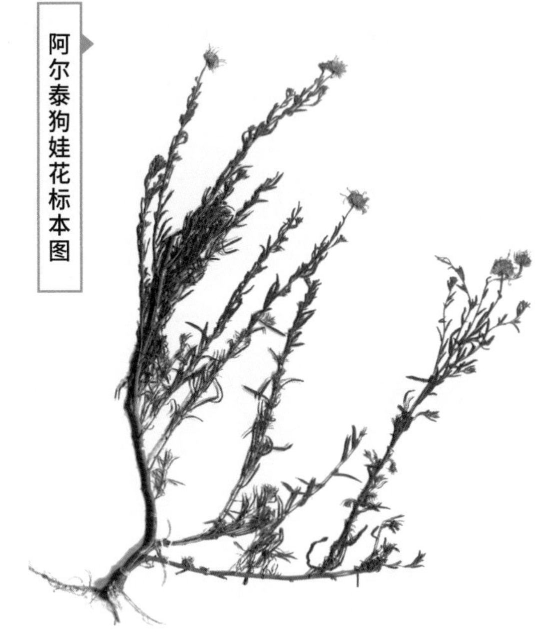

【生境分布】生于干草原、草甸草原、山地、丘陵坡地、砂质地、路旁及村舍附近等处。分布于呼伦贝尔各地。

【药用部位】干燥头状花序。

【采收加工】夏、秋季花开时采收，阴干。

【药材性状】本品呈不规则球形，直径 0.5 ～ 1cm。总苞片 2 ～ 3 层，长 3 ～ 6mm，外层者稍短，灰绿色，条形或条状披针形，边缘膜质。边缘舌状花 1 轮，花冠淡蓝紫色，长 1 ～ 1.5cm，宽约 0.1cm；中央管状花多数，黄色，长约 6mm。花冠常脱落，冠毛浅红棕色。气微香，味苦。

【性味归经】①蒙医：味苦，性凉。②中医：味苦，性温。

【功能主治】①蒙医：杀“粘”，清热，解毒。用于瘟疫、麻疹、猩红热、血热、毒热、“宝日”热。②中医：散寒润肺，降气化痰，止咳，利尿。用于阴虚咯血、慢性支气管炎。

【用法用量】①蒙医：多配方用。②中医：配方用，1.5 ～ 3g。

【贮藏方法】置阴凉干燥处。

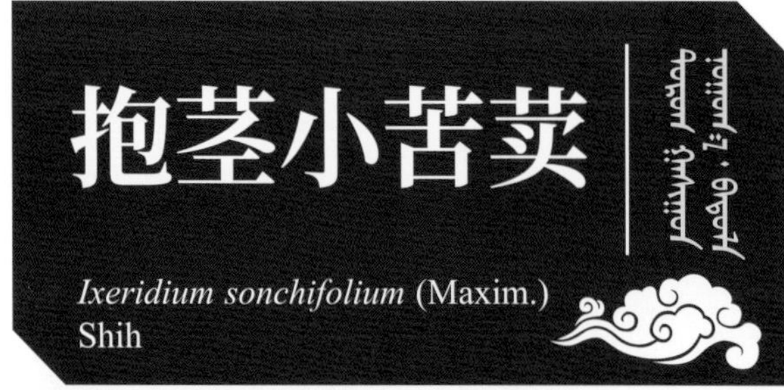

抱茎小苦荬

Ixeridium sonchifolium (Maxim.) Shih

科名	菊科
别名	苦碟子、抱茎苦荬菜
药材名	苦碟子
蒙药名	巴道拉
采集地	阿荣旗
标本编号	150721 201406 101LY

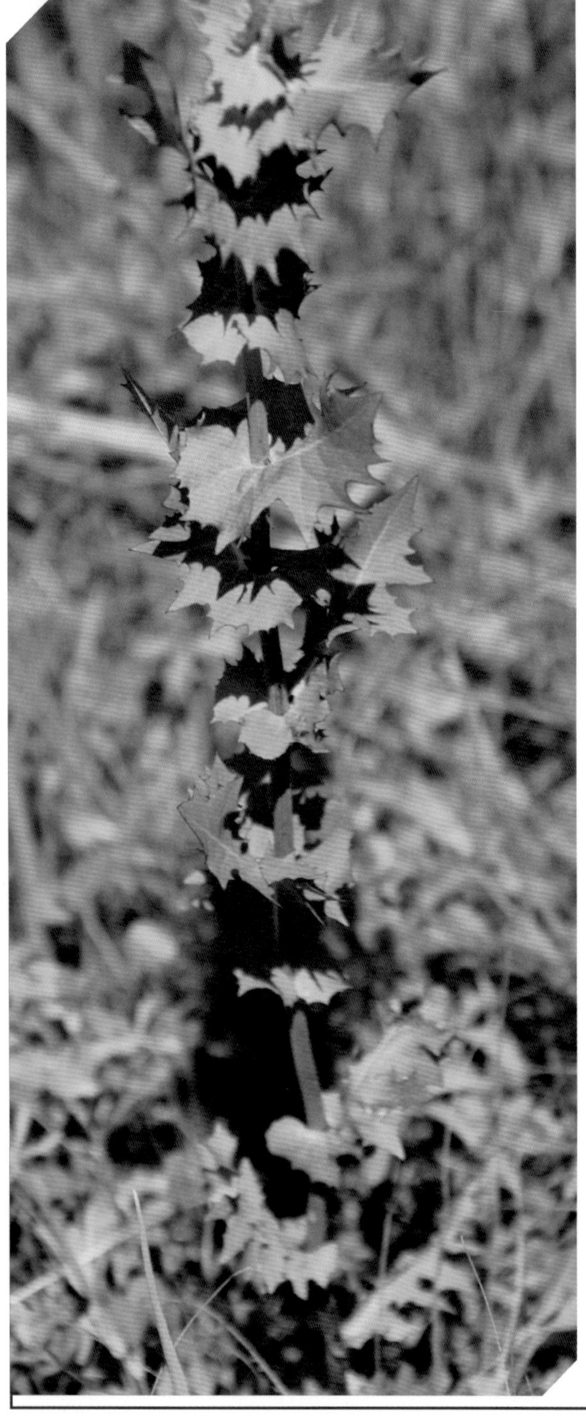

【形态特征】多年生草本，高 30 ～ 80cm，全株无毛。根粗壮而垂直。茎直立。基生叶多数，长圆形，长 3.5 ～ 8cm，宽 1 ～ 2cm，先端急尖或圆钝，基部下延成柄，边缘具锯齿或不整齐地羽状深裂；茎生叶较小，卵状长圆形，长 2.5 ～ 6cm，宽 0.7 ～ 1.5cm，先端急尖，基部耳形或戟形抱茎，全缘或羽状分裂。头状花序密集成伞房状，有细梗；总苞长 5 ～ 6mm，外层总苞片 5，极小，内层总苞片 8，披针形，长约 5mm；舌状花黄色，长 7 ～ 8mm，先端截形，5 齿裂。瘦果黑色，纺锤形，长 2 ～ 3mm，有细条纹及

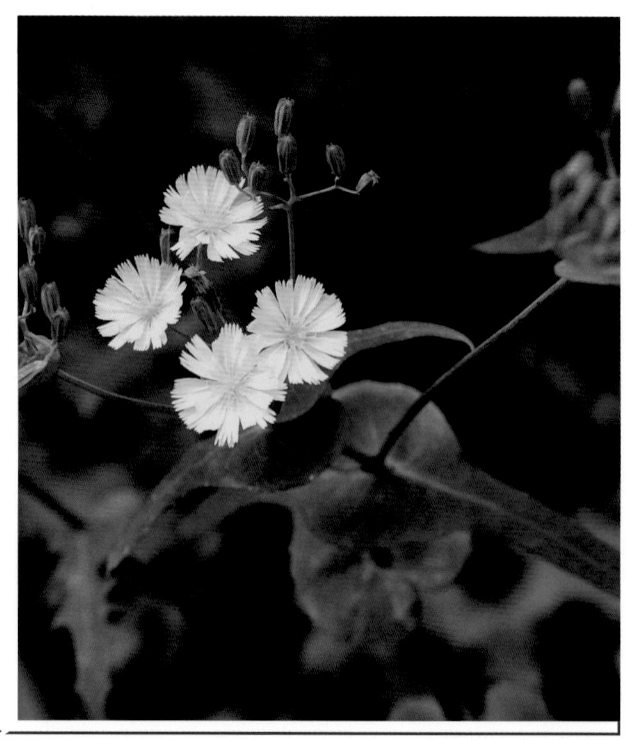

粒状小刺，喙长约0.5mm，冠毛白色。花果期4～7月。

【生境分布】生于草甸、山野、路旁、荒地。分布于呼伦贝尔鄂温克族自治旗、阿荣旗、新巴尔虎左旗、牙克石市、额尔古纳市等地。

【药用部位】干燥地上部分。

【采收加工】夏季花开时采收，除去根等杂质，晒干。

【药材性状】本品长短不一。茎呈细长圆柱形，直径1.5～4mm；表面绿色、深绿色至黄棕色，有纵棱，无毛，节明显；质轻脆，易折断，折断时有粉尘飞出，断面略呈纤维性，外圈黄绿色，髓部白色。叶互生，多皱缩、破碎，完整叶卵状矩圆形，先端急尖，基部耳状抱茎，长2～5cm，宽0.5～1.5cm。头状花序，有细梗，总苞片2层；舌状花黄色。瘦果纺锤形，长2～3mm，黑褐色，具短喙，冠毛白色，长3～4mm。气微，味微甘、苦。

【性味归经】①蒙医：味苦、辛，性凉。效锐。②中医：味苦、辛。

【功能主治】①蒙医：开胃，解毒，接骨，祛痞。用于不思饮食、毒热、骨折、牙痛。②中医：止痛消肿，清热解毒。用于头痛、牙痛、胃痛、手术后疼痛、跌打伤痛、阑尾炎、肠炎、肺脓肿、咽喉肿痛、痈肿疮疖。

【用法用量】①蒙医：内服，煮散剂，3～5g；或入丸、散剂。②中医：内服煎汤，9～15g；或研末。外用适量，煎汤熏洗；或研末调敷；或捣敷。

【贮藏方法】置干燥处。

抱茎小苦荬标本图

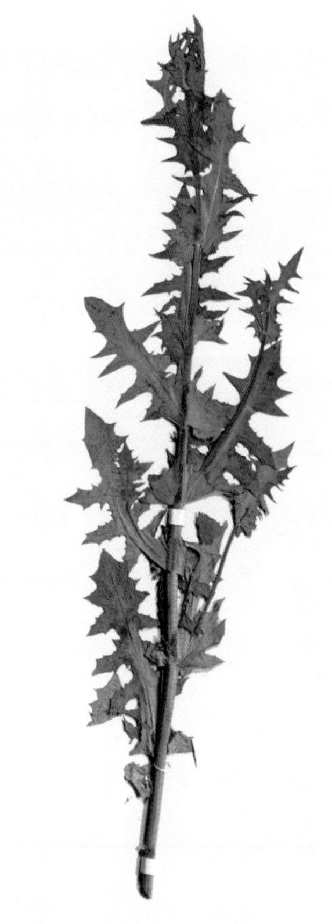

抱茎小苦荬药材图

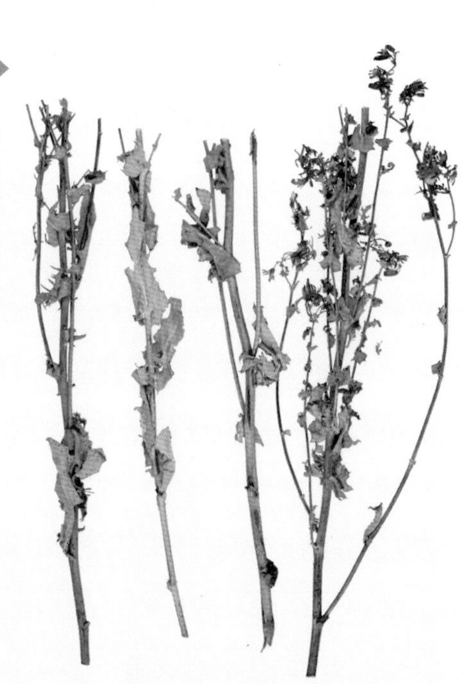

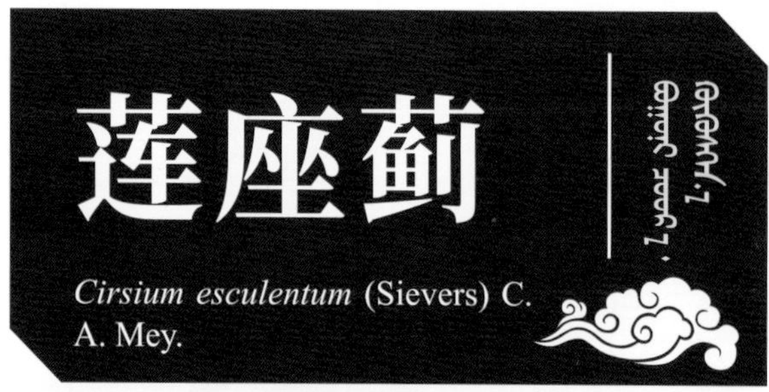

莲座蓟

Cirsium esculentum (Sievers) C. A. Mey.

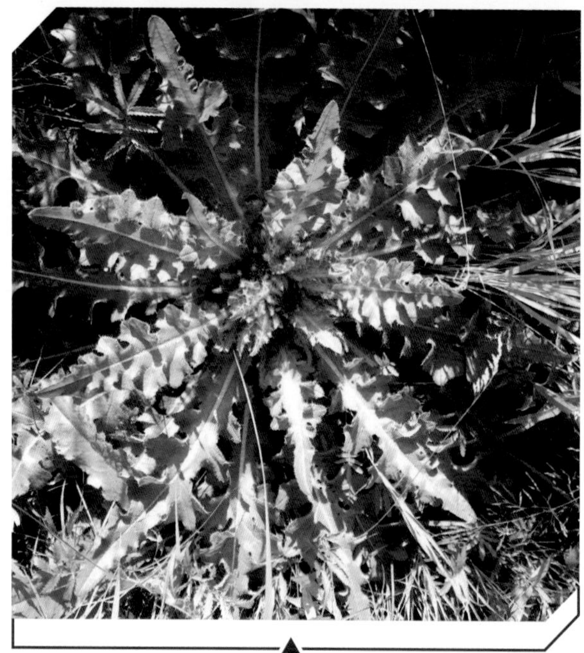

科　名	菊科
别　名	食用蓟
药材名	莲座蓟
蒙药名	塔卜长图-阿吉日嘎纳
采集地	鄂温克族自治旗辉苏木
标本编号	150724 130817 070LY

【形态特征】多年生草本。根茎短，有多数须根。无茎或有高 10cm 左右的短茎。基生叶长圆状倒披针形，长 12 ～ 30cm，宽 3 ～ 6cm，先端钝，有刺，基部渐狭成有翅的柄，羽状深裂，裂片卵状三角形，钝头，边缘有钝齿和针刺，两面有弯曲的毛，下面沿脉毛较密。头状花序无梗或有短梗，长椭圆形，长 3 ～ 4cm，宽 2 ～ 3cm，数个密生于莲座状的叶间或茎端；总苞无毛，基部有 1 ～ 3 小叶；总苞片 6 层，外层条状披针形，刺尖头，略有睫毛，中层长圆状披针形，先端长锐尖，最内层长条形；全为管状花，花冠

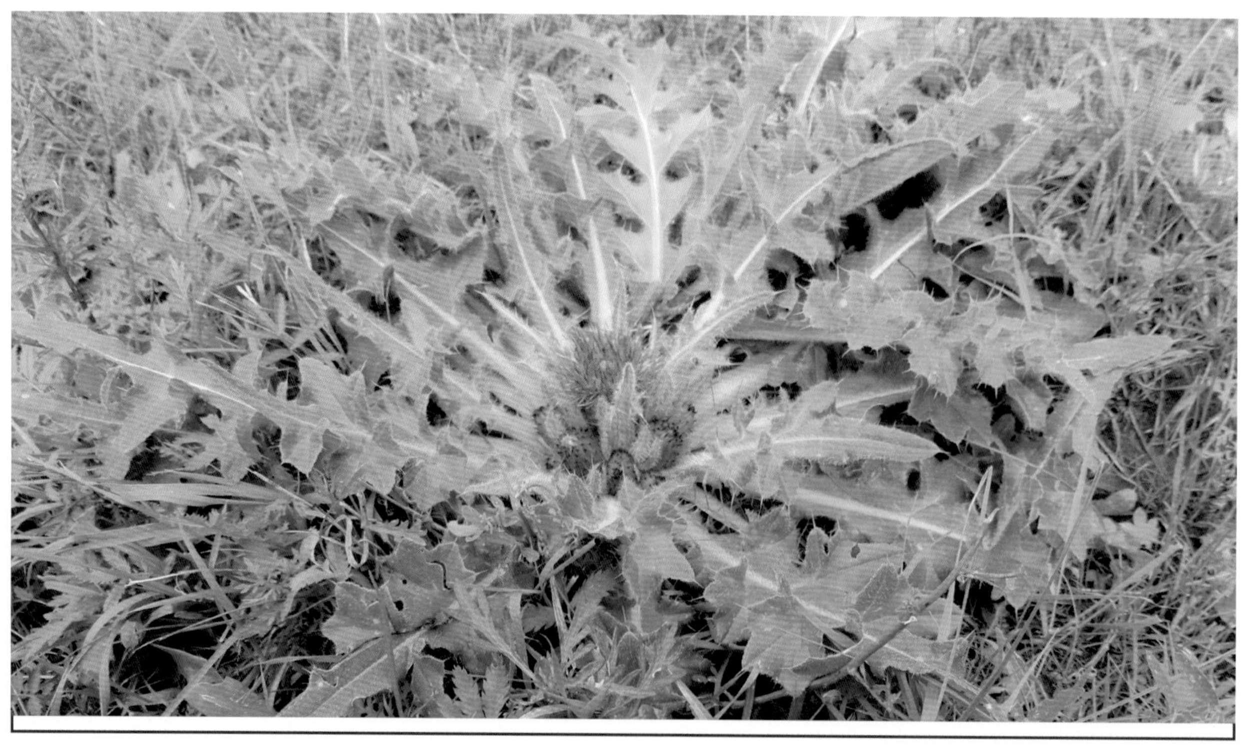

红紫色，长 25 ～ 33mm，下部狭筒长 15 ～ 20mm。瘦果长圆形，长 3 ～ 4mm，冠毛羽状，与花冠近等长。花果期 7 ～ 9 月。

【生境分布】生于典型草原地带东部、森林草原地带河漫滩阶地、滨湖阶地及山间谷地杂类草草原甸、杂类草禾草草甸、苔草草甸。分布于呼伦贝尔鄂温克族自治旗、新巴尔虎左旗、额尔古纳市、牙克石市、陈巴尔虎旗等地。

【药用部位】干燥块根和根茎。

【采收加工】秋季采挖，除去泥沙及须根，晒干。

【药材性状】本品块根呈纺锤形，长 1 ～ 5cm，直径约 0.5cm。表面浅棕褐色，有稍扭曲的纵皱纹，尾部残有线状细根，长可达 5cm 以上；质微韧，易折断，断面平坦，皮部宽，类白色，有放射状裂隙，木部淡黄色。根茎呈圆盘状，高约 1cm，直径 0.5 ～ 1.5cm。表面褐色，一面有茎叶残基，另一面明显凹陷，周围为多数块根及线状须根。气微，味微甜。

【性味归经】①蒙医：味甘，性凉。②中医：味甘，性凉。

【功能主治】①蒙医：排脓，祛痰，愈伤，消“奇哈”。用于肺脓肿、肺痨、痰涎不利、咳嗽、疮疡、“奇哈”。②中医：散瘀消肿，排脓，托毒，止血。用于肺脓肿、支气管炎、疮痈肿毒、吐血、咯血、尿血、崩漏。

【用法用量】①蒙医：内服，煮散剂，3 ～ 5g；或入丸、散剂。②中医：内服煎汤，3 ～ 9g；或研末。

【贮藏方法】置通风干燥处，防蛀。

莲座蓟标本图

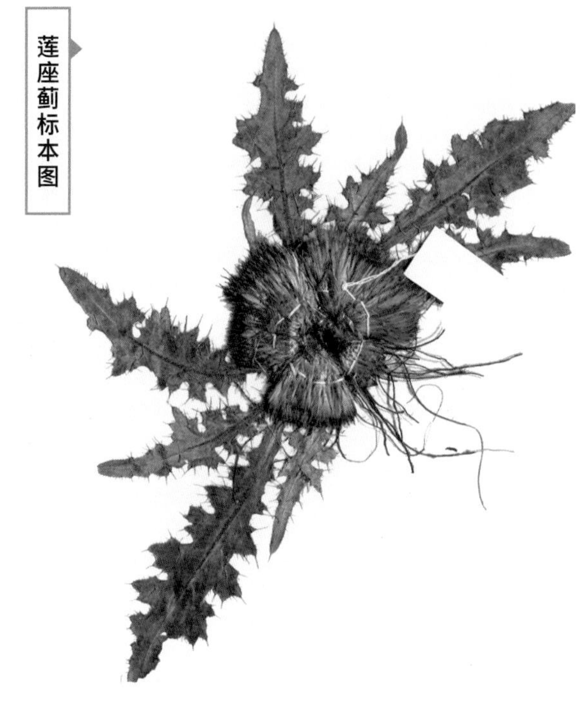

莲座蓟药材图

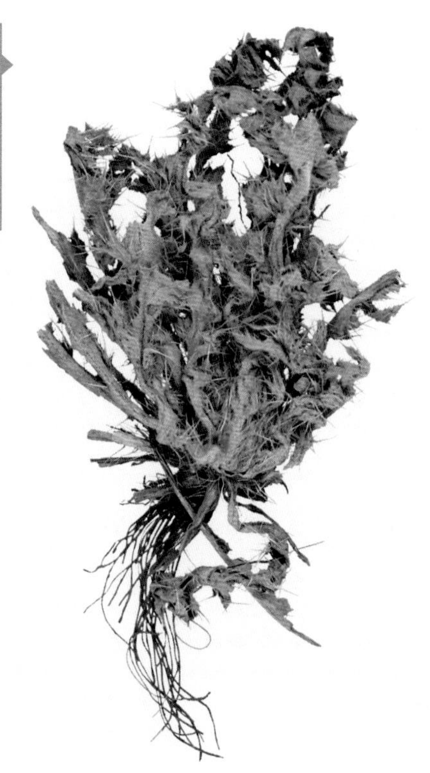

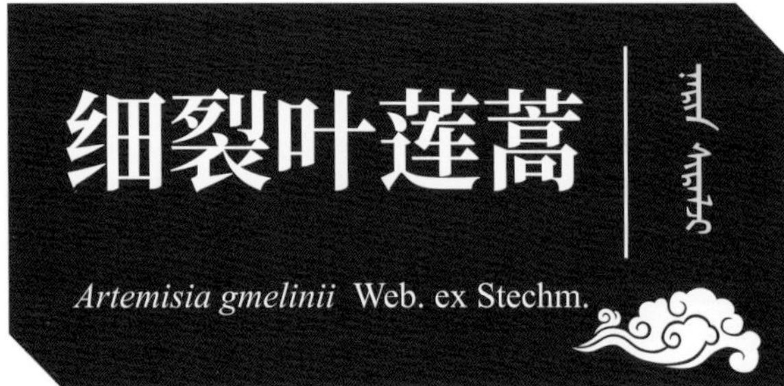

科　名	菊科
别　名	两色万年蒿、小裂齿蒿、白莲蒿
药材名	万年蒿
蒙药名	哈日-沙布嘎、矛日音-西巴嘎
采集地	鄂温克族自治旗锡尼河东苏木
标本编号	150724 130811 021LY

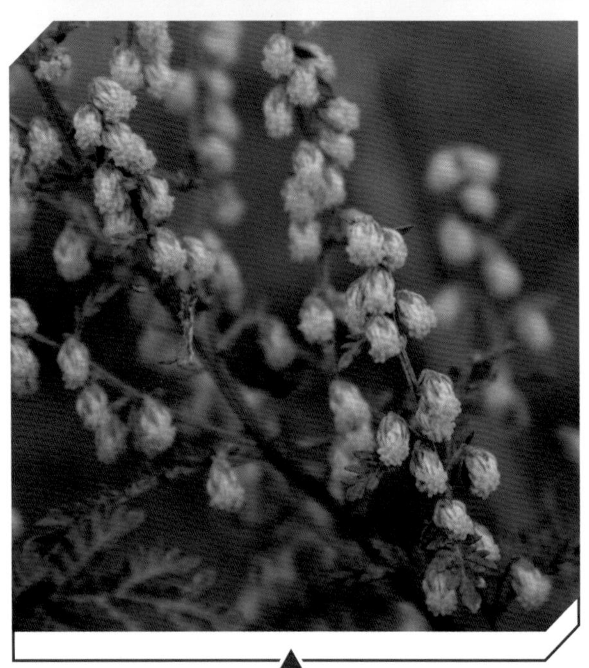

【形态特征】半灌木状草本，高 10 ～ 40cm。根木质，根茎稍粗，有多数木质的营养枝。茎通常多数，丛生，下部木质，上部半木质，紫红色或红褐色，自下部分枝，茎、枝初密被灰白色短柔毛，后渐稀疏或无毛。茎下部、中部与营养枝叶卵形或三角状卵形，长 2 ～ 4cm，宽 1 ～ 2cm，二至三回栉齿状羽状分裂，第一至二回为羽状全裂，侧裂片 4 ～ 5 对，裂片间排列紧密，小裂片栉齿状短条形或短条状披针形，边缘常具数个小栉齿，栉齿长 1 ～ 2mm，宽 0.2 ～ 0.5mm，稀无小栉齿，叶上面暗绿色，初时被灰白

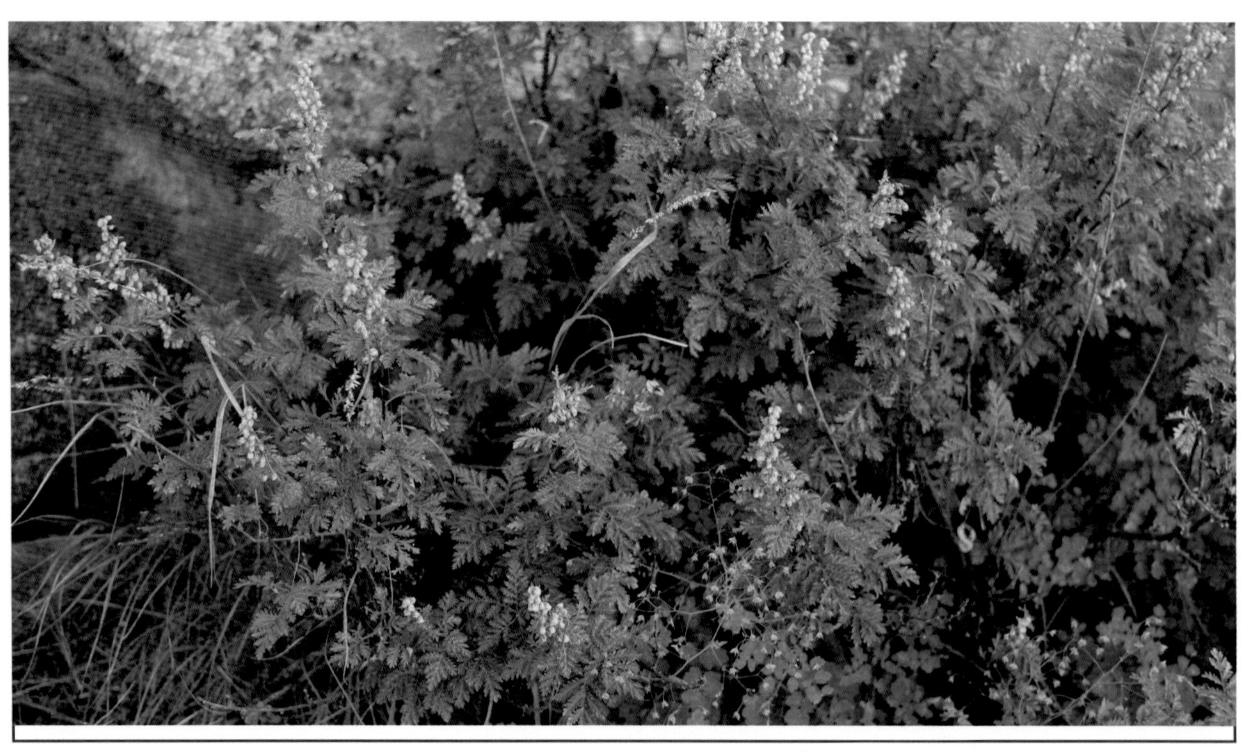

色短柔毛，后渐稀疏或近无毛，常有凸起或白色腺点，下面密被灰色或淡灰黄色蛛丝状柔毛，叶柄长 1 ～ 1.5cm，基部有栉齿状分裂的假托叶；上部叶一至二回栉齿状羽状全裂，苞叶呈栉齿状羽状分裂或不分裂，披针形或披针状条形。头状花序近球形，直径 3 ～ 4mm，具短梗或无梗，常下垂，多数在茎上部或枝端排列成总状或狭窄的圆锥形；总苞片 3 ～ 4 层，外层椭圆形或椭圆状披针形，边缘狭膜质，背部被短柔毛或近无毛，中层卵形，边缘宽膜质，无毛，内层膜质；边缘雌花 10 ～ 12，花冠狭圆锥状，有腺点；中央两性花多数，花冠管状，微有腺点，花序托凸起，无毛。瘦果矩圆形。花果期 8 ～ 10 月。

细裂叶莲蒿标本图

【生境分布】生于山坡、草甸、河岸、溪边、杂草地。分布于呼伦贝尔各地。

【药用部位】干燥地上部分。

【采收加工】夏季茎叶茂盛时采割，除去根及老茎，晒干或切段晒干。

【药材性状】本品茎呈类圆柱形，多折断或切断，直径 1 ～ 3mm，表面紫色或紫褐色；质脆，易折断，断面绿白色。叶多卷曲破碎，完整者卵形或矩圆状卵形，二回羽状全裂；侧裂片 4 ～ 5 对，羽状全裂或具缺刻状锯齿；小裂片矩圆形或条状披针形，宽 1 ～ 4mm，全缘或有锯齿；上表面绿色，疏被毛，有腺点，下表面灰绿色，密被白毛及蛛丝状毛。气香，味苦、辛。

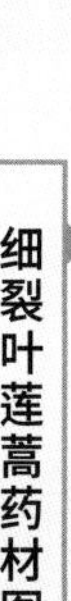

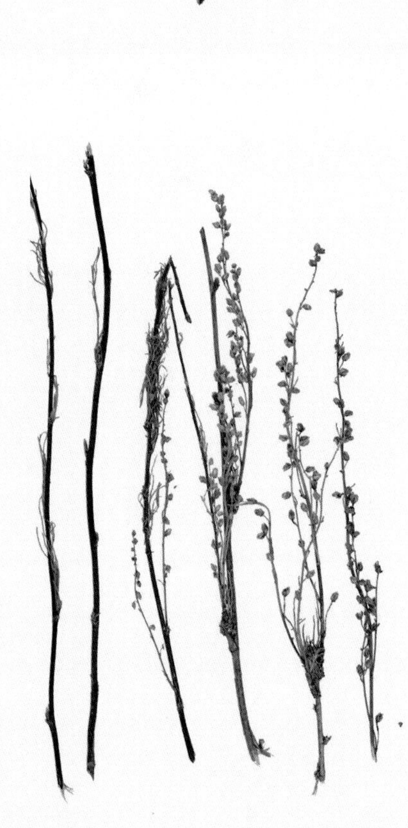

细裂叶莲蒿药材图

【性味归经】①蒙医：味苦，性凉。②中医：味苦、辛，性寒。

【功能主治】①蒙医：杀“粘”虫，止痛，燥“协日乌素”，解痉，消肿。用于脑刺痛、“粘”痧、龋齿、发症、结喉、皮肤瘙痒、疥、痘疹。②中医：用于黄疸性肝炎、阑尾炎、流行性感冒、小儿惊风、阴虚潮热。

【用法用量】①蒙医：多配方用。②中医：内服煎汤，10 ～ 15g；或入丸、散剂。外用适量，煎汤洗患处。

【贮藏方法】置阴凉干燥处。

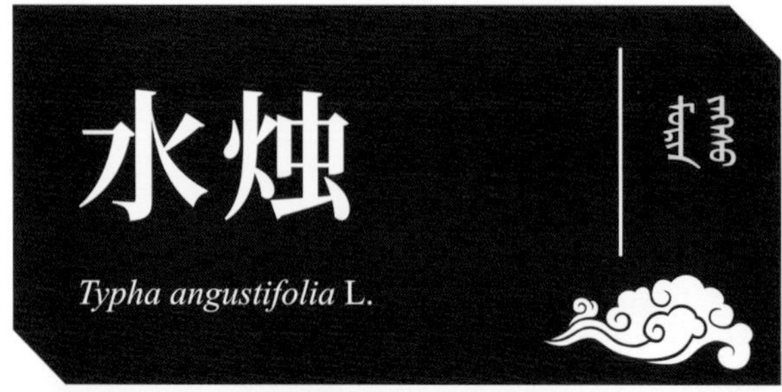

水烛

Typha angustifolia L.

科名	香蒲科
别名	窄叶香蒲、蜡烛草
药材名	蒲黄
蒙药名	毛日音-哲格斯
采集地	新巴尔虎左旗乌布尔宝力格苏木
标本编号	150726 130807 178LY

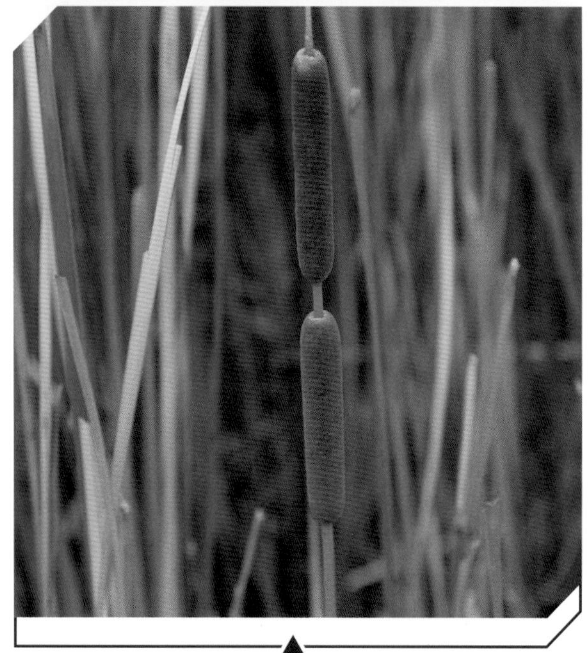

【形态特征】多年生沼生草本，高 1.5 ～ 3m。叶狭条形，宽 5 ～ 8mm，稀可达 10mm。穗状花序圆柱形，长 30 ～ 60cm，雌、雄花序不相连；雄花序在上，长 20 ～ 30cm，雄花有雄蕊 2 ～ 3，毛较花要长，花粉粒单性；雌花序在下，长 10 ～ 30cm，成熟时直径 10 ～ 25mm，雌花的小苞片比柱头短，柱头条状矩圆形，毛与小苞片近等长，比柱头短。花果期 6 ～ 8 月。

【生境分布】生于水边及池沼中。分布于呼伦贝尔阿荣旗、扎兰屯市、鄂伦春自治旗、莫力达瓦达斡尔族

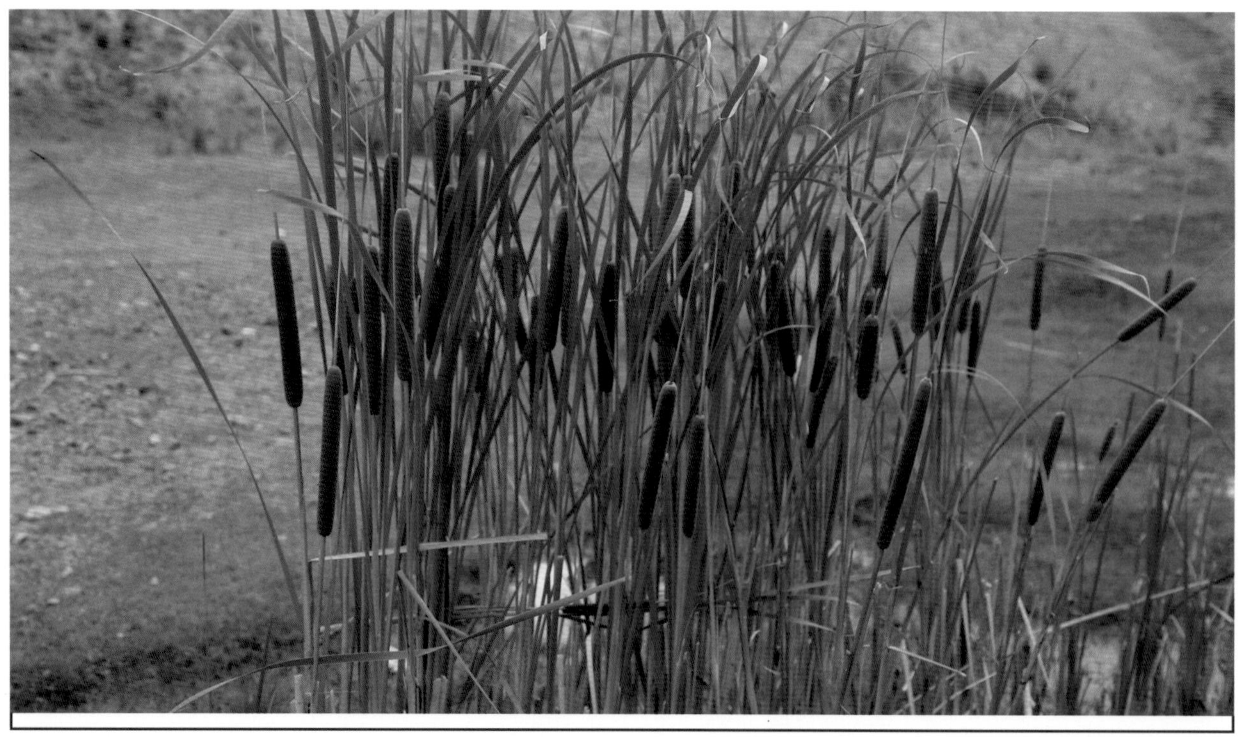

自治旗等。

【药用部位】干燥花粉。

【采收加工】花期采集花粉，剪下蒲棒上部的雄花序，晒干，碾轧或将花穗放在布袋内敲碎，再过筛，除去茸毛，晒干防潮。

【药材性状】本品为黄色粉末。体轻，放水中则漂浮水面。手捻有滑腻感，易附着在手指上。气微，味淡。

【性味归经】①蒙医：味甘，性平。②中医：味甘、辛，性凉。归肝经。

【功能主治】①蒙医：止血，止痛。用于吐血、尿血、鼻衄、外伤出血。②中医：凉血止血，活血化瘀。用于经闭腹痛、产后瘀阻作痛、跌仆肿痛、疮疖肿毒等。炒灰用于吐血、衄血、崩漏、便血、尿血、血痢、带下。外用于重舌、口疮、聤耳、阴下湿痒等。

【用法用量】①蒙医：内服，炒黄，1.5g，开水冲服。②中医：4.5～24g，水煎服；或入丸、散剂。外用适量，研末撒或调敷患处。

【贮藏方法】置通风干燥处，防潮，防蛀。

水烛标本图

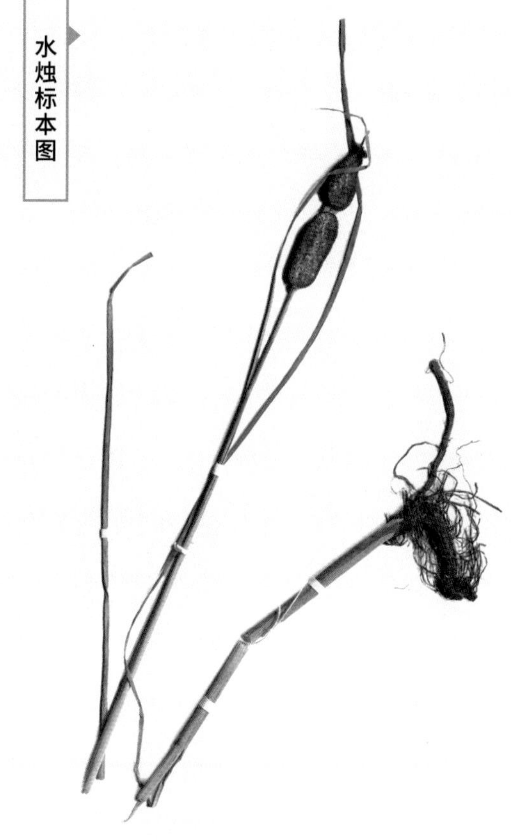

水烛药材图

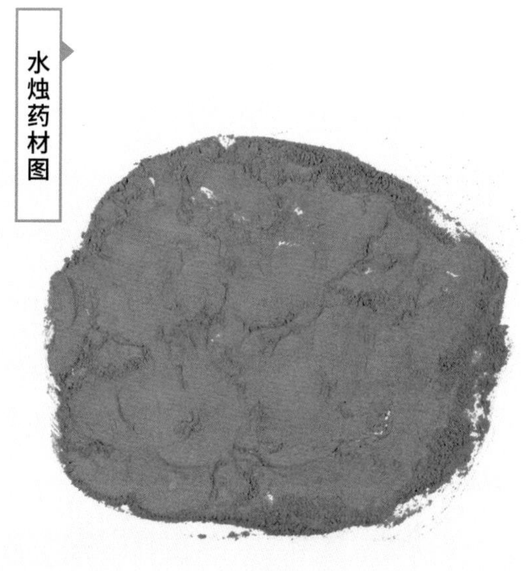

宽叶香蒲

Typha latifolia L.

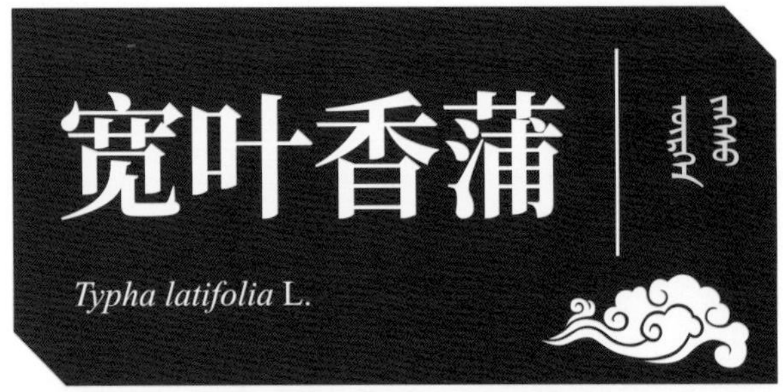

科　名	香蒲科
别　名	香蒲、蒲棒草
药材名	蒲黄
蒙药名	乌日根-哲格斯

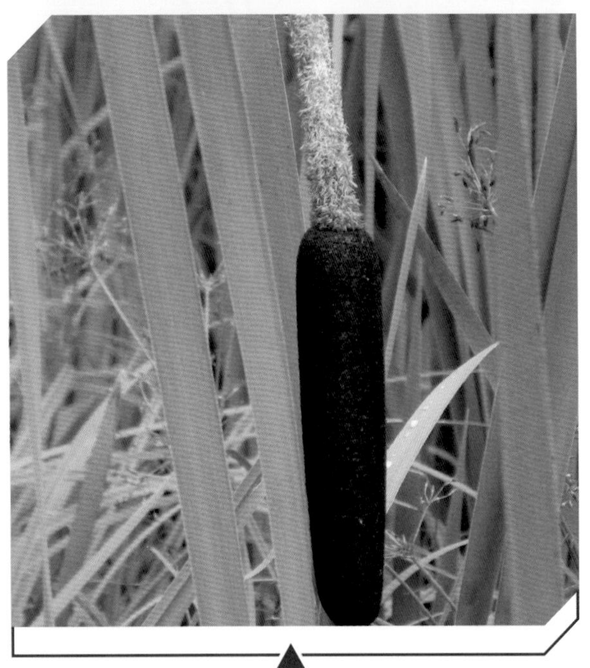

【形态特征】多年生水生或沼生草本。根茎乳黄色，先端白色。茎高1～2.5m。叶线形，长45～95cm，宽0.5～1.5cm，无毛，上部扁平，下表面中部以下渐隆起；叶鞘抱茎。雌雄花序紧密相接；雄花序长3.5～12cm，比雌花序粗壮，花序轴被灰白色弯曲柔毛，叶状苞片1～3，脱落；雌花序长5～22.6cm，花后发育；雄花常由2雄蕊组成，花药长圆形，花丝短于花药，基部合生成短柄；雌花无小苞片；可孕雌花子房披针形，柱头披针形；不孕雌花子房倒圆锥形，子房柄较粗壮，不等长，白色丝状毛明显短于花柱。小坚果披针形，褐色果皮通常无斑点；种子褐色，椭圆形。花果期7～8月。

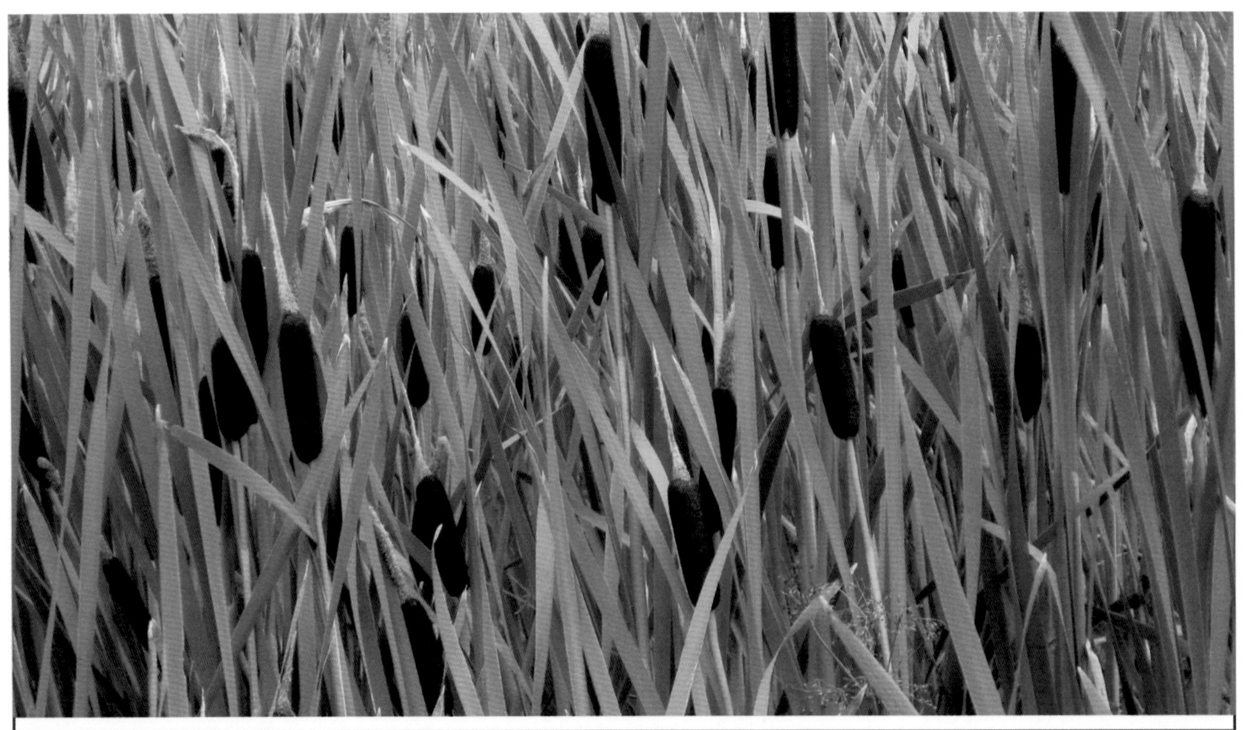

【生境分布】生于湖泊、泡沼、河流的缓流浅水带、湿地或沼泽。分布于呼伦贝尔各地。

【药用部位】干燥花粉。

【采收加工】花期采集花粉，剪下蒲棒上部的雄花序，晒干，碾轧或将花穗放在布袋内敲碎，再过筛，除去茸毛，晒干防潮。

【药材性状】本品为黄色粉末。体轻，放水中则漂浮水面。手捻有滑腻感，易附着在手指上。气微，味淡。

【性味归经】味甘，性平，归肝经。

【功能主治】①蒙医：止血，止痛，祛瘀。用于吐血、尿血、鼻衄、外伤出血。②中医：凉血，止血，活血消瘀，止痛。生品用于痛经、产后瘀血腹痛、脘腹刺痛、瘀血胃痛、跌仆血闷、疮疖肿毒。

【用法用量】①蒙医：内服，炒黄，1.5g，开水冲服。②中医：内服煎汤，7.5～15g。外用适量，研粉擦敷或调敷患处。

【贮藏方法】置通风干燥处，防潮，防蛀。

【附　　注】孕妇慎用。

宽叶香蒲标本图

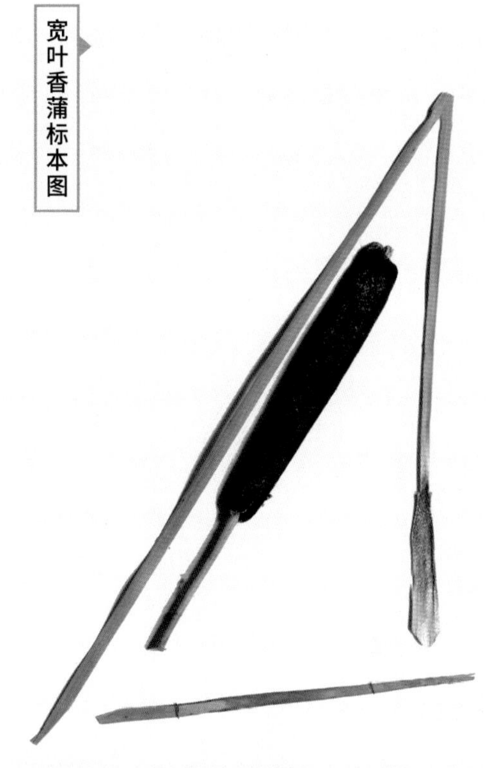

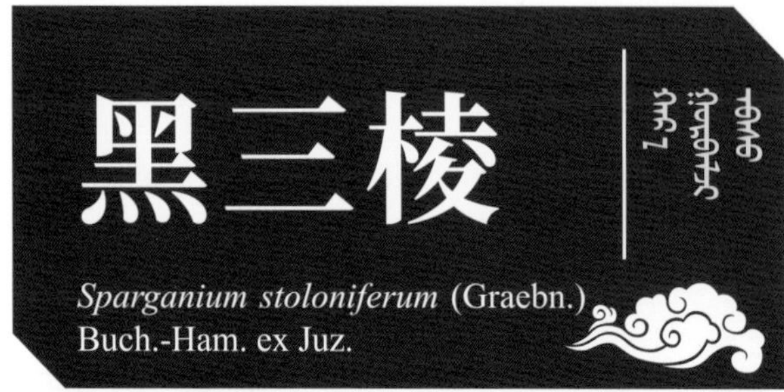

黑三棱

Sparganium stoloniferum (Graebn.) Buch.-Ham. ex Juz.

科　名	黑三棱科
别　名	京三棱、泡三棱
药材名	三棱
蒙药名	哈日-古日巴拉吉-额布斯
采集地	新巴尔虎左旗乌布尔宝力格苏木
标本编号	150726 130814 149LY

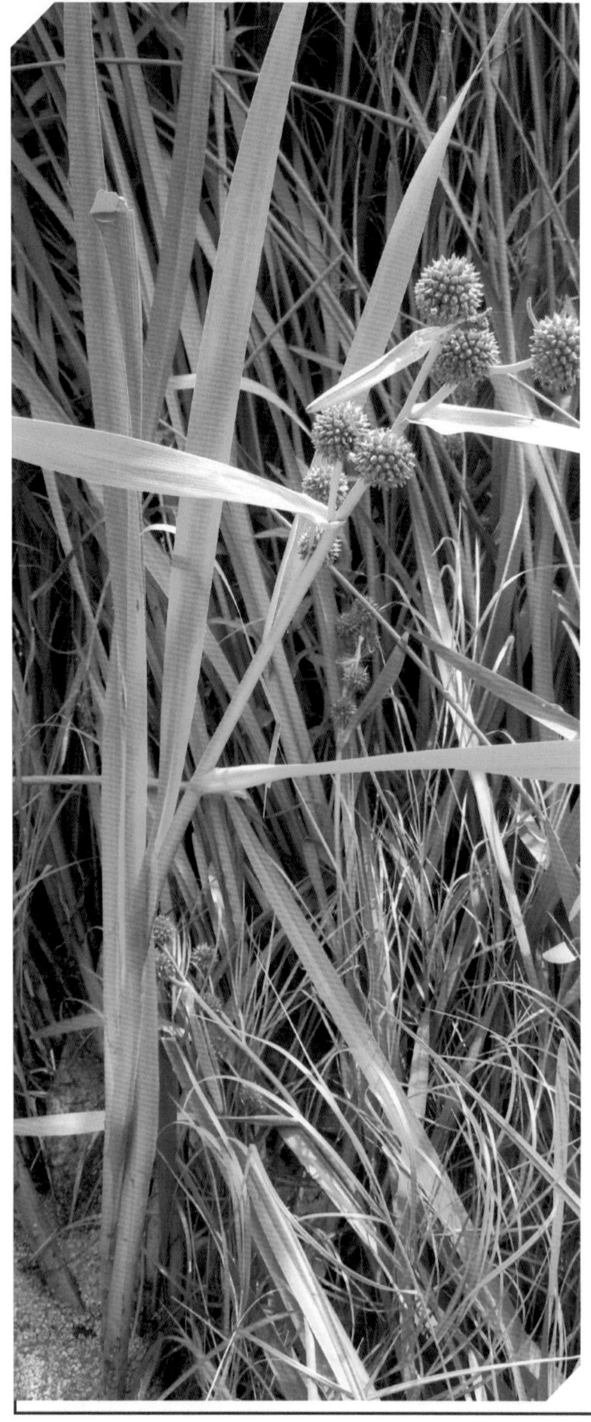

【形态特征】多年生草本，高 50 ～ 100cm。根茎横走，下生粗而短的块茎。茎直立，圆柱形，光滑。叶丛生，2 列；叶片线形，长 60 ～ 95cm，宽约 2cm，先端渐尖，基部抱茎，下面具 1 纵棱。花茎由叶丛中抽出，单一，有时分枝；花单性，雌雄同株，集成头状花序，有叶状苞片；雄花序位于雌花序的上部，直径约 10mm，通常 2 ～ 10；雌花序直径 12mm 以上，通常 1 ～ 3；雄花花被片 3 ～ 4，倒披针形，雄蕊 3；雌花有雌蕊 1，罕为 2，子房纺锤形，花柱长，柱头狭披针形。聚花果直径约 2cm，核果倒卵状圆锥形，

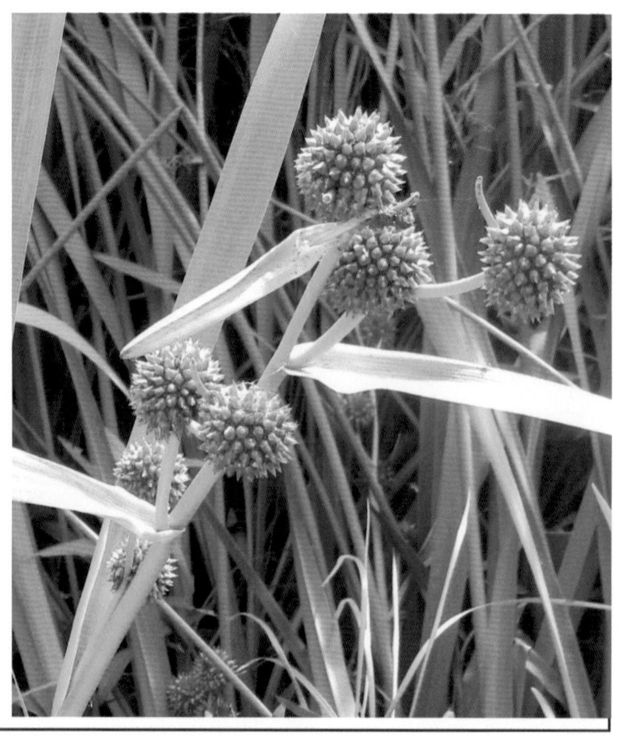

长 6 ～ 10mm，直径 4 ～ 8mm，先端有锐尖头，花被宿存。花果期 7 ～ 9 月。

【生境分布】生于河边或池塘边浅水中。分布于呼伦贝尔额尔古纳市、新巴尔虎左旗、鄂温克族自治旗、牙克石市等地。

【药用部位】干燥块茎。

【采收加工】冬季至次年春季采挖，洗净，削去外皮，晒干。

【药材性状】本品呈圆锥形，略扁，长 2 ～ 6cm，直径 2 ～ 4cm。表面黄白色或灰黄色，有刀削痕，须根痕小点状，略呈横向环状排列。体重，质坚实。气微，味淡，嚼之微有麻辣感。

【性味归经】①蒙医：味苦，性凉。效轻、钝。②中医：味苦、辛，性平。归肝、脾经。

【功能主治】①蒙医：清热，利肺，舒肝，凉血。用于肺热咳嗽、气喘痰多、肝热、脉热、痨热骨蒸、“宝日”病、骨折。②中医：破血行气，消积止痛。用于癥瘕痞块、痛经、瘀血经闭、胸痹心痛、食积胀痛。

【用法用量】①蒙医：一般入汤、丸、散剂。②中医：5 ～ 10g。

【贮藏方法】置通风干燥处，防蛀。

【注意事项】孕妇禁用；不宜与芒硝、玄明粉同用。

黑三棱标本图

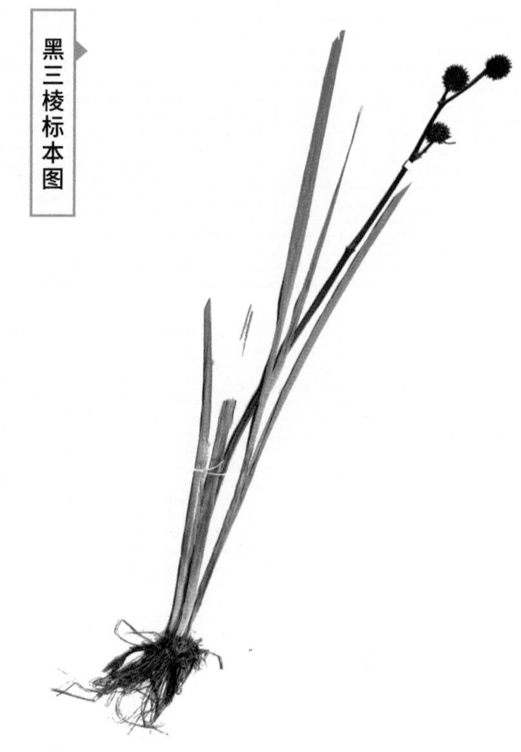

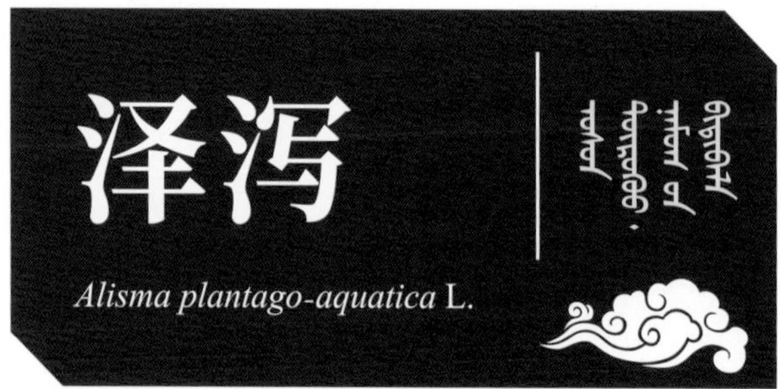

科名	泽泻科
别名	水泻
药材名	泽泻
蒙药名	奥存-图如
采集地	鄂温克族自治旗锡尼河东苏木
标本编号	150724 130811 025LY

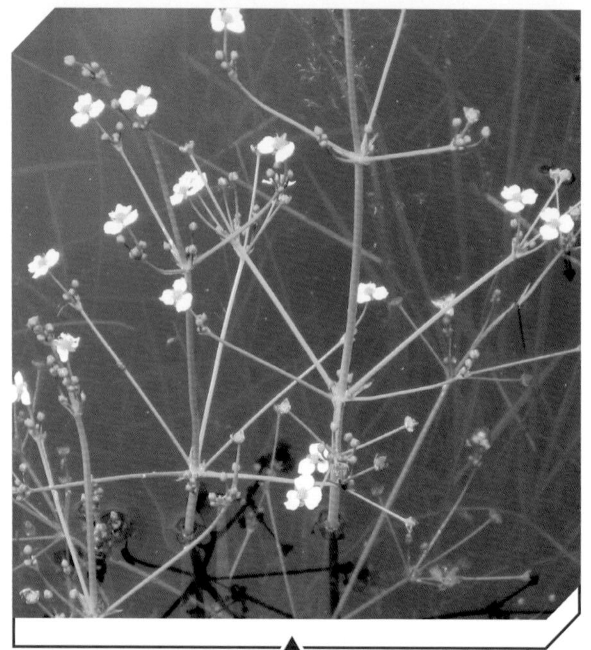

【形态特征】多年生沼生植物，高 50 ～ 100cm。具地下块茎，球形，直径可达 4.5cm，外皮褐色，密生多数须根。叶根生；叶柄长达 50cm，基部扩延成叶鞘状，宽 5 ～ 20mm；叶片宽椭圆形至卵形，长 5 ～ 18cm，宽 2 ～ 10cm，先端急尖或短尖，基部广楔形、圆形或稍心形，全缘，两面光滑；叶脉 5 ～ 7。花茎由叶丛中抽出，长 10 ～ 100cm，花序通常有 3 ～ 5 轮分枝，分枝下有披针形或线形苞片，轮生的分枝常再分枝，组成圆锥状复伞形花序，小花梗长短不等；小苞片披针形至线形，尖锐；萼片 3，广卵形，绿色

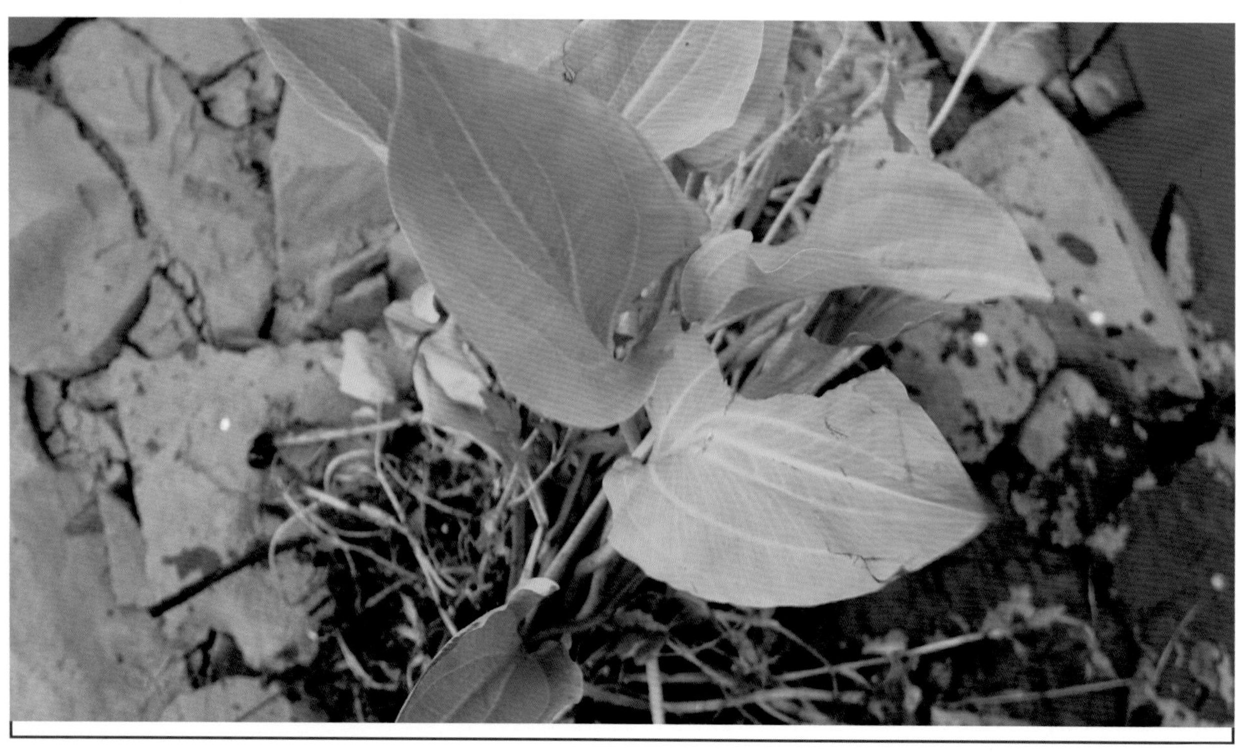

或稍带紫色，长 2 ～ 3mm，宿存；花瓣倒卵形，膜质，较萼片小，白色，脱落；雄蕊 6；雌蕊多数，离生；子房倒卵形，侧扁，花柱侧生。瘦果多数，扁平，倒卵形，长 1.5 ～ 2mm，宽约 1mm，背部有 2 浅沟，褐色，花柱宿存。花期 6 ～ 7 月，果期 8 ～ 9 月。

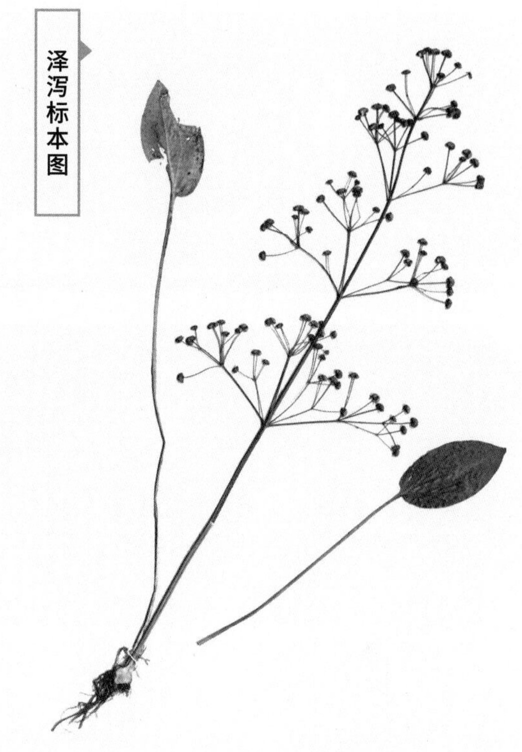
泽泻标本图

【生境分布】生于沼泽。分布于呼伦贝尔各地。

【药用部位】干燥块茎。

【采收加工】冬季茎叶开始枯萎时采挖，洗净，干燥，除去须根和粗皮。

【药材性状】本品呈类球形、椭圆形或卵圆形，长 2 ～ 7cm，直径 2 ～ 4.5cm。表面淡黄色至淡黄棕色，有不规则的横向环状浅沟纹和多数细小凸起的须根痕，底部有的有瘤状芽痕。质坚实，断面黄白色，粉性，有多数细孔。气微，味微苦。

【性味归经】①蒙医：味甘，性寒。效淡。②中医：味甘，性寒。

【功能主治】①蒙医：用于小便不利、水肿、淋浊、泄泻、白带、痰饮、眩晕、脚气。②中医：利水渗湿，泻热，化浊降脂。用于小便不利、水肿胀满、泄泻尿少、痰饮眩晕、热淋涩痛、高脂血症。

【用法用量】①蒙医：9 ～ 12g，水煎服；或入丸、散剂。②中医：6 ～ 10g。

【贮藏方法】置干燥处，防蛀。

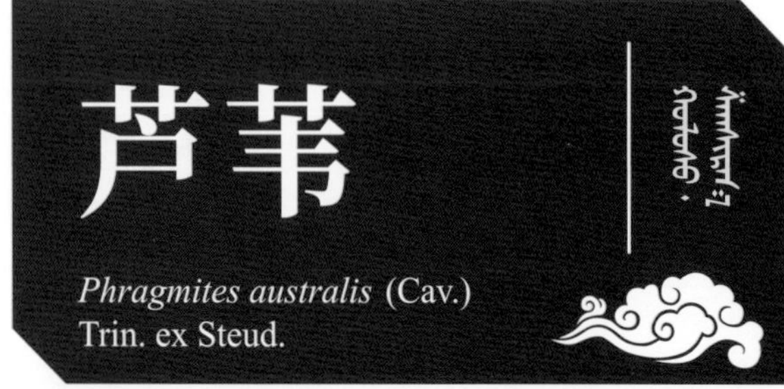

芦苇

Phragmites australis (Cav.) Trin. ex Steud.

科　名	禾本科
别　名	芦草、苇子草、蒹葭
药材名	芦根
蒙药名	呼勒斯-额布斯
采集地	阿尔山市
标本编号	152202 201407 143LY

【形态特征】多年生高大草本，高 1 ～ 3m。地下茎粗壮，横走，节间中空，节上有芽。茎直立，中空。叶 2 列，互生；叶鞘圆筒状，叶舌有毛；叶片扁平，长 15 ～ 45cm，宽 1 ～ 3.5cm，边缘粗糙。穗状花序排列成大型圆锥花序，顶生，长 20 ～ 40cm，微下垂，下部梗腋间具白色柔毛；小穗通常有 4 ～ 7 花，长 10 ～ 16cm；第 1 花通常为雄花，颖片披针形，不等长，第 1 颖片长为第 2 颖片的一半或更短；外稃长于内稃，光滑开展；两性花，雄蕊 3，雌蕊 1，花柱 2，柱头羽状。颖果椭圆形至长圆形，与内稃分离。花果

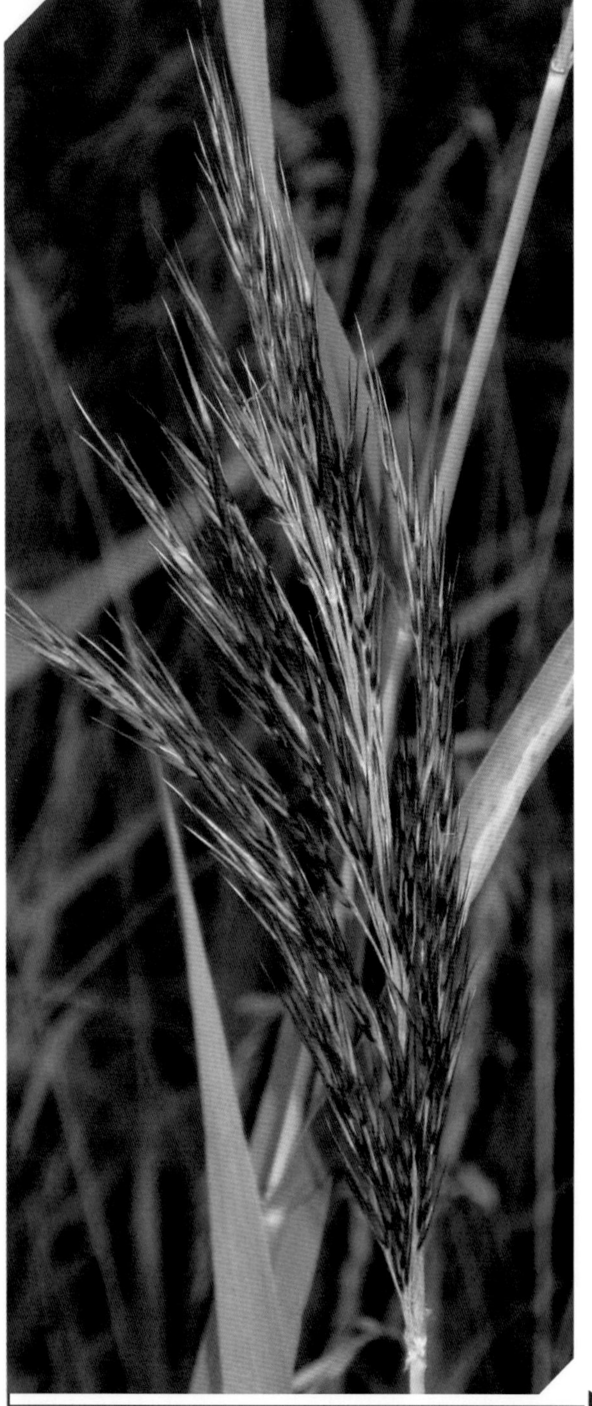

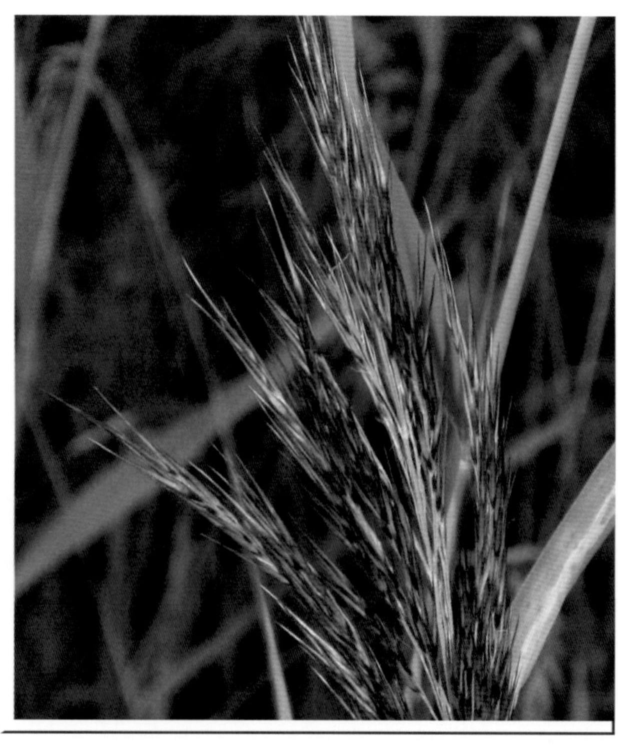

期 7 ～ 9 月。

【生境分布】生于池塘、河边、湖泊中，在干旱的沙丘和多石的坡地上也能生长。分布于呼伦贝尔各地。

【药用部位】新鲜或干燥根茎。

【采收加工】全年均可采挖，除去芽、须根及膜状叶，洗净切段鲜用或晒干。

【药材性状】本品呈扁圆柱形，节处较硬，节间有纵皱纹。

【性味归经】①蒙医：味甘，性寒。②中医：味甘，性寒。归肺、胃经。

【功能主治】①蒙医：用于热病烦渴、胃热呕吐、肺热咳嗽、小儿麻疹、肺痈、热淋涩痛。②中医：清热泻火，生津止渴，除烦，止呕，利尿。用于热病烦渴、肺热咳嗽、肺痈吐脓、胃热呕哕、热淋涩痛。

【用法用量】①蒙医：鲜品 60 ～ 120g，水煎服；或干品入散剂。②中医：水煎，15 ～ 30g；鲜品用量加倍，或捣汁用。

【贮藏方法】干芦根置干燥处；鲜芦根埋于湿沙中。

芦苇标本图

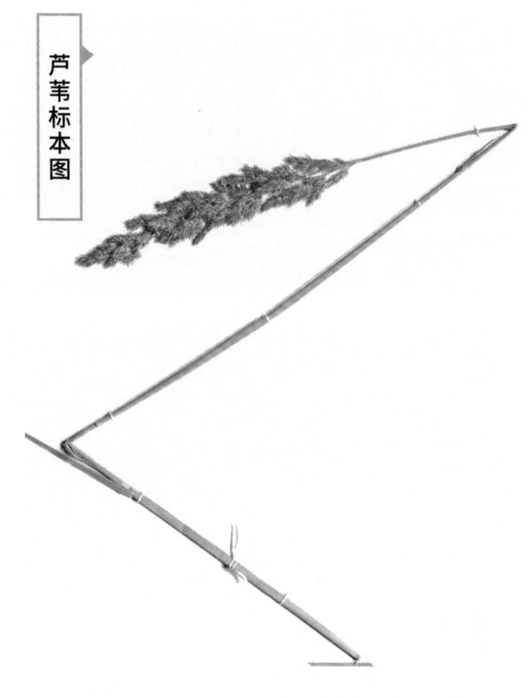

芦苇药材图

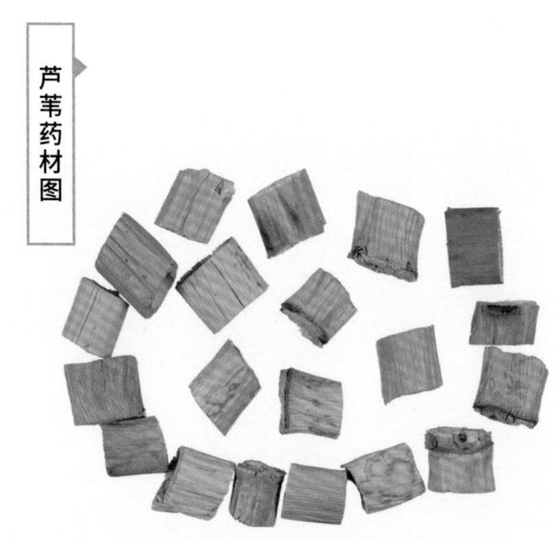

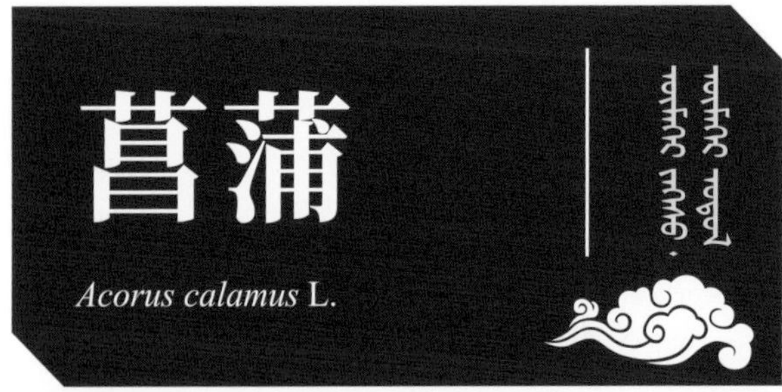

菖蒲

Acorus calamus L.

科　名	菖蒲科
别　名	白菖蒲、大叶菖蒲、石菖蒲
药材名	水菖蒲
蒙药名	乌莫黑-哲格苏
采集地	阿尔山市
标本编号	150721 201408 455LY

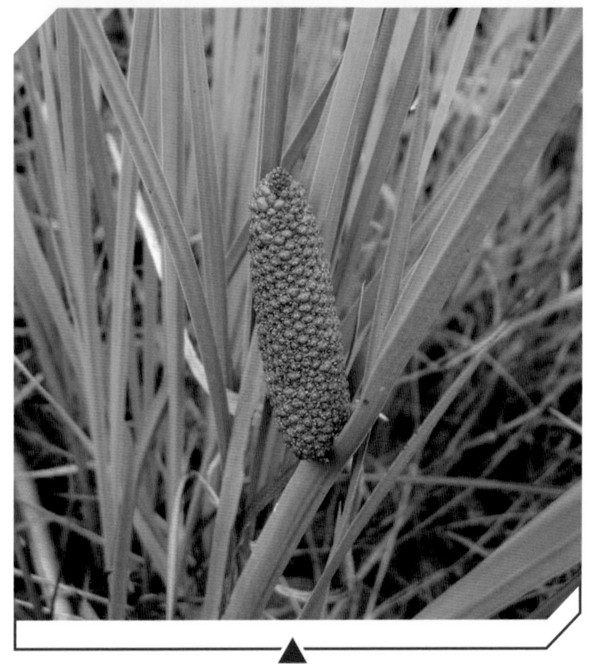

【形态特征】多年生草本。根茎横走，稍扁，分枝，直径 5 ～ 10mm，外皮黄褐色，芳香，肉质根多数，长 5 ～ 6cm，具毛发状须根。叶基生，基部两侧膜质，叶鞘宽 4 ～ 5mm，向上渐狭；叶片剑状线形，长 90 ～ 150cm，中部宽 1 ～ 3cm，基部宽，对折，中部以上渐狭，草质，绿色，光亮，中脉在两面均明显隆起，侧脉 3 ～ 5 对，平行，纤细，大都伸延至叶尖。花序柄三棱形，长 15 ～ 50cm；叶状佛焰苞剑状线形，长 30 ～ 40cm；肉穗花序斜向上或近直立，狭锥状圆柱形，长 4.5 ～ 8cm，直径 6 ～ 12mm；

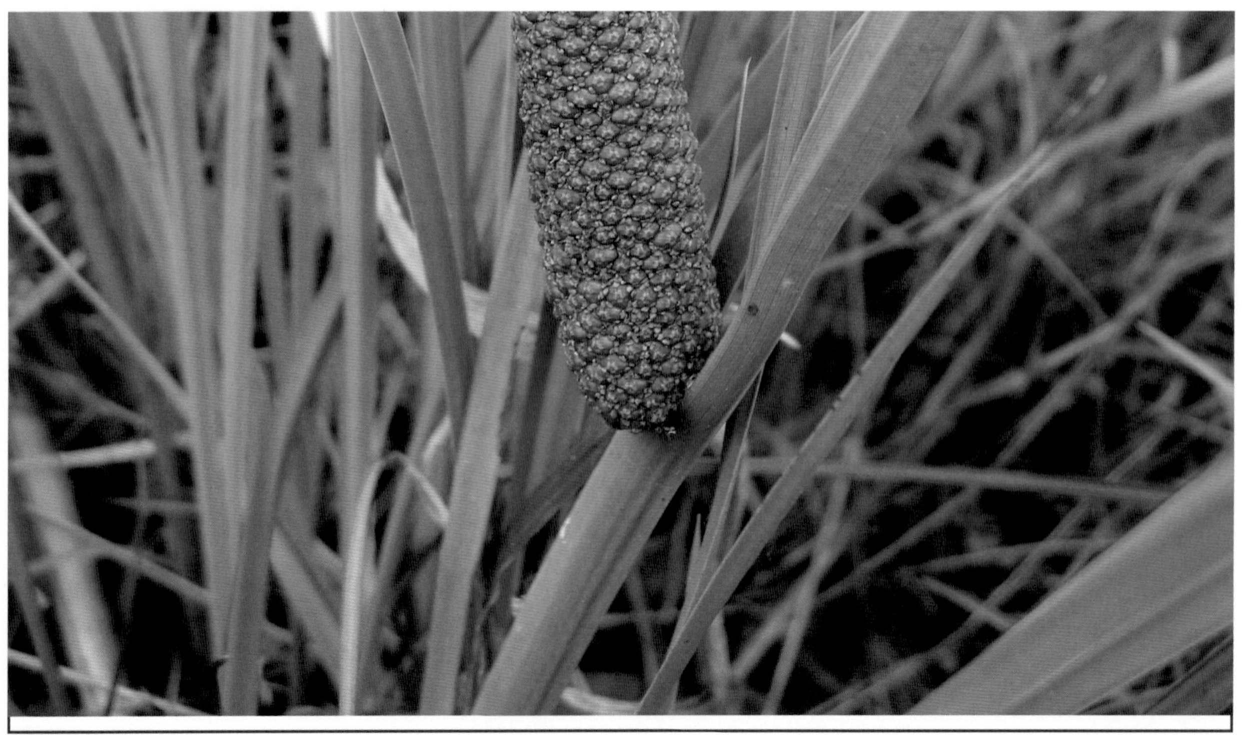

花黄绿色，花被片长约 2.5mm，宽约 1mm；花丝长约 2.5mm，宽约 1mm；子房长圆柱形，长约 3mm，直径 1.25mm。浆果长圆形，红色。花果期 6 ～ 8 月。

【生境分布】生于沼泽、河流及湖泊边。分布于呼伦贝尔各地。

【药用部位】干燥根茎。

【采收加工】秋季采挖根茎，除去茎叶及须根，洗净，干燥。

【药材性状】本品呈扁圆柱状条形，略弯曲，长 4 ～ 20cm，直径 0.8 ～ 1cm。表面灰棕色至棕褐色，节明显，节间长 0.2 ～ 2cm，具纵皱纹，一面具密集的圆形根痕；叶痕呈斜三角形，侧面茎基痕周围常残留有密集的灰黄色长毛根。质脆，断面淡棕色或白色，内皮层环明显。气浓烈而特异，味辛。

【性味归经】①蒙医：叶苦、辛，性温。效锐、糙、轻。②中医：味辛、苦，性温。

【功能主治】①蒙医：杀“粘”，温胃，消食开胃，止腐，祛“协日乌素”，滋补，健脑。用于消化不良、发症、结喉、“协日乌素”病、关节疼痛、“赫依”病。②中医：温胃，消炎止痛。用于胃阳不足、消化不良、食物积滞、白喉、炭疽等。

【用法用量】①蒙医：多配方用。②中医：3 ～ 6g。

【贮藏方法】置通风干燥处，防霉。

菖蒲标本图

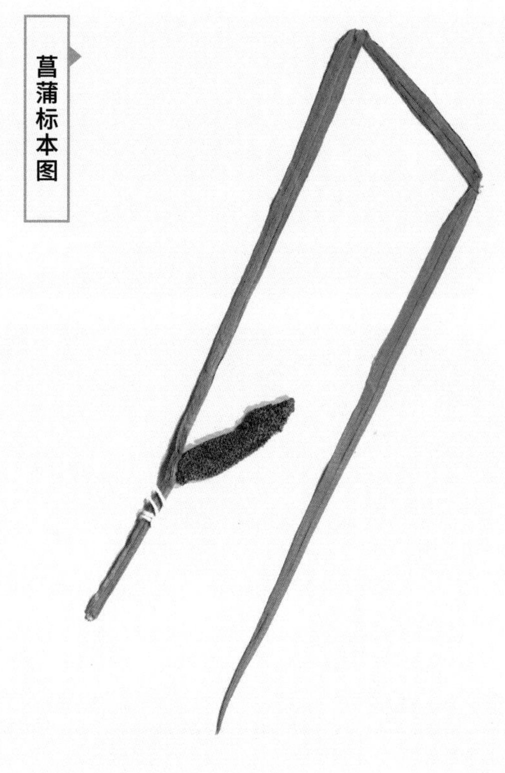

菖蒲药材图

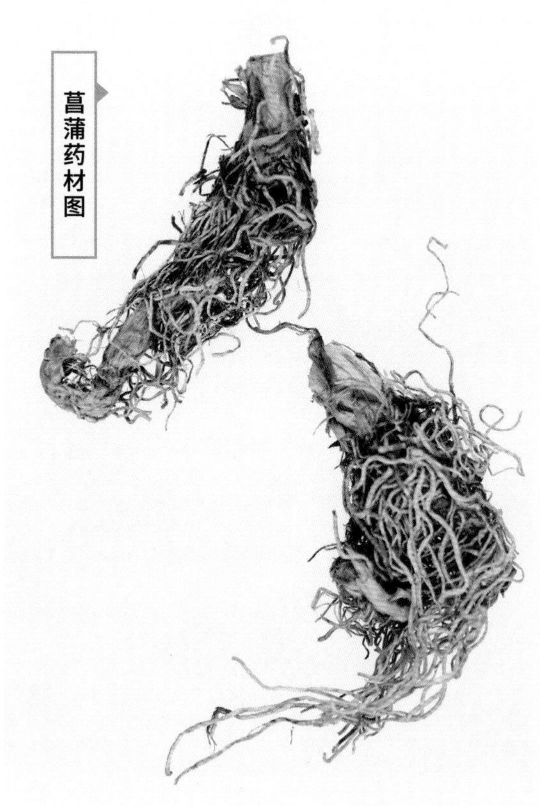

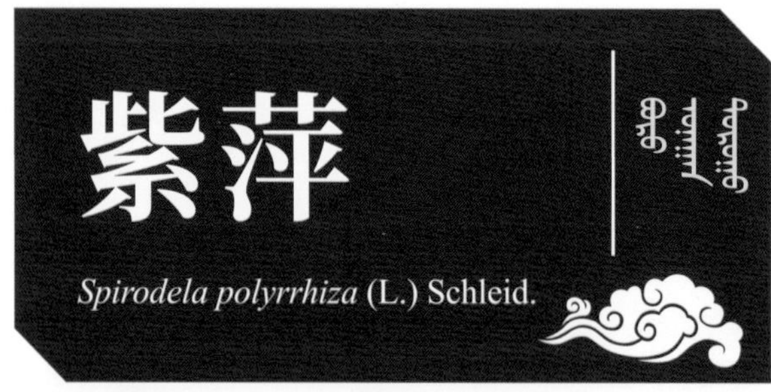

科　名	浮萍科
别　名	紫背浮萍、紫浮萍、水萍
药材名	浮萍
蒙药名	敖那根乃-陶如古

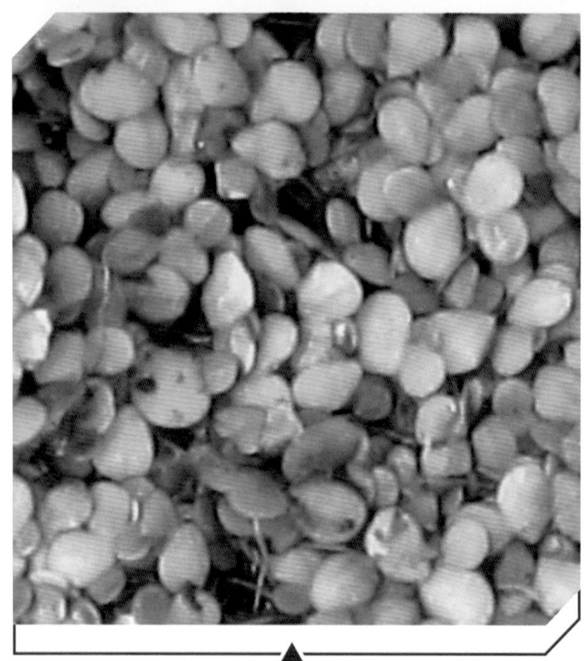

【形态特征】一年生浮水小草本。根 5 ～ 11，纤细，长 3 ～ 4cm，生于叶状体下，垂于水中，根冠钝圆。植物叶状体，倒卵形或椭圆形，长 3 ～ 6mm，宽 2 ～ 3mm，全缘，两面绿色，不透明，光滑，具不明显的 3 脉纹。膜质苞片囊状；花序由 1 雌花和 2 雄花组成；雄花有 1 雄蕊；雌花有 1 雌蕊，子房花瓶状，柱头漏斗状。果实近球形，具深纵脉纹，无翅或具狭翅；种子 1，具不规则的突出脉。花期 6 ～ 7 月，果期 7 月。

【生境分布】生于静水中以及水池、河流、湖泊的边缘。分布于呼伦贝尔大兴安岭地区各地。

【药用部位】干燥全草。

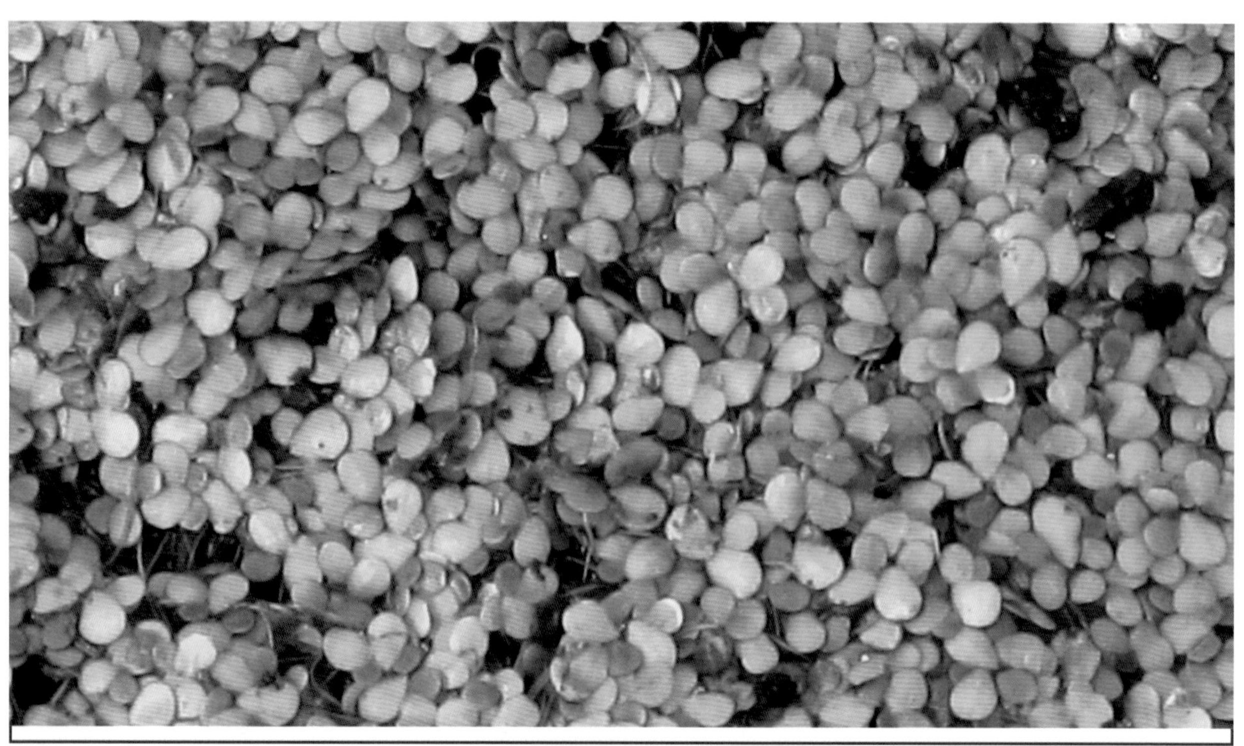

【采收加工】6～9月采收，洗净，除去杂质，晒干。

【药材性状】本品为扁平叶状体，呈卵形或卵圆形，长径2～5mm。上表面淡绿色至灰绿色，偏侧有1小凹陷，边缘整齐或微卷曲。下表面紫绿色至紫棕色，着生数条须根。体轻，手捻易碎。气微，味淡。

【性味归经】①蒙医：味辛，性寒。②中医：味辛，性寒。归肺经。

【功能主治】①蒙医：宣散风热，透疹，利尿，解毒。②中医：宣散风热，透疹，利尿。用于麻疹不透、风疹瘙痒、水肿尿少。

【用法用量】①蒙医：多配方用。②中医：3～9g。外用适量，煎汤浸洗。

【贮藏方法】置通风干燥处，防潮。

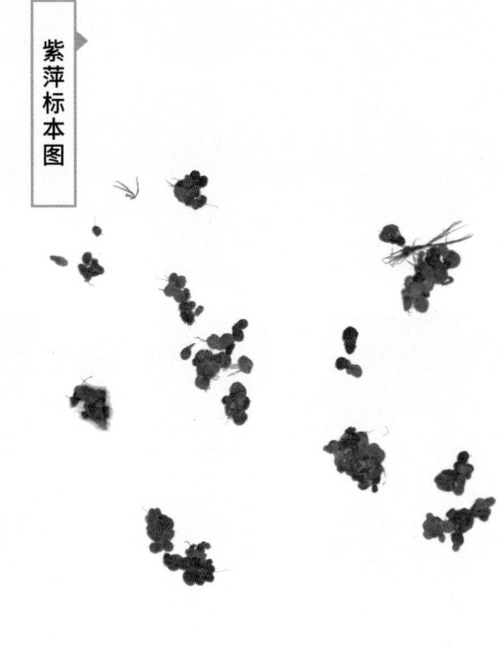

紫萍标本图

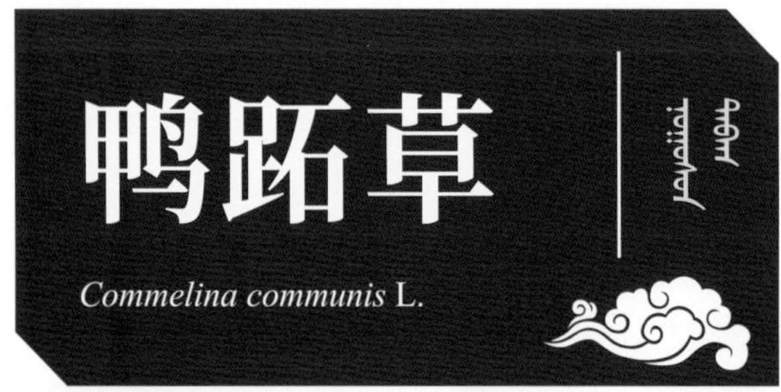

鸭跖草

Commelina communis L.

科　名	鸭跖草科
别　名	碧竹子、翠蝴蝶、淡竹叶
药材名	鸭跖草
蒙药名	努古存-塔布格
采集地	阿荣旗音河达斡尔鄂温克民族乡
标本编号	150721 201407 136LY

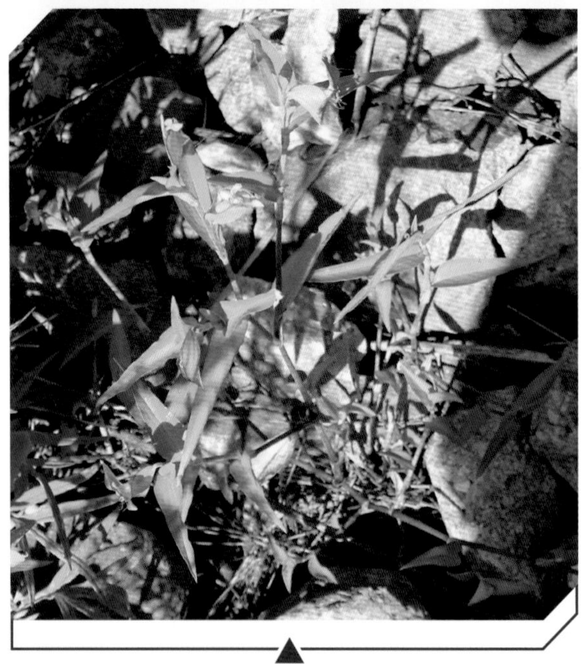

【形态特征】一年生草本，高15～60cm。多有须根。茎多分枝，具纵棱，基部匍匐，上部直立，仅叶鞘及茎上部被短毛。单叶互生，无柄或近无柄；叶片卵状披针形或披针形，长4～10cm，宽1～3cm，先端渐尖，基部下延成膜质鞘，抱茎，有白色缘毛，全缘。总苞片佛焰苞状，有长1.5～4cm的柄，与叶对生，心形，稍镰状弯曲，先端短急尖，长1.5～2.4cm，边缘常有硬毛。聚伞花序生于枝上部者，有花3～4，具短梗，生于枝最下部者，有花1，梗长约8mm；萼片3，卵形，长约5mm，宽约3mm，膜质；花瓣

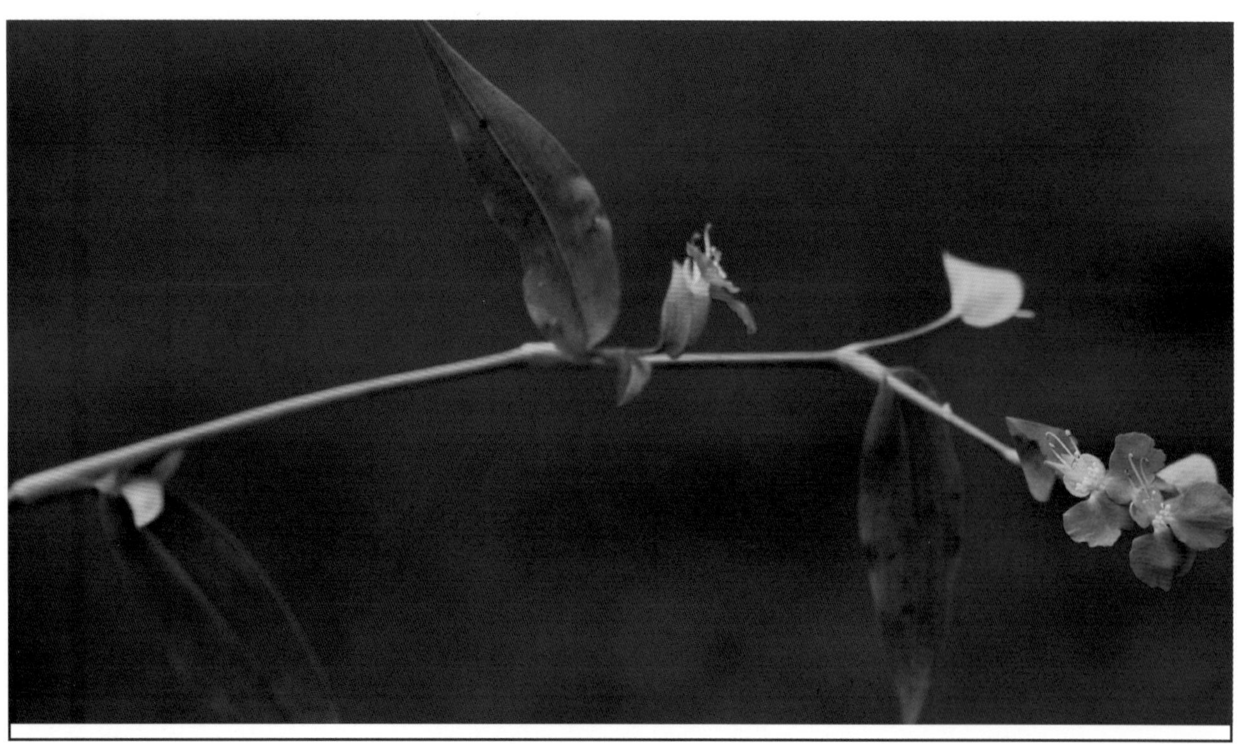

3，深蓝色，较小的 1 片卵形，长约 9mm，较大的 2 片近圆形，有长爪，长约 15mm；雄蕊 6，能育者 3，花丝长约 13mm，不育者 3，花丝较短，无毛，先端蝴蝶状；雌蕊 1，子房上位，卵形，花柱丝状而长。蒴果椭圆形，长 5 ～ 7mm，2 室，2 瓣裂，每室种子 2；种子长 2 ～ 3mm，表面凹凸不平，具白色小点。花果期 7 ～ 9 月。

【生境分布】生于山沟溪边林下、山坡阴湿处、田间。分布于呼伦贝尔阿荣旗、鄂伦春自治旗、莫力达瓦达斡尔族自治旗、扎兰屯市等地。

【药用部位】干燥地上部分。

【采收加工】夏、秋季采收，晒干。

【药材性状】本品长可达 60cm，黄绿色或黄白色，较光滑。茎有纵棱，直径约 0.2cm，多有分枝或须根，节稍膨大，节间长 3 ～ 9cm；质柔软，断面中心有髓。叶互生，多皱缩、破碎，完整叶片展平后呈卵状披针形或披针形，长 3 ～ 9cm，宽 1 ～ 2.5cm；先端尖，全缘，基部下延成膜质叶鞘，抱茎，叶脉平行。花多脱落，总苞佛焰苞状，心形，两边不相连；花瓣皱缩，蓝色。气微，味淡。

【性味归经】①蒙医：味甘、淡，性寒。②中医：味甘，性寒。归肺、胃、小肠经。

【功能主治】①蒙医：用于水肿、脚气、小便不利、鼻衄、尿血、血崩、感冒、咽喉肿痛、丹毒、腮腺炎、黄疸性肝炎、热痢、痈肿疮疔、毒蛇咬伤。②中医：清热泻火，解毒，利水消肿。用于感冒发热、热病烦渴、咽喉肿痛、水肿尿少、热淋涩痛、痈肿疔毒。

【用法用量】①蒙医：25 ～ 50g，水煎服。外用适量，鲜品捣敷患处；或捣汁点喉。②中医：15 ～ 30g。外用适量。

【贮藏方法】置通风干燥处，防霉。

鸭跖草标本图

鸭跖草药材图

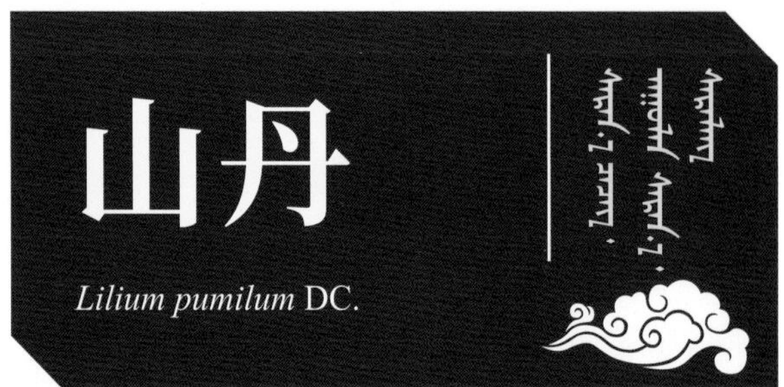

科　名	百合科
别　名	细叶百合
药材名	百合
蒙药名	萨日娜
采集地	鄂温克族自治旗锡尼河东苏木
标本编号	150724 130705 006LY

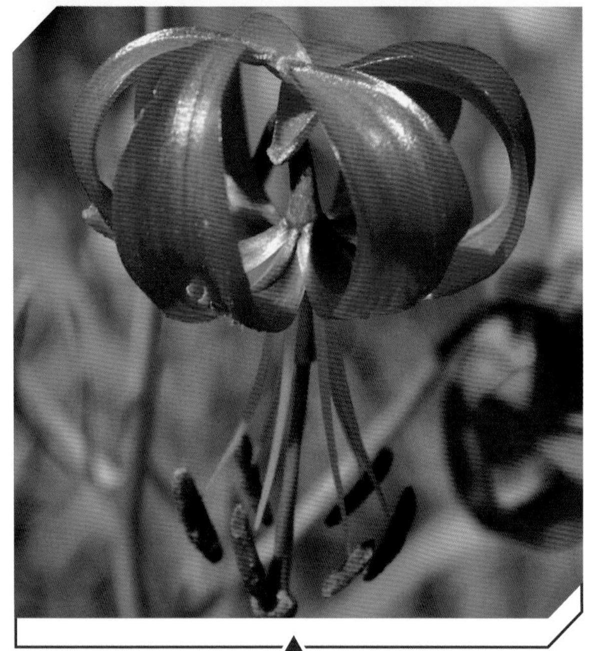

【形态特征】多年生草本，高 20 ～ 60cm。鳞茎圆锥形或长卵形，直径 1.8 ～ 3.5cm，具薄膜，鳞瓣长圆形或长卵形，长 2 ～ 3.5cm，宽 0.7 ～ 1.2cm，白色。叶散生于茎中部，无柄；叶片条形，长 3 ～ 10cm，宽 0.1 ～ 0.3cm，无毛，先端锐尖，基部渐窄，有一明显的脉。花 1 至数朵，生于茎顶或茎端叶腋间，俯垂，鲜红色或紫红色；花被片 6，长 3 ～ 4.5cm，宽 0.5 ～ 0.7cm，稍宽，反卷，无斑点或有少数斑点，蜜腺两边有乳头状突起；雄蕊 6，短于花被，花丝无毛，花药长椭圆形，黄色，具红色花粉粒；子房圆柱形，长约 9mm，花柱比子房长 1.5 ～ 2 倍。蒴果长

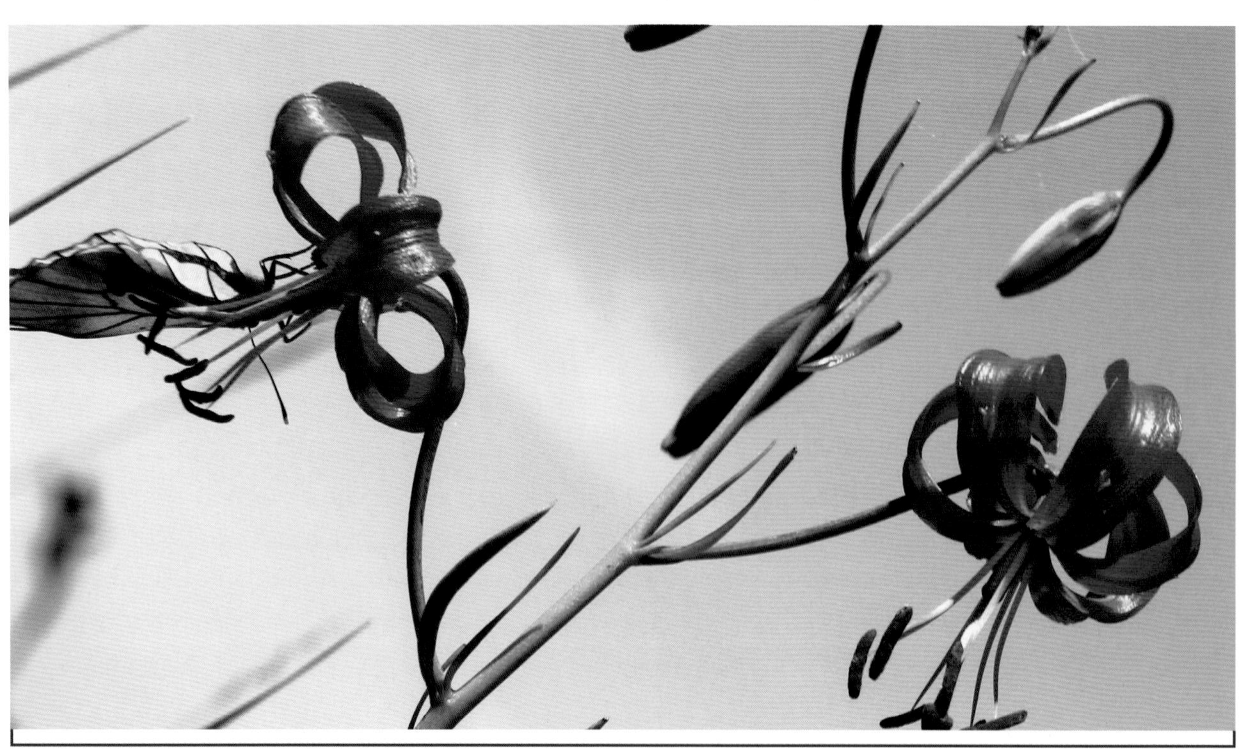

圆形。花期7～8月，果期8～10月。

【生境分布】生于草甸草原、山地草甸及山地林缘。分布于呼伦贝尔鄂温克族自治旗、额尔古纳市、鄂伦春自治旗、牙克石市、陈巴尔虎旗、阿荣旗、海拉尔区等地。

【药用部位】干燥肉质鳞叶。

【采收加工】秋季采挖，洗净，剥取鳞叶，置沸水中略烫，干燥。

【药材性状】本品呈长椭圆形，长2～3.5cm，宽1～1.2cm，中部厚1.3～4mm。表面黄白色至淡棕黄色，有的微带紫色，有多数纵直平行的白色维管束。先端稍尖，基部较宽，边缘薄，微波状，略向内弯曲。质硬而脆，断面较平坦，角质样。气微，味微苦。

【性味归经】①蒙医：味甘、微苦，性凉。效轻、钝、燥、糙。②中医：味甘，性凉。

【功能主治】①蒙医：清热，解毒，清“协日乌素”，接骨，愈伤，止咳。用于毒热、筋骨损伤、创伤出血、肺热咳嗽、肺“宝日”、月经过多、虚热。②中医：养阴润肺，清心安神。用于阴虚燥咳、劳嗽咯血、虚烦惊悸、失眠多梦、精神恍惚。

【用法用量】①蒙医：多入丸、散剂。②中医：内服煎汤，10～30g；或煮粥食；或入丸、散剂。

【贮藏方法】置通风干燥处。

【附　　注】呼伦贝尔地区百合属植物可同等入药的尚有2种，形态区别如下。

1. 花直立，橙红色或红色。

2. 茎粗，具棱，瓣片长5～7cm，花梗与花被片外面密生白毛；叶狭披针形至披针形，互生，通常在花基部为1轮生叶(3～5)；鳞茎的鳞片通常为长圆形，常有2节。生于林区草甸、林缘及山沟、河垫草地。……………………………………毛百合 *Lilium dahuricum* Ker-Gawl.

2. 茎细，平滑，花较小，瓣片长3.5～4.5cm，花梗及花被片有紫色斑点，外面无毛或疏生毛；叶披针状线形或线形，互生，通常花基部无轮生叶；鳞茎的鳞片广卵形，无关节。生于草原、山坡、林间、路旁。……………………………………………有斑百合 *Lilium concolor* Salisb. var. *pulchellum* (Fisch.) Regel

1. 花下垂或倾斜；叶互生，丝状，长4～8cm，宽0.2～0.4mm；鳞茎的鳞片长圆形或长卵形。生于山坡草地、草原、山坡及多石山坡地。……………………………………………细叶百合 *Lilium pumilum* DC.

山丹标本图

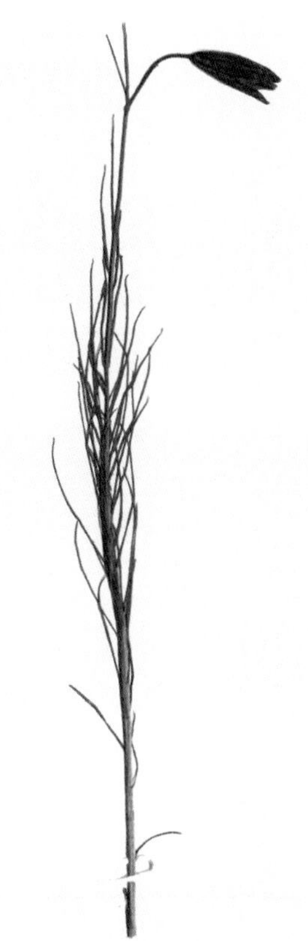

山丹药材图

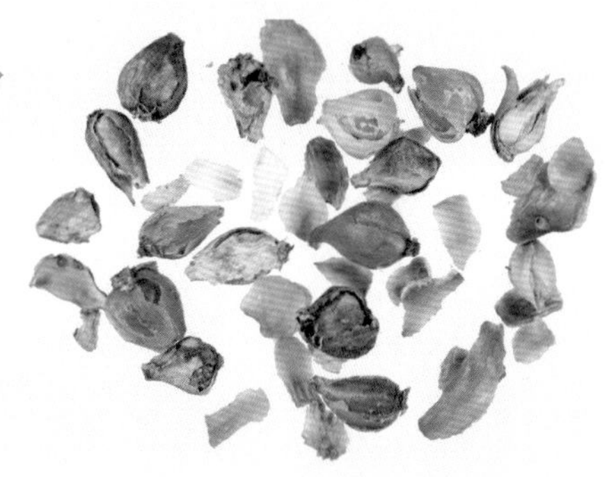

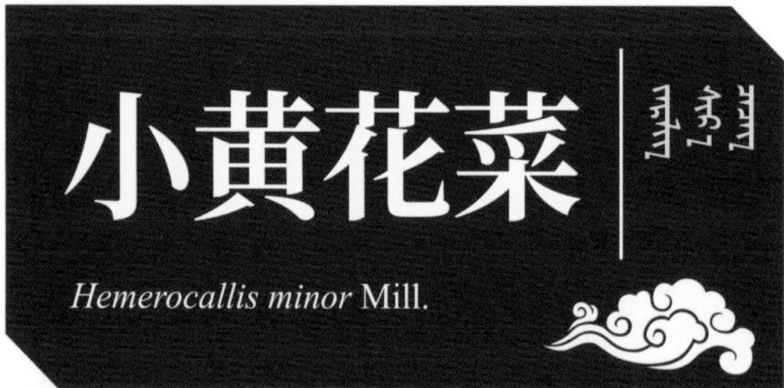

科　名	百合科
别　名	小萱草、黄花菜
药材名	萱草根
蒙药名	哲日利格-西日-其其格
采集地	新巴尔虎左旗巴音布日德嘎查
标本编号	150726 130702 116LY

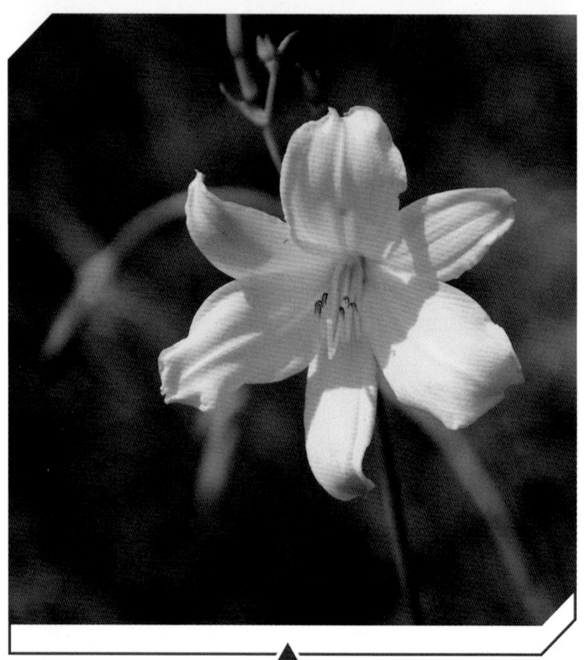

【形态特征】多年生草本，具很短的根茎。须根绳索状，外面具横皱纹，直径 1.5 ～ 2mm。叶基生，带状条形，长 20 ～ 50cm，宽 0.3 ～ 1.3cm。花葶长于叶或近等长，先端常具 1 ～ 2 花，少有 3 ～ 4 花；花梗短，长短不一；苞片卵状披针形或披针形，长 8 ～ 20mm；花近漏斗形；花被淡黄色，6 裂，花被裂片长卵形，先端渐尖，先端钝，长 4 ～ 6cm，内 3 片宽 1 ～ 2cm，花被管长 1 ～ 2.5cm；雄蕊 6，短于花被片；子房 3 室，每室具多数胚珠。蒴果椭圆形或矩圆形，长 2 ～ 2.5cm，淡褐色；种子卵状三棱形或三棱

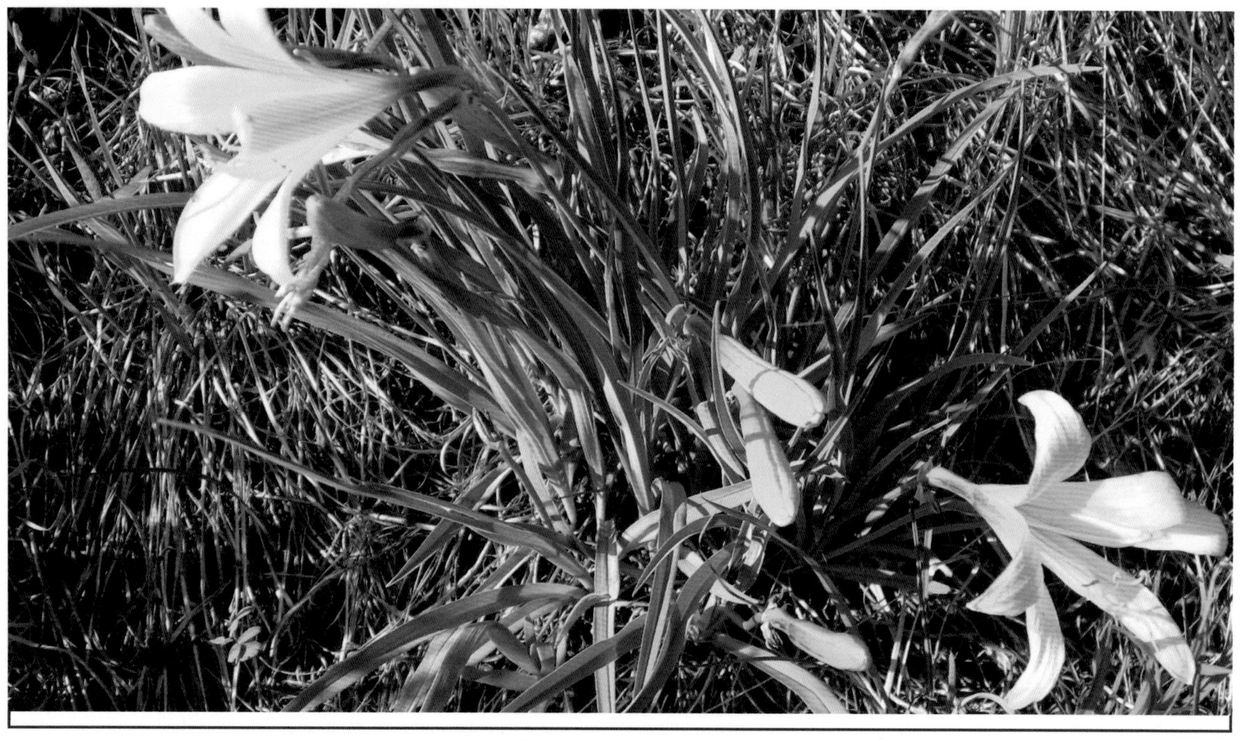

形，长约 5mm，紫黑色，具光泽。花期 5 ～ 7 月，果期 7 ～ 8 月。

【生境分布】生于草甸草原、山地草甸及山地林缘。分布于呼伦贝尔鄂温克族自治旗、额尔古纳市、鄂伦春自治旗、牙克石市、陈巴尔虎旗、阿荣旗、海拉尔区等地。

【药用部位】干燥根及根茎。

【采收加工】秋末花后挖取根部，除去杂质，洗净泥土，晒干，切段备用。

【药材性状】本品根茎呈圆柱形，先端有残留叶基。根簇生，干瘪皱缩，长 5 ～ 10cm，直径 0.3 ～ 0.5cm；末端或中部常肥大成纺锤形，表面灰黄色或淡灰棕色，有多数横纹，末端残留细须根。体轻，质松软，不易折断，断面灰褐色或灰棕色，多裂隙。气微香，味淡。

【性味归经】①蒙医：味甘，性凉。②中医：味甘，性凉；有小毒。归肾经。

【功能主治】①蒙医：清热，解毒，清“协日乌素”，接骨，愈伤，止咳。用于毒热、筋骨损伤、创伤出血、肺热咳嗽、肺“宝日”、月经过多、虚热。②中医：用于小便不利、淋病、带下、衄血、尿血、便血、崩漏、肝炎、乳痈、劳伤腰痛。

【用法用量】6 ～ 15g，水煎服。外用适量，鲜品捣敷患处。

【贮藏方法】置干燥处。

【注意事项】多服损目、小便失禁。

小黄花菜标本图

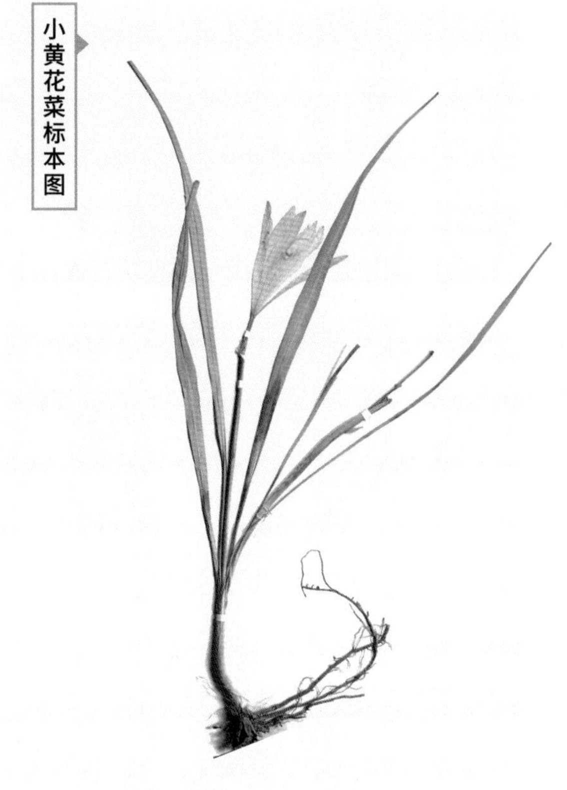

小黄花菜药材图

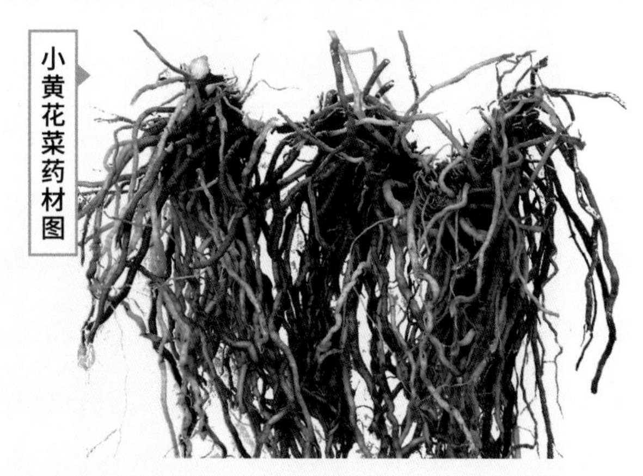

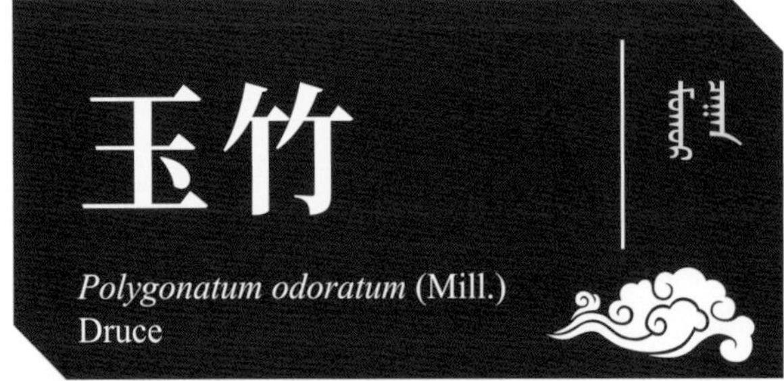

科名	百合科
别名	山玉竹、铃铛菜、萎蕤
药材名	玉竹
蒙药名	模和日-查干
采集地	新巴尔虎左旗罕达盖苏木
标本编号	150726 130802 015LY

【形态特征】多年生草本。根茎横走，肉质，黄白色，密生多数须根。茎单一，高 20 ～ 60cm，具 7 ～ 12 叶。叶互生，无柄；叶片椭圆形至卵状长圆形，长 5 ～ 12cm，宽 2 ～ 3cm，先端尖，基部楔形，上面绿色，下面灰白色；叶脉隆起，平滑或具乳头状突起。花腋生，通常 1 ～ 3 簇生，总花梗长 1 ～ 1.5cm，无苞片或有线状披针形苞片；花被筒状，全长 13 ～ 20mm，黄绿色至白色，先端 6 裂，裂片卵圆形，长约 3mm，常带绿色；雄蕊 6，着生于花被筒的中部，花丝丝状，近平滑至具乳头状突起；子房长

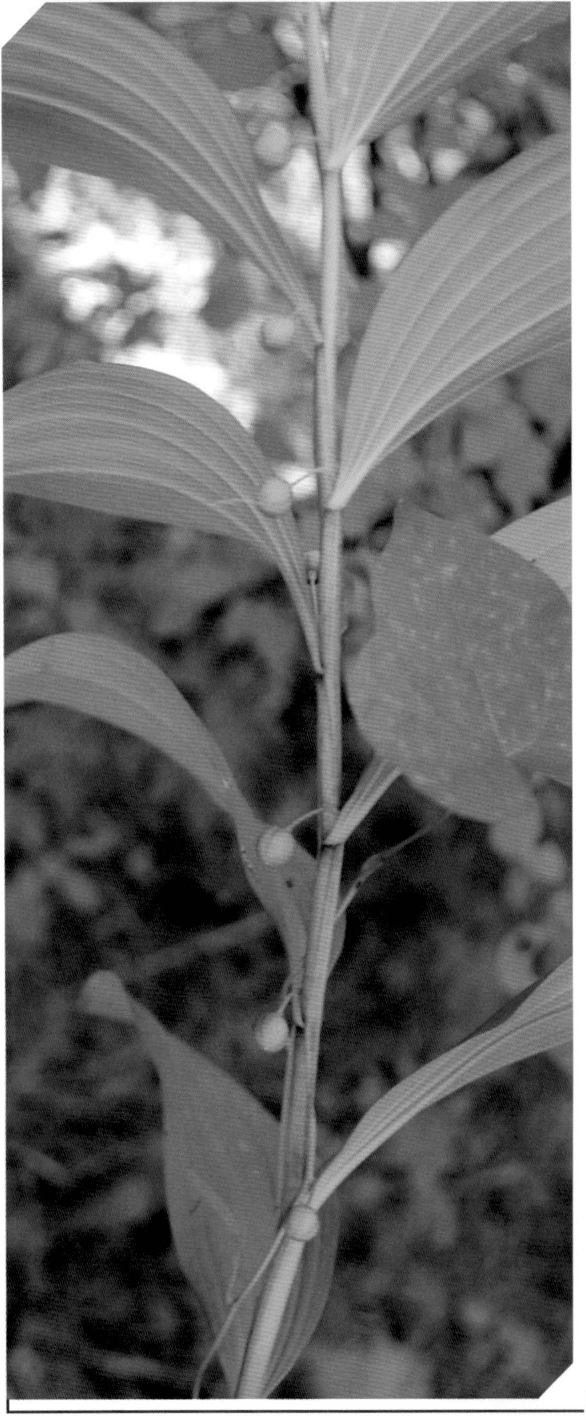

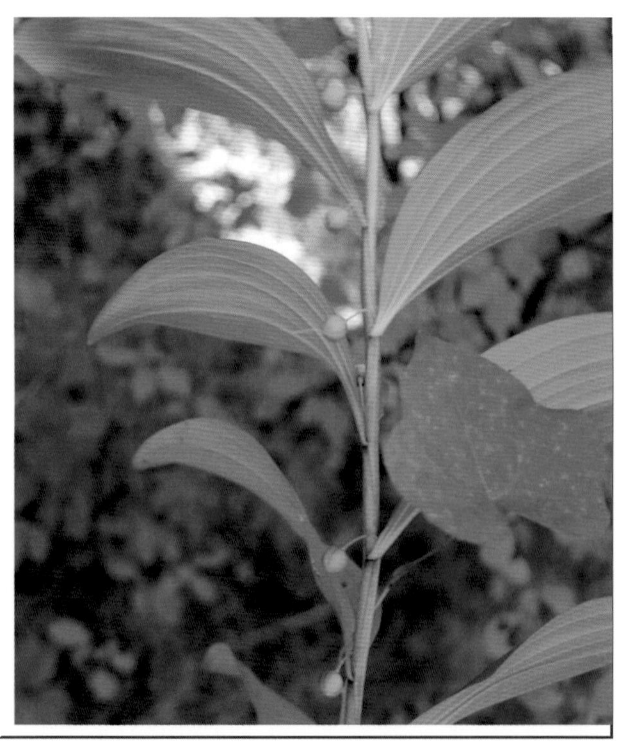

3～4mm，花柱长10～14mm。浆果球形，直径7～10mm，成熟时蓝黑色。花期6月，果期7～8月。

【生境分布】生于林下、灌丛、山地草甸。分布于呼伦贝尔额尔古纳市、牙克石市、海拉尔区、鄂伦春自治旗、鄂温克族自治旗、新巴尔虎左旗、阿荣旗等地。

【药用部位】干燥根茎。

【采收加工】秋季采挖，除去须根，洗净，晒至柔软后，反复揉搓、晾晒至无硬心，晒干；或蒸透后，揉至半透明，晒干。

【药材性状】本品呈长圆柱形，略扁，少有分枝，长4～18cm，直径0.3～1.6cm。表面黄白色或淡黄棕色，半透明，具纵皱纹和微隆起的环节，有白色圆点状须根痕和圆盘状茎痕。质硬而脆或稍软，易折断，断面角质样或显颗粒性。气微，味甘，嚼之发黏。

【性味归经】①蒙医：味甘，性温。效轻、柔。②中医：味甘，性平。

【功能主治】①蒙医：用于久病体弱、肾寒、阳痿、遗精、腰腿痛、浮肿、"赫依"病、寒性"协日乌素"病、胃"巴达干"病、胃寒、食积、食泻。②中医：养阴润燥，生津止渴。用于肺胃阴伤、燥热咳嗽、咽干口渴、内热消渴。

【用法用量】①蒙医：多入丸、散剂。②中医：6～12g，水煎服；或熬膏；或入丸、散剂。

【贮藏方法】置通风干燥处，防霉，防蛀。

玉竹标本图

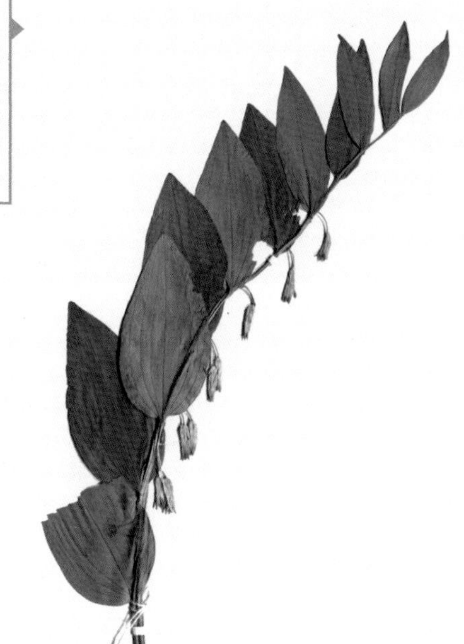

玉竹药材图

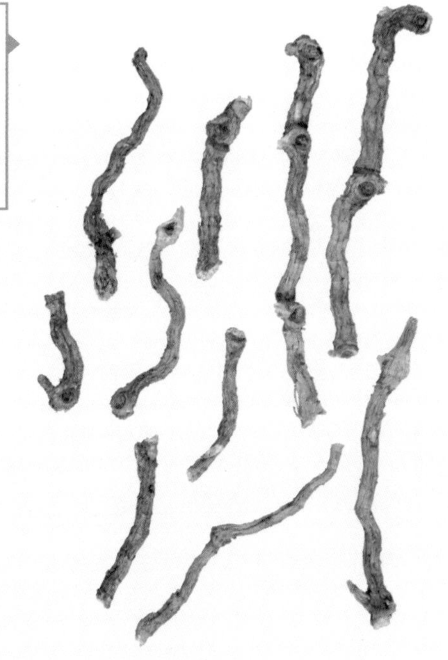

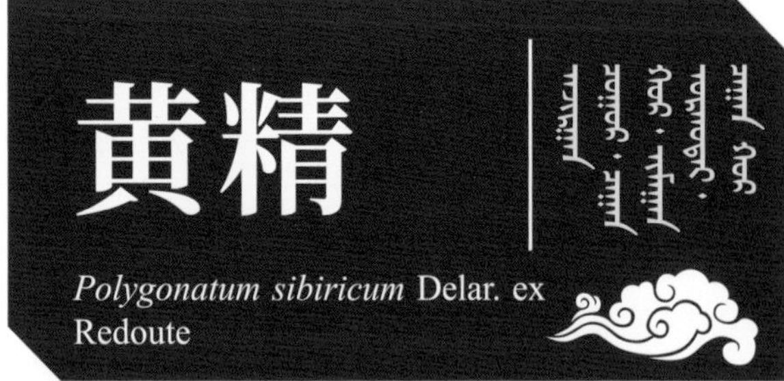

黄精

Polygonatum sibiricum Delar. ex Redoute

科　名	百合科
别　名	笔管菜、爪子参、老虎姜
药材名	黄精
蒙药名	查干-霍日
采集地	新巴尔虎左旗罕达盖苏木
标本编号	150726 130802 016LY

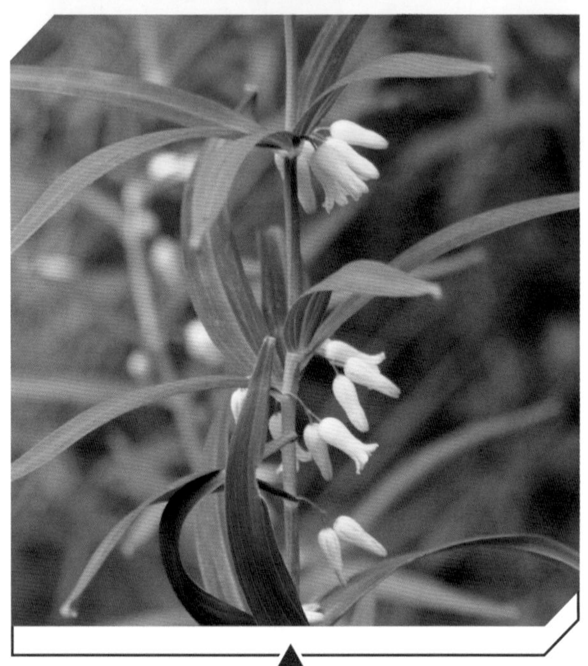

【形态特征】多年生草本，高 50 ～ 90cm，偶达 1m 以上。根茎横走，圆柱状，结节膨大。叶轮生，无柄，每轮 4 ～ 6；叶片条状披针形，长 8 ～ 15cm，宽 4 ～ 16cm，先端渐尖并拳卷。花腋生，下垂，2 ～ 4 成伞形花序，总花梗长 1 ～ 2cm，花梗长 4 ～ 10mm，基部有膜质小苞片，钻形或条状披针形，具 1 脉；花被筒状，白色至淡黄色，全长 9 ～ 13mm，裂片 6，披针形，长约 4mm；雄蕊着生于花被筒的 1/2 以上处，花丝短，长 0.5 ～ 1mm；子房长 3mm，花柱长 5 ～ 7mm。浆果球形，直径 7 ～ 10mm，成熟时紫黑色。

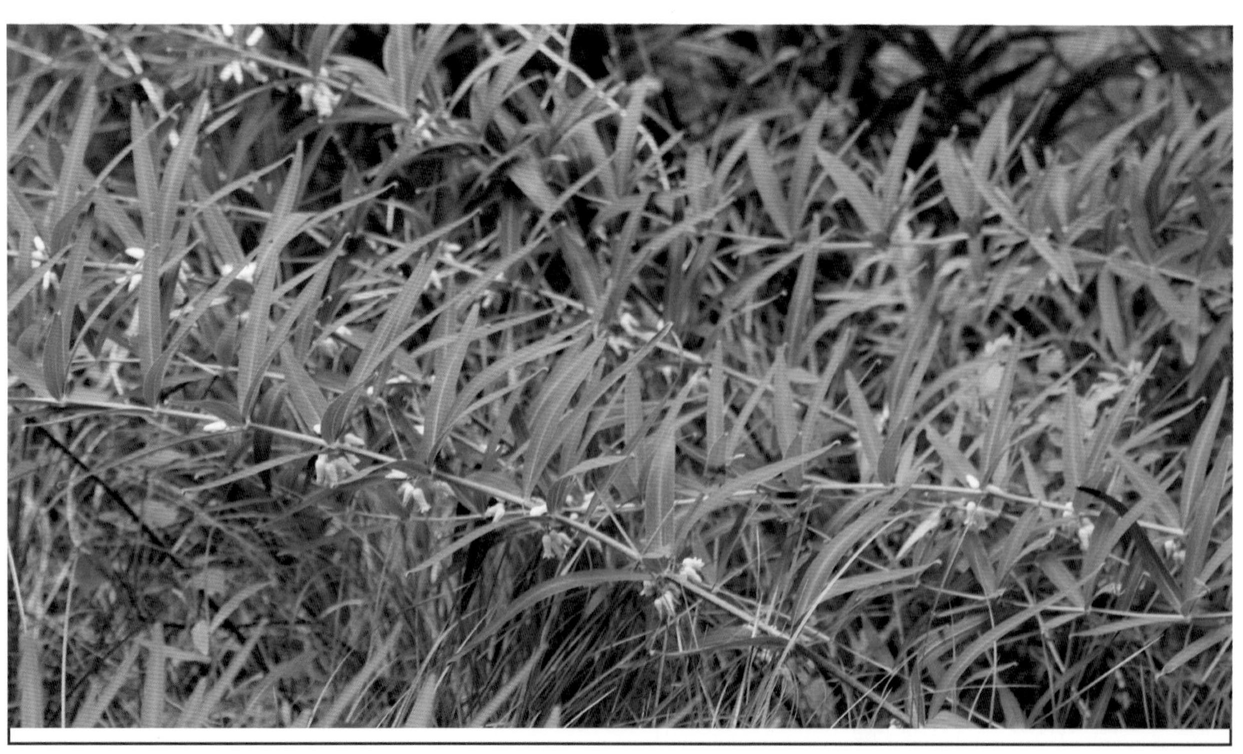

花期 5 ～ 6 月，果期 7 ～ 9 月。

【生境分布】生于林下、灌丛或山地草甸。分布于呼伦贝尔鄂温克族自治旗、额尔古纳市、海拉尔区、牙克石市等地。

【药用部位】干燥根茎。

【采收加工】春、秋季采挖，除去须根，洗净，置沸水中略烫或蒸至透心，干燥。

【药材性状】本品肥厚肉质的结节块状，结节长可超过 10cm，宽 3 ～ 6cm，厚 2 ～ 3cm。表面淡黄色至黄棕色，具环节，有皱纹及须根痕，结节上侧茎痕呈圆盘状，圆周凹入，中部突出。质硬而韧，不易折断，断面角质，淡黄色至黄棕色。气微，味甜，嚼之有黏性。

【性味归经】①蒙医：味甘、涩、苦，性温。效轻、燥、柔。②中医：味甘，性平。归脾、肺、肾经。

【功能主治】①蒙医：温中，开胃，排脓，燥“协日乌素”，强身，生津，祛“巴达干”。用于身体虚弱、胃寒、腰腿痛、消化不良、“巴达干”病、滑精、阳痿、“协日乌素”病。②中医：补气养阴，健脾，润肺，益肾。用于脾胃气虚、体倦乏力、胃阴不足、口干食少、肺虚燥咳、劳嗽咯血、精血不足、腰膝酸软、须发早白、内热消渴。

【用法用量】①蒙医：多入丸、散剂。②中医：内服煎汤，10 ～ 18g；或入丸、散剂。外用适量，制膏涂搽或煎汤洗患处。

【贮藏方法】置通风干燥处，防霉，防蛀。

黄精标本图

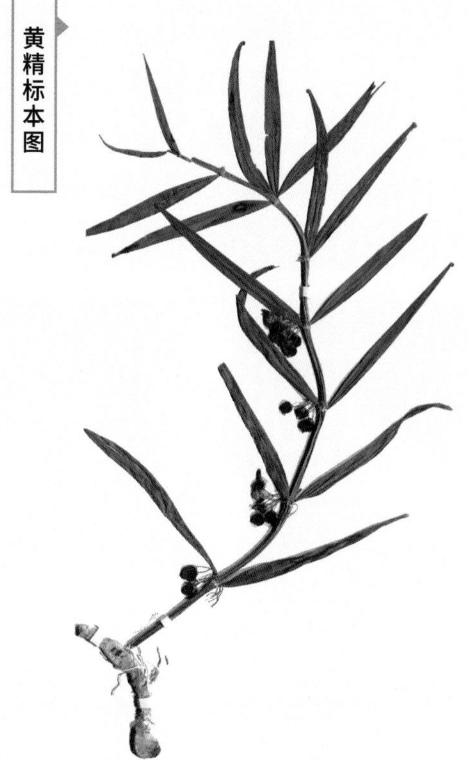

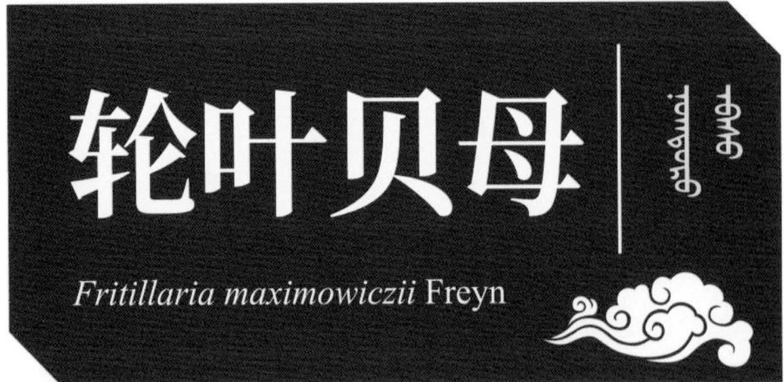

轮叶贝母

Fritillaria maximowiczii Freyn

科　名	百合科
别　名	一轮贝母
药材名	轮叶贝母
蒙药名	努格图如-额布斯
采集地	根河市
标本编号	150726 201406 041LY

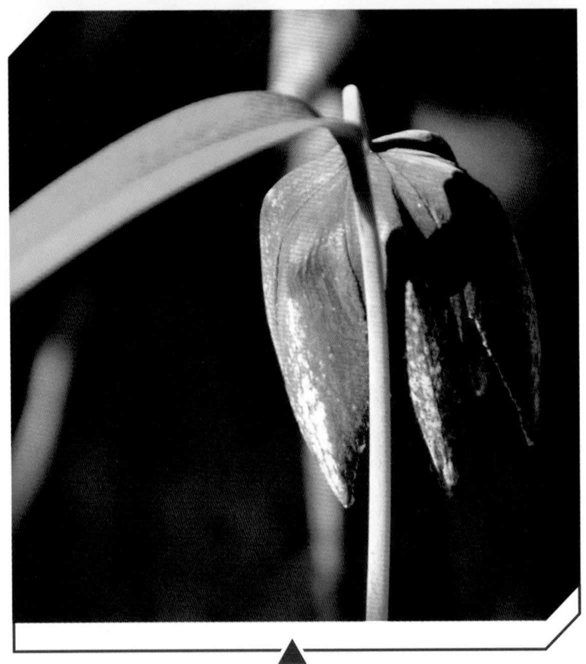

【形态特征】多年生草本，植株高 25 ～ 50cm。鳞茎由 4 ～ 5 或更多鳞片组成，周围又有许多米粒状小鳞片，直径 1 ～ 2cm，后者很容易脱落。叶条形或条状披针形，长 6 ～ 11cm，宽 0.4 ～ 0.7cm，先端不卷曲，通常每 3 ～ 6 排成 1 轮，极少 2 轮，向上有时还有 1 ～ 2 散生叶。花单生，紫色，稍有黄色小方块；叶状苞片 1，先端不卷；花被片长 2 ～ 3.5cm，宽 0.4 ～ 1cm，雄蕊长为花被片的 1/2 ～ 3/5；花药近基着；柱头裂片长约 5mm。蒴果长 2.5 ～ 3cm，宽 1.5 ～ 2cm，棱上的翅宽约 4mm；种子扁平，多数

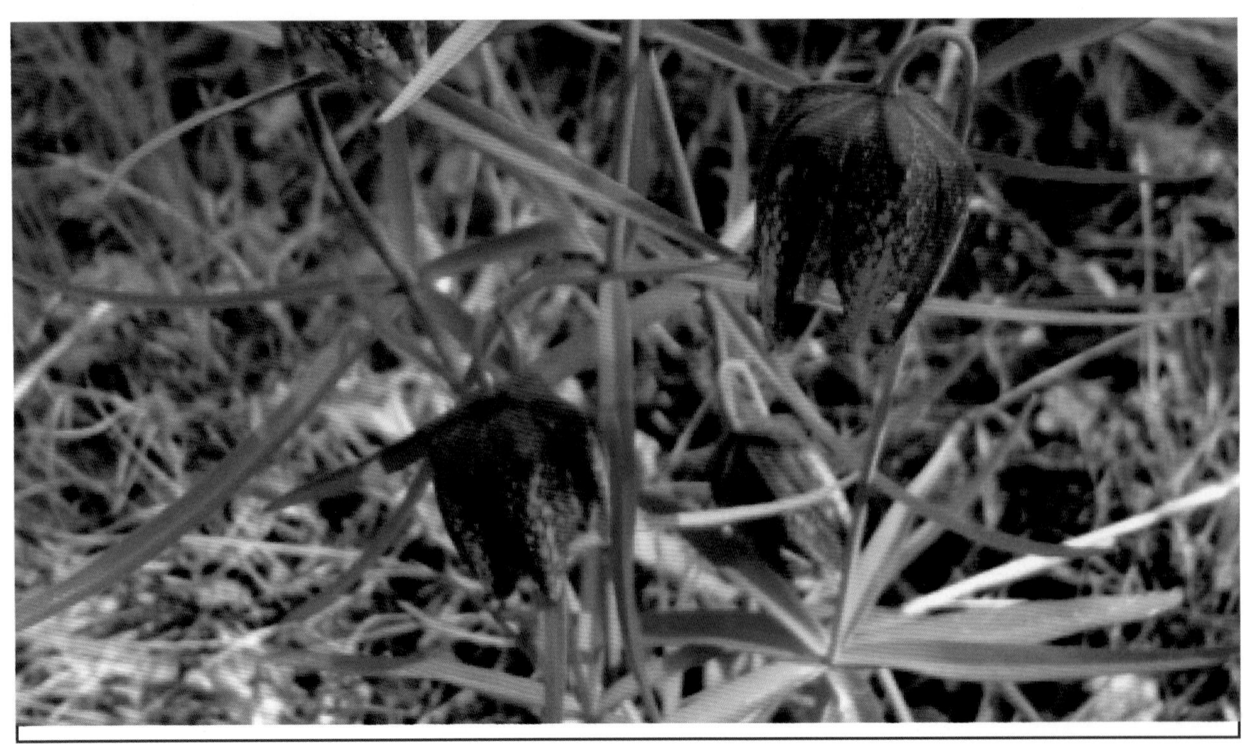

呈不规则三角形，褐色。花期 6 月，果期 7 ～ 8 月。

【生境分布】生于林缘、河谷灌丛及草甸。分布于呼伦贝尔根河市、鄂伦春自治旗、牙克石市等地。

【药用部位】干燥鳞茎。

【采收加工】5 ～ 6 月挖采，除去泥土及须根，抽去地上茎，晒干或沸水煮 1 分钟，晒干。

【药材性状】本品呈类圆锥形或卵圆形，直径 5 ～ 10mm，高 6 ～ 13mm。外层鳞叶 1 瓣，一面有纵沟槽，鳞茎盘突出，周围具多数鳞芽。表面浅黄色或浅黄棕色，较光滑，具纵纹。断面角质。气微，味淡。

【性味归经】①蒙医：味苦、甘，性平。效软、柔、稀。②中医：味甘、苦，性平。

【功能主治】润肺散结，止咳化痰。用于支气管炎、肺结核、肺痿、肺痈、痰喘、淋巴结结核、虚劳咳嗽、溃疡病、喉痹、乳难、乳痈、疮痈肿毒。

【用法用量】①蒙医：多入丸、散剂。②中医：3 ～ 9g，水煎服。

【贮藏方法】置通风干燥处，防霉，防蛀。

【附　　注】呼伦贝尔地区贝母属植物多轮贝母亦可作“贝母”入药，二者形态特征的区别如下。

1. 茎上仅具 1 轮的轮生叶，叶细形，长 5 ～ 8cm，宽 0.3 ～ 1cm。生于林内、山坡地。…………………………………………………… 一轮贝母 *Fritillaria maximowiczii* Freyn

1. 茎上具多轮的轮生叶，叶广线形，长 10cm 以上，宽 5 ～ 14cm。生于林内、草甸、草丛或冻土中。…………………………… 多轮贝母 *Fritillaria kamtschatcensis* (L.) Fisch.

轮叶贝母标本图

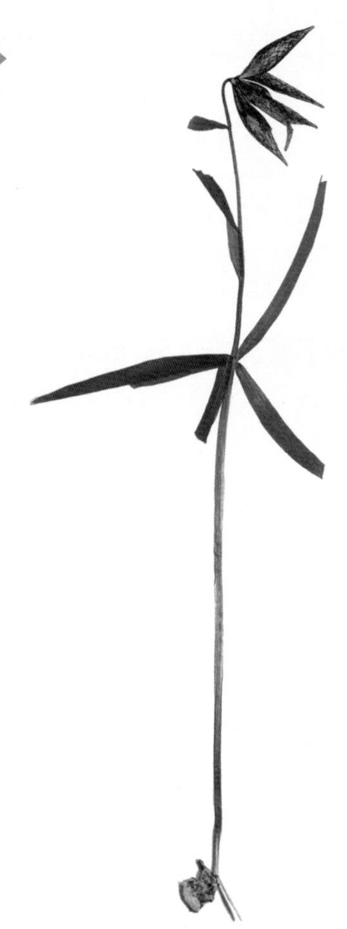

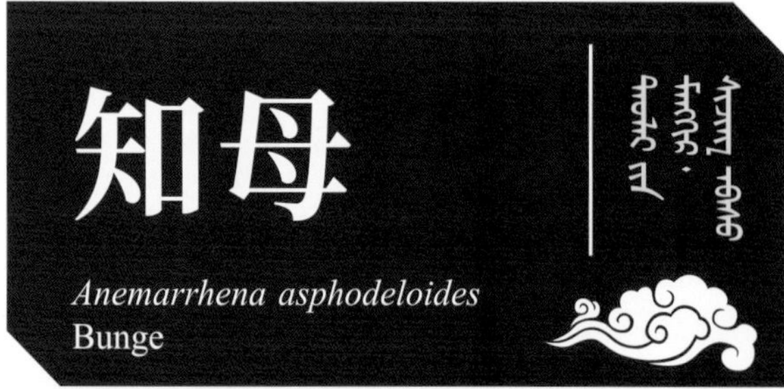

知母

Anemarrhena asphodeloides Bunge

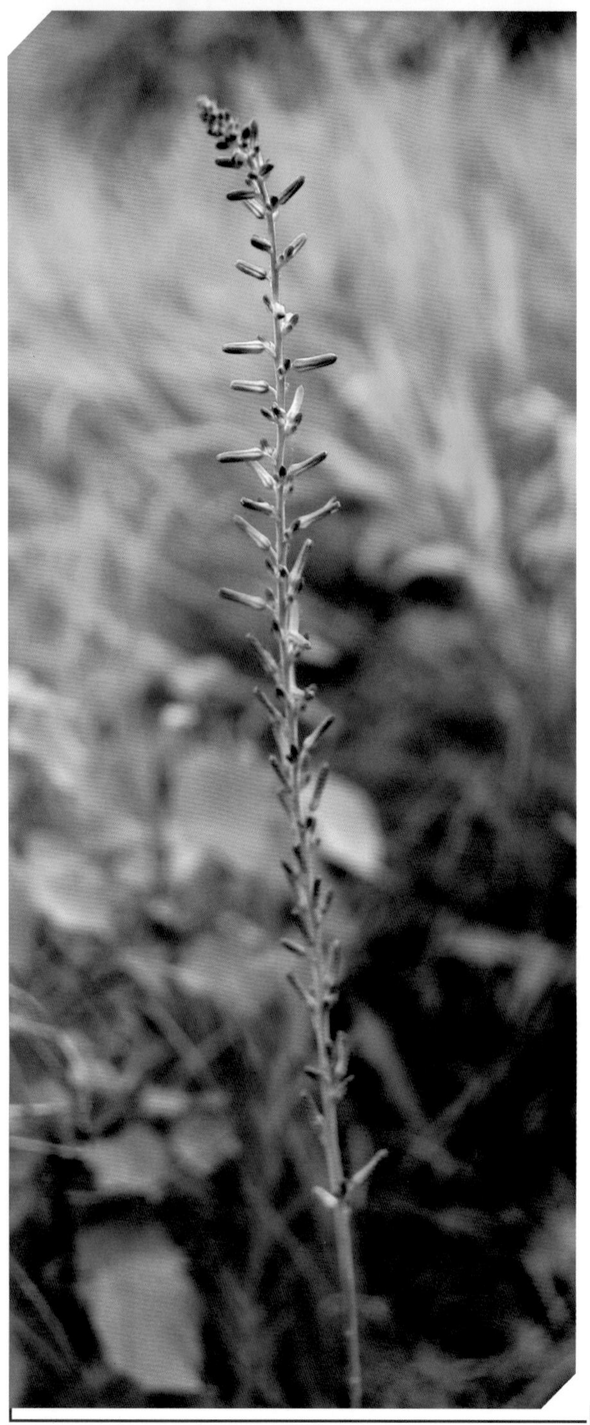

科 名	百合科
别 名	蒜瓣子草、兔子油草、老娘娘脚后跟
药材名	知母
蒙药名	闹米乐嘎那
采集地	阿荣旗圣水村
标本编号	150721 201406 122LY

【形态特征】多年生草本，全株无毛。根茎横生，粗壮，密被许多黄褐色纤维状残存叶基，下面生有多数肉质须根。叶基生，丛出，线形，长 20 ～ 70cm，宽 0.3 ～ 0.7cm，上面绿色，下面深绿色，无毛，质稍硬，叶基部扩大包着根茎。花葶直立，不分枝，高 50 ～ 120cm，下部具披针形退化叶，上部疏生鳞片状小苞片；花 2 ～ 6 成 1 簇，散生于花葶上部成总状花序，长 20 ～ 40cm；花黄白色，干后略带紫色，多于夜间开放，具短梗；花被片 6，基部稍连合，2 轮排列，长圆形，长 5 ～ 8mm，宽 1 ～ 1.5mm，先端

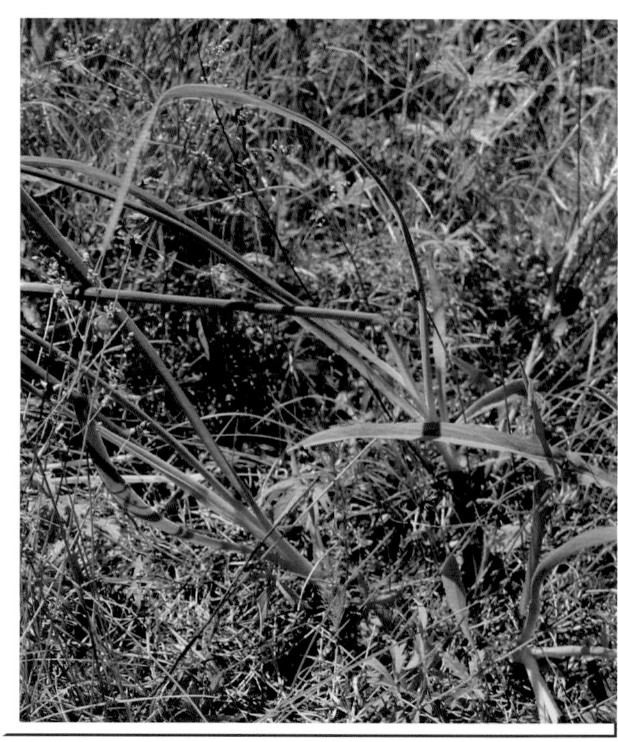

稍内折，边缘较薄，具3淡绿色纵脉纹；发育雄蕊3，着生于内轮花被片近中部，花药黄色，退化雄蕊3，着生于外轮花被片近基部，不具花药；雌蕊1，子房长卵形，3室，花柱短，柱头1。蒴果卵圆形，长10～15mm，直径5～7mm，成熟时沿腹缝线上方开裂为3裂片，每裂片内通常具种子1；种子长卵形，具3棱，一端尖，长8～12mm，黑色。花期7～8月，果期8～9月。

【生境分布】生于草原、草甸草原、山地砾质草原。分布于呼伦贝尔新巴尔虎左旗、阿荣旗、大兴安岭地区各地。

【药用部位】干燥根茎。

【采收加工】春、秋季采挖，除去须根和泥沙，晒干，习称“毛知母”；或除去外皮，晒干。

【药材性状】本品呈长条状，微弯曲，略扁，偶有分枝，长3～15cm，直径0.8～1.5cm，一端有浅黄色的茎叶残痕。表面黄棕色至棕色，上面有1凹沟，具紧密排列的环状节，节上密生黄棕色的残存叶基，由两侧向根茎上方生长；下面隆起而略皱缩，并有凹陷或凸起的点状根痕。质硬，易折断，断面黄白色。气微，味微甜、略苦，嚼之带黏性。

【性味归经】味苦、甘，性寒。归肺、胃、肾经。

【功能主治】清热泻火，滋阴润燥。用于外感热病、高热烦渴、肺热燥咳、骨蒸潮热、内热消渴、肠燥便秘。

【用法用量】6～15g，水煎服；或入丸、散剂。

【贮藏方法】置通风干燥处，防潮。

知母标本图

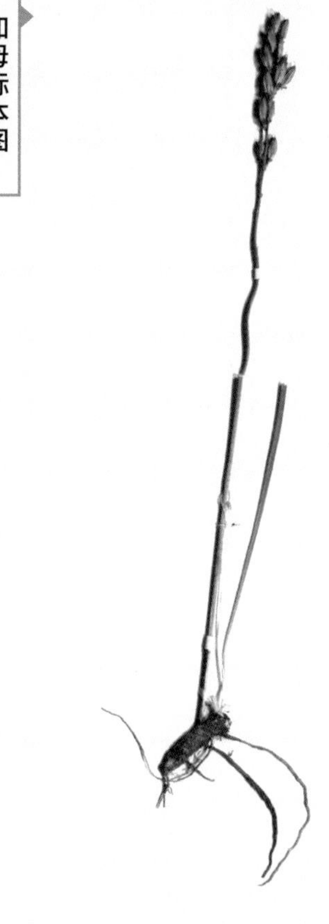

知母药材图

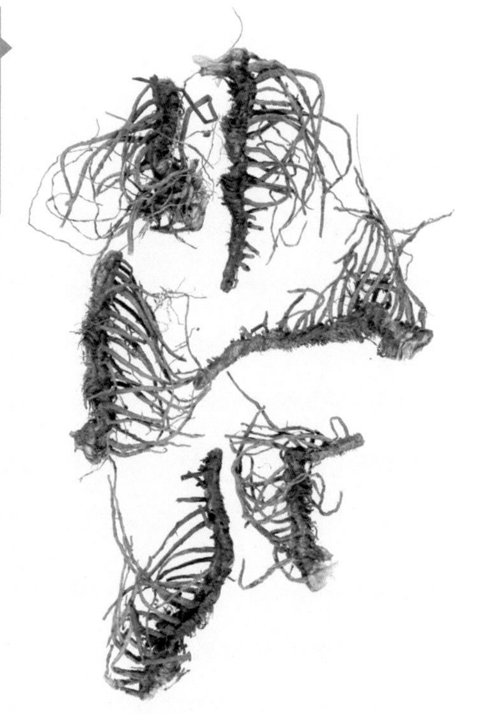

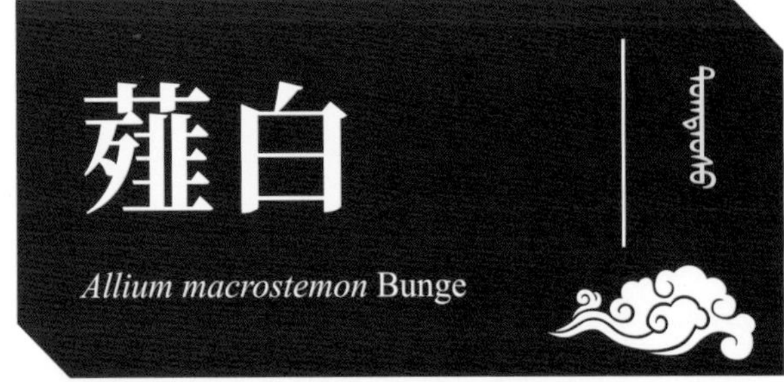

薤白

Allium macrostemon Bunge

科名	百合科
别名	小根蒜、密花小根蒜、团葱
药材名	薤白
蒙药名	陶格套苏
采集地	鄂温克族自治旗辉苏木
标本编号	150724 130620 005LY

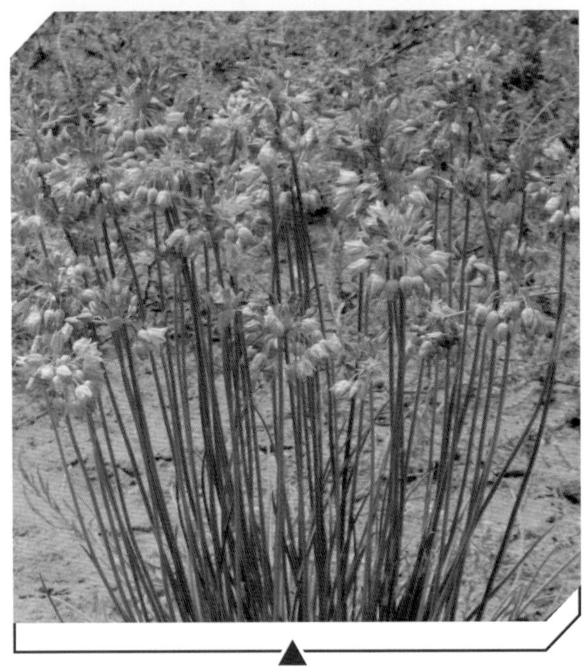

【形态特征】多年生草本。鳞茎近球形，直径 1 ～ 1.5cm，外皮棕黑色，内皮白色，膜质。叶 3 ～ 5，狭条形或半圆柱状，中空，比花葶短。花葶圆柱状，高 30 ～ 80cm，下部被叶鞘；总苞膜质，2 裂；伞形花序具多花，密集成球形或半球形，或具暗紫色珠芽；花梗近等长，长 1 ～ 1.5cm，基部具小苞片；花淡紫色或淡红色，花被片 6，长 4 ～ 5mm，卵形或卵状披针形，内轮稍狭；雄蕊 6，花药棕色，花丝等长，比花被片长约 1/3，基部合生，并与花被片贴生，分离部分的基部呈狭三角形扩大，向上渐狭成锥形；子房

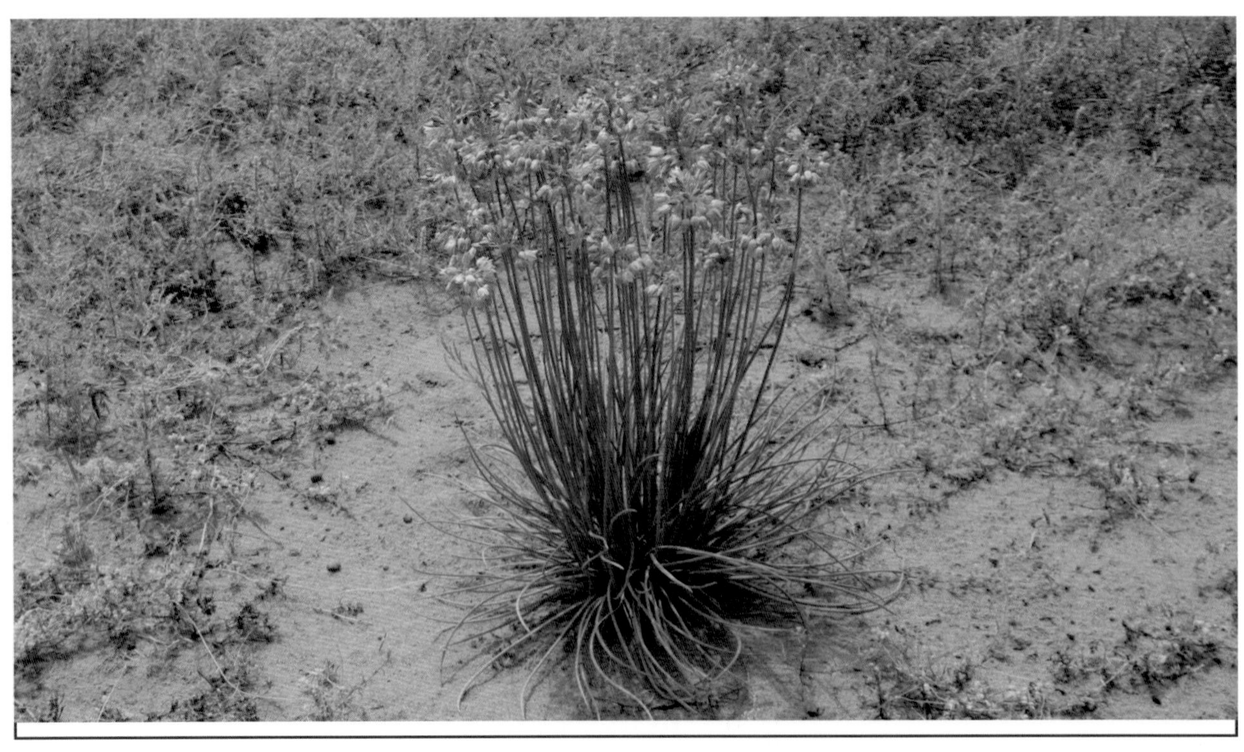

近球形，3 室，基部具有帘的凹陷蜜穴，花柱细长，伸出花被外。蒴果三棱状，淡褐色。花果期 7 ~ 8 月。

【生境分布】生于山地林缘、沟谷和草甸。分布于呼伦贝尔各地。

【药用部位】干燥鳞茎。

【采收加工】夏、秋季采挖，洗净，除去须根，蒸透或置沸水中烫透，晒干。

【药材性状】本品呈略扁的长卵形，高 1 ~ 3cm，直径 0.3 ~ 1.2cm。表面淡黄棕色或棕褐色，具浅纵皱纹。质较软，断面可见鳞叶 2 ~ 3 层。嚼之粘牙。

【性味归经】①蒙医：味辛、苦，性温。②中医：味辛、苦，性温。归心、肺、胃、大肠经。

【功能主治】①蒙医：杀虫，温胃，消积。用于虫积、胃寒、宿食。②中医：通阳散结，行气导滞。用于胸痹心痛、脘腹痞满胀痛、泻痢后重。

【用法用量】①蒙医：用于多种配方中。②中医：5 ~ 10g。

【贮藏方法】置通风干燥处，防蛀。

【注意事项】气虚者慎用。

薤白标本图

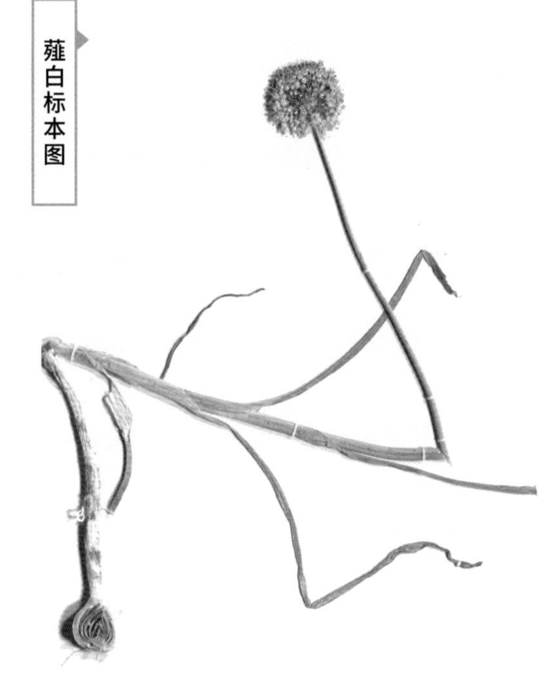

薤白药材图

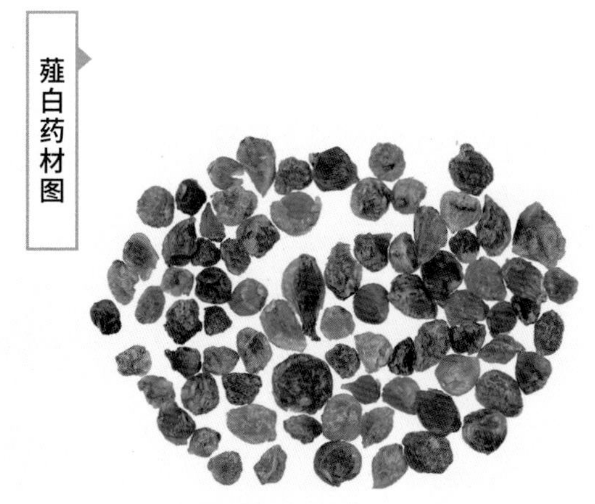

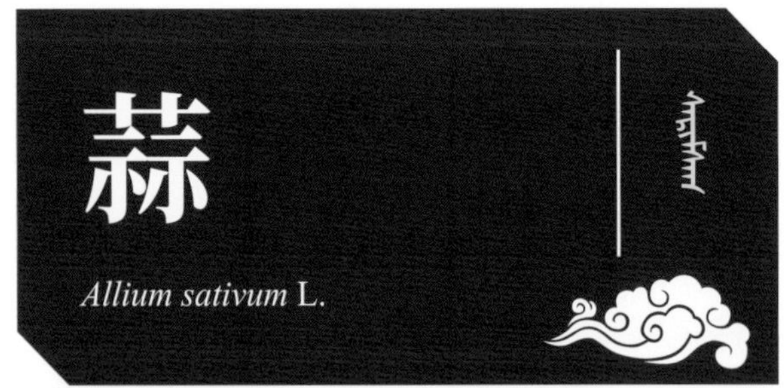

蒜

Allium sativum L.

科　名	百合科
别　名	大蒜、葫蒜
药材名	大蒜
蒙药名	萨日木萨格

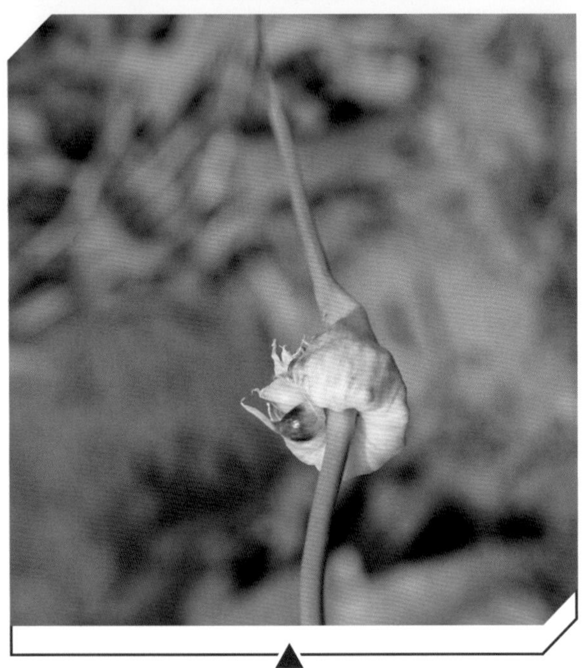

【形态特征】多年生草本植物。鳞茎球状，由多数肉质、瓣状的小鳞茎紧密地排列而成，外面包被数层白色至带紫色的膜质鳞茎外皮。叶宽条形至条状披针形，扁平，先端长渐尖，宽可达 2.5cm，比花葶短。花葶实心，圆柱状，高可达60cm，中部以下被叶鞘；总苞具长7～20cm的喙，早落；伞形花序密生珠芽，间有数花；小花梗纤细，小苞片大，卵形，具短尖，膜质；花通常为淡红色；花被片 6，披针形至卵状披针形，内轮的较短；雄蕊 6，花丝比花被片短，基部合生并与花被贴生，内轮基部扩大，扩大部分每侧各具 1 齿，齿端呈长丝状，其长远超出花被片；外轮锥形；子房球状，花柱不伸出花被外。花期 7 ～ 8 月。

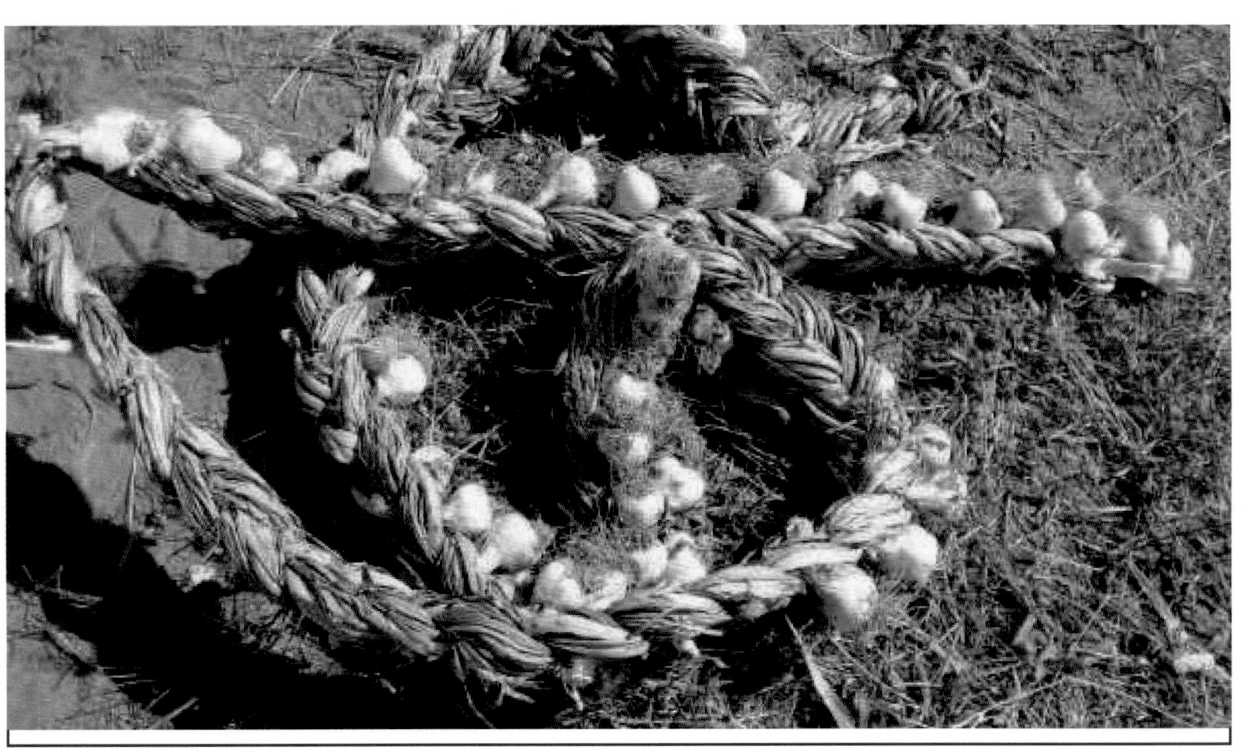

【生境分布】呼伦贝尔各地均有栽培。

【药用部位】干燥鳞茎。

【采收加工】夏季叶枯时采挖，除去须根和泥沙，通风晾晒至外皮干燥。

【药材性状】本品呈类球形，直径 3 ～ 6cm。表面被白色、淡紫色或紫红色的膜质鳞皮。先端略尖，中间有残留花葶，基部有多数须根痕。剥去外皮，可见独头或 6 ～ 16 瓣状小鳞茎，着生于残留花茎基周围。鳞茎瓣略呈卵圆形，外皮膜质，先端略尖，一面弓状隆起，剥去皮膜呈白色，肉质。气特异，味辛辣、具刺激性。

【性味归经】①蒙医：味辛，性温。效锐、重、腻。②中医：味辛，性温。归脾、胃、肺经。

【功能主治】①蒙医：镇“赫依”，平喘，祛痰，杀虫解毒，清“协日乌素”，温中，开欲，除痞。用于“赫依”热、心及主脉“赫依”病、支气管炎、百日咳、喘息、蛲虫病、阴道虫病、“赫依”痞、蛇咬伤、“配制毒”症、狂犬病、慢性铅中毒。②中医：解毒消肿，杀虫，止痢 。用于痈肿疮疡、疥癣、肺痨、顿咳、泄泻、痢疾。

【用法用量】①蒙医：多入丸、散剂。②中医：9 ～ 15g，水煎服；或生食；或煨食。外用适量，捣敷或捣汁涂搽患处；或切片灸。

【贮藏方法】置阴凉干燥处。

【注意事项】阴虚火旺及有目疾者忌用。

蒜药材图

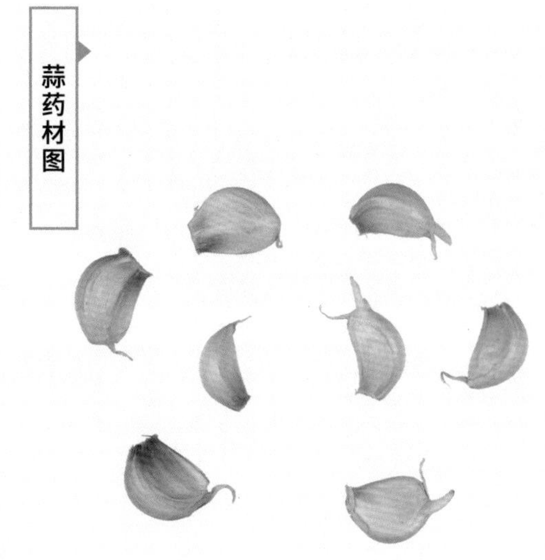

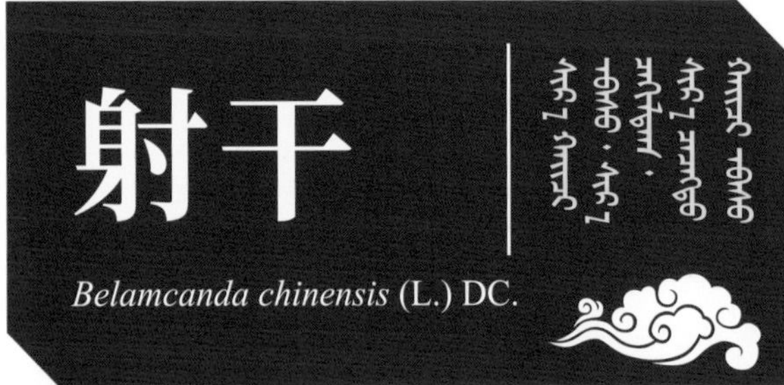

科　名	鸢尾科
别　名	乌扇、乌蒲、黄远
药材名	射干
蒙药名	霞日-海其-乌布斯
采集地	新巴尔虎左旗乌布尔宝力格苏木
标本编号	150726 130703 140LY

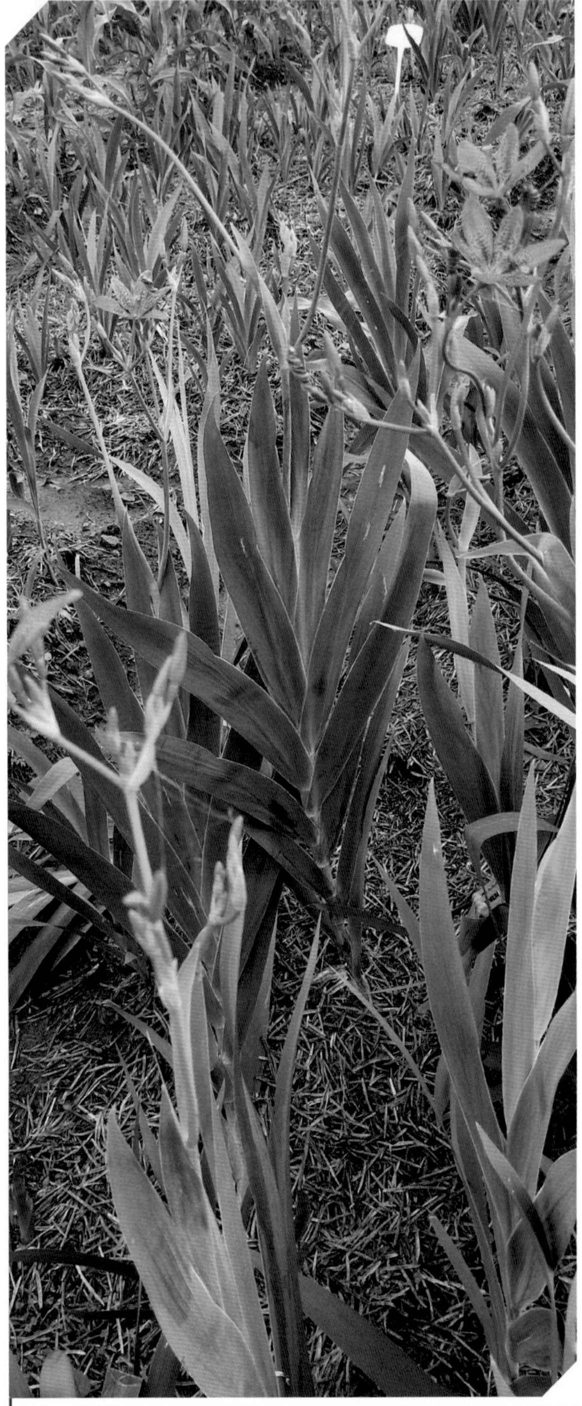

【形态特征】多年生草本植物。根茎短粗。叶片剑形，基部套折状，排列于 1 个平面上，蓝绿色，边缘白色膜质，具多数平行脉。花葶直立，二歧分枝；总苞干膜质。花白色或淡紫红色，具紫褐色斑纹；花被片 6，外轮 3 片矩圆形，内轮 3 片较小；花柱分枝 3，花瓣状，柱头 3 裂。瘦果圆柱形；种子黑紫色，椭圆形，两端翅状。花期 7 ～ 8 月，果期 8 ～ 9 月。

【生境分布】生于草原及山地林缘或灌丛。分布于呼伦贝尔海拉尔区、牙克石市、新巴尔虎右旗、鄂温克族自治旗、新巴尔虎左旗、阿荣旗等地。

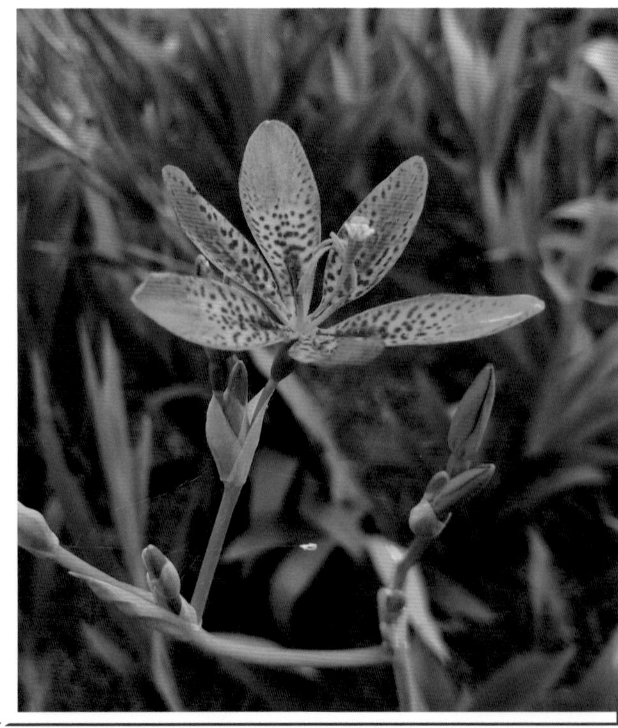

【药用部位】干燥根茎。

【采收加工】春初刚发芽或秋末茎叶枯萎时采挖，除去须根和泥沙，干燥。

【药材性状】本品呈不规则结节状，长 3 ～ 10cm，直径 1 ～ 2cm。表面黄褐色、棕褐色或黑褐色，皱缩，有较密的环纹。上面有数个圆盘状凹陷的茎痕，偶有茎基残存；下面有残留细根及根痕。质硬，断面黄色，颗粒性。气微，味苦、微辛。

【性味归经】味苦，性寒。归肺经。

【功能主治】①蒙医：清“巴达干”热，止吐。用于“巴达干”热、恶心呕吐、“宝日”扩散症、胃痛。②中医：清热解毒，消炎，利咽。用于热毒痰火郁结、咽喉肿痛、痰涎壅盛、咳嗽气喘。

【用法用量】3 ～ 10g。

【贮藏方法】置干燥处。

射干标本图

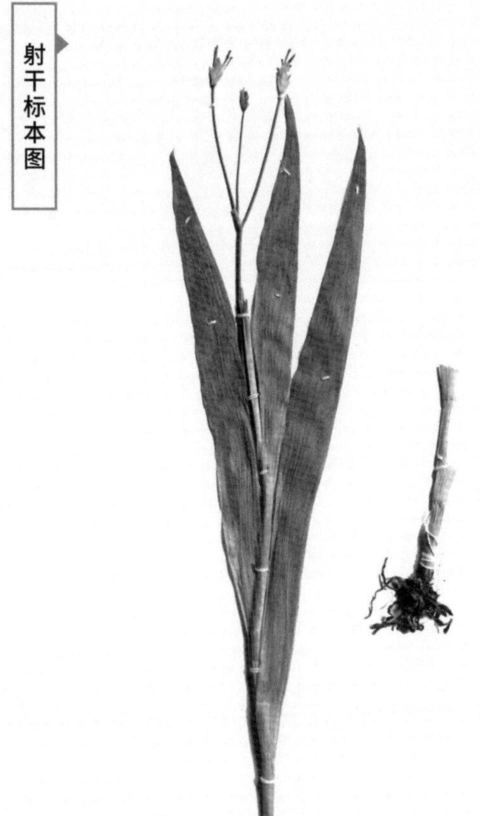

射干药材图

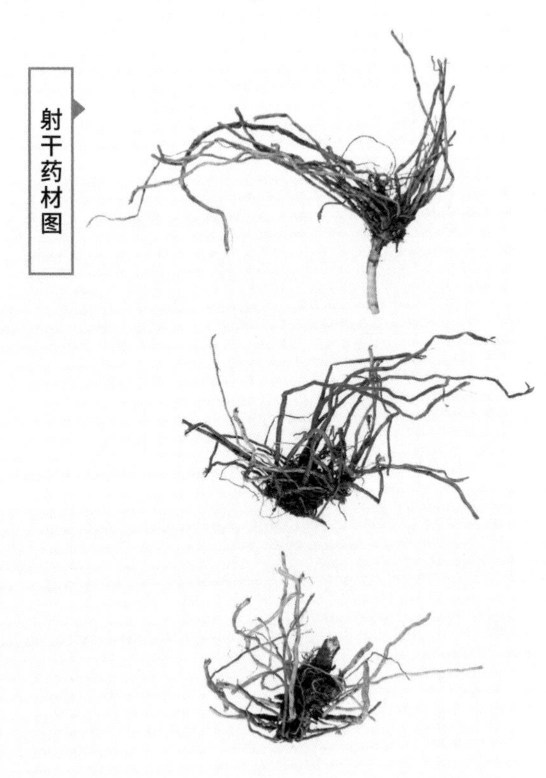

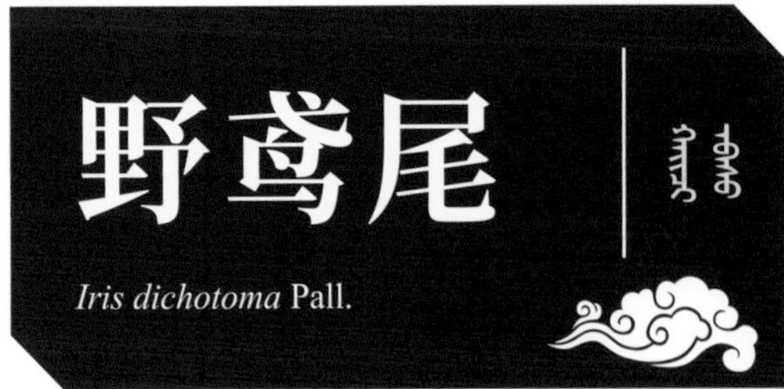

野鸢尾

Iris dichotoma Pall.

科　名	鸢尾科
别　名	白射干、二歧鸢尾
药材名	白花射干
蒙药名	海其-额布斯
采集地	阿荣旗圣水村
标本编号	150721 201406 117LY

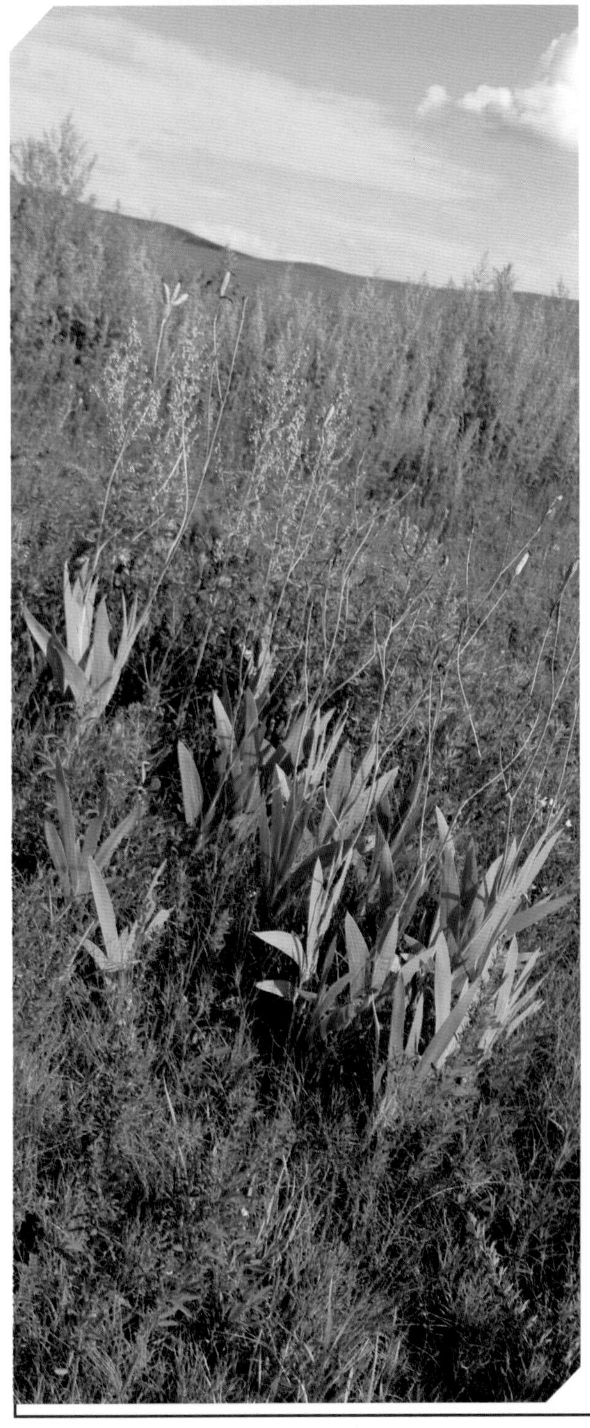

【形态特征】多年生草本，高 25 ～ 75cm。根茎粗壮，二歧分枝；须根较细而短。叶基生，稍弯曲，中部略宽，宽剑形，长 15 ～ 50cm，宽 1.5 ～ 3.5cm，先端渐尖或短渐尖，基部鞘状，有多数不明显的纵脉。花茎光滑，高 20 ～ 40cm，顶部常有 1 ～ 2 短侧枝，中、下部有 1 ～ 2 茎生叶；苞片 2 ～ 3，绿色，边缘膜质，披针形或长卵圆形，长 5 ～ 7.5cm，宽 2 ～ 2.5cm，先端渐尖或长渐尖，内含 1 ～ 2 花；花蓝紫色，直径约 5cm；花梗甚短；花被管细长，长约 3cm，上端膨大成喇叭形，外花被裂片圆形或宽卵

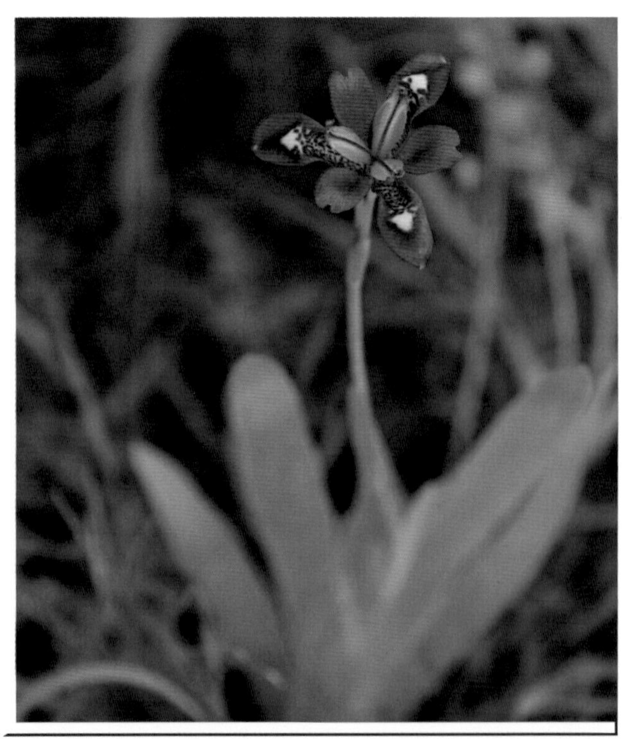

形，长 5 ～ 6cm，宽约 4cm，先端微凹，爪部狭楔形，中脉上有不规则的鸡冠状附属物，呈不整齐的隧状裂，内花被裂片长 4.5 ～ 5cm，宽约 3cm；雄蕊长约 2.5cm，花药鲜黄色，花丝细长，白色；花柱分枝扁平，淡蓝色，长约 3.5cm，先端裂片近四方形，有疏齿，子房纺锤状圆柱形，长 1.8 ～ 2cm。蒴果长椭圆形或倒卵形，长 4.5 ～ 6cm，直径 2 ～ 2.5cm，有 6 明显的肋，3 瓣裂；种子黑褐色，梨形。花期 4 ～ 5 月，果期 6 ～ 8 月。

野鸢尾标本图

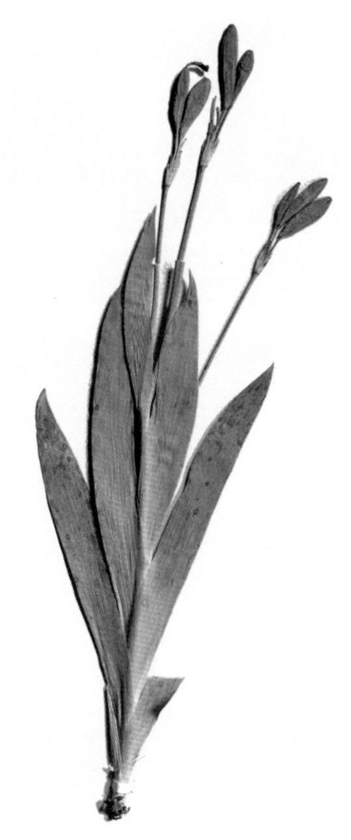

【生境分布】生于砂质草地及山坡石隙等向阳干燥处。分布于呼伦贝尔大兴安岭地区。

【药用部位】全草或根茎。

【采收加工】春季采收全草，秋季采收根茎，鲜用或切段晒干。

【药材性状】本品根茎呈不规则结节状，长 2 ～ 5cm，直径 0.7 ～ 2.5cm。表面灰褐色，粗糙，可见圆形的茎痕或残留的茎基。须根细长弯曲，下部多已折断，长 5 ～ 20cm，直径 1.5 ～ 4mm；表面黄棕色，有明显的纵皱纹及疏生的细根，有时可见纤细的茸毛。质空虚软韧或硬而脆。横断面中央有小木心，木心与外皮间的空隙为黄白色的皮层。气微弱，味淡、微苦。

【性味归经】味苦，性寒；有小毒。归肝经。

【功能主治】清热解毒，活血消肿，止痛止咳。用于肝炎，肝脾肿大，胃痛，肺热咳嗽，咽喉、牙龈肿痛，乳痈，痄腮，跌打损伤，水田性皮炎。

【用法用量】内服煎汤；或入丸、散剂；或绞汁。外用适量，片敷、捣敷或煎汤洗。

【贮藏方法】置干燥处。

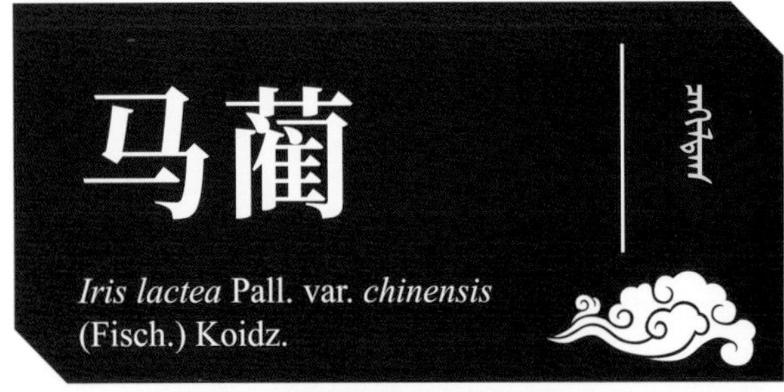

马蔺

Iris lactea Pall. var. *chinensis* (Fisch.) Koidz.

科　名	鸢尾科
别　名	马莲、蠡实、马兰
药材名	马蔺子
蒙药名	恰黑乐德各音-乌热
采集地	新巴尔虎左旗巴音塔拉嘎查
标本编号	150726 130702 117LY

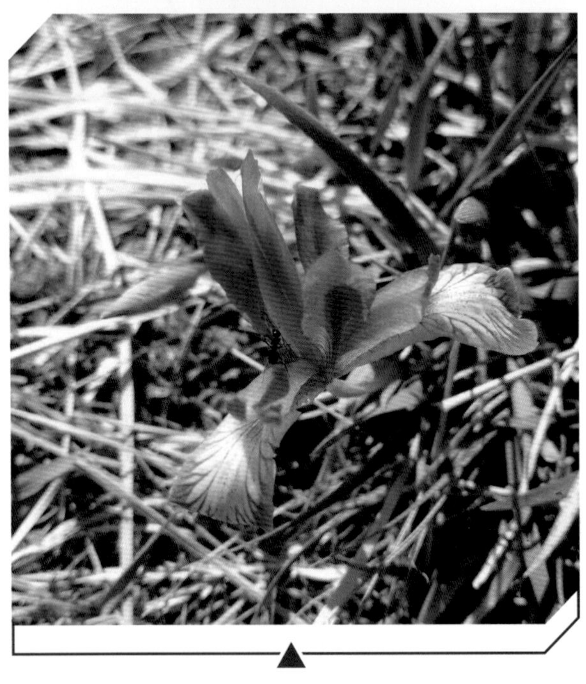

【形态特征】多年生草本，高 40 ～ 60cm。根茎木质化，粗壮，斜伸，近地面有大量呈纤维状的老叶叶鞘。须根粗长，黄白色。叶簇生，坚韧，近于直立；叶片条形，长 40 ～ 50cm，宽 0.4 ～ 0.6cm，先端渐尖，全缘，基部套折；无中脉，具多数平行脉。花茎先端具苞片 2 ～ 3，内有 2 ～ 4 花；花梗长 3 ～ 6cm；花浅蓝色、蓝色、蓝紫色，直径 5 ～ 6cm，花被裂片 6，2 轮排列，花被上有较深色的条纹；雄蕊 3，花药黄色；子房长 3 ～ 4.5cm，直径 1 ～ 1.4cm，花柱分枝扁平，拱曲，先端 2 裂。蒴果长圆柱状，长 4 ～

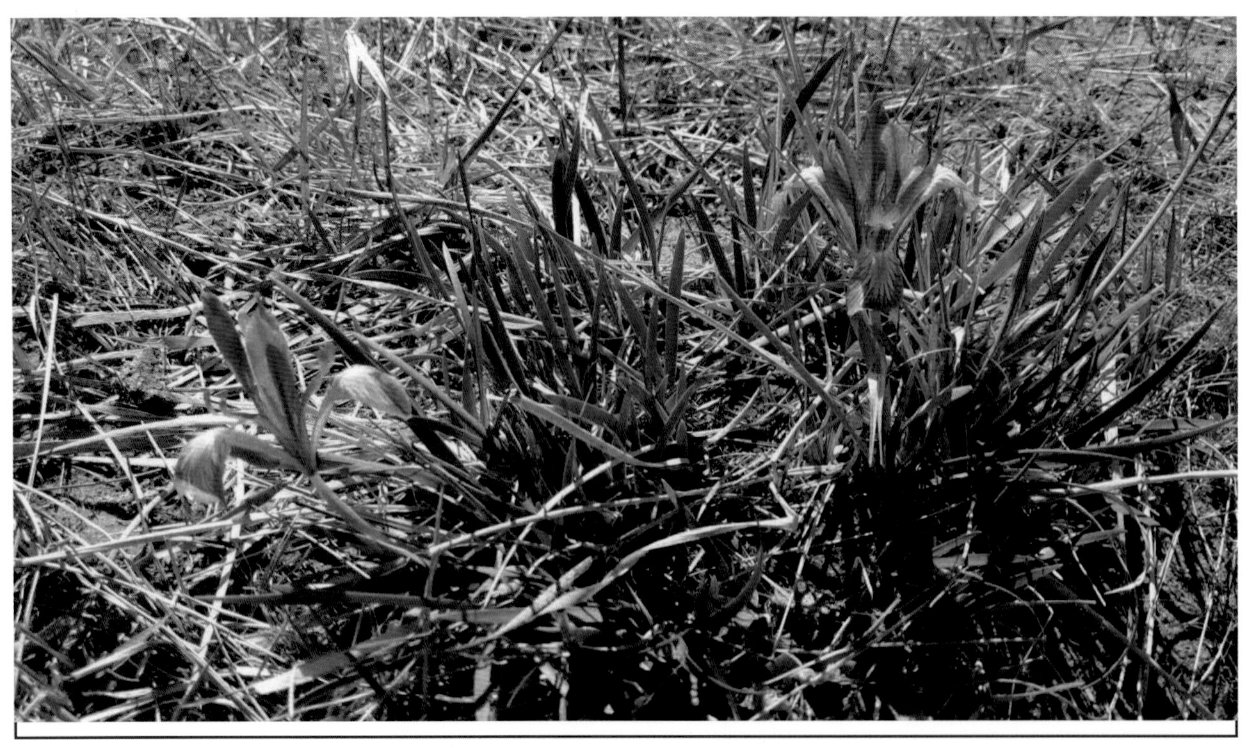

6.3cm，直径 1 ～ 1.3cm，有明显的 6 纵棱，先端具喙；种子为不规则的多面体，黑褐色。花期 5 月，果期 6 ～ 7 月。

【生境分布】生于河滩、盐碱滩地、盐化草甸。分布于呼伦贝尔阿荣旗、大兴安岭地区各地。

【药用部位】干燥成熟种子。

【采收加工】秋季果实成熟时割下果穗，晒干，打取种子，除去杂质，晒干。

【药材性状】本品呈不规则多面体形，具角棱，长约 5mm，宽 3 ～ 4mm。表面红棕色至黑棕色，基部有黄棕色或淡黄色的种脐，先端略凸起，有合点，质坚硬。切断面胚乳肥厚，灰白色，角质样，胚位于种脐的一端，白色，细小，弯曲。气微，味淡。

【性味归经】①蒙医：味辛、甘，性平。效重、固、燥、糙。②中药：味甘，性平。

【功能主治】①蒙医：燥“协日乌素”。用于各种虫疾、中毒、胃痧、消化不良、黄疸、金伤、“协日乌素”病、烧伤、皮肤瘙痒、黄水疮。②中医：杀虫，解毒，解痉，助消化，退黄，愈伤。

【用法用量】①蒙医：多入丸、散剂。②中医：3 ～ 20g，水煎服；或入丸、散剂。外用适量，鲜品捣敷；或研末调敷患处。

【贮藏方法】置干燥处。

【注意事项】全草、种子、花：脾虚便溏者慎服。根：孕妇禁服。

马蔺标本图

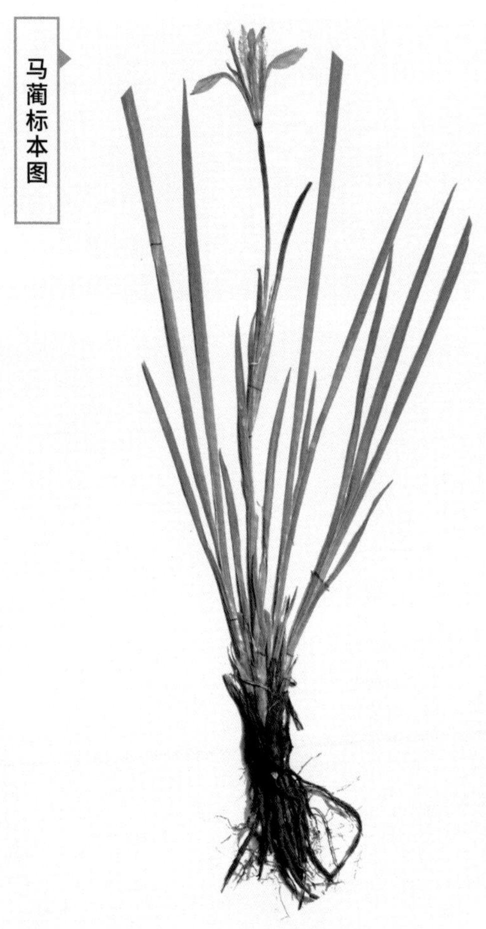

马蔺药材图

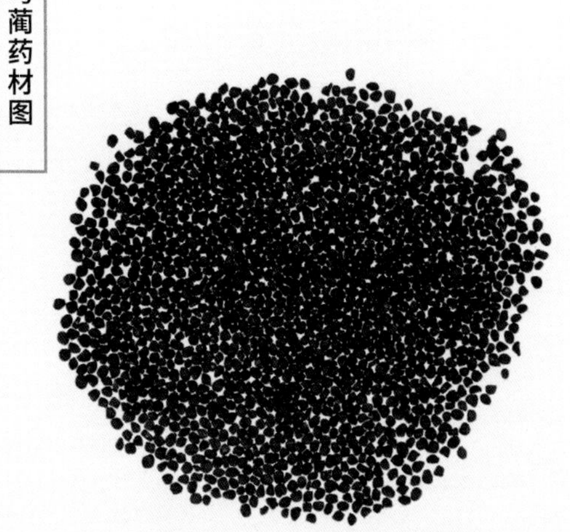

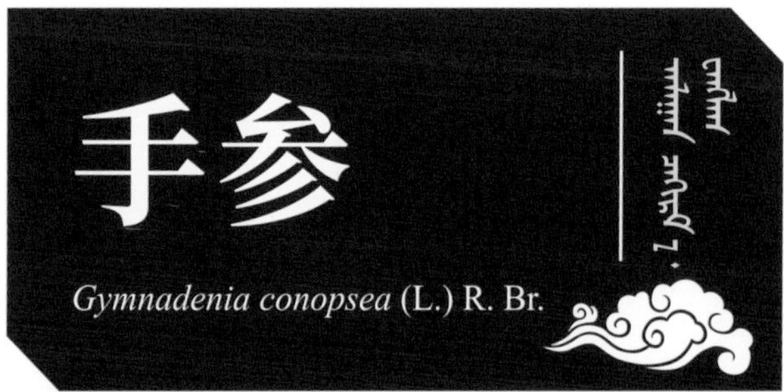

手参

Gymnadenia conopsea (L.) R. Br.

科名	兰科
别名	王拉嘎
药材名	手掌参
蒙药名	额日赫腾乃-嘎日
采集地	鄂温克族自治旗锡尼河东苏木
标本编号	150724 130729 030LY

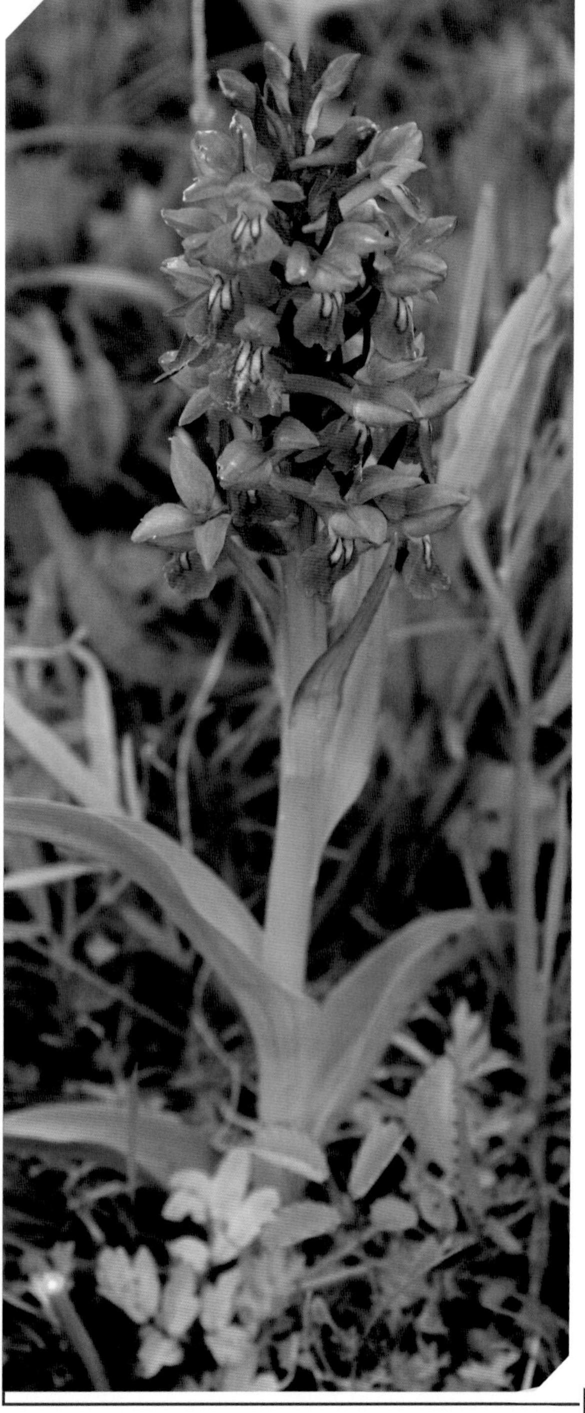

【形态特征】多年生草本，高 30 ～ 80cm。块茎椭圆形，长 1 ～ 2cm，4 ～ 6 裂，肥厚似手掌，初生时白色，后呈黄白色。茎直立，基部具淡褐色叶鞘。茎生叶 4 ～ 7，生于茎下半部；叶片狭长圆状披针形，长 8 ～ 15cm，宽 1 ～ 2cm，先端渐尖，基部抱茎。总状花序具多数密生的小花，排成穗状，长 6 ～ 15cm；花粉红色或淡红紫色；苞片椭圆状披针形，几与花等长；中央花被片内凹，侧花被片下弯，内花被片 2，广卵形，偏斜；唇瓣宽倒卵形，长 4 ～ 5mm，前部 3 裂，中裂片较大，先端钝，距丝状，长度明显超过

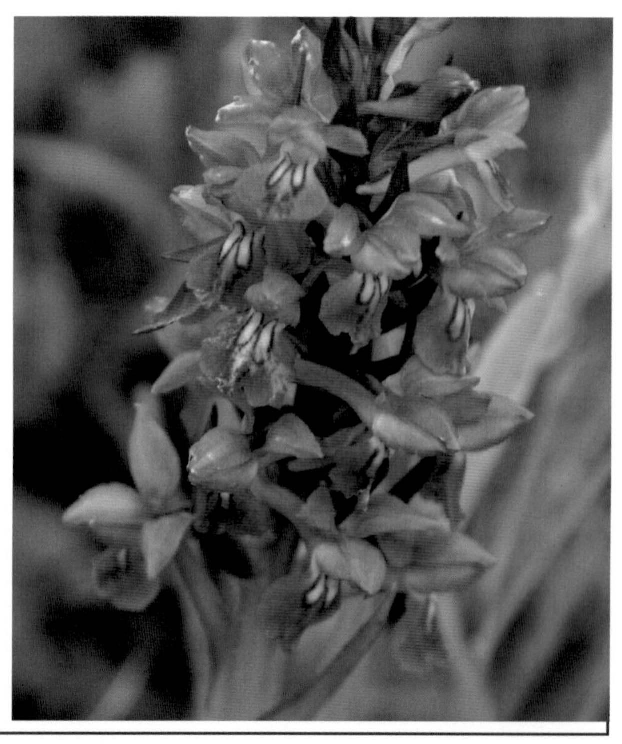

子房，内弯；子房甚扭曲，无柄，长约 10mm。种子小。花期 6 ～ 7 月，果期 7 ～ 8 月。

【生境分布】生于沼泽、灌丛草甸、湿草甸、林缘草甸及海拔 1300m 的山坡灌丛和林下。分布于呼伦贝尔鄂温克族自治旗、牙克石市、鄂伦春自治旗、扎兰屯市等地。

【药用部位】干燥块茎。

【采收加工】夏、秋季采收，除去须根及泥沙，晒干。

【药材性状】本品略呈手状，长 1 ～ 2cm，直径 1 ～ 3cm。表面浅黄色至褐色，有细皱纹，先端有茎的残基或残痕，其周围有点状痕。下部有 4 ～ 6 指状分枝，分枝长 0.3 ～ 2.5cm，直径 0.2 ～ 0.8cm。质坚硬，不易折断，断面黄白色，角质样。无臭，味淡，嚼之发黏。

【性味归经】①蒙医：味甘、涩，性温。效重、软、腻、钝、稀。②中医：味甘、微苦，性平。

【功能主治】①蒙医：用于“巴木”病、痛风、游痛症、久病体虚。②中医：生津壮阳。用于遗精、精亏、阳痿、肾寒、腰腿疼痛。

【用法用量】①蒙医：多入丸、散剂。②中医：内服煎汤，10 ～ 15g；或入丸、散剂；或制成糖浆；或酒浸服。

【贮藏方法】置干燥处，防蛀。

手参标本图

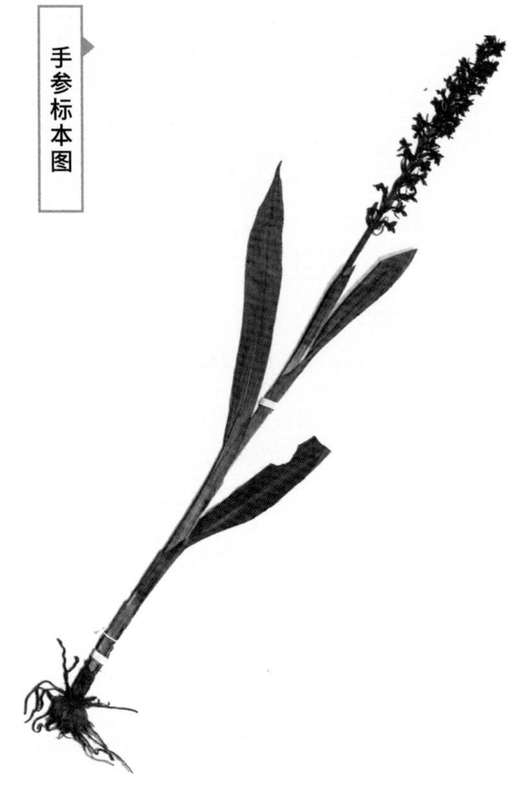

拉丁学名索引

A

B

C

D

E

F

G

H

I

K

L

M

O

P

Q

R

S

T

V

X

中文笔画索引

七画

八画

九画

十画

十一画

十二画

十三画

十四画

十五画

十六画

十八画

汉语拼音索引

各论蒙文、中文对照目录